U0308202

金世元中药材传统鉴别经验

金世元　主编

中国中医药出版社
·北　京·

图书在版编目（CIP）数据

金世元中药材传统鉴别经验/金世元主编 . —2 版 . —北京：中国中医药出版社，
2012.6（2024.11 重印）

ISBN 978 – 7 – 5132 – 0842 – 0

Ⅰ. ①金… Ⅱ. ①金… Ⅲ. ①中药鉴定学-经验 Ⅳ. ①R282.5

中国版本图书馆 CIP 数据核字（2010）第 202562 号

中 国 中 医 药 出 版 社 出 版

北京经济技术开发区科创十三街 31 号院二区 8 号楼

邮政编码 100176

传真 010-64405721

三河市同力彩印有限公司印刷

各地新华书店经销

*

开本 787×1092 1/16 印张 23.5 彩插 6 字数 632 千字

2012 年 6 月第 2 版 2024 年 11 月第 7 次印刷

书 号 ISBN 978 – 7 – 5132 – 0842 – 0

*

定价 98.00 元

网址 www.cptcm.com

如有印装质量问题请与本社出版部调换（010-64405510）

《金世元中药材传统鉴别经验》
编 委 会

策　划　赵　静　屠志涛

主　编　金世元

编　委　（按姓氏笔画排序）

于贵平　马　春　王龙虎　李　飞

李京生　张　继　金世元　金　艳

赵京春　赵惠平　徐　琳　翟胜利

摄　影　马　春　张　继

作者简介

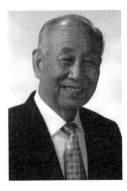

金世元，男，1926 年生人，主任中药师，北京市人，汉族，私塾文化水平。自 1940 年到北京复有药庄学徒至今，从事中药工作已 70 年。新中国成立前，先后做过中药鉴别、炮制、制剂、调剂等实践工作（其间被单位选派到"北京中药讲习所"学习，毕业取得"药剂生"资格）。1956 年调入北京市药材公司做药材采购及质量检验工作（其间参加了北京市卫生局举办的中医师资格考试，取得了中医师资格及开业执照）。1961 年调入北京卫生学校创建中药专业，曾从事"中药鉴定学"、"中药炮制学"等教学工作，先后培养中药专业人员 1200 余人。为全国第一、二批老中医药专家学术经验继承工作指导老师。

长期从事中药实践与教学工作，足迹遍及全国药材产地和药材市场，掌握了一套鉴别药材真、伪、优、劣的娴熟本领，尤对"地道药材"的性状特征有独到的鉴别技能；在中药炮制方面，具有深厚的理论和丰富的实践；在中成药方面，从组方配伍到疗效分析颇有建树；在科研方面，与东风制药厂合作研制成功"射麻口服液"，与北京同仁堂集团合作研制成功"乌鸡白凤口服液"，取得了良好的社会效益与经济效益。组织拍摄的教学录像片《鹿茸》，1989 年获北京市教学成果二等奖。

几十年来，刻苦钻研，笔耕不辍，先后出版专著 3 部，主编 5 部，合编 30 余部，发表专业论文 60 余篇。

现任首都医科大学中医药学院客座教授，中华中医药学会终身理事，国家食品药品监督管理局国家基本药物评审专家，科技部国家秘密技术中医中药审查专家等。

1988 年被北京市政府评为"有突出贡献的专家"，1991 年享受国务院政府特殊津贴，2007 年被确定为国家级非物质文化遗产"中药炮制技术"代表性传承人，2008 年获北京市"首都国医名师"光荣称号。

内 容 提 要

　　《金世元中药材传统鉴别经验》共收载常用中药材344种（包括附药），分植物类药材、菌藻类药材、树脂类及其他加工类药材、动物类药材、矿物类药材，共五大类。每个品种按别名、来源、历史、产地、生产概况、采收加工、性状鉴别、品质、规格等级、贮藏、性味与归经、功能与主治等进行介绍，重点在于中药材的性状鉴别，并保留了传统中药材鉴别的专用术语。附注对伪品和类似品，以及北京地区习惯用药的情况详加叙述，以防伪劣药混入或错误使用。书后附"中药名汉语拼音索引"和"中药材彩图"495幅，用以对照参考。

　　中药材经验鉴别是中药行业长期实践总结出来的，它主要通过眼看、手摸、鼻闻、口尝、水试、火试等方法来鉴别药材的外观性状，以区分药材的真、伪、优、劣。此方法具有简单、易行、迅速、准确的特点，是中药工作者必须具备的基本功。

　　本书对于从事中药材生产、经营、检验、科研、教学及医疗等人员均是一本较好的参考书。

序 一

　　名老中医药专家是发展中医药事业十分宝贵的人才资源。他们对中医药理论有着深刻的认识，经历了大量的临床实践，积累了丰富的临床经验，具有鲜明的学术特点和重要的学术地位。他们勤于钻研，努力创新，医德高尚，医术精湛，在长期的临床实践中，为无数患者解除了痛苦，深受群众的信赖和欢迎。充分发挥名老中医药专家的作用，认真总结传承他们的宝贵学术思想和临床经验，是推进中医药继承与创新的重要内容。

　　金世元先生是我国著名的中药专家，在中药领域耕耘已经70年。他治学严谨，博学多识，长期从事中药实践、教学和科研等工作，足迹遍及祖国各个药材产地，对中药鉴定、中药炮制、中成药、中药制剂、中药调剂等有着深厚的理论基础和丰富的实践经验。金老的学术思想与技术专长基于传统、源于实践、独具特色、成果丰硕，对于促进中药与中医的协调发展发挥了独特作用，作出了积极贡献。

　　北京市中医管理局高度重视名老中医药专家学术思想和技能的传承工作。自2006年起，组织力量对金世元先生在中药领域的学术思想与技术专长进行整理，并以课题形式进行立项研究。《金世元中药材传统经验鉴别》一书作为课题研究成果之一，资料翔实，图文并茂，具有较高的学术与应用价值，必会为启迪后学、繁荣学术、推进继承创新发挥应有作用。

　　在金世元先生从事中药工作70年之际，衷心祝愿金老健康长寿。

中华人民共和国卫生部副部长
国家中医药管理局局长　王国强
2010 年 11 月 15 日

序　二

勤奋出天才　实践出真知

我与金世元相识已有半个世纪，几十年来，我们常在一些中药学术会议上相见。我感到他的学识渊博，对中药学术造诣颇深。从我与他的接触中，深感到他有许多优点值得我们学习：

一、深入实际的作风：他经常深入到药市、药肆、药厂，特别是深入药材产地，了解药材的真、伪、优、劣，以及生产经营中的各种问题，因而他对中药行业的情况和存在的问题了如指掌。

二、刻苦钻研的精神：他长期讲授中药鉴定学、中药炮制学、中成药、中药调剂、中医学基础等课程。在教学中，他能结合教学实践，引经据典，将课讲得有声有色。他对各种药材基原、科属形态等通过长期自学也都十分熟悉，证明他中医药理论扎实，知识面极广。

三、融会贯通的方法：他从小就接触中医药，攻研中医药学术，对中医药传统知识有深厚的功底，但他并不满足。他能结合实际，钻研现代科学及有关的边缘学科知识，将传统的中医药学与现代科技很好地结合起来，做到了融会贯通。他将这方面的经验与知识主编、合编出版了 30 余部药学著作，发表了 60 余篇专业论文，为弘扬中医药学术作出了突出贡献。

四、实事求是的态度：金世元从事中药工作已 70 年。他 70 年如一日，始终把中药事业作为己任，踏踏实实，勤勤恳恳。特别是面对市场经济，他仍能做到不为名利所动，致力于本职工作，培养了大批中药的新生力量，实属难能可贵。

金世元对中药辛勤耕耘 70 年，他对发展中药事业所作出的贡献获得了中医药界同道们的普遍赞誉。在几十年与金世元的接触中，可以说，他也是我的一位良师益友，帮助我获得了许多中医药方面的知识。

祝愿金世元健康长寿，为中医药培养更多的杰出人才，使我国这一传统瑰宝在 21 世纪能够更加灿烂辉煌！

中国医学科学院药用植物研究所

中国工程院院士 肖培根

2010 年 10 月

自　序

我自1940年到北京复有药庄学徒至今，从事中药工作已70年。我对中药鉴别、炮制、制剂、调剂等十分熟悉。几十年来，从事中药工作我有一个深刻体会，就是中医中药同是祖国的文化瑰宝，二者是一个理论体系，有着不可分割的唇齿相依关系。中医治病通过"四诊八纲"正确辨证后，最后开的"药"就是克病疗疾的主要武器。所以"医靠药治，药为医用"，二者必须密切结合，这样才能形成战胜疾病的有机整体。如果药材质量低劣或误用了假冒药，即使医生诊断再正确，处方遣药再对证也难以达到治疗的目的，甚至可误病伤人。所以中药材的真、伪、优、劣与临床疗效和用药安全有着直接关系。明代李时珍云："一物有谬，便生命及之。"因此，医家对药材质量都非常重视，在处方药名前常冠以不同药材的产地，如怀山药、杭白芍、广藿香等，要求使用真优品种——"地道药材"，以期达到质纯效宏的目的。

"地道药材"是我国历代医家经过千百年来的临床经验总结出来的疗效确切、质量稳定并被医药界所公认的品种。"地道药材"由于资源有限，难以满足日益增长的医疗需要，故自20世纪90年代，很多品种出现了货源紧缺、医疗用药断档、处方难以配齐的状况。一些不法药贩乘机制假、掺假、以次充好，大量伪劣药材充斥市场，致使药材质量普遍下降。为此，国家食品药品监督管理局根据国务院（53）号文件"整顿全国药材专业市场"的精神对全国的中药材市场进行了全面整顿，将原有的117家药材市场，取消了100家，仅保留了17家。在这期间我被聘为"中药材鉴别"专家，并随团深入全国各药材市场进行明察暗访和指导工作。这项工作长达4年之久。通过整顿，药材市场混乱情况有了很大好转。但要从根本上扭转药材市场混乱的局面，除加强监管外，还需增加货源，满足市场供应，这才是治本之图。增加货源的途径就是野生变家种；对家种的药材进行扩大种植或异地引种，以增加产量。

中药具有历史悠久、品种繁多、来源广泛、产区分散等特点，又由于我国幅员辽阔，地域广大，各地气候、土壤、光照、水分等有很大差异。不同药材的生长都具有一定的地域性，许多植物药材的生长年限、采收季节、产地加工等都有严格的要求。在药材野生变家种或原为家种进行异地引种的过程中，有些品种仍然存在问题，如有的产地不适盲目引种，有的生长年限缩短，有的采收季节提前，有的产地加工粗糙，有的化肥使用过多等，造成了药材的性状、颜色、气味等均有较大的变化，人为地使药材质量降低。

一切事物的创新都是在继承前人经验的基础上进行的，中药也不例外。没有继承，就等于无源之水，无本之木，更谈不上创新。对于有文献记载的药材，应结合历史情况，采取去芜存菁的方法加以继承。对于现在濒于失传的一些传统操作规程，如产地加工、饮片炮制、中药调剂等，亦应很好地继承。总之，中药的创新应以提高药材质量、保证临床疗效为前提，在吸取前人理论和实践的基础上，再行发展生产，提高产量，这是唯一的创新途径。

本书的特点主要体现在以下两个方面：

一是总结了北京地区在新中国成立前的用药特点。北京是明清以来不同时期的太医院、御药房的所在地，名医云集，学派纷呈。其用药都非常讲究地道和质量，这便促进了北京地区中药行业的发展，故北京素有"京都秘制丸散膏丹，遵古炮制精洁饮片"之美誉。其中最具代表性的应属有三百多年历史的老字号——北京同仁堂。北京同仁堂始终遵循该店的传统古训："炮制虽繁必不敢省人工，品味虽贵必不敢减物力"，且至今遵守。其生产的药品以"配方独特、选料上乘、工艺精湛、疗效显著而享誉海内外。这是北京市中药行业的一大特色，值得很好地继承和发扬。

二是重点阐述了药材的真、伪、优、劣性状鉴别，尤对假冒药材详加描述，用以澄清混乱，正本清源，指导临床安全用药；对老产区与新产区的药材、野生药材和野生变家种的药材，在性状特征上加以区别，以利于在生产、经营、科研、教学、检验和使用中进行鉴别。

这两个特色也是北京地区在新中国成立前中药行业用药的特色和要求。这是宝贵的经验，我们应当很好地继承和发扬。

当今许多中青年中药从业人员对此知之甚少，有的鉴别技术甚至处于濒于失传的境地。针对目前尚未有人对北京地区传统用药特色和中药材鉴别技术进行系统总结的情况，2006年北京市中医管理局赵静局长、屠志涛副局长提出，要总结"著名中药专家金世元的学术思想和技术专长"，并作为重大研究课题在北京市科委立项（目的是总结北京地区的传统用药特色与经验）。这项工作既具有现实意义，又有深远的历史意义。《金世元中药材传统鉴别经验》一书为该课题的成果之一。

本书是我几十年经验之总结，尽管在编写过程中花费了大量心血，但错误之处在所难免，望广大读者提出宝贵意见，以便再版时修订提高。

金世元

2010 年 10 月 20 日

凡　例

　　本书所列中药材是按植物类药材、菌藻类药材、树脂类及其他加工类药材、动物类药材和矿物类药材进行分类，共收载常用中药材 344 种（包括附药）。每类药材均按汉语拼音顺序排列，每个品种按别名、来源、历史、产地、生产概况、采收加工、性状鉴别、品质、规格等级、贮藏、性味与归经、功能与主治、注意事项、附注进行描述。

　　1. 品名：正品以《中华人民共和国药典》（2010 年版）和《北京市中药材标准》（1998 年版）为依据。

　　2. 别名：一般指商品常用别名和医师处方常用别名。其他如行业的简化名、商品的规格名、产地的土名，以及历代本草书籍记载的早已不用的名称均不收入。

　　3. 来源：说明药材所收载的科名、拉丁学名及药用部位。

　　4. 历史：通过品种的来源、形态、生长环境、地区分布及附图考证，了解古今品种延续与变迁，阐明药材正品及其使用的历史，用以澄清混乱。

　　5. 产地：中药材分为主产区（地道药材）、次产区和新产区，均分别写明，常用药的产地注明省、市、县。

　　6. 生产概况：指不同植物（动物）品种喜欢生长的生态环境，如区域、海拔、气候、土壤、阳光、水分，以及主要的栽培（养殖）技术等。

　　7. 采收加工：指某些药材的生长年限和适宜的采收季节，以及不同方法的产地加工。各种动、植物药材，采收后都须在产地进行及时加工，如除去非药用部分，干燥，以便排出水分，防止变质。

　　8. 性状鉴别：根据药材的外观形状，体形的大小、长短、薄厚，表面特征，内外色泽，质地软硬、轻重，断面纹理和气、味，以及火烧、水试等方法鉴别药材的真、伪、优、劣。

　　9. 品质：重点描述该药材鉴别时认为品质最佳的特点。

　　10. 规格等级：《中华人民共和国药典》未规定此项，目前药材市场的规格等级多是 20 世纪 50 年代卫生部药政管理局的规定，或传统经验鉴别的规定，故仅供参考。

　　11. 贮藏：以保证药材质量、使用时安全有效，及几十年实践经验为基点而规定的贮藏条件。

　　12. 性味与归经：按《中华人民共和国药典》2010 年版所载的收录。

　　13. 功能与主治：按《中华人民共和国药典》2010 年版所载的收录。

　　14. 注意事项：按《中华人民共和国药典》2010 年版所载的收录。

　　15. 附注包括地区习惯用药、类似品、伪品等。

目 录

6. 果实种子类

五、矿物类药材

一、植物类药材

1. 根及根茎类

白 附 子（附 关白附）

【别名】禹白附。

【来源】本品为天南星科植物独角莲 *Typhonium giganteum* Engl. 的干燥块茎，习称"禹白附"、"鸡心白附"。

【历史】本品始载于《名医别录》，列为下品，但历代本草如《新修本草》、《本草纲目》等记载的均为毛茛科植物黄花乌头，即"关白附"，与现今应用的白附子不同。

【产地】本品野生、栽培均有，但以栽培为主。栽培品主产河南禹县、长葛，甘肃天水、武都，湖北等地。

【生产概况】野生品多生于高山阴坡、山沟潮湿地，北京市房山区上方山云水洞景区内的山沟里有很多野生白附子。

【采收加工】栽培品春、秋两季采收。挖取块茎，除去残茎及须根，或用竹刀削去外皮，装在箩筐内，在流水下用棍捆成草把，在流水冲刷下搓去外表粗皮，晒干。

【性状鉴别】本品呈椭圆形或卵圆形，长 2～5cm，直径 1～3cm。表面白色至黄白色，略粗糙，有环纹及须根痕，顶端有茎痕或芽痕。质坚硬，断面白色，粉性。无臭，味淡、麻辣刺舌（图 1-1 白附子）。

【品质】以个大、质坚实、色白、粉性足者为佳。

【贮藏】置通风干燥处，防蛀。

【性味与归经】辛，温，有毒。归胃、肝经。

【功能与主治】祛风痰，定惊搐，解毒散结止痛。用于中风痰壅，口眼㖞斜，语言謇涩，痰厥头痛，偏正头痛，喉痹咽痛，破伤风；外治瘰疬痰核，毒蛇咬伤。

【注意事项】孕妇慎用。生品内服宜慎。

【附注】关白附。

关白附为毛茛科植物黄花乌头的干燥块根。《新修本草》云："本出高丽……独茎似鼠尾，细叶，生于穗间，根形似天雄。"李时珍曰："根正如草乌头之小者，长寸许。"

关白附主产于东北，主销上海、浙江、广东等地。

白 前

【别名】鹅管白前，柳叶白前，草白前。

【来源】本品为萝藦科植物柳叶白前 Cynanchum stauntonii （Decne.）Schhr. ex Lévl. 或芫花叶白前 Cynanchum glaucescens （Decne.）Hand. - Mazz. 的干燥根茎及根（图 1 - 2 白前）。

【历史】白前始载于《名医别录》，列为中品。陶弘景说："此药出近道，似细辛而大，色白易折。"《唐本草》载："叶似柳或似芫花，苗高尺许，生洲渚沙碛之上。根白长于细辛，味甘……不生近道……今用蔓生者，味苦，非真也。"《植物名实图考》之白前图亦应为此种。宋本草有越州白前与舒州白前之分，古越州为今之浙江绍兴，古舒州为今之安徽安庆。舒州白前与芫花白前相符，但越州白前根据其图形可能为"白薇"之误。古人也错将白薇当白前使用。

【产地】主产于浙江的富阳、绍兴、湖州、金华、新登，安徽的蚌埠、六安、安庆、贵池等地，以及福建、江西、湖南、湖北、广东等省。

【生产概况】野生、栽培均有，多为野生。

1. 野生 河边沙漠地及溪边、渠道、沟旁潮湿地。

2. 栽培 多用根状茎或苗茎栽培，将茎苗切成 3~5 节，移栽便成活。

【采收加工】八月间采收，拔起全株，割去地上部分，洗净泥土，晒干即为白前，北京应用此种；如将节部的须根除去而留有根茎则为"鹅管白前"；如以全株洗净晒干入药者为"草白前"。

【性状鉴别】

1. 柳叶白前 根茎呈细长圆柱形，有分支，稍弯曲，长 4~15cm，直径 1.5~4mm。表面黄白色或黄棕色，节明显，节间长 1.5~4.5cm，顶端有残茎。质脆，断面中空。节处簇生纤细弯曲的根，长可达 10cm，直径不及 1mm，有多个分支，呈毛须状，常盘曲成团。气微，味微甜。

2. 芫花叶白前 根茎较短小或略呈块状；表面灰绿色或灰黄色，节间长 1~2cm。质较硬，根稍弯曲，直径约 1mm，分支少。

【品质】以根茎粗长，无泥土、杂质者为佳。柳叶白前较芫花叶白前质优。

【贮藏】放置通风干燥处。

【性味与归经】辛、苦，微温。归肺经。

【功能与主治】降气，消痰，止咳。用于肺气壅实，咳嗽痰多，胸满喘急。

【附注】

1. 草白前为柳叶白前带根的全草，茎呈圆柱形，单一或分支，一般长30cm左右，直径2~4mm。呈灰绿色或黄绿色，无毛，有细棱。单叶对生，具短柄，叶片皱缩或破碎，完整者呈披针形，全缘。有时可见腋生额聚伞花序，花小，黑棕色。气微弱，味淡。

2. 白前与白薇在某些地区有混淆使用情况，即以白前误当白薇，而以白薇误当白前使用，从两者的常用术语，如软白前、硬白薇，空白前、实白薇，水白前、山白薇等来区分。这两种药材的性味、功能不同，不应混用。

白 芍

【别名】白芍药，芍药。

【来源】本品为毛茛科植物芍药 *Paeomia lactiflora* Pall. 的干燥根，均为栽培。

【历史】本品为最常用的中药材。始载于《神农本草经》，列为中品。芍药有赤白之分，最早见于梁代《本草经集注》。陶弘景曰："今出白山、蒋山、茅山最多，白而长尺许，余处亦有而多赤，赤者小利。"其后，韩保升的《蜀本草》云："此有赤白两种，其花亦有赤白二色。"明代李时珍说："根之赤白，随花之色也。"换句话说：开白花者为白芍，开红花者为赤芍。至今仍有人有如此的认识，这是不对的。严格来讲，白芍花色实不止红白两种，其色实有由浅入深之别。殊不知同种植物，其花即有赤有白，花之赤白有时影响根皮的色泽，但不一定是分种的标准。

【产地】主产于安徽亳州市郊（十九里镇、大寺镇等），其次为涡阳、阜阳、监泉、界首、凤台；四川中江、渠县（原渠河），其次为广安、仅陇、达县、苍溪；浙江东阳（千祥镇、马宅区）、盘安（新渥镇、冷水镇、深泽镇），其次为缙云、永康、仙居、临安。此外，河南商丘、柘城、鹿邑；山东菏泽，贵州湄潭，湖南邵阳、常宁等地也有种植。其中安徽产者为"亳白芍"，四川产者为"川白芍"，浙江产者为"杭白芍"（因产东阳者又称"东芍"），此为白芍三大产区。其中亳白芍产量最大，占全国白芍产量的70%；杭白芍质量最优，为历史上著名的"地道药材"。

【生产概况】芍药是宿根植物，适宜温暖湿润的气候条件，具有喜光、喜温、喜肥和一定的耐寒特性。一般选择排水良好、通风向阳、土层深厚、肥沃的土壤或沙质土壤种植。

繁殖方法有分根繁殖和种子繁殖两种。

（1）分根繁殖：白芍收获时，将白芍芽头从根部切下，选择形状粗大、无空心，按大、小和芽的多少，顺其自然生长形状切成数块，每块有芽2~4个，当作种用，最好随切随栽。

（2）种子繁殖：宜在9月中下旬播种，苗株生长2~3年后，进行定植。种子繁殖因周期长，现多不采用。

分根繁殖方法及田间管理：白芍的栽种，由于产地气候不同，栽种有早有晚，一般在8~

10月种植为宜。其方法是将芍药芽头分大小进行穴栽，覆盖厚土，以利越冬。翌年3月上旬，芍药芽萌发出土，芍药定植后，在田间进行特殊管理。

杭白芍：除第1年外，每年修根1次。修根的方法：将栽芍土壤挖开，选择较大的芍根保留5~10根，将细小的芍根及凸出的部分，用小刀削去，避免损失养分，利于主根生长。

亳白芍：常用开陇晾根法：即在白芍种植第2年5月份将白芍植株周围的土轻轻扒开，让芍药根部稍稍露出，晾晒5~7天，进行施肥，再培土拥根。此法可提高地温，杀虫灭菌，提高产量。

【采收加工】

1. 采收　白芍栽后3~5年采收。采收期，浙江为6月下旬至7月上旬；安徽、四川等地为8月间，山东为9月间。过迟根内淀粉转化，干燥后质地不紧实，质地轻泡。

2. 加工　白芍加工一般分为煮芍、刮皮、干燥三个阶段。

①杭白芍：先将芍根上的侧根与凸出部分用小刀削去，再放入特制木车床内往返推动，进行擦白。待泥土擦净、用水冲洗后，再放入黄沙继续往来推撞，使表皮全部脱落；变成白色时，再置清水中煮沸约30分钟。如煮得过久，则空心，煮的时间过短，晒干后则黑心。应煮至芍根两端有气泡冒出，用竹针可以穿透即可。再将两端切齐（新中国成立前两端还盖有红色印章，以示质优），并将每条芍根两端捆在竹板上再晒干，以保持芍根顺直。

②亳白芍：将芍根按大小分开，在沸水中煮5~15分钟，待芍根表皮发白、无生心、有香气时，迅速捞出，放入凉水中浸泡，随即刮去外皮，切齐两端，晒干。

③川白芍：先用竹片将芍根外皮刮净，随即浸入种子水中浸泡半天（种子水是将白芍刮下的外皮、须根捣烂，再加入玉米粉、豌豆粉，兑水搅成浆液），这样做可使芍根保持洁白不变色。然后，再置锅内用水煮20分钟，至芍根变软，捞出，切齐两头，晒干。

【性状鉴别】

1. 杭白芍　根直而长，呈圆柱形，两端切齐。长9~20cm，直径1.5~2.5cm。表皮淡棕色，未去净的根皮部位棕褐色，呈花斑状，较粗糙，全体有纵皱及根痕，偶见横向皮孔。质坚体重，不易折断，断面粉白色，显菊花纹。气无，味微苦酸。（图1-3杭白芍）

2. 川白芍　其根上粗下细，略呈圆锥形，有棕色下陷的根痕，长8~15cm，中部直径0.6~1.5cm。表面粉红色，光滑无纵皱纹。质坚体重，不易折断，断面粉白色（俗称"白里映红"），细腻，角质样，中间有菊花纹。气无，味微苦。此为四川中江白芍的特征。此外，四川还有一种渠县白芍，其性状与中江白芍迥然有别。本品较中江白芍根条粗长，呈圆柱形，表面红棕色、有明显纵棱是其特征，质坚实，断面浅红棕色，较粗糙，整体不如中江白芍质量。贵州白芍表面也有纵棱，但表皮略显黄绿色，应注意鉴别。（图1-4川白芍）

3. 亳白芍　根呈圆柱形，稍有弯曲，长8~15cm，直径0.5~1.5cm。皮为白色或淡粉白色，不光润，略显支、须根痕。质坚体重，断面黄白色或淡粉色，显菊花纹。气无，味微苦酸。此外，亳白芍在产地还生产一种白芍片，俗称产地片，一般多为斜片，且较厚。（图1-5亳

白芍）

【品质】 根据白芍不同类别的固有性状，均以条粗长、质地坚实、挺直光滑、颜色鲜艳者为佳。各类白芍均不得有裂皮，破皮，生心，黑心，炸心，霉变。否则，切不出完整的饮片。

【规格等级】

1. 杭白芍 商品共分七等。一等：长 9 ~ 20cm，直径 1.5 ~ 2.5cm；二等：长 8 ~ 15cm，直径 1.2 ~ 2cm；三等：长 8cm 以上，直径 1.5cm 以上；四等：长 7cm 以上，直径 1.2cm；五等：直径 9mm 以上；六等：长短不分，直径 8mm 以上；七等：直径 5mm 以上，间有夹生、疤痕等。

2. 亳白芍 商品分四等。一等：长 10 ~ 15cm，直径 1.5cm 以上；二等：长 10cm 以上，直径 1.3cm 以上；三等：长 8cm 以上，直径 1cm 以上；四等：长短、粗细不分，间有夹生、碎条等。

3. 川白芍 分等情况同亳白芍。

新中国成立前，白芍等级也按根条粗细、长短、质地分有许多等级。

1. 杭白芍 凡上档货，以粗细分档，并以手握支数为准，共七等。如杭芍王每握三四支者为一等；五六支者为二等；七八支者为三等。此外，按支头长短、粗细分为武泡、申泡、宁泡、芍尾，共为七等。

2. 亳白芍 按支头粗细分为伏贡、方贡、伏顶、鱼眼、天斗五等。

3. 川白芍 按支头粗细分为持面、全面、刁支、棒芍四等。

【贮藏】 置于干燥处，防蛀。

【性味与归经】 苦、酸，微寒。归肝、脾经。

【功能与主治】 平肝止痛，养血调经，敛阴止汗。用于头痛眩晕，胁痛，腹痛，四肢挛痛，血虚萎黄，月经不调，自汗盗汗。

【附注】

1. 上述三大类白芍以杭白芍质量优，但产量小，价格较高，主销全国各大城市的大型药店，如北京同仁堂、乐仁堂、怀仁堂、继仁堂、宏仁堂、西鹤年堂、同济堂、永安堂、万全堂等；亳白芍、川白芍主要销售对象为中小型药店。北京中药行业内有一句谚语："千芝、南山、老义泰，东西南北四庆仁"（前者指千芝堂、南山堂、义泰药庄，属吴号买卖；后者指东庆仁堂、西庆仁堂、南庆仁堂、北庆仁堂，属王号买卖）。这些是北京市大多数中型药店的代表。实际上没有加工能力的小型药店北京市不多，从上述三类白芍规格质量来讲，中等以下等级的品种，北京地区基本不用，从而可以看出，北京地区在新中国成立前对中药质量是很讲究的。

2. 在 20 世纪 50 年代初，由于白芍货源紧缺，北京地区曾经来过一种用野生芍药水煮、去皮而成的白芍。经了解，本品系由产于陕西华阴、宁陕、太白山区野生的毛叶草芍药 *Paeo-*

nia obovata Maxim. var. *willmottiae*（Stapf）Stern. 的根经加工而成。本品较白芍细小，表面灰白色，根条不顺直，表有细纵纹及裂纹，断面呈淡黄色，有裂隙，木质性强，与栽培白芍性状迥异，北京地区不销。

白术（附　冬术、於术）

【别名】贡白术。

【来源】本品为菊科植物白术 *Atractylodes macrocephala* Koidz 的干燥根茎。

【历史】本品始载于《神农本草经》，列为上品。该书仅记载"术"，不分白术和苍术。至梁代，陶弘景的《本草经集注》云："术乃有两种，白术叶大有毛，而作桠赤术叶细无桠。"宋代，寇宗奭的《本草衍义》云："苍术长如大拇指，肥实，皮色褐，其气味辛烈，须米泔浸，去皮用；白术粗促，色微褐，其气亦微苦而不烈。"以后各代本草书都将"术"分为白术和苍术两种，并在处方中分别入药。宋代，苏颂的《本草图经》曰："今白术生杭越、舒、宣州高山冈上……凡古方云术者，乃白术也。"明代，李时珍《本草纲目》云："根如指大，状如鼓槌，也有大如拳者。"以上记载，均与今用之白术相符合。

明代，万历年间的《杭州府志》记载："白术以产于（於）潜（今浙江省临安县境内）者佳。"可见，浙江产的於术自明代才有记载，并认为於术与白术为同一种植物。

【产地】主产于浙江的盘安（新渥镇、冷水镇、深泽镇等）、东阳（千祥镇等）、新昌（沙溪镇等）、嵊州；毗邻的仙居、天台、义乌、奉化、缙云等市、县亦有部分出产，统称"浙白术"。其中以盘安、东阳、新昌、嵊州的产品质量最佳，向销全国及出口，为浙江著名的"地道药材"之一。

其他地区白术也有一定的产量，如湖南的平江、溆浦、隆回、黔阳；江西的宜春、九江；四川的秀山、酉阳、乐山、宝兴；湖北的恩施、通城；福建的建阳、顺昌。近年来新产区发展很快，且产量很大，如安徽的亳州（谯东镇、五马镇、十八里、辛集）、太和等，以及河北安国都有大量商品提供市场。

【生产概况】白术喜凉爽气候，怕高温多湿，栽培宜选择高坡山地，要求沙质疏松、肥力较高、排水良好的土壤。

繁殖方法系用种子繁殖，必须选择花蕾多、果实充实的留种。因其发芽率高，以往从育苗到收获需3年时间（现多需两年）。第一年为育苗期，时间于3月下旬至4月上旬，主要是进行条插。霜降至立冬时，苗叶枯黄，挖起根茎（即术栽），剪去茎秆及须根，进行贮藏。选阴凉干燥处，下铺细沙，上盖树叶，保持适宜的温湿度，以确保术栽安全越冬。在温暖的地区可不采挖，等到12月或次年2月发芽前边挖边栽即可。

一般大田栽种在12月至次年2月进行穴栽，每穴术栽1~2个，芽头向上，最后覆土畦平。到立夏后开始开花，但在花蕾时，必须将其摘去，以使养分下达根茎，促其力壮。第3

年立冬前后（1月），当白术茎叶枯黄，叶片已硬化时采收。故此有第一年为"栽"、第二年为"稭"、第三年始为"术"之称。白术栽培管理亦需要相当经验，天气对白术影响很大，久旱高温多成"地枯"；久雨高湿多"花术"（根茎多分歧）。所以药农有一句俗语，叫"白术难过三伏天，过了三伏保丰年"。

【采收加工】挖出生长3年（现多生长两年）的鲜根茎后应立即加工，避免腐烂或发油。具体方法如下：

白术（又称"烘术"）：挖出根茎后，除去茎叶、须根，然后通风干燥至五六成干，再用微火烘至全干。按以下三个步骤炕干：

①头炕：将鲜白术放入炕斗内，火力不宜太猛，1小时后白术表面发热时，将火力降低，上下翻动一下，继续炕约3小时，使须根脱掉。

②二炕：将头炕白术放至3~6天，使内部水分渗出于表面，放入炕斗内，再行火炕，炕至七八成干。

③复炕：将二炕的白术堆放3~5天，使内部水分渗出，表面变软放入炕斗内，再次加热，至翻动时发出清脆的略略声时，即示白术已烘炕干燥。当今有的新产区白术不采用烘（炕）干，而是采取晒干并加硫黄熏，致使白术质较软，实心，内色白。

【性状鉴别】白术根茎呈不规则拳块状，长3~13cm，直径1.5~7cm，表面灰棕色或棕黄色，有瘤状突起及纵皱沟纹和明显的须根痕。顶端有茎基残迹或芽痕。下面两侧膨大似如意头，俗称"云头"。向上则渐细，有的留有一段地上茎，俗称"白术腿"。质坚硬，不易折断，断面不平坦，或有裂隙，外圈黄白色，中间颜色较深，略有"菊花纹"及棕色点状油室。气清香，味甘，微辛，嚼之带黏性。（图1-6杭白术；图1-7亳白术）

白术有些新产区产品性状与浙白术迥异，其根茎形状多呈长形，底部两侧稍膨大，不呈云头状，似鸡腿，表面无瘤状突起，皮细光滑，断面白色，实心，有时显黄色条纹。

【品质】白术以个大、质坚实、断面黄白色、香气浓者为佳。注意个大体轻，表面光滑无皱纹多为火大炕空，质次。

【规格等级】一等：每公斤40支以内；二等：每公斤100支以内；三等：每公斤200支以内；四等：每公斤200支以上。

【附注】

1. 浙东白术　新中国成立前浙东白术有大山货与小山货之分，东阳、盘安所产的为大山货，个形较长，新昌、嵊州所产者为小山货，个形短壮。过去按大小、质地分为多种规格，如太峰贡、峰贡王、峰贡术、顶峰术、净贡术等。

2. 冬术　此药应用的历史不久，首见于清代《得配本草》，称"冬白术"。本品即为白术采收后选择较大根茎进行晒干的，所以又称"生晒术"或"晒冬术"。该品以质地柔润、断面红黄色、香气浓郁为其特征。以往多采取奉化白术进行加工。该地因土壤关系，其产品质嫩筋少向为佳品。冬术主销江南各大城市及出口，北京地区一向用量不多。

3. 鹤形於术、金线於术和种术 于（於）术之名，首见于清代《本草纲目拾遗》，认为本品虽属术类，但健脾益气、开胃进食之功倍胜其他术类，故有"无力用参，重用於术"的记载。此药原产浙江於潜县，故称"於术"。过去於术品种很多，新中国成立前，北京地区仅用鹤形於术、金线於术和种术三种。

（1）鹤形於术：主产浙江天目山脉的於潜、昌化一带，为深山的野生品。其性状似白术，但较瘦长，底部"云头"较白术为小，顶端留有一段地上茎，俗称"凤头鹤颈"，又称"鹤形术"。表面红润光泽，有纵皱沟纹，断面黄白色，布有红黄色点状油室，气极清香。此为术类珍品，以纸盒盛装，每盒一市斤，主销北京市著名大药店，如同仁堂、达仁堂、鹤年堂、同济堂等，现本品已绝迹。

（2）金线於术：主产浙江南部的龙泉、云和等地，原为温州药帮经营。本品系由安徽"种术"的移植品种，经改进栽培技术和产地加工方法，形成特有形状。此药起土后，将根茎揉搓轧成圆球状，个如荔枝，顶端保留一段细长地上茎，晒干后略比线粗，为本品特征，故俗称"金线吊葫芦"，或称"金线於术"（当地称"湖广子"）。其表面呈黄棕色，断面呈黄白色，显油润，布满红色油室，称"朱砂点"，气味辛香，略有苍术气味（可能系苍术变种，待研究）。此类於术，以往在北京地区主销中等药店，本品现已绝迹。（图1-8 金线於术）

（3）种术：又称"徽术"。本品主产安徽皖南山区，以徽州（今歙县）为中心的黄山、休宁一带，多为栽培，一般栽植二三年，秋后起土。其形状不整齐，大小悬殊，大者如拳，小者如指，小个的称"小种术"，大个的称"大种术"。若其根茎细长者，需盘成球形，常用泥土粘连，外用稻草缠绕。本品表面呈棕褐色，断面基本与金线於术相同，但气味较浊（可能系苍术变种）。这类於术，过去北京地区由药材批发庄经营，主销城乡小药店。本品现已绝迹。（图1-9 种术）

上述三种於术，新中国成立后货源均已断绝。为了解决该药的货源问题，20世纪50年代采用新昌、嵊州等地的白术种子，引种于浙江於潜县进行种植，用生晒方法加工者称为"於术"。其栽培方法与白术相同，但为使於术个小起见，下种时开穴较深，使其根茎生长受到限制，因此，栽培的"於术"，其性状似白术而细长，"云头"较白术而小，表面黄棕色，较光洁，顶端也留有一段地上茎，断面呈黄白色，中心呈淡黄色，质地较嫩，气清香。本品自20世纪60年代亦已绝迹。

白 头 翁

【来源】本品为毛茛科植物白头翁 *Pulsatilla chinensis*（Bge.）Regel 的干燥根。

【历史】本品始载于《神农本草经》，列为下品。《名医别录》曰："白头翁生高山山谷及田野，四月采。"《新修本草》云："其叶似芍药而大，抽一茎，茎头一花，紫色，似木槿花。实大者如鸡子，白毛寸余，皆披下，似纛头，正似白头老翁，故名焉。"根据形态描述，与今用之正品白头翁相符合。

【产地】主产我国华北和东北地区，如河北、山西、内蒙古、辽宁、吉林、黑龙江，北京地区也大量出产，如怀柔、密云、平谷、延庆、昌平、门头沟、房山、海淀等地。此外，山东、山西、宁夏等地亦有少量出产。

【生产概况】白头翁为多年生草本植物，均为野生，喜生海拔较低且干燥的山坡。本品只生长在山区，出山口1000m处即难以寻到。

【采收加工】春秋两季采挖，以春季开花时采挖者为佳。方法：将根挖出后，除净地上部分及须根，保留根头部白毛，晒干即可。

【性状鉴别】本品呈圆柱形或圆锥形，稍扭曲，长6～20cm，直径0.5～2cm。表面呈黄棕色或棕褐色，具不规则纵皱纹或纵沟，皮部易脱落，露出黄色木部，有的有网状裂纹或裂隙，近根头处常有朽状凹洞。根头部稍膨大，密生白色长茸毛，有的可见鞘状叶柄残基。质硬而脆，断面皮部黄白色或淡黄棕色，木部淡黄色，气微，味微涩。（图1-10白头翁）

【品质】以条粗长、坚实者为佳。

【贮藏】置通风干燥处。

【性味与归经】苦，寒。归胃、大肠经。

【功能与主治】清热解毒，凉血止痢。用于热毒血痢，阴痒带下，阿米巴痢疾。

【附注】除上述正品白头翁外，还有下列几种同属科植物的根在不同地区作白头翁用药。

1. 兴安白头翁 *Pulsatill dahurica*（Fisch.）Spreng. 根细长，呈圆柱形，长达16cm，直径5～7mm。有少数支根，使用地区为黑龙江、吉林、辽宁、内蒙古。

2. 朝鲜白头翁 *Pulsatilla koreana* Nakai. 性状与白头翁类同，根长约10cm，上部直径5～9mm。表面呈黄褐色，根头有白毛。使用地区同兴安白头翁。

3. 细裂白头翁 *Pulsatilla tenuiloba.*（Turczaninow ex Hayek）Juzepczuk. 根较细长，呈圆柱形，分支长达10cm，直径0.4cm。根头部略粗大，其上有叶柄残基，使用地区同兴安白头翁。

4. 蒙古白头翁 *Pulsatilla ambigua* Turcz. ex *Pritzaninovii* Kryl et Serg. 根较细短，圆柱形，直径5～8mm。分支少，使用地区同兴安白头翁。

白　薇

【别名】嫩白薇。

【来源】本品为萝藦科植物白薇 *Cynanchum atratum* Bge. 或蔓生白薇 *Cynanchum versicolor* Bge. 的干燥根及根茎。

【历史】本品始载于《神农本草经》，列为中品。原名白微，至《大观本草》始有白薇之名。《本草图经》云："今陕西诸郡及舒、滁、润、辽州亦有之。"说明野生白薇产地很多。

【产地】

1. 白薇 主产于安徽、湖北、辽宁、黑龙江、吉林、陕西、河北、山东、江苏等地。北京地区见于密云雾灵山、门头沟百花山、怀柔喇叭沟门、延庆海陀山、海淀金山等。

2. 蔓生白薇 主产于辽宁、河北、河南、安徽、江苏、吉林、黑龙江等地。北京地区见于昌平十三陵、黑山寨、下口，延庆千家店、永宁，怀柔长哨营，房山十渡、百里峡等。

【生产概况】 两种白薇均为野生，白薇（直立白薇）多野生于山阴坡、土质疏松、腐殖肥沃的土壤中，蔓生白薇多野生低山向阳干燥山坡。

【采收加工】 两种白薇春秋二季均可采挖，以秋季采收为佳。方法：挖出全株，除去地上部分，洗净泥土，晒干即可。

【性状鉴别】 根茎粗短，有结节，多弯曲，簇生许多圆柱形细根，上粗下细多弯曲，状如马尾。根茎上端有圆形的茎痕。细根长 10～25cm，直径 1～2mm。表面呈灰黄色至棕黄色。质脆，易断，断面皮部呈黄白色，木部为黄色。气微，味微苦（两种白薇的性状基本相同，只是白薇比较长，粗一些）。

【品质】 以身干、根粗壮、无泥土杂质为佳。（图 1－11 白薇）

【贮藏】 置干燥通风处。

【性味与归经】 苦、咸，寒。归肺、肾、肝经。

【功能与主治】 清热凉血，利湿通淋，解毒疗疮。用于湿邪伤营发热，阴虚发热，骨蒸发热，产后血虚发热，热淋，血淋，痈疽肿毒。

【附注】

1. 地区习惯用药：有些地区将白前当白薇，而将白薇当白前，两者混淆使用。

2. 有些地区或民间以同科几种植物的根作白薇用。如合掌消、紫花合掌消、潮风草、竹灵消、徐长卿等，故应注意与正品性状相区别。

白 芷

【别名】 香白芷。

【来源】 本品为伞形科植物白芷 *Angelica dahurica*（Fisch. ex Hoffm.）Benth. et. Hook. f. 或杭白芷 *Angelica dahurica*（Fisch. ex Hoffm.）Benth. et Hook. f. var. *formosana*（Boiss.）Shan et Yuan 的干燥根。前者习称"禹白芷"、"祁白芷"，后者习称"杭白芷"、"川白芷"，在配方中同等入药。

【历史】 本品始载于《神农本草经》，列为中品。梁代《名医别录》云："白芷生河东川谷下泽，二月、八月采根曝干。"明代《本草纲目》载："今采根洗刮、寸截，以石灰拌匀，晒干，为其易蛀，并欲色白也。"至今浙江白芷的产地加工仍用石灰拌后晒干。这种加工方法既可防虫蛀，又可保证断面白色。白芷栽培的历史悠久，据《四川遂宁志》记载：四川白芷栽培始于13世纪。据清代康熙《仁和县志》（杭州市）记载：以浙江家种为最早。由此可知，白芷早已成为栽培品，并以四川、浙江为主产区。

【产地】

1. 杭白芷　主产于浙江的杭州、临海、余杭、永康、缙云、象山、乐清等地。

2. 川白芷　主产于四川的遂宁、达县、安岳、仪陇、渠县、崇庆、射洪等地。

3. 禹白芷　主产于河南的禹县、长葛，安徽的亳州、太和等地。

4. 祁白芷　主产于河北的安国、定州、深泽、晋县等地。

其他地区也有生产，如山东的莒县、定陶，辽宁的盖平，湖南的茶陵、平江，江西的吉安，以及贵州、云南等地。其中以浙江杭白芷、四川川白芷质量为优，统称"地道药材"。

【生产概况】白芷对生态环境适应性很强。宜生长地势平坦、土层深厚、土壤肥沃、质地疏松、排水良好的沙质土壤。

白芷用种子繁殖（隔年种子出苗率差），播种期分为秋播和春播两种，以秋播为好。河南秋播在白露前后，河北在处暑至白露之间，四川在白露至秋分之间，浙江在寒露前10天进行。唯河北安国有在春季清明播种，于当年寒露采收者，但其质量不如秋播者。

【采收加工】因产地和播种时间不同，收获期各异。秋播的于第二年小暑至大暑之间采收，春播的于当年白露后采收。采收方法：挖去根部，除掉地上茎叶部分及须根，洗净泥土，晒干。如遇雨天，可用硫黄熏或烘炕干燥。浙江的加工方法：将白芷洗净放入缸内，加石灰拌匀。放置一周后（以针刺断面不入为度），取出晒干。晒时要勤翻动，遇雨天可用微火烘干。然后再撞去粗皮。

【性状鉴别】

1. 杭白芷　根呈圆锥形，头粗尾细，分支少，有的稍弯曲，状如胡萝卜。长10～25cm，直径1.5～2.5cm。表面呈灰棕色或黄棕色，根头部呈钝四菱形，具纵皱纹。支根痕及皮孔样的横向突起俗称"疙瘩丁"，排列成四纵列，以杭白芷最明显。顶端有凹陷的茎痕。质坚实，断面呈白色或灰白色，粉性大。形成层环棕色，近方形，皮部散有许多棕色油点，气芳香浓郁，味辛微苦。

2. 川白芷　根粗，状如胡萝卜，无细尾，"疙瘩丁"较少，外皮细洁，气芳香浓郁，亦为白芷中的佳品。产于南方地区，由于种在红土壤中，所以出产的白芷表面呈红色，故称"红皮白芷"，质量也很好。

3. 禹白芷　根呈圆锥形，较杭白芷、川白芷为细，皮孔细小且散在不成四列。较光洁（俗称"小棒槌"），断面形成层呈圆形，气味稍淡。

4. 祁白芷　根条细长，有支根，表面呈黄棕色，较瘦，有抽沟，断面粉性小，似糖心，形成层环棕色，香气淡，为白芷中的次品。（图1-12白芷）

【品质】以根条肥大、体重坚实、粉性足、香气浓郁者为佳。

【规格等级】一等：每公斤36支以内，圆锥形，表面呈灰白色，体重坚实，断面白色，粉性足,气芳香。二等:每公斤 60 支以内,其他同一等。三等:每公斤 60 支以上,间有白芷尾、黑心、油条。

【贮藏】置阴凉干燥处,防虫。

【性味与归经】辛,温。归胃、大肠、肺经。

【功能与主治】散风除湿,通窍止痛,散肿排脓。用于感冒头痛,眉棱骨痛,鼻塞、鼻渊,牙痛,白带多,疮疡肿毒。

百 部

【别名】百部草。

【来源】本品为百部科植物直立百部 *Stemona sessilifolia*(Miq.)Miq.、蔓生百部 *Stemona japonica*(B1.)Miq. 或对叶百部 *Stemona tuberosa* Lour. 的干燥块根。商品名前两种习称"小百部",后一种习称"大百部",可同等入药。

【历史】本品始载于《名医别录》。《本草经集注》云:"山野处处有,根数十相连,似天门冬而苦强。"《本草图经》谓:"百部根,旧不出州土,今江、湖、淮、陕、齐、鲁州郡皆有之。春生苗,作藤蔓,叶大而尖长,颇似竹叶,面青色而光,根下作撮如芋子,一撮乃十五六枚,黄白色。"以上所述与蔓生百部原植物相似。《本草图经》附有"滁州百部"、"衡州百部"和"陕州百部"图。滁州百部实际上即直立百部,衡州百部很像对叶百部,陕州百部为百合科羊齿天门冬。

【产地】直立百部、蔓生百部主产浙江温州、景宁、临海、余姚、临安,江苏江宁、句容、高淳、溧水,安徽全椒、滁县、黄山;对叶百部主产四川宜宾、乐山、宣汉;重庆达县、万州、开县、武隆,贵州罗甸、望谟、兴义,广西河池、南丹、天峨等地。

【生产概况】百部野生低山或丘陵地带灌木丛中或草丛中、竹林中、山谷等地,现有少数栽培。

【采收加工】一般在春季新芽出土时或秋后苗枯萎时采收。将块根挖出后,洗净泥土,去净须根,置沸水中浸烫片刻,立即捞出晒干即可。

【性状鉴别】

1. 小百部 根单个或数十个簇生于根茎上。块根呈纺锤形,上端较细长,皱缩弯曲,长 5~12cm,直径 0.5~1cm。表面呈灰白色或土黄色,有不规则的深纵沟,偶有横皱纹。质脆,受潮变软。断面平坦,角质样,呈淡黄棕或黄白色,皮部宽广,中柱扁缩。气微,味甘微苦。(图 1-13 小百部)

2. 大百部 根呈纺锤形或长条形,长 10~30cm,直径 0.8~1.5cm。表面呈淡黄棕色至灰棕色,具浅纵皱纹或不规则的纵沟。质硬,断面呈黄白色至暗棕色,中柱较大,髓部类白色。味苦。(图 1-14 大百部)

【品质】均以条粗壮、质坚实为佳。

【贮藏】置干燥通风处。

【性味与归经】甘、苦，微温。归肺经。

【功能与主治】泻肺下气，止咳，杀虫。用于新久咳嗽，肺痨咳嗽，百日咳；外用于头虱，体虱，蛲虫病，阴痒。

【附注】

四川、云南等地将百合科植物羊齿天门冬 *Asparagus filicinus* Buch. Ham 的块根作滇百部入药。其块根多丛生，头部有芦秆及较短的残茎，每条块根呈纺锤形，两端尖，长 3 ~ 7cm，粗 0.7 ~ 1.2cm。表面呈灰棕色或棕褐色，皱缩。质坚硬，易折断，断面内心空虚少，肉质或有黏性白色肉质心。气微，味酸麻。

百 合

【别名】南百合。

【来源】本品为百合科植物卷丹 *Lilium lancifolium* Thunb. 、百合 *Lilium brownii* F. E. Brown var. *viridulum* Baker 或细叶百合 *Lilium pumilum* DC. 的干燥肉质鳞茎片。

【历史】本品始载于《神农本草经》，列为中品。唐代《千金翼方》记载了百合的栽培方法。明代农书《花蔬》中就有"百合宜兴最多，人取其根馈客"等记载。可见江苏省宜兴的百合早享盛名。据《沈氏农书》中有关百合的记录，在一千多年前太湖流域就栽培百合供食用。

【产地】百合分布很广，野生、家种均有。野生品常见有卷丹、山丹（细叶百合）两种，习生山区，产量甚少，且瓣小，味苦，市场很少见。当前市场供应的品种主要为栽培品。百合既是食品，又是药品，但以食品应用为主。主产江苏宜兴、连云港、东台、海安、溧阳；浙江湖州、长兴、桐庐、绍兴、镇海、遂昌、龙泉；湖南邵阳、隆回、安化、长沙、岳阳、平江、沅江、浏阳；甘肃兰州、平凉等地。当今以江苏宜兴、浙江湖州、湖南邵阳、甘肃兰州栽培百合历史悠久，为全国四大百合产区。

【生产概况】百合喜凉冷、干燥的气候，怕涝。耐旱，较耐寒，多采用高畦栽种，利于排水，防涝。宜兴主要用鳞茎繁殖，选根系发达、抱口好、有 3 ~ 5 个子鳞茎片的做种，栽种前将子鳞茎分开，使每个子茎都有茎底盘。一般 9 月栽种，生长期为 1 年。

湖南和兰州用鳞片、球芽或子球茎繁殖，由于生长发育时间过长，从整个生长周期看，湖南为 4 年，兰州需 5 年。

【采收加工】多于秋季地上部分枯萎时采收。挖取鳞茎，除去地上部分及须根，洗净，剥去鳞叶或于鳞茎基部横切一刀，使鳞叶自然分开。置沸水中略烫或于笼屉上蒸 5 ~ 10 分钟，至鳞叶边缘柔软，中部有生性，或背有极小的裂纹时迅速取出。如有黏液即用清水洗去，摊开晾晒。若遇雨天，可烘烤。烘烤时不宜翻动，以防变成糊块。

【性状鉴别】 鳞叶呈长椭圆形，顶端较尖，基部较宽，边缘薄，微呈波状，常向内卷曲。表面乳白色或淡黄棕色，光滑细腻，半透明，有纵直脉纹。质硬脆，易折断，断面较平坦，角质样。无臭，味稍苦。江苏宜兴货鳞叶较小，但整齐色白，湖南、甘肃货鳞叶较大，色多棕黄。（图1－15百合）

【品质】 以肉厚、色白、质坚、味苦者为佳。

【贮藏】 置干燥通风处。

【性味与归经】 甘，寒。归心、肝经。

【功能与主治】 养阴润肺，清心安神。用于阴虚久咳，痰中带血，虚烦惊悸，失眠多梦，精神恍惚。

板 蓝 根（附　南板蓝根）

【别名】 板蓝，北板蓝根，菘蓝根。

【来源】 本品为十字花科植物菘蓝 *Isatis indigotica* Fortune 的干燥根。原植物系两年生草本，均为栽培，药材名"菘蓝"或"北板蓝根"。南方部分地区习用将床科植物马蓝的根及根茎，原植物为多年生草本，野生或栽培，药材名"马蓝"或"南板蓝根"。其中菘蓝的叶为药材大青叶；菘蓝的茎叶和马蓝的茎叶经加工制得粉末或团块为药材"青黛"（详见大青叶、青黛项下）

【历史】 本品在《神农本草经》载有"蓝实"。梁代，陶弘景《本草经集注》"蓝实"条下注云："此（蓝）即今染襟碧所用者，尖叶者为胜。"唐代《新修本草》指出蓝的原植物有三种："陶所引乃是菘蓝，其汁抨为靛者。""菘蓝为淀，唯堪染青。"明代《本草纲目》记载蓝凡五种，其中有"菘蓝，叶如白菘"，所说应是十字花科植物。古本草中载"蓝"的原植物除菘蓝外，还有数种，如《本草纲目》提及的五种"蓝"中有一种"叶如苦荬，即郭璞所谓大叶冬蓝，俗中所谓板蓝根者"当为爵床科植物马蓝。现在我国南方一些地区仍以马蓝的根作为板蓝根入药。

【产地】 板蓝根在新中国成立前用量不大，只有少数地区种植，如江苏的如皋、南通，安徽的亳州、太和；河北安国、定县、安平等地。由于本品具有清热解毒、凉血利咽的功效，善治温病发热、发斑、风热感冒、咽喉肿痛等症，现代临床研究尚具有抗菌、抗病毒的作用，可预防和治疗流行性感冒、流行性脑膜炎、乙型脑炎、肺炎、腮腺炎等病证，为此新研制的中成药很多品种配伍有板蓝根，如风热感冒颗粒、感冒退热颗粒、板蓝根颗粒、抗病毒颗粒、清热解毒口服液、利肝隆片、肝炎康复丸等40余种中成药中均用此药，所以板蓝根的用量逐年上升，已形成当今的热门药材。原有的产量已不能满足要求，因此，在原产地扩大种植的基础上，又扩展到陕西彬县、岐山，湖北浠水、罗田、黄冈，内蒙古赤峰等地。目前种植面积最大的应属甘肃张掖地区，以民乐为中心的各县，种植约4万亩。其次是黑龙江以大庆为中心的安达、肇州、肇源、青桐、泰来等地，种植约为3万亩。

【生产概况】板蓝根具有喜光怕积水、喜肥、耐寒的特性，对土壤、气候要求不严，生长周期短。属于易种易收的品种，且经济效益高，所以广大药农都喜种。

板蓝根的种植宜选择地势平坦、灌溉方便、含腐殖质较多的疏松沙质土壤，地势过高或过低、沙性过大和新开垦的土地均不适宜种植。

本品系用种子繁殖，由于板蓝根当年收根不结子，故种子必须单独培育。在刨收板蓝根时，选择根直粗大不分叉、健壮无病虫的根条，移栽留种田内，进行精心管理，到来年即可开花结果，可分批采收。播种分春播和夏播两种，春播在清明与谷雨之间进行，夏播在芒种至夏至之间进行，多采用条播，播后覆土，浇水，加强管理。

【采收加工】春播的宜在立秋后至霜降时采挖，夏播的宜在霜降后采挖。采收后抖净泥土，在芦头和叶子之间用刀切开，分别晾晒干燥，拣去黄叶及杂质，即为板蓝根（叶为大青叶）。

【性状鉴别】根为圆柱形，稍扭曲。长10~20cm，直径0.5~1cm。根头部略膨大，可见绿色或暗棕色轮状排列的叶柄或残基和密集的疣状凸起。表面呈灰黄色或灰棕色，有纵皱纹及横向皮孔，有支根及支根痕。体实，皮略软，断面皮部呈黄白色，木部黄色呈"菊花心"。气微，味微甜后苦涩。（图1-16 板蓝根）

【品质】以身干、条长、均匀、质润者为佳。

【贮藏】置干燥处，防霉，防蛀。

【性味与归经】苦，寒。归心、胃经。

【功能与主治】清热解毒，凉血利咽。用于温毒发斑，舌绛紫暗，痄腮，喉痹，烂喉丹痧，大头瘟疫，丹毒，痈肿。

【附注】南板蓝根与易混淆品种。

1. 南板蓝根 主产于福建、四川。此外，湖南、江西、广东、广西亦产。主销南方各省。北京不用，但药材市场经常见到，注意鉴别。本品根呈圆柱形，略带方形，稍弯曲，分叉多。长10~20cm，主根直径1~5mm。似有节，节处膨大。表面灰褐色，较光滑。质硬而脆，易折断，断面中央有一灰白色髓部。无臭，味淡。

效用：同北板蓝根。

2. 混淆品种 马鞭草科植物路边青的干燥根。其性状为根茎不明显，根呈圆柱形，弯曲结节状，长短不等，直径5~20mm。表面呈土黄至棕黄色，有许多须根，有纵皱纹。质坚硬，不易折断，断面呈淡黄白色，皮部薄，木部宽，呈放射状纹理，中央有髓，气微，味淡。鉴别方法：按板蓝根理化薄层层析法试验，无蓝色或紫红色斑点。

半 夏

【来源】 本品为天南星科植物半夏 *Pinellia ternata*（Thunb.）Breit. 的干燥块茎。夏、秋两季采挖，洗净，除去外皮及须根，晒干。

【历史】 始载于《神农本草经》，列为下品。苏恭曰："生平泽中者，名羊眼半夏，圆白为胜。然江南者达乃径寸，南人特重之。顷来互用，功状殊宜，其苗似由跋，误以为是半夏也。"苏颂曰："二月生苗一茎，茎端三叶，浅绿色颇似竹叶。"

【产地】 全国大部分地区均产，野生或栽培；主产四川、湖北、安徽、江苏、河南、浙江等地；以四川产量大，质量好。

【生产概况】 半夏生长特性：繁殖力强，耐寒，不耐干旱，忌烈日曝晒。半夏喜温暖阴湿的环境，生长在沙质土壤，在房前屋后、山野溪边、林下都可见到半夏，前茬以豆科和玉米为宜，忌黏重土壤。

【采收加工】 7~9月间采摘，洗净泥土，晒干或烘干。

【性状鉴别】 本品呈类球形，有的稍偏斜，直径1~1.5cm。表面白色或浅黄色，顶端有凹陷的茎痕，周围密布麻点状根痕；下面钝圆，较光滑。质坚实，断面洁白，富粉性。无臭，味辛辣、麻舌而辣喉。（图1-17 半夏）

【品质】 以个大、皮净、色白、质坚实、粉性足者为佳。个小、去皮不净、色黄白、粉性小者为次。

【贮藏】 置通风干燥处，防蛀。

【性味与归经】 辛，温；有毒。归脾、胃、肺经。

【功能与主治】 燥湿化痰，降逆止呕，消痞散结。用于痰多咳喘，痰饮眩悸，风痰眩晕，痰厥头痛，呕吐反胃，胸脘痞闷，梅核气；生用外治痈肿痰核。姜半夏多用于降逆止呕。

【注意事项】 不宜与乌头类药材同用。

【附注】

1. 易混品 水半夏来源于天南星科植物鞭檐犁头尖 *Typhonium flagelliforme*（Lodd.）Blume. 的干燥块茎。本品略呈椭圆形、圆锥形或半圆形。直径0.51~1.5cm，高0.8~3cm。表面呈类白色或浅黄色，有多个隐约可见的点状根痕，顶端类圆形，有常呈偏斜而稍突起的叶痕或芽痕，呈黄棕色。质坚实，断面白色，粉性。气微，味辛辣，麻舌而辣喉。本品只具有燥湿化痰功效而无降逆止呕作用，不可完全替代半夏使用。

2. 伪品：小天南星 本品为天南星科植物天南星 *Arisaema erubescens*（Wall.）Schott、异叶天南星 *Arisaema heterophyllum* Bl. 或东北天南星 *Arisaema amurense* Maxim. 的干燥块茎。本品呈扁球形，表面类白色或淡棕色，较光滑，顶端有凹陷的茎痕，周围有麻点状根痕，有的块茎周边有小扁球状侧芽。质坚硬，不易破碎，断面不平坦，白色，粉性。气微辛，味麻辣。

北豆根

【别名】豆根，北山豆根。

【来源】本品为防己科植物蝙蝠葛 *Menispermum dauricum* DC. 的干燥根茎。

【历史】本品历代本草均无记载，为我国北方地区习用的山豆根。为了区别豆科植物山豆根（广豆根），故《中国药典》1977 年版称此为"北豆根"。用以区别。

【产地】产于东北、华北、陕西、甘肃、山东等地。北京怀柔、密云、平谷、昌平、延庆、门头沟、房山各山区均产。

【生产概况】本品野生于低山向阳山坡的山脚下、碎石中、路边、田埂等处。

【采收加工】由于此药根深，地硬，采挖较为困难。一般春秋两季采挖。采挖后，除去茎叶、须根和泥土，晒干即可。

【性状鉴别】根茎呈细长圆柱形，常弯曲，有时可见分支。长 35~50cm，直径 3~8mm。表面呈黄棕色至暗棕色，有纵皱纹、稀疏的细根及凸起的细根痕，外皮易成片脱落，质韧，不易折断，断面不整齐，呈纤维性，维管束呈放射状排列，木部淡黄色，中心有类白色的髓。气微，味苦。（图 1-18 北豆根）

【品质】以根条细长、外皮黄棕色、断面浅黄色者为佳。

【贮藏】置干燥通风处。

【性味与归经】苦，寒，有小毒。归肺、胃、大肠经。

【功能与主治】清热解毒，祛风止痛。用于咽喉肿痛，肠炎痢疾，风湿痹痛。

【附注】北豆根之名，历代本草均无记载。其来源为防己科多年生缠绕藤本植物蝙蝠葛的根茎。清代，《本草纲目拾遗》载有"蝙蝠藤"，谓其"叶类葡萄而小，多劲厚清滑，绝似蝙蝠故名。治腰痛、瘰疬。"其药用部位为藤茎，与现今所用的根茎完全不同。

北 沙 参

【别名】辽沙参，东沙参，莱阳沙参。

【来源】本品为伞形科植物珊瑚菜 *Glehnia littoralis* Fr. Schmidt ex Miq. 的干燥根。

【历史】沙参古代无南北之分，明以前所用的沙参均为桔梗科沙参属植物的根，即今之南沙参。至明代，倪朱谟在《本草汇言》中始见"真北沙参"之名。蒋仪在《药镜》中首以北沙参立条。清代，张璐在《本经逢原》则谓沙参有南北之分。云："北产者质坚性寒，南产者体虚力微。"对两种沙参质地及药性作了简要的概述。

【产地】主产山东莱阳、烟台、蓬莱、崂山、文登、海阳等地，多为家种。此外，掖县以及江苏连云港、河北秦皇岛、辽宁大连等沿海沙滩上均有野生。其中以莱阳胡城村产品质量最佳，称为"地道药材"。近年来，河北安国、内蒙古赤峰牛营子产量甚丰，大量提供商品。

【生产概况】本品野生于海边沙滩；栽培于海滨沙土、细沙土或沙质土壤。本品适宜阳光充足、温暖湿润气候。能耐寒、耐干旱、耐盐碱，但忌水涝，忌连作。

【采收加工】夏秋两季均可采收。栽培者多在两年后7~8月间采收。挖出根部，除去地上部分及须根，洗净泥沙，稍晾。置沸水中烫后去皮，烫的时间不可过长，否则即膨胀，干后色发黑。当日晒干或文火烘干。干后再削去粗糙部分，捆成把晒至全干即可。以往还将毛参蒸软，取出放木板上搓直削光，再用红线绳捆成小把，类似细香束状，习称"高香子"或"一炷香"。主销国内著名药店，如北京同仁堂、永仁堂、乐仁堂、鹤年堂、同济堂、永安堂；杭州胡庆余堂等。

【性状鉴别】根呈细长条状圆柱形，中间较粗，两端细，单一，偶有分支。长15~40cm，直径0.2~1.6cm。表面淡黄色，略粗糙，有细皱纹或纵沟，并有棕黄色点状皮孔和须根痕。偶有残存外皮。顶端常有黄棕色根茎残基。质硬脆，易折断，断面不平整，皮部较厚，淡黄白色，与木部不分离。木部黄色，形成层呈环状，颜色较深。气特异，味微甘（图1-19北沙参）。

【品质】以枝条细长、圆柱形、均匀、质坚、味甘者为佳。

【贮藏】北沙参以内衬防潮纸纸箱包装，本品易虫蛀，发霉，应防虫，防潮。

【性味与归经】甘、微苦，寒。归肺、胃经。

【功能与主治】养阴清肺，益胃生津。治肺热燥咳，劳嗽痰血，热病津伤口渴。

【注意事项】不宜与藜芦同用。

【附注】伪充品

1. 硬阿魏 本品为伞形科植物硬阿魏 *Ferulalicentiana* Kitag. 的干燥根。形状与北沙参极相似，较北沙参长而粗。除去外皮者呈淡黄色，有细纵皱纹，点状皮孔样疤痕及须根痕。体轻，质脆，气微，味淡。本品主产河北、山西，新中国成立前北京市曾发现此品伪充北沙参。

2. 田贡蒿 本品为伞形科植物田贡蒿 *Carum bufiaticum* Turcz. 的干燥根。又名野胡萝卜、马缨子。其根呈圆柱形，略弯曲，长10~30cm，根头部具有凹陷茎痕，除去外皮，表面呈黄白色，显粗糙，有纵皱纹及根痕，质坚脆，易折断。断面皮层呈土黄色，木质部呈黄白色，气微，味甘微苦。本品分布于东北、华北、西北等地。河北潮白河畔有产，北京地区新中国成立前曾发现以此品伪充北沙参。

萆 薢

【别名】绵萆薢，粉萆薢，川萆薢。

【来源】药材萆薢分为两类，一为粉萆薢，来源为薯蓣科植物粉背薯蓣 *Dioscorea hypoglauca* Palibin 的干燥根茎；二为绵萆薢，来源为薯蓣科植物绵萆薢 *Dioscorea septemloba* Thunb.

或福州薯蓣 *Dioscorea futschauensis* Uline ex R. Kunth 的干燥根茎。

【历史】始载于《神农本草经》，列为中品。《名医别录》中记载："萆薢一名赤节，生真定山谷。"《本草经集注》云："今处处有，亦似菝葜而小异，根大，不甚有角，节色小浅。"最初所言的萆薢很可能是百合科菝葜属植物。《新修本草》云："此药有两种：茎有刺者，根白实；无刺者，根虚软。内软者为胜，叶似薯蓣，蔓生。"自唐代起，已出现了两类萆薢并用。一类茎有刺者应为百合科菝葜属植物；另一类茎无刺，叶似薯蓣，蔓生，应为薯蓣科植物。以后各家本草或是只收其中一类萆薢，或是同时收载上述两类。《本草纲目》载："萆薢蔓生，叶似菝葜，而大如碗。其根长硬，大者如商陆而坚，今人皆以土茯苓为萆薢，误矣，茎、叶、根、苗皆不同。"李时珍又明确了与土茯苓的不同，因在四川、湖北、贵州局部地区与土茯苓相混。

【产地】粉萆薢主产于浙江、安徽、江西、湖南等地。绵萆薢主产于浙江、江西、福建、湖南、湖北等省。

【采收加工】秋、冬二季采挖，除去须根，洗净，切片，晒干。

【性状鉴别】

1. 粉萆薢　本品为不规则的薄片，边缘不整齐，大小不一，厚约0.5mm。有的有棕黑色或灰棕色的外皮。切面呈黄白色或淡灰棕色，平坦，细腻，有粉性，有黄色筋脉花纹或筋脉点散在（维管束）。质松，略有弹性，易折断。新断面近外皮处呈淡黄色。气微，味辛，微苦（图1-20 粉萆薢）。

2. 绵萆薢　本品为不规则的斜切片，边缘不整齐，大小不一，厚2~5mm。外皮呈黄棕色至黄褐色，周边卷曲，有稀疏基部，呈圆锥状凸起的根痕。切面呈灰白色至浅灰棕色，有黄棕色点状维管束散在。质疏松，略呈海绵状，气微，味微苦。（图1-21 绵萆薢）

【品质】粉萆薢以切片大而薄、色黄白者为佳。绵萆薢以切片大、色灰白者为佳。北京地区习惯药用粉萆薢。

【性味与归经】苦，平。归肾、胃经。

【功能与主治】利湿祛浊，祛风除痹。用于膏淋，白浊，白带过多，风湿痹痛，关节不利，腰膝疼痛。

【贮藏】置通风干燥处。

【附注】

1. 红萆薢　四川、云南、陕西习用红萆薢，为百合科菝葜 *Smislax china* L.、无刺菝葜 *Smislax mairei* Levl 等植物的干燥块根。商品药材也多切成规则的片状。切片外皮呈棕褐色，粗糙，带有坚硬突起的细根或根痕。切面呈黄色、红棕色、褐红色或微带紫色。质坚韧，有黄色的粗纤维，不易折断。气微，味微苦。

2. 粉萆薢　在20世纪40年代初，均须各地加工切片。由于本品根茎干后质地过于坚硬，难于浸透，为此逐渐改为产地趁鲜洗净机切薄片，且片形整齐，非常薄，非常漂亮。北京地区曾用过整草薢趁鲜切片后，再将草薢片恢复整品原形，用草绳捆好，保持切面颜色不变。

3. 绵草薢 新中国成立前北京地区未用过此品。

4. 外形类似品 ①土茯苓片：本品片状为长条形、类圆形或不规则的薄片，大小宽窄不等，断面淡棕色，两边皆不整齐，中间略有点状筋脉。质较软，水湿后有滑性，味甘涩。

②粉草薢片：片较大，切面呈黄白色，质硬，略有弹性，水湿后呈涩性。味甘，微苦。

苍 术

【别名】茅苍术，南苍术，北苍术。

【来源】本品因品种和产地不同，有南北之分，在植物来源方面：南苍术为菊科植物茅苍术 *Atractylodes lancea*（Thunb.）DC. 的干燥根茎；北苍术为菊科植物北苍术 *Atractylodes chinensis*（DC.）Koidz. 的干燥根茎。南北苍术均为野生。

【历史】本品始载于《神农本草经》，列为上品。原名"术"，而不分白术和苍术。至梁代，陶弘景提及术有白术及赤术（即苍术）两种。据《本草逢原》载：《本经》未分苍、白。而仲祖（即仲景）《伤寒论》方中皆用白术，《金匮要略》方中又用赤术，至《别录》则分为二。"须知赤白之分，始载于仲祖，非弘景始分之也。"宋代，《本草衍义》中正式出现苍术之名。《本草图经》云："术今处处有之，以嵩山、茅山者为佳。"

【产地】

1. 南苍术 主产江苏句容（茅山）、镇江、溧水，湖北襄阳、南樟，河南桐柏、唐河等地；浙江、安徽、江西亦产。以河南桐柏、安徽太平、江苏句容（茅山地区）所产质量最佳，但产量少。湖北产量大，但较江苏产品个大质松，多集散在汉口，故称"汉苍术"。

2. 北苍术 主产河北、山西、陕西等省。此外，内蒙古、辽宁、吉林、黑龙江、山东、甘肃等省亦产。北京地区所辖山区产量甚丰，如平谷、密云、怀柔、延庆、昌平、门头沟、房山等均产，且加工稍细，畅销全国，为苍术中的主流品种。

【生产概况】茅苍术多生长在丘陵、杂草或树林中，喜凉爽、温和、湿润气候。北苍术多生长在森林、草原地带的干燥阳坡，耐寒性强，喜冷，喜光照充足的气候。

【采收加工】南、北苍术均为春、秋二季采收，但以秋后采收为佳。

1. 南苍术 挖出根茎后，晒干，撞去须根，不去外皮，有的用火燎方法除去须根，故表面呈棕黑色，有时带焦头。

2. 北苍术 挖出根茎后，晒至四五成干时（须根已干根茎未干时）。用棍反复敲打，以除掉须根（俗称"棒打苍术"）。待根茎干燥后，再放入撞筐内，加石块，撞去外皮（现有不去外皮的），至表面呈黄褐色为止。

【性状鉴别】

1. 茅苍术 根茎呈不规则链珠状或结节状圆柱形，略弯曲，偶有分支。长 3 ~ 10cm，直径 1 ~ 2cm。表面呈灰棕色，有皱纹、横曲纹及残留须根。顶端具茎基痕或残留茎基。质坚实，断面呈黄白色，或灰白色，散有许多橙黄色或棕红色油点，习称"朱砂点"。遇水湿折断面暴露稍久，可析出白色毛状结晶，习称"起霜"（即析出苍术醇，此为本品特征）。香气特殊，味微甘、辛、苦。（图 1 - 22 茅苍术）

2. 北苍术 北苍术又称山苍术，根茎呈疙瘩状或结节状圆柱形。长 4 ~ 9cm，直径 1 ~ 4cm。表面呈黑棕色，除去外皮者为黄棕色。上端带有圆形茎痕。质较疏松，断面呈浅黄白色，散有黄棕色油点，遇水湿后断面不起白霜。因含苍术醇少之故，香气较浊，味微辛苦。（图1 - 23 北苍术）

【品质】 均以质坚实、断面朱砂点多、香气浓者为佳。南、北苍术同等入药。但经验认为，南苍术品质较优，可惜产量也只能供给北京地区少数大药店应用。

【贮藏】 置阴凉干燥处。

【性味与归经】 辛、苦，温。入脾、胃经。

【功能与主治】 健脾燥湿，用于脾胃湿困所致的运化失司，食欲不振，胃脘胀闷，恶心呕吐，腹胀腹泻；还有散风除湿的功效，可用于风湿痹痛。白术的功效重点在于健脾益气，燥湿利水，止汗安胎。用于脾气虚弱，神疲乏力，食少腹胀，大便溏泻，气虚自汗，胎动不安等。从病证之虚实而言，虚证用白术，实证用苍术。

【附注】 关苍术。

东北地区自产自销的关苍术为同科植物关苍术 *Atractylodes japonica* Koidz. ex Kitam. 的干燥根茎。性状类似北苍术，但质较轻，纤维性强，气特异，味辛微苦。

草 乌

【别名】 草乌头。

【来源】 本品为毛茛科植物北乌头 *Aconitum kusnezoffii* Reichb. 的干燥块根。

【历史】 乌头始载于《神农本草经》，列为下品。至宋代《宝庆本草折衷》始将草乌头分立专条。《本草纲目》载："乌头之野生于他处者，俗谓之草乌头，亦曰竹节乌头，出江北者曰淮乌头。《日华子本草》所谓土附子是也。"又云："处处有之，根苗花实并与川乌头相同，但此系野生，又无酿造之法。其根外黑内白，皱而枯燥为异尔，然毒则甚焉。"初步指出草乌头与川乌头的区别。再观《本草纲目》所附射罔（草乌头）图，主要系指乌头的野生种，也包括乌头、北乌头及其他种乌头。

【产地】 全国大部分地区均有生产。主产华北、东北，北京山区也有大量野生，如延庆海陀山、门头沟百花山、房山上方山、密云雾灵山、怀柔喇叭沟门等地均有分布。

【生产概况】本品喜生高山阴坡、溪流岸边及凉爽阴湿环境。

【采收加工】秋季茎叶枯萎时采挖，过早采挖者根部水分多，干后枯瘦，品质不佳。方法：将块根挖出后，除去残茎、须根及泥土，晒干或烘干即可。

【性状鉴别】北乌头块根呈不规则圆锥形，稍弯曲，状如乌鸦之头。长2～7cm，直径0.6～1.8cm。表面呈暗棕色或灰褐色，皱缩不平呈纵向沟纹，有时生有短而尖的支根，俗称"钉角"。顶端平圆，常有一段残茎或茎痕。质坚硬，难折断。断面呈灰白色或暗灰色，粉性，有裂隙，可见多角形的形成层环纹及筋脉小点（维管束）。无臭，味辛辣，麻舌。（图1-24草乌）

本品由于植物来源不同，产地有别，其药材性状不一，但这些商品都在各地自产自销。

【贮藏】置通风处，防虫蛀，防生霉。

【性味与归经】辛、苦，热；生品有大毒。归心、肝、肾、脾经。

【功能与主治】祛风除湿，温经止痛。用于风寒湿痹，关节疼痛，心腹冷痛，寒疝作痛，麻醉止痛。

【注意事项】本品生品有大毒，内服宜慎。不宜与贝母、半夏、白及、白蔹、天花粉、瓜蒌同用。

柴 胡

【别名】北柴胡，南柴胡，红柴胡，软柴胡，竹叶柴胡。

【来源】本品为伞形科植物柴胡 *Bupleurum chinense* DC. 或狭叶柴胡 *Bupleurum scorzonerfolium* Willd. 的干燥根。根据二者形状不同，前者习称"北柴胡"（商品名又称"硬柴胡"或"黑柴胡"）；后者习称"南柴胡"（商品名又称"软柴胡"或"红柴胡"）。

【历史】本品始载于《神农本草经》，列为上品，原名"茈胡"。至宋代《本草图经》始易其名为"柴胡"。历代本草对柴胡的植物形态多有记述。《本草图经》载："今关、陕、江湖间，近道皆有之，以银州者为胜。二月生苗，甚香，茎紫，叶似竹叶稍紧……七日开黄花……根淡赤色，似前胡而强。其根似芦头，有赤毛如鼠尾，独窠长者好。二月八月采根。"并有附图5幅，以及《本草纲目》的竹叶柴胡图和《植物名实图考》的柴胡图，均为柴胡属植物。根据上述本草记载的产地、分布及植物形态，主要种类应为柴胡和狭叶柴胡。

【产地】

1. 北柴胡 在我国大部分地区均有分布，以河南、河北、内蒙古、山西、黑龙江、吉林、辽宁、山东、陕西、北京、湖北为主要分布区，但以黑龙江、内蒙古、河北产量较大，过去集中在天津出口，香港市场上统称"津柴胡"。

2. 南柴胡 分布于华东、华中、东北、华北等地。主产于河南洛宁、洛阳、栾川、卢氏、西峡、嵩县、灵宝、桐柏，湖北襄阳、孝感、秭归、宜昌、郧西、房县、随州、保康、陕西宁强、勉县、商洛等地。过去集散于武汉，统称"红胡"，主销长江流域。新中国成立前北京地区亦有少量应用。

【生产概况】

1. 产地　新中国成立前，柴胡多生长于干燥山坡、林绿、灌丛、林间空隙、草原、草甸等地，均系野生。新中国成立后由于中医药事业的发展，药用量猛增，野生柴胡远不能满足供应，自20世纪80年代开始变野生为家种，并取得成功。

种植均为北柴胡。最早引种地区是山西万荣、河南嵩县、湖北京山，现全国许多地区均已引种，如陕西商洛地区，山东临沂地区，内蒙古赤峰地区，安徽亳州，河北安国，北京密云、怀柔、昌平、延庆等地，当今产量最大的当属甘肃定西地区，以陇西为中心的通渭、岷县、漳县、政和等地为主产区，产品大量供应市场。

2. 繁殖方法　柴胡喜温暖，适应性强，具有耐寒、耐旱、怕涝的特性。栽培宜选择向阳平缓山坡及平坦农田种植。土质以沙质土壤及土层深厚的腐质土壤为佳。黏重土壤及低洼易涝地不宜种植。

繁殖方法分育苗移栽和种子直播。一般采用种子直播，春播以3月下旬至4月上旬为宜，秋播在10月（秋播当年不出苗），均采取条播。柴胡种子萌发期长，为防止地面干燥，可在地面上覆盖少量麦秸、稻壳，以利于苗的萌发和生长。

【采收加工】野生柴胡春季在幼苗刚出土时采收，秋季在植株已经枯萎后采收。种植柴胡需生长两年后，亦须在春、秋两季采收。采收方法：挖出根后，除去茎叶，抖净泥土，晒干即可。

【性状鉴别】

1. 北柴胡　根呈圆锥形，多有分支，根头部膨大，多具残茎基，向下渐细，长6~8cm，直径0.5~1.5cm。表面呈灰黑色或灰棕色，有纵皱纹、支根痕及横向突起的皮孔。质坚硬，不易折断，断面显纤维性，皮部呈浅棕色，木部呈黄白色。气微香，味微苦辛。（图1-25北柴胡）

2. 南柴胡　根呈圆锥形，多不分支或下部稍有短分支，长6~15cm，直径0.3~0.8cm。表面呈红棕色或红褐色，有纵皱纹及皮孔，近根头部有许多细而紧密的环纹，顶端通常簇生黑棕色纤维状叶基残留物。质脆，易折断，断面平坦呈淡棕色，不显纤维状，中间有油点，有显著败油气，味微苦、辛。（图1-26南柴胡）

栽培的北柴胡与野生品性状有异，栽培品一般较野生品根条粗长，表面呈棕黄色或灰黄色，质硬脆，断面呈黄白色，纤维性强，气、味较淡。

【品质】以身干、条粗长、整齐，无残留茎、叶及须根者为佳。

【贮藏】置于干燥通风处（南柴胡需防虫）。

【性味与归经】苦，微寒。归肝、胆经。

【功能与主治】和解表里，疏肝升阳。用于感冒发热，寒热往来，疟疾，胸胁胀痛，月经不调，子宫脱垂，脱肛。

【附注】

1. 伪品柴胡——大叶柴胡 为伞形科植物大叶柴胡 *Bupleurum longiradiatum* Turcz 的干燥根及根茎。本品有毒，不可当柴胡使用。分布于东北三省和内蒙古等省区。其性状为：根及根茎呈圆柱形，有少数细根，顶端留有茎基，近茎基的根部有密集横环节，其下有纵皱纹。长 4～8cm，直径约 6mm，外皮呈棕褐色。质坚硬，不易折断，折断面平坦，中心为空洞，气微香。（图 1－27 大叶柴胡）

2. 关于北柴胡 《中国药典》2005 年版收载的北柴胡来源不止一种，仅北京地区就有四种，即北柴胡、红柴胡、黑柴胡和雾灵柴胡，还有两个变型（一个北京柴胡，一个是百花山柴胡）。药农根据植物特征分不清，尤其在春季柴胡刚萌发在幼苗期，形态基本一样，在秋季都开黄花，所以药农一齐采刨。药材收购部门更难以分辨，只要其根质硬、带有柴性的一般都作北柴胡药用。

3. 柴胡的应用 新中国成立前，北京地区关于北柴胡和南柴胡的应用，要求医师处方时根据需要分别入药，如处方写柴胡、北柴胡，即付北柴胡；处方写南柴胡、红柴胡、软柴胡，即付南柴胡。现依据 2005 年版《中国药典》记载，两种柴胡的性味与归经、功能与主治相同，即同等入药。据《本草纲目》云："散用北柴胡，虚热用海阳软柴胡为良。"由此可知，南北柴胡的功效是有所区别的，因此证明北京地区曾将两种柴胡分别入药是有道理的。

4. 竹叶柴胡 关于"竹叶柴胡"，北京地区一向应用不带根的北柴胡的地上茎叶。这样应用是否正确，经考证认为：柴胡药用部分，自古以来以根入药，目前全国大部分地区仍然如此，但也有极少数地区（包括北京）以全草入药。商品称"竹叶柴胡"。北京地区医师处方只有写竹叶柴胡时才付此药（故用量很少）。竹叶柴胡（地上茎叶）与柴胡（根）功效是否有异同，就化学成分而论，柴胡根的主要成分为皂苷（主要活性成分），还含甾醇、挥发油、葡萄糖等；茎叶含挥发油、芦丁等，但不含皂苷。说明没有柴胡疗效，又没有新的用途，建议取消此药。

5. 地区习惯用药 江苏、安徽和湖北、湖南少数地区，习用伞形科植物柴胡 *Bupleurum chinense* DC. 的幼嫩全草，称"竹叶柴胡"或春柴胡作药用。

云南、安徽、福建、湖北部分地区，以伞形科植物膜缘柴胡 *Bupleurum marginatum* Wall. ex DC. 的干燥根或地上部分作柴胡药用。内蒙古尚以伞形科植物锥叶柴胡 *Bupleurum bicaule* Helm. 的干燥根作柴胡药用。甘肃、宁夏、陕西北部以伞形科植物银州柴胡 *Bupleurum Yinchowense* Shan et Y. Li 的干燥根作柴胡药用。山西、宁夏有的以伞形科植物黑柴胡 *Bupleurum smithii* Wolff. 的干燥根作柴胡药用。

赤 芍

【别名】赤芍药，口赤芍，京赤芍。

【来源】本品为毛茛科植物芍药 *Paeonia lactiflora* Pall. 或川赤芍 *Paeonia veitchii* Lynch. 的干燥根。

【历史】本品始载于《神农本草经》，列为中品，原名芍药。赤白之分始自梁代《本草经集注》。宋代，《本草别说》载："本经芍药生丘陵，今世多用人家种植者，乃欲其花叶肥大，必加粪壤，每岁八九月取根分削，因利而为药。"汉代所用的芍药，尚无赤白之分，亦无如此加工记载，后来张仲景在《伤寒论》所用的芍药皆为赤芍。明代《本草化义》云："赤芍，味苦能泻，带酸入肝，专泻肝火……较白芍苦重，但能泻而无补。"《本草正》谓："芍药，白者味甘补性多；赤者，味苦泻性多。"成无已《注释伤寒论》云："白补而赤泻，白收而赤散。"上述所云赤芍的功效与当今临床应用相符，即白芍功能：柔肝止痛，养血敛阴；赤芍功能：清热凉血，活血祛瘀。

按现代植物学白芍与赤芍的区别主要分为家种与野生和是否经过去皮、水煮等加工过程为准则。若加工去皮、水煮为白芍，野生晒干者为赤芍。一般认为，白芍与赤芍同为毛茛科植物芍药属芍药组的品种，为同一植物，无区别。但在临床应用中仍根据历代医家的用药经验白芍与赤芍分别入药。

【产地】商品中分为赤芍和川赤芍两种。

1. 赤芍 主产内蒙古锡林郭勒盟的多伦（旧称"喇嘛庙"）、大仆寺旗、镶黄旗；赤峰市（旧称"哈达"）的敖汗旗、翁牛特旗；呼伦贝尔盟的扎兰屯、牙克石、阿荣族、阿伦春旗；兴安盟的突泉、乌兰浩特；河北的丰宁、赤城、围场（旧称"锥子山"）、崇礼、沽源、张北、兴隆、平泉（旧称"八沟"）；以及山西、黑龙江、吉林、辽宁等省。

2. 川赤芍 主产四川阿坝、色达、马尔康、黑水、红原、茂县、北川、平武、炉霍、金川、天全、汶川，以及云南、青海、甘肃等省。

赤芍以内蒙古多伦野生品为佳。其以根条粗长、质松、具有"糟皮粉碴"的特点，为著名的地道药材"多伦赤芍"，销于全国大部分地区及出口。

【生产概况】上述两种赤芍多为野生。

1. 赤芍 多集中生长北方海拔 500～1500m 之间的山地和草原，土壤为棕色森林土、灰色森林土及草原草甸上，常见山坡、沟旁、阔叶杂木林下，林荫和灌丛间，或草木繁茂的固定沙丘及典型草原的天然植物群中。

2. 川赤芍 多集中生长在青藏高原边缘地带，海拔 3000～3500m 的高山峡谷地，土壤多为高原棕壤土，深山高原地区的植被较好，因而形成了川赤芍生长的适宜区。

【采收加工】赤芍一般以秋季采挖为宜。方法：采挖根部，去净须根，洗净泥土晒干即可。川赤芍有刮皮赤芍与原条赤芍之分。刮皮赤芍多为原条、肉质肥厚、粗壮圆直的根条；原皮赤芍多为有分叉的根条。刮皮赤芍趁鲜刮去外皮后晒干或烘干，原皮赤芍均为晒干。

【性状鉴别】

1. 赤芍 呈圆柱形，两端粗细近于相等，亦有根头粗、下端渐细者，稍弯曲，长 10～

35cm，直径0.6~3cm。表面呈暗褐色或暗棕色，粗糙，有横向凸起的皮孔，具粗而深的纵皱纹，手搓之外皮易脱落，俗称"糟皮"。脱落后显出白色或淡棕色的皮层，质较轻松而脆，易折断，断面平坦，呈粉白色或淡棕色，俗称"粉碴"。皮部窄，类粉红色，木部占根的大部分，射线明显，有裂隙，气微香，味稍苦、酸、涩。（图1-28赤芍）

2. 川赤芍 根长5~20cm，直径1~4cm。剥去外皮者，表面呈淡紫红色或肉白色，未去外皮者，呈棕红色或暗棕色，断面显粉性，黄白色或带紫色，木化程度小，香气浓，味苦甜。

【品质】本品以条粗长、外皮易脱落、断面粉白色、具"糟皮粉碴"者为佳。

北京地区在新中国成立前应用过一种"铁杆赤芍"，系栽培品。其性状为根条较细，皮紧结不易剥落，内碴呈粉白色或黄白色，肉坚实，无裂隙，质较坚重。本品现已绝迹。

川赤芍习销四川、云南、贵州、重庆、青海等地，主要由四川成都荷花池、重庆解放路、西安万寿路、兰州黄河等药材市场集散，北京地区不习惯用。

【贮藏】置通风干燥处，防蛀，防霉。

【性味与归经】苦、酸，微寒。归肝经。

【功能与主治】清热凉血，散瘀止痛。用于温毒发斑，吐血衄血，目赤肿痛，肝郁胁痛，经闭痛经，癥瘕腹痛，跌仆损伤，痈肿疮疡。

【注意事项】不宜与藜芦同用。

【附注】

1. 草芍药 除上述赤芍外，北京山区有一种草芍药，主要分布于密云的雾灵山、延庆的海坨山、怀柔的汤河口、门头沟的百花山等。其特点：根肥大，着生在横走的根状茎上，呈圆柱形或纺锤形，多弯曲，有分支，外皮呈棕红色。北京山区虽分布有此品种，但一直未做赤芍药用。

2. 较细白芍 浙江曾在20世纪70年以地产白芍较细者、不去外皮、晒干、加工成赤芍销售于市场，因性状与赤芍差异很大，同行不认，故未推开销路。

重　楼

【别名】蚤休，金线重楼，重楼金钱，七叶一枝花。

【来源】本品为百合科植物云南重楼 *Paris polyphylla* Smith var. *yunnanensis*（Franch.）Hand. - Mazz. 或七叶一枝花 *Paris polyphylla* Smith var. *chinensis*（Franch.）Hara 的干燥根茎。

【历史】蚤休之名始载于《神农本草经》，列为下品。《名医别录》说："有毒，生山阳川谷及冤句。""山阳"今山东和河南一带，"冤句"，今山东菏泽县，说明当时蚤休在黄淮地区有分布。《新修本草》云："今谓重楼，金线者是也。一名重台，南人名草甘遂，一茎六七叶，似王孙、鬼臼、蓖麻辈，叶有二三层，根如肥大菖蒲，细肌脆白。"《本草图经》谓："蚤休即紫河车也，俗称金线重楼。"《本草纲目》云："蛇虫之毒，得此治之即休，故有蚤休、蝥休诸名。重台、三层，因其叶状也。金线重楼，因其花状也。甘遂，因其根状也。紫河车，因其功用也。重楼金线，处处有之，生于深山阴湿之地。一茎独上，茎当叶心，叶绿色，似芍药，凡二三层，每一层七叶。茎头夏月开花，一花七瓣，有金丝蕊，长三四寸，王屋山产者至五七层。根如鬼臼、苍术状，外紫中白，有黏糯两种。入药洗切焙用。"

【产地】云南、四川、广西、贵州、陕西、江西等黄河以南大部分省均产。

【生产概况】重楼喜凉爽、阴湿气候和肥沃沙土，9~10月间采取成熟种子，随采随播，育苗2~3年后移栽。此外，也可于采收时，切取带芽根茎一段，随即穴栽。

【采收加工】秋季采者为佳，挖出根茎，洗净，晒干。

【性状鉴别】根茎粗短而肥大，呈结节状扁圆柱形，略弯曲，长5~12cm，直径1.5~4.5cm。表面黄棕色或灰褐色，外皮脱落处呈黄白色；具有很密的层状突起的粗环纹，一面结节明显，结节上具椭圆形凹陷茎痕；另一面有疏生的须根或疣状须根痕。顶端具鳞叶及茎的残基。质坚实，断面平坦，白色至浅棕色，粉性或角质。气微，味微苦、麻。（图1-29 重楼）

【品质】以粗壮、质坚实、断面色白、粉性足者为佳。

【规格等级】重楼一般不分等级，均为统货。

【贮藏】置阴凉干燥处，防蛀。

【性味与归经】苦，微寒；有小毒。归肝经。

【功能与主治】清热解毒，消肿止痛，凉肝定惊。用于疔疮痈肿，咽喉肿痛，毒蛇咬伤，跌仆伤痛，惊风抽搐。

【附注】

1. 北京地区在新中国成立前，重楼又叫"独角莲"。

2. 北京地区将重楼与拳参相混，统称"草河车"，医师在处方中无论开重楼、蚤休、七叶一枝花或拳参，统统予草河车（拳参），应与纠正。

川贝母（附　太白贝母、皖贝母）

【别名】川贝。

【来源】本品为百合科植物川贝母（卷叶贝母）*Fritillaria cirrhosa* D. Don、暗紫贝母 *Fritillaria unibracteata* Hsiao et K. C. Hsia、甘肃贝母 *Fritillaria przewalskii* Maxim. 或梭砂贝母 *Fritillaria delavayi* Franch. 的干燥鳞茎。前三种根据性状不同分别习称"青贝"、"松贝"和"岷贝"，后者习称"炉贝"。

【历史】本品始载于《诗经》，称为"虻"。《神农本草经》列为中品。其后，历代本草均有论述。宋代，苏颂在《本草图经》云："叶似大蒜，四月蒜熟，采之良。"明代，倪朱谟在《本草汇言》中首次提出贝母以"川产者为妙"。清代，赵学敏在《本草纲目拾遗》中指出："土贝形大如钱，独瓣不分，与川产迥别。"始将川贝母与其他名称易混的贝母分开。

【产地】

1. 川贝母 为商品青贝母的主流品种之一。主产于四川甘孜地区的康定、雅江、九龙、稻城、得荣、小金、金川；西藏的芒康、贡觉、江达；云南的德钦、贡山、香格里拉；青海的玉树、囊谦、杂多、称多、治多等地。

2. 暗紫贝母 暗紫贝母又称乌花贝母，为商品松贝之主流品种之一。主产于四川的若尔盖、红原（毛尔盖）、松潘、九寨沟（南坪）、茂县、汶川、理县（杂谷脑）、平武、黑水、马尔康；青海的久治、班玛、达日、同仁、同德等。过去集散于四川松潘，故称"松贝"。

3. 甘肃贝母 甘肃贝母为商品青贝母主流品种之一（过去称"岷贝"），主产于四川的康定、雅江、九龙、丹巴、壤塘、小金、金川、马尔康；甘肃陇南地区的岷县、文县、武都、舟曲、宕昌、迭部、曲玛，青海的班玛、久治、达日、甘德等地。

4. 梭砂贝母 梭砂贝母为商品炉贝的主流品种之一。主产于四川的石渠、德格、甘孜、色达、白玉、炉霍、道孚、理塘、阿坝；西藏的芒康、贡觉、江达、昌都；青海的玉树、称多、杂多、治多、囊谦；云南的德钦、贡山、福贡、中甸、维西等地。过去多在康定集散（原名"打箭炉"，故称"炉贝"）。

【生产概况】 川贝母喜冷凉气候条件，具有耐寒、喜湿、怕高温、喜荫蔽的特性。气温达30℃，或地温超过25℃植物就会枯死。所以，野生川贝母均生长在高原地带的针阔叶混交林或高灌丛中。由于种类不同，生长环境各有差异。

1. 川贝母（卷叶贝母） 野生于海拔3500～4500m高寒地区、土壤比较湿润的向阳草坡。

2. 暗紫贝母 野生于海拔3200～4500m，阳光充足，腐殖质丰富，土壤疏松之草原上。

3. 甘肃贝母（岷贝） 野生于海拔2800～4400m、高寒山区之灌丛或草地间。

4. 梭砂贝母 野生于海拔4400～4600m高寒地带流石滩之岩石缝隙中。

综上所述，川贝母的不同品种喜生的生态环境十分特殊，因此，在人工培育方面十分困难。通过科学家们多年对川贝母的栽培研究，已有很大的突破性进展，但很少提供商品供应市场。当前市场上川贝母仍多来源于野生。

【采收加工】 川贝母家种、野生均在6～7月采收，家种贝母用种子繁殖，播种后第3年或第4年收获。鳞茎繁殖的播种后第二年收获。川贝母野生或家种采收的鳞茎均忌水洗，挖出后及时晒干。在干燥过程中，不宜翻动，以防发黄。干后装入布袋中，撞去泥沙、残根即可。

【性状鉴别】

1. 松贝 松贝又称"尖贝"，最小的称"珍珠贝"。呈类圆锥形或近球形，体小，高0.3～0.8cm，直径0.3～0.9cm。外层鳞叶两瓣，大小悬殊，大瓣紧抱小瓣，未包裹部分呈新月形，习称"怀中抱月"。先端钝圆或稍尖，顶部闭合；底部平坦或凹入，能放平坐稳，习称"观音坐莲，怀抱子"。中心有一灰褐色的鳞茎盘，偶有残存的须根。表面类白色，光滑，将两个鳞瓣剥开后，内有类圆柱形心芽和小鳞叶 1～2 枚。质坚实，断面白色。气微，味微苦（图 1－30 松贝）。

2. 青贝 青贝呈圆锥形略似桃，大小不一，高 0.6～1.8cm，直径 0.6～2cm。外层鳞叶两瓣，大小相近，相对抱和。先端钝尖而多偏斜，顶端开口呈孔状或微开裂，内有心芽和鳞叶 2～3 枚及细圆柱形残茎，底部平或略平，多能放平坐稳。表面淡黄白色，较光滑，质地较松贝略疏松。断面呈白色，味微苦。（图 1－31 青贝）

3. 岷贝 岷贝性状与松贝相似，体小，高约 5mm，直径约 4mm。有的小鳞叶不生于抱合的中心，而生于大鳞叶的前后。前面呈怀中抱月形，后面相对处有一浅沟（为另一小鳞叶脱落后的痕迹），少有外层鳞叶近相等者。本品产量较少。

4. 炉贝 炉贝呈圆锥形或心形，高 0.7～2.5cm，直径 0.5～2.5cm。外层两瓣鳞叶大小相近或稍显大小，单鳞瓣形如马牙，先端略尖，顶部开裂或呈口状，底部稍尖或钝圆，或偏斜。表面白色者（青海玉树、四川甘孜产品）称"白炉贝"；表面棕黄色（四川巴塘、云南德钦、西藏昌都产品）称"黄炉贝"，又叫"虎皮贝"。剥成两瓣，均可见幼鳞瓣二三枚及残留的茎芽一枚。质坚实，断面白色，粉性。气微，味甘、微苦。（图 1－32 白炉贝；图 1－33 黄炉贝）

【品质】 以鳞茎完整、均匀、色白、有粉性者为佳。

【规格等级】

1. 松贝 一等（尖贝、珍珠贝）每 50 克 240 粒以上；二等每 50 克 240 粒以内（无黄贝、油贝、碎贝）。

2. 青贝 一等每 50 克 190 粒以上；二等每 50 克 130 粒以上；三等每 50 克 100 粒以上；四等颗粒大小不限，各级要求无黄贝、油贝、碎贝。

【贮藏】 置通风干燥处，防虫，防霉。

【性味与归经】 甘、苦，微寒。归肺经。

【功能与主治】 清热润肺，化痰止咳。用于肺热燥咳，干咳少痰，阴虚劳嗽，咳痰带血。

【注意事项】 不宜与乌头类药材同用。

【附注】

1. 地方习用品 贝母品种很多，除《中华人民共和国药典》（2005 年版）收载的品种外，有些品种在某些地区已由野生变家种，不仅形成地方习惯用药，而且在药材市场见到有商品供应。

（1）太白贝母：本品为百合科植物太白贝 *Fritillaria taipaiensis* P. Y. Li 的干燥鳞茎。原野生于陕西汉中、洋县，重庆万州地区的巫溪、巫山、城口等县，于 20 世纪 90 年代由巫溪县红池坝引种成功。本品顶端钝圆，两枚大鳞片大小相近，色白，味微苦。本品曾参加国家中医药管理局于 1997 年在长春举办的科技成果奖评审，我参加了此次审评，大家一致同意授奖。

（2）皖贝母：本品为百合科植物安徽贝母（皖贝）*Fritillaria anhuiensis* S. C. Chen et S. F. Yin 的干燥鳞茎。原野生于安徽霍山、金寨、舒城等山区，早已引种成功。本品于 1985 年通过中国药材公司组织的专家鉴定，并通过安徽省卫生厅批准作川贝母药用。本品鳞茎呈扁球形或类圆形，高 0.8 ~ 1.8cm，直径 0.6 ~ 1.7cm。外层两瓣鳞叶大小悬殊，内有小鳞叶 2 ~ 3 枚或更多，表面白色或黄白色，质坚脆，断面白色，粉性，味苦。

2. 伪冒品种

（1）一轮贝母：本品为百合科植物一轮贝母 *Fritillaria maximowiczii* Freyn 的干燥鳞茎。因其植物仅生一轮叶片，故名。主产内蒙古、黑龙江、吉林、辽宁、河北、北京密云的雾灵山等地，均为野生。本品呈圆锥形或卵圆形，高 0.4 ~ 1.2cm，直径 0.4 ~ 0.6cm。表面淡黄色，顶端渐尖，基部突出许多鳞芽，一侧有一浅纵沟，质坚硬，角质状，气微，味淡。本品在 20 世纪 80 年代因川贝母缺货，北京地区曾经用过此品，后市卫生局决定禁止本品药用。

（2）光慈姑：本品为百合科植物老鸦瓣 *Tulipa edulis* Baker 的干燥球茎。其球茎呈圆锥形，顶端尖，底部圆平而凹陷，一侧有纵纹一条，形似桃状。高 1 ~ 2cm，直径 0.8 ~ 1.5cm。表面呈黄白色，光滑。质坚而脆。断面黄白色，富粉性，内部有心芽 1 枚。气微，味苦。功能消肿，散结，解毒。多用于疮痈肿毒。它与浙贝母、川贝母疗效不同。

（3）丽江山慈姑：本品为百合科植物 *lphigenia indica* Kunth ex Benth 的干燥鳞茎。主产云南、贵州、四川。其球茎呈不规则短圆锥形，高 1 ~ 1.4cm，直径 0.7 ~ 1.2cm。顶端渐尖，基部凹入，有须根痕，表面黄白色，光滑，一侧有一纵沟，断面内部无心芽，角质样，类白色，气微，味极苦而麻舌。本品含秋水仙碱，有毒。

上述药用贝母品种很多，在《中国药典》2005 年版中仅收载了浙贝母、川贝母（包括松贝、青贝、炉贝）、平贝母、伊贝母和湖北贝母。这些贝母的功效《中国药典》除浙贝母与湖北贝母略有差异外，其他川贝母与平贝母、伊贝母功效完全相同。但《中国药典》2005 年版规定一物一名，也就是说，医师处方开什么，付给什么，不能互相代替。但是，广大医师只知道具体有浙贝母与川贝母之分，在处方中根据病情需要分别应用。不了解还有什么平贝母、伊贝母和湖北贝母之类。这就造成平贝母、伊贝母积压滞销，而川贝母货源长期不足的现象，并且价钱也相差近 50 倍。如松贝每公斤 1800 元，平贝、伊贝每公斤 30 ~ 60 元。二者既然功效相同，为何不同等入药。这样也可缓解川贝母的货源紧张状况，而且也给患者减轻负担。

新中国成立前川贝母应用的品种与现在相同，但松贝（尖贝）用量很少，只是少数几家大型药店，如北京同仁堂、达仁堂、西鹤年堂、同济堂等准备此药。其他许多药店应用青贝和炉贝，并且以炉贝为主。农村城乡小型药店多用伊贝母。当今以产量极少的松贝作川贝母的主流，势必造成货源紧缺，且有不法药商常以小东贝、小伊贝等掺以伪充，造成混乱。

川 牛 膝

【别名】拐膝。

【来源】本品为苋科植物川牛膝 *Cyanthula officinalis* Kuan. 的干燥根。

【历史】"川牛膝"之名始见于明代《滇南本草》。据载："白牛膝强筋骨之功甚于川牛膝。"由于未有形态说明，很难考订其原植物。张寿颐《本草正义》曰："川牛膝之名，不见于古书……但今时市肆中之所谓川牛膝，则其形甚大，而性质空松……然用之于肩背手臂，疏松脉络，流利骨节，其效颇著。"其描述的形状和疗效与现时药用的川牛膝相符。

【产地】川牛膝主产于四川雅安、天全、峨眉、汉源、荥经、宝兴、芦山、西昌；云南大理、楚雄、昭通、下关、丽江、维西；贵州毕节、盘县等地，均为栽培或野生。近年来，陕西宁强、湖北施恩、湖南龙山也有栽种。但以四川天全金河口栽培的历史悠久，产量大而质优。

【生产概况】喜凉爽、温润气候。四川省多栽培于海拔 1200~2400m 的高寒山区。以 1500~1800m 的山区栽培为最好，根的品质、产量均高，宜向阳、土层深厚、富含腐殖质的土壤栽培。忌连作。

本品用种子繁殖，应采用三年生至四年生植株的种子作种。春播 3~4 月，秋播 9 月。主产区采用高山春播，低山秋播。播种前用草木灰加入少量人畜粪水润湿后与种子充分混合。穴播或条播，按行株距各 33~45cm 开穴，穴要浅平。

【采收加工】栽培品一般在 3 月上旬播种，至第三年 9~11 月挖根，除去泥土、地上茎及须根，烘干或晒至半干时，经发汗后再晒至足干，打捆即成。野生者于秋季采挖，洗净，晒干。

【性状鉴别】呈圆柱形，根头部膨大，其顶端常具疙瘩头或茎的残基。根呈圆柱形，微扭曲，偶有分支，长 20~60cm，直径 0.5~3cm。表面黄棕色或灰褐色，有纵皱纹及侧根痕，并有许多横向突起的皮孔。质坚韧，不易折断，断面浅棕色或黄棕色，胶质状或纤维状，有很多淡黄色筋脉小点（维管束），排列成数轮同心环。气微、微甜，味微苦（图 1-34 川牛膝）。

野生品较细，直径多在 1cm 以下，分支较多，灰黄色。质硬脆，易折断，断面灰黄白色，纤维性。

【品质】以条粗壮、质柔韧、分支少、段面色浅黄者为佳。

【规格等级】根据根条粗细、长短分为特拐、头拐、二拐、尾膝等规格。

【性味与归经】性平，味甘、微苦。归肝、肾经。

【功效主治】祛风利湿，活血通经。用于风湿腰膝疼痛，血淋，尿血，瘀血经闭，难产，胎衣不下，产后瘀血腹痛。

【注意事项】 孕妇禁用。

川 芎

【来源】 本品为伞形科植物川芎 Ligusticum chuanxiong Hort. 的干燥根茎，均为栽培。

【历史】 川芎为最常用的中药材。始载于《神农本草经》，列为中品，原名"芎䓖"。其后诸家本草对其形态、产地、栽培加工、本品性状等都有记载。梁代陶弘景曰："今出历阳，处处亦有，人家多种之。叶似蛇床而香，节大茎细，状如马衔，谓之马衔芎䓖。蜀中亦有而细。"宋代，《本草图经》载："……今关、陕、蜀川、江东山中多有之，而以蜀川者为胜，其苗四五月间生叶似芹、胡荽、蛇床辈，作丛而茎细……其叶倍香……江东、蜀川人采其叶作饮。"并附有永康军芎䓖图（永康军在今四川灌县境内）。明代，李时珍云："蜀地少寒，人多栽莳，深秋茎叶亦不萎也。清明后宿根生苗，分其支，横埋之则节节生根，八月根下始结芎䓖，乃可掘取，蒸曝货之。"李时珍在 400 多年前，在路途遥远、交通不便、信息闭塞的情况下，对川芎栽培、生长、采收的全过程掌握得如此翔实，其科学态度实在令今人敬佩。民国《灌县志·食货书》记有："河西商务以川芎为巨。集中于石羊场一带，发 400 万 ~ 500 万斤。并有水陆传输，远达境外。"说明灌县（今都江堰）生产川芎具有悠久的历史和得天独厚的地理优势，以产品质量优良，行销全国并大量出口，为著名的"地道药材"。

【产地】 川芎产地非常集中，主产于四川都江堰市（原灌县）石羊场、太平场、中兴场、河坝场，崇州市元通场，彭州市的敖平、新都县，总产量占全国川芎生产的 90%，但以都江堰市产量大，又以石羊场产品质量最优。此外，上海、云南、广东、山东、陕西、湖北、江苏等地也曾引种，都因产品个大、质泡、香气淡、品质低劣而弃种。

【生产概况】 川芎喜暖气候，要求阳光充足、土质疏松、腐质肥沃、排水良好的沙质土壤；忌涝洼地及连作。

繁殖方法：川芎系无性繁殖。种植方法为"育苓"与"栽种"两个阶段。

（1）育苓：在 12 月下旬至 1 月上旬（冬至节左右）将坝区所种的未成熟的健壮的川芎（又称抚芎、奶芎）挖起，除去茎叶、须根及泥土，运到海拔 1000 ~ 1500m 山地上进行穴栽，每穴 1 个（小个的 2 个），芽口向上，以利于萌发生长。小暑后（7 月上旬），当茎盘显著突出，略带紫褐色，选择阴天或晴天早晨及时收获。一般连全株拔起，去掉叶子，割去根茎，捆成小把，贮藏在阴凉山洞内或室内，用茅草盖好，保持温度 30℃左右。立秋前后取出作种。苓种的切割要分级处理，苓种按节割成 3 ~ 4cm 的长段。每段中间有突出的节盘 1 个，即"苓子"，每个茎秆可割 6 ~ 9 个苓子。苓子按茎秆大小和部位分级，最大的叫"大当当"，较大的叫"大山系"，较细的叫"细山系"，大小适中的叫"正山系"。各种苓子要分别栽种，但以"正山系"为最好；种出来的川芎产量高，质量优。

（2）栽种：川芎是在平坝栽种，一般于立秋前（7 月 20 日左右）进行栽种，栽种时先在土坝上作畦挖沟，将芎苓子斜放沟内。节盘上的芽嘴向上或向侧，然后覆土、施肥等进行管理。

【采收加工】栽培后于次年小满——芒种节气（5月份），川芎生长成熟后，挖取全株，去掉茎叶、泥土，通常采用火炕及时焙干。再放置特质竹笼内撞去泥土、须根，即为商品川芎。再以大小分级，分别用竹篓盛装。

【性状鉴别】本品为不规则结节状拳形团块，直径2~7cm。表面黄褐色，粗糙皱缩，有许多平行隆起的隆节，顶端有凹陷的类圆形茎痕，下侧及轮节上有许多小瘤状根痕。质坚实，不易折断，断面黄白色或灰黄色，散有黄棕色油室，形成层环呈波状，气浓香，味苦、辛，微有麻舌感，回味甜。（图1-35 川芎）

【品质】以个大、饱满、质坚、香气浓、油性大者为佳。

【规格等级】每公斤44支以内无空心、无山川芎、虫蛀者为一等。每公斤70支以内无空心、无山川芎、虫蛀者为二等。每公斤70支以上，无山川芎、苓珠、苓盘者为三等。

新中国成立前，也按支头大小、质地、颜色、气味分级，如一级名"贡芎"，二级为"刀王"，三级为"统芎"等，均以竹篓或麻袋包装。

【贮藏】置于通风干燥处，防虫，防霉。

【性味与归经】辛，温。归肝、胆、心包经。

【功能与主治】活血行气，祛风止痛。用于月经不调，经闭痛经，癥瘕腹痛，胸胁刺痛，跌仆肿痛，头痛，风湿痛。

【附注】

1. 山川芎 山川芎即川芎在山上育种时剪下"芎苓子"后剩下的根茎"母子"，为"山川芎"，又称抚芎（但非江西的抚芎）。本品较川芎个小，疙瘩显著，凸凹不平，油性小，质地枯燥，不丰满，故有"山疙瘩"之名。香气淡，质量次。本品在新中国成立前北京地区一直不作川芎药用，主要用于香料使用。现今在药材市场常见混入整川芎销售，也有切片后掺入川芎饮片销售，注意鉴别。

2. 茶芎 茶芎是江西、湖南、湖北等省栽培的一种抚芎，为同科植物抚芎 *Ligusticum chaxiong* Hort. cv. Fuxiong 系川芎的栽培变种。其根茎呈结节状团块，并有许多须根。表面灰黄色至黄棕色，有数个瘤状突起，顶端中央有突起的圆形茎痕，不凹陷。关于抚芎历史上就有这个药名，新中国成立前北京地区也有这个品种，并且根据处方要求与川芎分别入药。但实际上就是川芎加工的，只是川芎切薄片，抚芎切方块而已。

3. 洋川芎 洋川芎为吉林延边朝鲜族自治州栽培的川芎（旧名"洋川芎"）。其植物来源为东川芎 *Cnidium officinale* Makino 的干燥块茎，系朝鲜族民族药，自产自销。新中国成立前，本品曾流入天津，市场称为"洋川芎"。其性状与川芎相似，呈不规则团块状，长3~10cm，直径2~5cm，暗褐色，表面有皱缩的结节状轮环，断面淡褐色，有特异香气，味微苦。

大　黄

【别名】 川军，锦纹，生军。

【来源】 本品为蓼科植物掌叶大黄 *Rheum palmatum* L. 、唐古特大黄 *Rheum tanguticum* Maxim. ex Balf. 或药用大黄 *Rheum officinale* Baill. 的干燥根及根茎。

【历史】 本品始载于《神农本草经》，列为下品。《吴普本草》云："生蜀郡北部或陇西（今四川北部、甘肃西部）。"《名医别录》亦谓："生河西山谷及陇西（今甘肃）。"可见自古大黄就以甘肃、四川北部为主要产地。《本草图经》曰："大黄正月内生青叶似蓖麻，大者如扇，根如芋，大者如碗，长一、二尺，旁生细根如牛蒡，小者亦如芋，四月开黄花，亦有青红似荞麦花者。茎青紫色，形如竹。"所述者叶似蓖麻、根如芋、开黄花的特征，与药用大黄相符，而开青红似荞麦花的特点，与掌叶大黄和唐古特大黄相符。

【产地】 大黄分布地区很广，根据植物属种可分如下几种：

1. 掌叶大黄 掌叶大黄主产于甘肃岷县、文县、礼县、宕昌、武郡、临夏、武威；青海同仁、同德、贵德；西藏昌都、那曲地区，以及四川阿坝、甘孜自治州。

2. 唐古特大黄 唐古特大黄又称"鸡爪大黄"，主产于青海玉树地区的治多、称多、杂多、囊谦；果洛地区的达日、班玛、久治、同仁、同德，以及祁连山北麓。

3. 药用大黄 药用大黄又称"南大黄"、"川大黄"。"南大黄"主产重庆的万州、巫溪、城口、南川；陕西的镇坪、镇巴、城固；湖北鄂西地区及贵州、云南等地。

"川大黄"（马蹄大黄）主产四川阿坝藏族自治州的马尔康、汶川、茂县、理县、黑水、松潘。此外，甘孜地区和凉山地区均有分布。

【生产概况】 本品野生、栽培均有。野生多分布于2000～3700m气候冷凉的高寒山区，生于林缘、灌丛、山坡草地。栽培多在土层深厚、地质疏松、排水良好的土壤中种植。

大黄分种子种植和子芽繁殖。一般多采用种子繁殖方法。栽培大黄品种和产地相对固定，但也有交叉，如甘肃也栽培唐古特大黄，青海也栽培掌叶大黄。

【采收加工】 种植后3～4年即可收获，春秋两季均可采挖，挖取根及根茎。

加工：大黄的根茎及根部分，整体为肥厚的圆锥形，鲜时刮去外皮，较大的切成两半，称"片吉"；若根茎部分圆整坚实呈鸭蛋形，称"蛋吉"；根的中部切段为"中吉"；根的下部切段为"苏吉"，根的尾部呈楔形为"水根"。用细绳从尾部穿起，挂在阴凉通风处阴干。鲜大黄切勿堆放，雨淋、火烤、碰撞，以免霉烂、变质，还应防冻变紫，受冻易糠心。

【性状鉴别】 本品呈类圆柱形、圆锥形、纺锤形、卵圆形，或一面平坦、一面隆起的块状，长3～17cm，直径3～10cm。除去外皮者表面呈黄棕色或红棕色，可见类白色网状纹理，有时可见放射状纹理的星点，似锦缎之花纹，故称"锦纹"，即异性维管束散在；未除去外皮者表面棕褐色至棕黑色，粗糙，有横皱及纵沟，根茎顶端有茎叶残基痕。切开面多凹凸不平，质坚实或轻泡，有时中心多松软，不易折断。断面呈淡黄棕色或黄绿色或淡红棕色，颗粒性，根茎横切面髓部较宽，可见星点环列或散在。根部横切面无星点，木质部发达，具放射性纹理，形成层环明显。气清香，味苦而微涩，嚼之发黏，有沙粒感。注意本品在质量方面"十大九糠"。（图1－36 大黄；图1－37 大黄根茎断面星点特征；图1－38 大黄片；图1－39 蛋吉；图1－40 马蹄大黄）

【品质】大黄由于品种、产地、生长条件及加工方法的不同，在历史上品种繁多，主要有以下几类：

1. 西宁大黄 一般指青海及甘南藏族自治州的野生品（现有家种品）因最初集散于西宁，故称"西宁大黄"，常加工成蛋吉、片吉、中吉、苏吉、水根。质坚实，断面红白相间（俗称"槟榔碴"），纹理清晰，"星点"散列。气清香，味苦微涩。本品为大黄中优品，称为"地道药材"。出口品种还须撞去外皮。在包装方面：出口品种用箱装，内销品种用牛毛毯包装。

2. 凉州大黄 一般指甘肃武成（凉州）、张掖（甘州）、永登及河西地区的野生品。根及根茎呈不规则块状，似狗头，又称"狗头大黄"，或纵切成瓣，似牛舌头状或鞋底状，又称"牛舌头大黄"或"鞋底大黄"。本品不去外皮，表面呈黑褐色，具横皱及纵沟。质坚实，断面槟榔碴，纹理较混乱。气清香，味甘苦，嚼之有沙粒感，粘牙。此为大黄之佳品。可惜本品自20世纪40年代初就已少见，目前药材市场已经绝迹。

3. 铨水大黄 一般指甘肃礼县、岷县、宕昌、武都等县所产的栽培品，加工亦分蛋吉、片吉、中吉、苏吉等规格，均去净外皮，表面黄褐色，质坚实，断面"槟榔碴"，"星点"较明显，气清香，味微苦涩。尤以礼县铨水镇的产品质坚实，红度好，是大黄中优品，主供出口。

4. 文县大黄 一般指陇南地区的文县、康县及川、甘毗邻地带的栽培品。其根茎多纵切成瓣，称"文县瓣"，或纵切成段，也分中吉、苏吉等规格。除去外皮，表面黄褐色，质地坚松不一。断面呈黄色或棕黄色，星点细小，中心质地常有发泡，并色深，气微香，味苦涩。品质略次。

5. 雅黄 一般指四川甘孜、阿坝、凉山，各自治州及雅安及云南北部山区的野生品。一般加工多切成短段，干后中间向内凹陷呈马蹄形，俗称"马蹄大黄"。去净外皮者，表面呈黄绿色，质较坚重或松泡；断面呈黄绿色或暗黄色，不具槟榔碴纹理。若不去外皮者，表面呈棕褐色，有皱纹，质轻泡，气微，味苦。品质较次。本品北京地区一向不用。

6. 南大黄 一般指川东、陕南、鄂西毗邻所产的栽培品。根茎已除去外皮，表面呈黄褐色或黄棕色，质坚实；断面呈黄棕色或黄绿色，不显槟榔碴。气微香，味苦涩。本品产量很少，市场少见商品供应。

上述大黄商品，在新中国成立前北京地区基本都用过。但销售对象不同，如同仁堂、永仁堂、继仁堂、怀仁堂、西鹤年堂、同济堂、永安堂等名药店，均用西宁大黄和铨水大黄。当时经营这类大黄商品的商号北京有永盛合，天津有同义公药行。

【贮藏】置通风干燥处，防蛀。

【性味与归经】苦，寒。归脾、胃、大肠、肝、心包经。

【功能与主治】泻热通便，凉血解毒，逐瘀通经。用于实热便秘，积滞腹痛，泻痢不爽，湿热黄疸，血热吐衄，目赤咽肿，肠痈腹痛，痈肿疔疮，瘀血经闭，跌仆损伤；外治水火烫伤，上消化道出血。

【注意事项】孕妇慎用。

【附注】大黄除上述三种植物的根及根茎作为正品大黄药用外，还有以下几种同属植物的根及根茎伪充大黄药用和地区习惯用药，这些品种的特点是断面均无星点，新鲜断面在荧光灯下均呈蓝紫色。

1. 伪品 伪品有河套大黄、华北大黄、天山大黄和藏边大黄。

（1）河套大黄：分布于陕西、甘肃、青海。在当地又称"波叶大黄"。根及根茎呈类圆锥形，多以纵切成条状或片块状，长 5～13cm，直径 1.5～4cm，表面黄褐色，断面淡黄红色。本品化学成分与正大黄不同，通过动物实验泻下作用很差。

（2）华北大黄：商品名为"山大黄"。本品野生、栽培均有，产于河北安国（旧称祁州）的称为"祁黄"；产于河北阜平的称为"籽黄"；产于山西小五台山阳高的称为"台黄"；产于内蒙古的称为"峪黄"。本品根及根茎呈类圆柱形，一端稍粗，一端稍细，长 5～11cm，直径 1.5～5cm。栓皮多已刮去，表面黄棕色，体轻，质坚；横断面红黄色，有射线，非常鲜艳。本品化学成分与正品大黄不同，通过动物实验泻下作用很差。此药在新中国成立前一向外销作工业染料使用，主要销售印度的三宝龙、白洋等商号。

（3）天山大黄：维吾尔族称"热万"，主产新疆。本品根茎类圆柱形，长 8～21cm，直径 2.5～4cm。表面呈棕褐色，断面呈黄色，有放射状棕色射线，并有同心性环纹，气微，味苦涩。本品化学成分与正品大黄不同，泻下作用很差。

（4）藏边大黄：为藏医用药，藏药名"曲扎"。主产西藏、云南北部、四川西部。其根茎呈类圆锥形，长 4～20cm，直径 1～5cm。表面呈红棕色至灰褐色，新鲜断面呈淡蓝色或带紫，有明显的形成层环，向外放射棕红色射线。气弱，味苦微涩。藏医用以治疗胃肠炎症；外用止血，治疮，消炎，愈伤口。

2. 名称类似品 如土大黄。本品来源于蓼科植物巴天酸膜、皱叶酸膜的干燥根。野生于北京各山区。性状呈不规则的块状或圆锥形，表面呈棕褐色，断面呈深黄色，味苦。功能：清热解毒。主治疮疖疥癣。常作外洗药。

丹 参

【别名】紫丹参，赤参。

【来源】本品为唇形科植物丹参 *Salvia miltiorrhiza* Bge. 的干燥根及根茎。

【历史】本品始载于《神农本草经》，列为上品。历代本草均有收载。梁代《名医别录》云："今近道处处有之。茎方有毛，紫色。"宋代《本草图经》载："二月生苗，高一尺许，茎方有棱，青色。叶相对，如薄荷而有毛，三月至九月，开花成穗，紫红色，似苏花。根赤色，大者如指，长尺余，一苗数根。"明代李时珍曰："处处山中有之，一枝五叶，叶如野苏而尖，青色皱皮，小花成穗如蛾形，中有细子，其根皮丹而间紫。"从上述本草对形态的描述看，其与今用之丹参完全相同。

【产地】新中国成立前丹参基本都是野生品，种植丹参极少，只有四川中江、平武有少量出产，并主销广东及出口。北京、天津等城市不习用。新中国成立后由于药用量增加，仅靠野生品不能满足需要，因此，大量发展种植，当今丹参货源野生品和种植品并存，但以种植品为主。

1. 野生品 野生品产区甚广，如河南、陕西、山东、安徽、湖北、江苏、山西、甘肃、河北、辽宁、北京市山区等地均有分布。

2. 种植品 种植品主产陕西商洛、洛南、丹凤、商南；山东临沂、莒南、沂水、苍山、平邑；安徽亳州、太和；河北安国、抚宁、迁西、卢龙；四川中江、成都；内蒙古赤峰；河南嵩县、卢氏；甘肃康县、政和；江苏射阳、兴化；湖北英山、罗田等地。以陕西产量大，仅天津天士力制药厂一家在商洛地区就种植3000多亩。

【生产概况】野生丹参喜生低山阳坡、丘陵、溪谷、路边。种植丹参喜气候温和，阳光充足，土层深厚，土壤肥沃，排水良好的土壤。

栽培丹参分分根繁殖、插扦繁殖和种子繁殖。

1. 分根繁殖 做种植用的丹参，一般都留在地里，栽种时随挖随栽。选择根粗色红、无病虫害、一年生的侧根，于2～3月（四川地区）栽种，也有的在11月收获时随挖随栽。栽时将选好根条折成4～6cm的根段，进行穴栽，根条向上，边折边栽即可。

2. 插扦繁殖 北方地区于6～7月取丹参地上茎，剪成10～15cm小段，剪除下部叶片，上部叶片剪去1/2，随剪随插。插后要及时浇水、遮阴，待再生根长至3cm左右时即可移植于田间。

3. 种子繁殖 北方多在4月进行条播，如遇干旱，应事先浇透水再播，待苗高6cm左右时，进行间苗、定苗。

【采收加工】丹参分为野生和家种。野生品以秋季采收者质量最好；家种者于栽培第二年10～11月上旬地上部枯萎时，或第三年春季未萌发芽时收获。挖出根后除去泥土，须根晒干即可。南方产区的产地加工，采收后还须集中堆闷"发汗"，使根条内心由白转紫时再晒至全干。

【性状鉴别】野生品根茎粗短，有时顶端具残茎。根长呈圆柱形，略弯曲，有时分支，并具须状细根。长10～20cm，直径0.5～1.5cm。表面红棕色，深浅不等，粗糙，具许多不规则的纵皱纹。老根栓皮糟朽，手捻易脱落。质硬脆，易折断；断面粗糙疏松，有裂隙或略平整而致密，皮部呈棕红色，木部呈灰黄色至紫褐色，有明显的白色点状导管束，放射状排列呈菊花形。气微，味微涩。（图 1 - 41 丹参）

栽培品主根较粗壮，分支少，表面呈红棕色，具纵皱纹，栓皮紧贴皮部，不易脱落。质坚实，断面较平坦，略呈角质样，呈白色或略呈粉白色。

【品质】以身干、条粗壮、色红、无芦头、须根杂质者为佳。

栽培丹参在新中国成立前以四川中江产者质量最优，其品质均选择大中条，两端切齐，条长均在 15～20cm，箱装多供出口。当今的栽培丹参大小条均有，并带芦头和须根，混装出售。

【贮藏】置干燥通风处。

【性味与归经】苦，微寒。归心、肝经。

【功能与主治】活血祛瘀，通经止痛，清心除烦。养血安神。用于月经不调，经闭痛经，血崩带下，恶疮肿毒，肝脾肿大，心绞痛。

丹参的功效古代医药学家论述得非常清楚，如《神农本草经》曰："主心腹邪气，肠鸣幽幽如水走，寒热积聚，破癥除瘕，止烦渴，益气。"北魏《吴普本草》云："治心腹痛。"明代《本草纲目》记："活血，通心包络，治疝痛。"清代《本经逢原》记："丹参《本经》治心腹邪气，肠鸣幽幽如走水等疾，皆瘀血内滞，而化为水之候。止烦满益气者，瘀积去而烦满愈，正气复也。"根据古代医家用药经验：丹参具有祛瘀止痛、活血通经、清心除烦等功能。用于月经不调，经闭痛经，癥瘕积聚，胸腹刺痛，热痹疼痛，疮疡肿毒，心烦不眠等症。现代科学研究和临床应用表明，丹参可治疗迁延性和慢性肝炎，血栓闭塞性脉管炎，冠心病之心绞痛，疗效甚佳。

【注意事项】不宜与藜芦同用。

【附注】

1. 湖南、江西、浙江、福建等省多自产自销，同科同属植物南丹参 Salvia bowleyana Dunn. 的根及根茎，常与丹参混用。其根圆柱形，长 5～8cm，直径 0.5cm。表面灰红色，质较硬，易折断，断面不平坦。气微，味微苦。本品北京一向不用，注意鉴别。

2. 甘肃、四川、云南等省产一种同科同属植物甘西鼠尾 Salvia przewalskii Maxim. 的根及根茎，四川称"红秦艽"。其根长圆锥形，上粗下细，长 10～20cm，直径 1～4cm。表面呈暗红棕色，根头部常有数个根茎合生。根扭曲呈辫子状，外皮常有部分脱落而显红褐色。质松而脆，易折断，断面不平坦，可见浅黄色维管束。气微，味微苦。本品在 20 世纪 50 年代丹参缺货时北京地区曾由四川调入部分本品，其后正品丹参货源充足，就一直没用此药。

当　归

【别名】全当归，秦归。

【来源】本品为伞形科植物当归 Angelica sinensis（Oliv）Diels 的干燥根，均为栽培。

【历史】当归为最常用的中药材，始载于《神农本草经》，列为中品。梁代《名医别录》记载："当归生陇西川谷，二月、八月采根阴干。"陶弘景云："今陇西、四阳、黑水当归多肉少枝，气香名马尾当归。"唐代《新修本草》记载："今出当州、宕州、翼州、松州，以宕州者最胜。"宋代，陈承《本草别说》曰："当归治妊妇产后恶血上冲，仓卒取效。气血皆乱者，服之即定，能使气血各有所归，恐当归之名，必因此出也。"明代，李时珍曰："当归调血为女人要药。"又曰："今陕、蜀（四川）、秦（甘肃岷县）、汶川（四川汶县）诸处，人多栽莳为货，以秦归头圆尾多，色紫气香，肥润者马尾归，最胜也。"由此可见，古今当归的主产地及疗效均相同。

【产地】主产甘肃定西地区的岷县、渭源、漳县、陇西等县，陇南地区的武都、宕昌、文县、康县等地，云南的维西、丽江、中甸、德钦、兰坪。此外，四川的平武、九寨沟（原四川南坪）、青川，湖北的恩施等地也有少量出产，但以岷县（梅川区、南川区、西寨区）和宕昌县的（白龙区）产量最大，又以岷县产品质量最优，行销全国及大量出口，为著名的"地道药材"。

【生产概况】当归为高山植物，生长于 1500～3000m 气候凉爽、湿润的高寒山区，具有喜肥、怕涝、怕高温的特性，适宜在土壤肥沃、土质疏松、排水良好的土质上生长。当归今主产于甘肃南部两个地区，一是定西地区，一是陇南地区，这两个地区均属岷山山脉东支，但自然条件不同，其产品又有优劣之分。

以岷县为例（当地农民俗称后山），平均海拔 2240～2300m 之间（最高居民点为2700m）。气温最高 23℃，最低为 -27℃，平均气温为 8℃～10℃，地处洮河流域，两岸均为冲击土层，大部分为黑钙土，土质均较肥沃，适宜当归生长，故产品主根肥长，支根少较粗，质油润；陇南地区，系沿白龙江流域，俗称前山。由于海拔低，气温高，其产品主根短，支根多如马尾状，欠油润，其质量有显著差异，故有"前山腿子，后山王"之称。

当归系用种子繁殖，甘肃于 6 月下旬播种，8 月中旬将苗全部挖出，用草捆成小把，以便挖窖贮藏。移栽分春栽与冬栽两种。春栽以清明节前后为宜，如甘肃岷县在 3 月下旬至 4 月中旬移栽。冬栽是挖起当年播种的苗子，宜在寒露后、霜降前（10 月 10～20 日）移栽。经验证明，冬栽苗生长旺盛，产量高，品质好。但应注意，当归忌重茬连作。

【采收加工】当归移栽后，于当年霜降前将地上部分割掉（仅留 3cm 短茬），在阳光下曝晒，加快成熟。采挖后，放置通风处，待水分蒸发，根条柔软时扎成小把，置于特制熏棚内，进行熏制。即将当归摆放在棚架上，平放三层，立放一层，厚 30～50cm 为宜。亦可装入筐内摆在棚架上，用蚕豆湿枝条、鲜青草作燃料，生火燃发烟雾，给当归上色；忌用明火。约10 日后，待表皮呈金黄色或淡褐色时，再用煤火或柴火慢慢烘干。当归加工不能阴干或晒干，阴干质轻，皮肉发青；日晒、土炕焙干或火烤，易枯硬如柴，皮色发红，失去油分，降低质量。

【性状鉴别】全当归长 15～25cm，呈圆柱形，下部支根 3～5 条或更多，表面呈黄棕色或棕褐色，具纵皱纹及横长皮孔。根头（归头）直径1.5～4cm，具环纹，上端钝圆，有紫色或黄绿色的茎及叶鞘残基；主根（归身）表面凹凸不平，支根（归尾）直径0.3～1cm，上粗下细，多扭曲，有少数须根痕，质柔韧，断面呈黄白色或淡黄棕色，皮部厚，有裂隙及棕色点状分泌腔。木质部较淡，形成层环黄棕色，有浓郁的香气，味甘、辛，微苦。（图1-42 当归）

【品质】 以主根粗长、支根少、油润、外皮黄棕色、断面黄白色、气味浓厚者为佳。本品以甘肃岷县产品质量较好，主根长，皮细，质坚实，油润。云南产品主根粗短如拳状，皮较粗，质较虚泡，略带辣味，质较差。

【规格等级】 全当归分五等，归头分三等，均按每公斤支头大小计算。全当归40支以内为一等；70支以内为二等；110支以内为三等；110支以上为四等；小当归（常行归占30%，归腿占70%）为五等。

归头每公斤40支以内为一等；80支以内为二等；80支以上为三等。

全当归均为竹篓装，归头均为箱装。新中国成立前当归的规格等级与现在基本一样，只是名称有别，如全当归原货首选出归头，再按支头大小分为"原来归"、"筐王归"、"通底归"、"常行归"。归头称"葫首归"，分档与今相同。

【贮藏】 宜放阴凉干燥处，防虫，防潮，防发霉变色、走油。

【性味与归经】 甘、辛，温。归肝、心、脾经。

【功能与主治】 补血活血，调经止痛，润肠通便。用于血虚萎黄，眩晕，心悸，月经不调，经闭痛经，虚寒腹痛，肠燥便秘，风湿痹痛，跌仆损伤，痈疽疮疡。当归为血分疾病要药，如元代李东垣云："当归头止血上行，当归身补血中守，当归尾破血下流，全当归补血活血。"

【附注】

1. 类似品 当归为我国特产药材，国内外需求量很大，在1960年后，因遭受自然灾害，当归减产，各地曾一度出现与当归相似的代用品，应用时间较长的主要有东当归和欧当归两种。

（1）东当归：东当归又称日本当归，为伞形科植物东当归 *Ligusticam acutilobum* S. et. Z. 的干燥根部，根全长10～18cm。主根粗短有细皱纹，直径15～30cm，顶端有茎痕，中央凹陷，有的已切齐。主根下生有10条支根或更多。直径0.2～1cm，表面土黄色或棕黄色，全体有纵皱纹及横向皮孔状疤痕、须根或须根痕。有韧性，断面整齐，皮部类白色，木部黄白色，气芳香，味甜而后稍苦。本品原产日本，又称"洋当归"。我国吉林延边地区曾有栽培，自产自销。（图1-43 东当归）

（2）欧当归：欧当归为伞形科植物欧当归 *Levisticum dofficinalie* Koch 的根部。根呈圆柱形，有分支，直径0.7～2cm。表面灰棕色或棕色，有纵皱纹及横长皮孔状疤痕。质柔韧，断面黄白色或棕黄色，气微，味微甜而后苦，稍麻舌。本品1957年由保加利亚引种，在内蒙古、河北、北京市郊区栽培，尤以河北保定市栽培较多，自产自销，民间当当归使用。

2. 伪品 独活片伪充当归片：独活与当归二药的植物来源及其近似，今用之独活即伞形

科植物重齿毛当归 *Angelica pubescens* Maxin. f. biserrata Shan et Yuan 的干燥根。二者药用部位的形状、颜色也极近似，只是独活断面皮部灰白色，木部灰黄色至黄棕色。有特异香气，味甘、辛，微苦，微麻舌。在 2004 年，当归因受灾减产，货源供不应求，致使价格飙升至每公斤 80 元。此时有些奸商挖空心思，不择手段，用独活切片冒充当归（此时独活每公斤 6～7元）。为了以假乱真，他们将独活长时间浸泡，为了使气味降低，切成与当归形状、薄厚相同的饮片，再用硫黄熏制，使独活片颜色变淡，与当归形状相似。然后将独活片掺入当归片中，以假乱真，在药材市场上进行大肆销售，赚取不义之财。但要知道这两种中药的功效是有很大区别的，当归补血活血，调经止痛；独活祛风除湿，通痹止痛。所以必须注意药材（饮片）鉴别，以防用错药。

党 参（附 管花党参、新疆党参、羊乳）

【别名】台党参，潞党参，西党参，凤党。

【来源】本品为桔梗科植物党参 *Codonpsis pilosula*（Franch.）Nannf. 、素花党参 *Codonpsis pilosula* Nannf. var. *modesta*（Nannf.）L. T. Shen. 或川党参 *Codonopsis tangshen* Oliv. 的干燥根。

【历史】党参原产山西长治地区（该地区在秦代时属上党郡），此地原来也产五加科植物人参。如梁代，陶弘景在《名医别录》中云："人参生上党及辽东。"这说明人参、党参这两种不同植物的药材在古代山西长治地区皆有野生。但五加科植物人参因过度采挖，日渐稀少，直至清末已经绝迹。很长时间党参与人参混称、混用。直到清代吴仪洛在《本草从新》中以新增品种，且又原产于上党郡，故定名为"党参"。隋代将上党郡改为潞州，宋代改为潞安，故又称"潞党参"。

关于党参的性状、功用与植物形态，很多医药学家多有论及，如《本草从新》说："真正上党人参已难得，肆中所谓党参，种类甚多，皆不堪用，唯有防风党参性味平和足贵，根有狮子盘头者真，硬纹者伪也。"清代，赵学敏《本草纲目拾遗》引翁有良辨云："党参功用，可代人参，皮色黄而横纹，有类乎防风，故名防党……"又引《百草镜》云："党参一名黄参，黄润者良，出山西潞安、太白等处，有白色者，总以净软壮实味甜者佳。嫩而小枝者名上党参，老而大者，名防风党参。"清代，张璐《本经逢原》说："出山西太行山者，名上党人参，虽无甘温峻补之力，确有甘平清肺之力，亦不似沙参之性寒，专泻肺气也。"他先以党参与人参功效相比，而后再与同属于桔梗科的沙参相比，从而可以看出，该人知识之渊博，论述之精辟。清代，《植物名实图考》云："山西多产，长根至二三尺，蔓生，叶不对节，大如手指，野生者根有白汁。秋开花如沙参花，青白色，土人种之为利，气极浊。"这与目前山西野生及栽培的党参形态相似。

【产地】党参品种来源较多，产区广泛，既有野生，又有家种，不仅是一种畅销国内外的大宗药材，而且也是常用的保健食品。所以历来产地和品质是非常讲究的。

1. 党参 主要分布于华北、东北、西北部分地区，全国许多地区引种，产于山西平顺、壶关、黎城、长治、陵川、武乡、潞城及河南林县等地，商品称为"潞党"；产于陕西凤县、甘肃两当（两省交界处）的称为"凤党"或"西党"；产于辽宁本溪、恒仁，吉林和龙、汪清、敦化、永吉，黑龙江穆棱、青岗、五常等地的称为"东党"；产于甘肃定西、渭源、陇西等地的称为"白条党"；沿山西五台山脉的五台、代县、应县、浑源、阳高、天镇等地，以及太行山山脉的野生品称为"台党"。其他北方各省山区皆有野生。新中国成立前，党参产量最大的应属山西长治地区的潞党参；当今产量最大的当属甘肃定西地区渭源产的白条党。其畅销华南和出口，本品保健食品用量已超过药用量。

2. 素花党参 商品称"文党"，又称文元党、纹党、晶党，也称西党，主产于甘肃东南部，四川的北部，沿白龙江流域的甘肃文县、武都，四川南坪（今九寨沟市）、平武、青川等地。其中以甘肃文县、四川南坪产量最大，以文县中寨产品质量最优。

3. 川党参 商品称"单支党"，又称条党、八仙党、板桥党、大宁党，主产于重庆市巫山、巫溪、奉节，湖北恩施、利川，陕西岚皋、镇平、平利等地，以巫山、大宁河（小三峡）产品质量最优。

【生产概况】党参为深根性植物，适宜生长在土层深厚、疏松、排水良好、富含腐殖质的沙质土壤中。黏土、盐碱地、涝洼地不宜栽种。分种子直播与育苗移栽两种方法。

（1）种子直播 春秋两季均可。秋播出苗较好，从10月初开始至地冻前播完；春播于3月下旬至4月中旬，将种子与细土拌和后，撒播或条播，均匀撒于地表或沟内，然后覆盖一层细土，稍加镇压即可。

（2）育苗移栽 苗床作畦，播种期方法同直播。党参苗小怕晒，怕干旱、积水，播种后要用树枝、禾秆、青苗覆盖，用以遮光保湿。苗出土后注意浇水，间苗。当年秋后或翌年春季移栽。以秋季栽培产品质量好。

【采收加工】播种的党参需生长3年采挖，移栽的党参仅两年就可采收。一般采收季节在农作物收获完毕时进行。其方法：挖出参根抖净泥土，用水洗净，大小、长短、粗细分开，分为老、大、中条，分别晒至柔软（绕指不断）后，将党参一把把地顺握或放木板上揉搓，握或搓后再晒，反复3~4次，使党参皮肉紧贴，充实饱满，富有弹性，搓时用力不能过猛，避免破皮流出汁液，形成黑疤。搓的次数也不能过多，否则会变成细条，影响质量。搓后置室外晒至八成干，收藏或包装。

家种文党至少生长4年秋后采收，采挖后，需去除须根洗净，入沸水中撩过，取出晾晒，边晒边搓，再用木板压扁，使条形直挺扁形。如遇雨天则将党参先用细绳，在根头处穿吊起来，晾至半干时，再搓直压扁，最后用火缓焙至干。

【性状鉴别】

1. 党参（潞党） 呈圆柱形，稍弯曲，长10~35cm，直径0.4~2cm。表面黄棕色至灰棕色，根头部有许多疣状突起的茎痕及芽，俗称"狮子盘头"。每个根茎顶端呈凹下的圆点状，根头下有致密的环状横纹，向下渐稀疏，有的达全长一半。栽培品环状横纹少或无，全体有纵皱纹及散在的横长皮孔样突起，支根断露处常有黑褐色胶状物，质较硬或略带韧性，断面稍平坦，有裂隙或放射状纹理，皮部淡黄白色或淡棕色，木部淡黄色，有特殊香气，味微甜。凤党一般条粗壮，横纹密集，质柔韧，味甜，品质最佳。东党条亦粗壮，但皮粗糙，质较硬，略有膻气，味微甜，嚼之有渣，质次。（图1-44 党参）

2. 素花党参（文党） 　根呈圆柱形或扁圆柱形，单支或有1~2条分支，长8~30cm，直径0.5~2cm。表面灰黄色至黄棕色，根头较细，根头下有致密的环状横纹，可达全长的一半以上，皮松肉紧，质地柔软。断面裂隙较多，断面皮部呈淡棕色或粉红色（胭脂色），俗称"美人面"。味较党参甜。（图1-45 素花党参）

3. 川党参（条党） 　根呈圆锥形（多为条状，故称条党），长20~45cm，直径0.5~2cm。表面灰黄色至黄棕色，大条者有"狮子盘头"，但茎痕较少而小，有的芦茎小于正身，俗称"泥鳅头"。上端略小，横纹少或无。全体有明显纵沟，质柔软而结实，断面裂隙少，皮部黄白色，木部淡黄色。味较甜。（图1-46 川党参）

【品质】 以条大粗壮，皮松肉紧，有狮子盘头芦及横纹、质柔润，味香甜、嚼之无残渣者为优。党参由于来源不同，产区广泛，质量差异很大，但以山西潞党和台党，甘肃、四川的文党，陕西、甘肃的凤党质量为优，称"地道药材"。

【规格等级】

1. 党参（潞党） 　一等：直径1cm以上；二等：直径0.8cm以上；三等：直径0.6cm以上。

2. 素花党参（文党） 　一等：直径1cm以上；二等：直径0.8cm以上；三等：直径0.6cm以上。

3. 川党参（条党） 　一等：直径1.2cm以上；二等：直径0.8cm以上；三等：直径0.5cm以上。

各种党参在新中国成立前根据粗细、大小都分有很多规格，尤其北京地区习惯应用的潞党参较为特殊，它根据根条大小，分为异王、老条、中条、白党（最细的）。其中除白条党外，均用红土将表皮染成红色，以此为产品标志，实际对质量毫无益处（新中国成立后已将此陋习废除）。本品一向畅销全国大部分地区及出口东南亚各国。文党、条党习销上海、江浙、广东、福建、台湾及出口。

【贮藏】 置通风干燥处，防蛀。

【性味与归经】 甘，平。归脾、肺经。

【功能与主治】 补中益气，健脾益肺。用于脾肺虚弱，气短心悸，食少便溏，虚喘咳嗽，内热消渴。

【附注】 北京地区习用品种：

党参品种甚多，除《中华人民共和国药典》收载的党参、素花党参和川党参三种以外，还有很多地区习用品种尚未列入。20世纪五六十年代党参货源紧缺时，北京地区曾用过如下品种。

1. 管花党参 别名"白党"、"叙府党参"。本品为桔梗科植物管花党参 *Codonepsis tubulosa* Kom. 的干燥根，均为野生。产于贵州、云南、四川西南部。

根呈圆锥形，稍弯曲，长 5～20cm，直径 0.5～1.2cm。表面黄白色而较光洁。有较大的"狮子盘头"及不明显的横纹，全体多有纵皱纹及点状须根痕。质坚硬，易折断，断面白色，有淡黄色的心（全体类似桔梗），糖粉少，气微，味微甜而常酸。

2. 新疆党参 本品为桔梗科植物新疆党参（直立党参）*Codonepsis clamatidea*（Schrenk）Clarke. 的干燥根，均为野生。产于新疆及西藏地区。

根略呈纺锤形，两端尖。长 12～60cm，直径 0.7～3.2cm。根头扁圆锥形，有的有 2～6个分支，根头两侧各有一横长芦碗，每个芦碗中有 2～4 个疣状突起芽痕。根头下有环状横纹可达全体一半。表面淡灰棕色，有纵沟。质脆，易折断，断面黄白色，中心有黄心。气微，味淡微甜。（图 1－47 新疆党参）

3. 羊乳 别名四叶参、奶参、山海螺（东北称"白蟒肉"）。本品为桔梗科植物羊乳 *Codonopsis lanceolata*（Sieb. et Zucc）Trautv.（四叶参）的干燥根，均为野生。

本品分布在华北、东北、中南各省区。根呈圆锥形或纺锤形，粗壮，顶端有茎痕。表面呈黄褐色，粗糙有横皱纹及小疣状突起。体甚疏松，折断面呈淡红色，裂隙多，有蜂窝。气微，味甜微苦。本品有的地区作党参用，有的地区民间作催乳用和滋补强壮药。

地 黄

【别名】 生地黄，生地。

【来源】 本品为玄参科植物地黄 *Rehmannia glutinosa* Libosch. 的干燥块根，均为栽培。

【历史】 本品始载于《神农本草经》，列为上品，原名干地黄。载有"填精髓，长肌肉，久服轻身不老"之功效。明代《本草蒙荃》记载："地黄江浙种者，受南方阳气，质虽光润而力微。怀庆生者秉北方纯阴，皮有疙瘩而力大。"李时珍亦云："今人唯以怀庆地黄为上。"清代《本草从新》云："地黄以怀庆肥大而短、糯体细皮、菊花心者良。"清代《本草问答》说："河南居天下之中，名产地黄，人见地黄色黑，而不知其未经蒸晒。其色本黄，河南地厚水浮，得中央湿土之气而生，内含润泽。"从上述历代医药学家所论述，再结合当今产品质量实际情况，都证明了河南所产的地黄是名副其实的"地道药材"。由于功效卓著，适应疾病较为广泛，常用于补益类、妇科类、清热类等汤剂配方和中成药制剂大量应用（《中华人民共和国药典》2005 版收载的中成药共计 564 种，其中 96 种配方中有地黄），所以地黄是一种大宗常用药材。

【产地】 主产河南省焦作市所辖的武陟、博爱、温县、孟州、沁阳、修武等；山西省河津、芮城、绛县、平陆、襄汾、翼城；山东省成武、定陶；陕西省大荔、蒲城、渭南等地。此外，河北安国、安平等县也有少量出产。以河南、山西产量大，以河南质量佳。山西、山东有些县份产品质量也很好。这些产品不仅畅销国内，而且是历史上大宗出口药材。

【生产概况】地黄喜生长于气候温暖、阳光充足的平原地区。从古至今主要栽培于太行山山前、平原和黄河冲击扇形平原。产区四季分明，气候温和，土壤多为沙质，土层深厚，土质疏松，酸碱度为中性，或微碱性，适宜地黄生长。地黄不宜在洼地、盐碱地、黏土地、硬地上栽种，否则会减产或块根畸形。地黄切忌连作。

1. 种植品种　为了选育良种，广大药农在长期实践中，通过杂交、提纯复壮、个体选育等方法，培育出很多农家优良品种，主要有金状元、白状元、小黑英、四翅锚、邢疙瘩、郭里茂、千层叶、大青叶、北京 1 号等。近年来，在原有的品种基础上，通过科学实验又选育出一些适应性强、高产优良品种。

（1）怀地黄 1 号：原名"金状元"。该品种系清末温县番四李景寿由野生地黄中选育而成。每亩可产鲜地黄 2000kg 左右。质量好，至今还是栽培的主要品种。

（2）怀地黄 2 号：原名北京 1 号，系河南省沁阳市传统种植品种，因其产量高、抗病性强而被推广种植。一般每亩可产鲜地黄 3040kg，具有块根多而个较小的特点。

（3）怀地黄 3 号：原名 85－5，是温县农科所育种专家王乾琚以单县 151 为母本，以金状元为父本杂交选育而成的高产优质地黄品种，是当前怀地黄的当家品种。每亩可产鲜地黄 4000kg，最高可达 5000kg。经北京市药检所检测，品质优于怀地黄 2 号。

（4）北京 2 号：北京 2 号怀地黄于 1964～1966 年中国医学科学院用小黑英和大青叶杂交而成。该品种植株小，适合密植，产量较高。

2. 繁殖方法　地黄有块根繁殖和种子繁殖两种方法，商品生产主要用块根繁殖（种栽），种子繁殖主要用于杂交育种。地黄分早地黄与晚地黄两种，早地黄（春地黄）在清明至谷雨时节栽种，晚地黄（秋地黄）在小满至芒种时节栽种。无论早地黄还是晚地黄所用的种栽块根，均应选取如小拇指大小肥壮的无病虫害的小生地黄，折取中部，长约 4cm 长的小段，每段必须具有 3 个以上的芽眼。折断的小地黄在栽种前必须晾晒，待伤口愈合再种。栽种时平放于穴内，覆土压实即可。

【采收加工】早地黄宜在寒露时节采收，晚地黄宜在霜降时节采收。但均须叶片逐渐枯萎、苗心莲顶、停止生长时进行采挖。采挖地黄方法为：先在地黄地的一头用铁锨开一条 25cm 深的沟，将地上部分铲去，再逐行挖出地黄，刨挖时要做到不丢、不折、不损伤。晾晒后，除去泥土，大小分开，为鲜地黄应及时加工。加工方法为烘干。

焙灶的建造：在屋内墙角处建造，一般用土坯和砖块砌成长形焙床，中间有火道，将鲜地黄装入木箱或荆条筐内放焙床上，上盖麻袋或编织袋以便加热，蒸发地黄水分（亦有不放容器内直接放在焙床上的），用煤或炭点燃加温，使地黄排出水分。初焙时火力应保持在 55℃～60℃为宜，逐渐加火力，但要防止崩裂。快焙成时改为小火，全部焙成需要 4～5 天，每天翻动 1~2 次，并在翻动时随时捡出全身表里柔软、无硬心、表皮发硬的成品，再堆半个月，使地黄回软，使内部水分渗出，以地黄断面乌黑、油润为质量高。

【性状鉴别】生地黄多呈不规则的团块状或长圆形，中间膨大，两端稍细。有的细小，呈长条状，稍扁扭曲，长 6~12cm，直径 2~6cm。表面棕黑色或棕灰色，极皱缩，具不规则的横曲纹。体重，质较软而韧，不易折断；断面呈紫黑色或乌黑色，有光泽，具黏性。气微，味微甜。（图 1-48 生地黄）

【品质】以块根肥大、体重、断面乌黑色者为佳，小条者为次。

注意：有芦头、生心、焦枯、霉变者均不符合药用要求。

【规格等级】每公斤 14 支以内为一等，每公斤 32 支以内为二等，每公斤 60 支以内为三等，每公斤 100 支以内为四等，每公斤 100 支以上、最小直径 1cm 以上为五等。

此外，新中国成立前，在河南地黄产区还有鲜地黄和熟地黄。其中熟地黄当地炮制方法是采用清蒸法，与北京地区炮制方法不同（北京地区熟地黄是用定量黄酒蒸制），所以一向不销。鲜地黄主销北京市各大型药店，如同仁堂、达仁堂、永仁堂、怀仁堂、乐寿堂、继仁堂、西鹤年堂、同济堂、永安堂等。鲜地黄呈纺锤形或长条形，大如红薯，外皮薄，表面浅黄色，具有弯曲横皱纹及芽痕。肉质极嫩，易折断，断面皮部淡黄色，可见橘红色油点，木部黄白色，导管呈放射状排列（俗称"菊花心"）。气微，味微甘、苦。为了保证本品新鲜无损，产地对每个鲜地黄均以棉白纸包裹，再以木箱盛装，每箱均 25kg，以防挤压破损。本品新中国成立后已绝迹。其他一些中小药店均用当地鲜野生地黄，一般大小、粗细如笔管，颜色、气味同河南产品。（图 1-49 熟地黄；图 1-50 鲜地黄）

【贮藏】鲜地黄埋在沙土中，防冻；生地黄置于通风干燥处，防霉，防蛀。

【性味与归经】生地黄甘，寒。归心、肝、肾经。熟地黄甘，微温。归肝、肾经。

【功能与主治】

1. 生地黄　清热凉血，养阴生津，凉血止血。用于热病，舌绛烦渴，阴虚，骨蒸劳热，内热消渴，吐血衄血发斑发疹。

2. 鲜地黄　清热生津，凉血止血。用于热病伤阴，舌绛烦渴，发斑发疹，吐血衄血，咽喉肿痛。

3. 熟地黄　滋阴补血，益精填髓。用于肝、肾阴虚，腰膝酸软，骨蒸潮热，盗汗遗精，内热消渴，血虚萎黄，月经不调，崩漏下血等症。

独　活

【别名】川独活，西独活。

【来源】本品为伞形科植物重齿毛当归 Angelica pubescens Maxim. f. biserrata Shan et Yuan 的干燥根。

【历史】独活始载于《神农本草经》，列为上品，但其将独活、羌活并称。云："一名羌活，一名羌青，一名护羌使者。"陶弘景云："羌活形细而多节软润，气息极猛烈。出益州北部、西川为独活，色微白，形虚大，为用亦相似而小不如，其一茎直上，不为风摇，故名独活。"以后诸家本草，众说纷纭，分合不一。李时珍曰："独活、羌活乃一类二种，以他地者为独活，西羌者为羌活。"可见李时珍把羌活和独活相混。《品汇精要》载："本羌独不分，混而为一，然其形色、功用不同，表里行经也异，故分为二则，各适其用也。"《植物名实图考》绘有牛尾独活图，与现时云南、贵州和四川等地区用的牛尾独活基本相同。可见，独活自古以来就有多种，大部分是伞形科植物，少数为五加科植物。

【产地】主产于四川的重庆、奉节、巫山、巫溪、灌县等地，湖北巴东、长阳、鹤峰、五峰、兴山、神农架、房县、竹山、竹溪等地，陕西安康市。此外，甘肃岷县、天水等地也有栽培。产量大，品质优，销全国，并出口，称为"地道药材"。

【生产概况】独活生长周期为两年，第一年育苗，第二年移栽大田，于当年秋末采挖。独活以前多为野生，生长于山谷沟溪边或草丛中。据全国中药资源普查统计，目前的市场商品供应主要靠家种。

【采收加工】春初苗刚发芽或秋末茎叶枯萎时采挖，除去须根及泥沙，烘至半干，堆置2~3天，发软后再烘至全干。

【性状鉴别】

1. 川独活 根略呈圆柱形，有数个分支，长10~20cm，直径0.5~1.5cm。根头部呈圆锥状，多横皱纹，直径1.5~3cm，顶端有密集的环状叶痕及凹陷的茎痕。表面粗糙，呈灰黄色至棕色，具纵皱纹、横长皮孔样突起及稍突起的细根痕。质较硬，受潮则变软，断面皮部呈灰白色，有许多散在的棕色油室。木部呈灰黄色至黄棕色，形成层环棕色。有特异香气，味苦、辛，微麻舌。

2. 香独活 根呈类圆柱形，略弯曲，长5~12cm，直径1.5~3cm，多分支。根头部膨大，圆锥形，顶端残留茎基和叶鞘。表面棕褐色或灰棕色，具纵皱纹、皮孔及细根痕。质柔韧，受潮则变软。断面皮部呈灰白色，有裂隙，并有许多棕黄色油点，木部暗紫色。气芳香，味微甘辛。（图1-51 独活）

【品质】以身干、粗壮、气香浓者为佳。

【贮藏】置阴凉干燥处，防霉、防蛀。

【性味与归经】辛，苦，微温。归肾、膀胱经。

【功能与主治】祛风除湿，通痹止痛。用于风寒湿痹，腰膝疼痛，少阴伏风头痛。

【附注】地区习惯用药，因产地不同，作独活使用的尚有以下几种：

1. 浙江、安徽、江西等地产用香独活 原植物为伞形科植物毛当归 *Angelica pubescens* Maxim 的干燥根。根呈类圆柱形，稍弯曲，全长5~12cm，直径1.5~3cm，多分支，根头圆柱形，顶部膨大，顶端有残留茎基及叶鞘。表面棕褐色或灰棕色，具纵皱纹。质轻而脆，易折断。断面皮部灰白色，有许多散在的棕色油室。木部灰黄色至黄棕色，形成层环棕色。气芳香，味微甜而辛辣。

2. 四川西部产用牛尾独活 为伞形科植物独活 *Heracleum hemsleyanum* Diels 的干燥根。根呈长圆锥形，长 15～30cm，直径 0.6～3cm，上粗下细，少有分支，形如牛尾。表面灰黄色，多纵皱，顶端有茎叶残基和黄色叶鞘，质坚实难折断。断面呈黄白色或淡棕色，形成层环棕色，可见棕色小油点。气微香，味稍甘辛辣。

3. 四川、云南、贵州、湖北等地区产用九眼独活 为五加科植物短序楤木 *Aralia henryi* Harms 和食用楤木 *Aralia cordata* Thunb 的干燥根茎及根。根茎呈扭曲不整齐的圆柱形，略弯曲，粗大，长 10～30cm，直径 3～6cm，表面黄棕色或棕褐色，粗糙，有 7～9 个交错衔接的凹窝状茎痕，故有九眼独活之称。凹窝直径 1.5～2.5cm.，深约 1cm，内有茎叶残基，其外围和底部分生有许多长圆柱形或细须状的根，表面淡黄棕色，粗糙，有纵皱纹。质轻坚脆，折断面微显纤维性，横切面灰黄色，有许多裂隙和油点，气微香，味淡微辛。

4. 东北地区有的县产用大独活 为伞形科植物兴安当归 *Angelica dahurica*（Fisch）Benth et Hook 的根及根茎。根茎呈长纺锤形，有分支，表面密生横纹。顶端有茎叶残基，根长短不一。表面灰棕色或暗棕色，有明显纵皱纹及横长皮孔。质坚脆，易折断，断面皮部棕色，木部黄色。气特异强烈，味辛苦。

莪 术

【别名】 蓬莪术，文术。

【来源】 本品为姜科植物蓬莪术 *Curcuma phaeocaulis* Val.、广西莪术 *C. kwangsiensis* S. lee et C. F. Liang 或温郁金 *C. wenyujin* Y. H. Chen et C. Ling 的干燥根茎。

【历史】 本品始载于《雷公炮炙论》。《本草图经》云："蓬莪茂生西戎及广南诸州，今江、浙或有之。根如生姜而茂在根下，似鸡鸭卵，大小不常。"

【产地】

1. 蓬莪术 主产于四川温江、乐山、沐川等地。

2. 广西莪术 主产于广西贵县、横县、灵山、大新、钦州；广东四会、高安、鹤山等地。

3. 温莪术 主产于浙江温州地区瑞安陶山、马屿及福建南安、安溪等。

【生产概况】 见郁金。

【采收加工】 冬季采收，挖出根茎。除净泥土，煮或蒸至透心为度，取出晒干，用筐与谷壳放入石槽内，撞净须毛，筛去谷壳须毛即可。

【性状鉴别】

1. 蓬莪术 呈卵圆形、长卵圆形或圆锥形，顶端多钝尖，基部钝圆，长 2～8cm，直径

1.5～4cm。表面灰黄色至灰棕色，上部环节突起，有圆形微凹的须根痕或残留的须根，有的两侧各有一行下陷的芽痕和类圆形的侧生根茎痕，有的可见刀削痕。体重，质坚实，断面呈黄绿色或棕褐色，角质样，有光泽，并可见黄白色筋脉（维管束）小点。皮层与中柱易分离，内皮层环纹呈棕褐色。气微香，味微苦，辛。（图1-52 蓬莪术）

2. 广西莪术　环节稍突起，断面呈黄棕色至棕色，常附有淡黄色或黄棕色粉末，内皮层环纹呈黄白色。（图1-53 广西莪术）

3. 温莪术　断面呈黄棕色至棕褐色，常附有黄色至棕褐色粉末。气香，味微苦。

【品质】以质坚实、香气浓者为佳。北京地区习惯用广西莪术。其品质以个小、均匀、坚实、断面棕色、光亮、气香的品质为优。

【贮藏】置干燥处，防霉，防虫。

【性味与归经】苦、辛，温。归肝、脾经。

【功能与主治】行气破血，消积止痛。用于癥瘕痞块，瘀血经闭，食积胀痛，早期宫颈癌。

【注意事项】孕妇禁用。

【附注】温莪术在产地加工时，选择较大根茎趁鲜切片，晒干，名"片姜黄"，与莪术在处方中分别入药。再者，与"姜黄片"名称相似，在配方时应注意区别。

1. 片姜黄　片大，长圆形，长3～7cm，外皮灰黄色，有坚硬须根，切面黄白色，有一圈环纹，气香，味辛凉。

2. 姜黄片　片小，圆形，直径1.5～3cm，断面呈棕黄色或橙红色，角质样，中心有一黄色环。微有气香，味极辛苦。

片姜黄在调配处方中用量很少，在北京地区生产的近千种中成药中只有传统中成药"舒肝丸"中配伍有此药。

防　风

【别名】软防风，关防风，东防风，口防风。

【来源】本品为伞形科植物防风 *Saposhnikovia divaricata*（Turcz.）Schischk. 的干燥根。

【历史】本品始载于《神农本草经》，列为中品。梁代《名医别录》载："防风生沙苑（今陕西）川泽及邯郸（今河北）、琅琊（今山东）、上蔡（今河南）。"《唐本草》记载："出齐州龙山最善，淄州、兖州、青州（以上均为山东境内）者亦佳。"《本草纲目》记述："防者，御也，其功疗风最要，故名。"引张元素曰："防风治风通用，治风去湿仙药也，风能胜湿故尔。"由此可知，本品为治疗外感风寒或风湿之良药。

【产地】防风分布很广，主要分布于黑龙江、吉林、辽宁、内蒙古、河北等地。主产于黑龙江安达、大庆、泰来、林甸、肇州、肇东、杜尔伯特；吉林白城、洮南、通榆、乾安；

辽宁建昌、建平、朝阳、义县；内蒙古阿荣旗、札鲁特、突泉、赤峰、敖汉旗、翁牛特旗、奈曼旗、卓资、丰镇；河北平泉、青龙、张北、围场、沽源、尚义、张家口、承德等地。东北三省产的防风素有"关防风"、"东防风"之称，为著名的"地道药材"，畅销全国及出口，但以黑龙江产量大，质量佳；产于内蒙古、河北的习称"口防风"，质量较逊。

【生产概况】防风生长区域甚广，从山坡草地到深山峡谷，从干旱草原到低湿草甸、田边、路旁，均有生长。适应性很强，适宜温暖、凉爽气候，具喜光耐旱、耐寒等特性，在排水良好、质地疏松的风沙土、生草沙土、黑钙型沙土的草原、草甸均能生长。

防风原为野生，由于新中国成立后药用量增加，野生品不能满足供应，自20世纪80年代开始引种试种，通过多年摸索现已种植成功。现全国很多地区都有种植，但以东北三省为主，以黑龙江省为最多，质量也好，但野生变家种，单产很低，因此，要认真贯彻《野生药材资源保护管理条例》，实行轮采轮封、边采边育的措施，对防风资源加以保护。

东北地区用机械撒种子，播后用镇压器压2~3次，播种时间春末至雨季到来之前，或伏天播种。机械撒播的呈半野生半家种状态，一般不进行管理。

【采收加工】野生防风春、秋两季采收，以春季产者质量最佳。因地上植株未抽薹、开花，故根之木心较软，质地柔润，故称"软防风"，产地又称"公防风"。如防风植株已抽薹、开花或结果，其根之木心变硬，俗称"硬防风"，又称"母防风"（以往多不采用）。栽培品一般种植2~3年后采收。挖出根后，去净残茎泥沙，晒至八成干时，捆成小把再晒至足干即可。

【性状鉴别】根呈长圆锥形或长圆柱形，稍弯曲。长15~30cm，直径0.5~2cm。表面灰棕色，粗糙，有纵皱纹，许多横向皮孔及突起的细根痕。根头部有许多密集的环节，俗称"旗杆顶"或"蚯蚓头"。节上生有棕色或棕褐色粗毛（残存叶基），顶端有残存茎痕。质松脆，体轻，易折断。断面不平坦，皮部呈浅棕色，有裂隙，俗称"菊花心"。木部呈浅黄色，形成层为棕色环（切片后形如鱼眼，又称"鱼眼防风"）。稍有香气，味微甜。（图1-54防风；图1-55防风断面特征）

产于内蒙古、河北的防风根头部簇生的棕色毛较长，俗称"扫帚头"，根条较瘦，质量较次。（图1-56防风扫帚头特征）

【品质】以皮细而紧，条粗壮，整齐，须毛少，质柔软，断面皮部浅棕色，中心浅黄色者为佳。

【规格等级】分一、二等。一等：芦下直径0.6cm以上；二等：芦下直径0.4cm以上。均应无杂质，虫蛀，霉变。抽薹根空者不用。

【贮藏】置于阴凉干燥处，防蛀。

【性味与归经】辛、甘，微温。归膀胱、肝、脾经。

【功能与主治】解表祛风，除湿止痉，舒经通络。用于感冒头痛，风湿痹痛，风疹瘙痒，破伤风。

【附注】防风常见伪品。

1. 白蟒肉 内蒙古产的防风中常混有伞形科植物硬阿魏（沙茴香）*Ferula bungeana* Kitag. 的干燥根，习称"白蟒肉"。本品根长而柔软，长约100cm，直径1.5cm。表面棕褐色，断面类白色，折断时可自上至下扯成两片（防风不能扯开）。

2. 贡蒿根 伞形科植物贡蒿 *Carum carvi* L. 的干燥根。本品根呈圆柱形，稍弯曲，多已折断。根头及根上部密集细环纹，顶端残留有灰黄色或淡棕色纤维状叶基。表面呈灰褐色，有的微显光泽，有细环纹及须根痕。质松，皮易与肉分离，折断面皮部与木部间有大空隙，中央有黄色菊花心，气香，味淡微甜。

防 己

【别名】汉防己，粉防己。

【来源】防己科植物粉防己 *Stephania tetrandra* S. Moore 的干燥根。

【历史】本品始于《神农本草经》云："一名解离，生川谷。"吴普曰："木防己一名解离，一名解燕……如芳，茎蔓延，如芄，白根外黄似桔梗，内黑又如车辐解"。由此可见我国最早使用的防己，又名木防己，一名解离，产汉中，用根，具有内黑如车辐解的特征。据此可推断，此为马兜铃科植物异叶马兜铃 *Aristolochia heterophylia* 的根，非指防己科植物汉防己而言。马兜铃科的汉防己和广防己因含马兜铃酸（有毒）而严禁使用。

现代大量使用的是防己科植物防己。本品在历代本草中虽没有明确记载，但从梁代陶弘景的《本草经集注》记载："今出宜州，建平大而青白虚软者好。"这里都未提"内黑又如车辐解"。应当不是马兜铃科植物，而是指防己科植物。明代《本草品汇精要》谓："防己以根大而有粉者为好。"南北朝的《雷公炮炙论》曰："凡使，勿使木条……要心花纹黄色者。"这可能是指防己科植物粉防己而言。

【产地】防己主产浙江常山、兰溪、武义、孝丰、建德、淳安、义乌、东阳、天台；江西瑞昌、修水、都昌、湖口、永修、德安；安徽的安庆地区和徽州地区，以及湖北、湖南等地。

【生产概况】本品多野生在山坡、旷野草丛和灌木林中，多在温暖环境中生长。

【采收加工】秋季采挖，除去地上部分，洗净，刮去栓皮，分段切成5~10cm，直径在2cm以上的对半劈开，晒干即可。切段的商品称"粉寸己"，劈开的称"防己瓣"。

【性状鉴别】根呈不规则圆柱形、半圆柱形或弯曲如结节状，形如猪大肠，长5~10cm，直径1~6cm。去栓皮者，表面淡灰黄色，可见残留灰褐色栓皮，在弯曲处有深陷横沟。体重，质坚实，断面平坦，灰黄色，富粉性，可见稀疏的放射状纹理。纵剖面呈浅灰白色，维管束呈棕色，呈弯曲筋脉状纹理。气微，味苦（图1-57 防己；图1-58 防己横断面特征；图1-59 防己纵断面特征）。

【品质】以身干、质坚实、粉性大者为佳。

【贮藏】置干燥处，防虫蛀。

【性味与归经】苦，寒。归膀胱、肺、脾经。

【功能与主治】利水消肿，祛风止痛。用于水肿脚气，小便不利，湿疹疮毒，风湿痹痛，高血压。

附子（附 乌头、天雄）

【别名】川附子，炮附子，制附子，黑附子，淡附片，白附片。

【来源】本品为毛茛科植物乌头 *Aconitum carmichaelii* Debx. 的子根的加工品。

【历史】本品始载于《神农本草经》，列为下品，载有附子、乌头、天雄三条并列。唐代《蜀本草》云："似乌乌头为乌头，两歧者为乌喙，细长三四寸为天雄，旁生如芋名附子，连生者为侧子，五物同出而异名。"当今药材商品与临床应用，只有附子和乌头（即川乌），至于天雄，有名无实（即大个附子）。

宋代《本草图经》云："……其种出于龙州。"并载有种植方法。又云："绵州彰明县多种之，唯赤水最佳。"说明乌头、附子的人工栽培已有悠久的历史。据宋代元丰年间进士，彰明县令杨天惠在《彰明附子记》中写道："绵州乃故广汉地，领县八，唯彰明出附子，彰明县领乡二十……唯赤水（今河西乡）、廉水（今让水乡）、会昌（彰明乡）、昌明（今德胜乡）产附子……合四乡之产得附子一十六万斤以上，然赤水为多，廉水次之，而会昌所出甚微。"上述龙州、绵州、彰明等地，当今均属四川绵阳地区。此外，在清代，陕西汉中地区（秦岭南坡）的城固、南郑等地也产附子。据清代《城固县乡土志丛编》记载：附子年产三万斤，陆运行销甘肃、新疆。古今附子的来源、产地、栽培等基本一致。

【产地】主产四川绵阳地区，沿涪江两岸江油县的中坝镇、河西镇、太平镇、彰明镇（原为彰明县，已划归江油县，现改为彰明镇）、治城镇、三合镇、永顺镇等。其中以中坝镇产品品质最优，称为"地道药材"，畅销全国及出口。此外，陕南地区的城固、南郑、勉县、洋县也为历史上的产区，但产量较少。新中国成立后又发展了很多新产区，其中以四川凉山彝族自治州布拖（沿金沙江流域，西溪河地区）产量最大，大量产品供应市场；其他云南丽江地区的永胜、大理地区的巍山；湖北的竹山、竹溪、房县等地均有少量出产。由于产地土质、气候等自然条件的影响，所产附子有些变形，如云南永胜产品形状近圆球形；美姑产品较细长（因不受买方欢迎，现已不种）。

【生产概况】附子的种源系由野生乌头行人工无性繁殖而来。具体方法如下：

1. 繁殖方法 野生乌头在山野由种子自然繁殖，但其块根作为平坝培育附子的种根，因个头较小，必须通过移栽才能得到适合栽种的块根。野生乌头在四川平武、青川、安县、北川等地山区均有分布，当地药农采取野生乌头的块根，栽于山地阳坡、贫瘠的土地上，不需要过多肥力（阴坡土层肥沃，培育的块根栽种后生长不良）。每年立冬节气（11月）挖出块根，当地称为"乌药"。选择中等大小块根运至江油县平坝地区栽种。其种源多由青川药农供应，当地谚语有"江油附子青川种"之说。附子喜温和、阳光充足、土地湿润、疏松肥沃的土质。栽种时间一般为大雪到冬至季节。将种根分为大、中、小进行穴栽，注意芽口向上，露出畦面为宜。

2. 田间管理 附子在生长过程中需要修根，第一次修根在栽种第二年的清明前后。方法是将附子的植株周围的土扒开，露出根部，用竹刀修掉附生的小个附子，仅留一边1~2个，以保留养分，促其生长。第二次修根在芒种前后，方法同前，但主要修根茎基上的小块根，修根的目的同上。陕西城固、四川布施的品种不修根，产量大，但附子个小。附子在植株生长旺盛期，为了保障养分不流失，还需要"打尖"、"掰芽"。

【采收加工】

1. 采收 附子在栽种的第二年小暑至大暑（7月）节气间收获。挖起全株，抖净泥土，除去须根，摘下子根（附子），砍下母根晒干，即为"乌头"（即川乌）。

2. 加工 摘下的鲜附子称为"泥附子"。附子含乌头碱，有剧毒，采收后24小时内必须放入胆水（制食盐的副产品，主要成分为氯化镁）内浸渍，以防腐烂，并可消除毒性。之后再加工成下列品种：

（1）盐附子：选择个大、均匀的泥附子，洗净，浸入食用胆巴的水溶液中过夜，再加食盐继续浸泡，每日取出晾晒，并逐渐延长晾晒时间，直至附子表面大量出现结晶的盐粒（盐霜），体质变硬为止。

（2）黑顺片：取泥附子按大小分别洗净，浸入食用胆巴的水溶液中数日，连同浸液煮至透心，捞出，水漂，纵切成约0.5cm的厚片（过去还用红糖、菜油制成调色液将附片染成浓茶色，现已不用），再蒸至出现油面、光泽后，烘制半干，再晒干或继续烘干即可。

（3）白附片：选择大小均匀的泥附子，洗净，浸入食用胆巴的水溶液中数日，连同浸液煮至透心，捞出，剥去外皮，纵切成厚约0.3cm的片，用水浸漂，取出，蒸透，再放入竹匾内，均匀平放，不能重叠，晒至全干（过去还要用硫黄熏，使之色白）即可。

【性状鉴别】

1. 盐附子 盐附子呈圆锥形，长4~7cm，直径3~5cm。表面灰黑色，被盐霜，顶端有凹陷的芽痕，周围有瘤状突起的支根或支根痕。体重，横切面灰褐色，可见充满盐霜的小空隙及多角形的形成层环纹，环纹内侧导管束排列不整齐。气微，味咸而麻辣舌。（图1-60盐附子）

2. 黑顺片 黑顺片为纵切片，上宽下窄，长1.7~5cm，宽0.9~3cm，厚0.2~0.5cm。外皮呈黑褐色，切面呈淡黄白色，油润具光泽，半透明状，并有纵向导管束。质硬而脆，断面角质样。气微，味淡。（图1-61黑顺片）

3. 白附片 白附片为纵切片，无外皮，黄白色，半透明，厚约0.3cm（图1-62白附片）。

【品质】

1. 盐附子 盐附子以个大、体重、色灰黑、表面起盐霜者为佳。

2. 黑顺片 黑顺片以身干、片大、均匀、皮黑褐色、切面油润有光泽者为佳。

3. 白附片 白附片以身干、片大、均匀、色黄白、半透明者为佳。

【贮藏】 盐附子密闭，置阴凉干燥处；黑顺片及白附片置干燥处，防潮。

【性味与归经】 辛、甘，大热；有毒。归心、肾、脾经。

【功能与主治】 回阳救逆，补火助阳，逐风寒湿邪。用于亡阳虚脱，肢冷脉微，阳痿，宫冷，心腹冷痛，虚寒吐泻，阴寒水肿，阳虚外感，寒湿痹痛。

【注意事项】 孕妇禁用，不宜与半夏、瓜蒌、天花粉、贝母、白蔹、白及同用。

【附注】 附子的加工规格：在四川江油产地加工品种甚多，除上述盐附子、黑顺片、白附片外，还有黄附片、熟片、刨片、卦片（黑附瓣）等。新中国成立前，北京市还习用黑附瓣。本品在产地系用整附子，经过浸漂蒸煮调色后切成两瓣，干燥。北京再进行浸漂至口尝无麻辣时，切成极薄片，习称"黑附子"。

1. 乌头（川乌） 为附子的母根。产附子时将母根砍下晒干即可。本品呈圆锥形，稍弯曲，顶端常有残茎，中部常向一侧膨大，长 2~3.5cm，直径 1~2.5cm。表面棕褐色，皱缩，全体生有大小不等的瘤状侧根（俗称钉角），可见摘除附子后的痕迹。质坚硬，断面外层褐色至灰棕色，角质性，内面为灰白色至灰黄白色，粉性，可见多角形纹（形成层），气微，味辛辣，麻舌。本品仅四川、云南、江苏、浙江等省、市作乌头（川乌）药用，但有些地区如北京是将未经加工切制的小个附子经炮制后作乌头（川乌）药用。其炮制方法：将生川乌用清水浸泡 15~20 天，每天换水，直至口尝无麻辣感时，再用甘草、金银花定量煎汤，以此汤液浸泡后，再与川乌共煮，煮至内无白心时，切片晒干即可。（图 1-63 制川乌饮片）

据李时珍云："乌头功同附子而稍缓。"又云："附子性重滞，温脾逐寒；川乌头性轻疏，温脾去风。若是寒疾即用附子，风疾即用川乌头。"以此区别二药的功用。所以，在应用中应以母根作川乌，子根作附子。为了保证临床疗效，应纠正过去的用药错误。

2. 天雄 李时珍云："天雄有两种，一种是蜀人种附子而生出长者，或种附子而尽变成长者。生其形长而不出子，故曰天雄。"当今天雄之药，是有其名、无其实的品种。过去曾以形长而肥壮者为天雄，现凡大个的附子皆可加工为天雄。本品主销中国内地的香港、台湾，以及日本等国，多作补火助阳药应用。（图 1-64 炮天雄）

附子是一种具有回阳救逆、转危救急特殊功效的药物，备受历代医家的重视，并且又有剧毒，为了保证药品质量和安全有效，在生产中应从选种、选地、栽种，到田间管理、采收加工等一系列过程进行严格的规范管理，并规定有效成分、指标成分和毒性成分的含量测定。

干姜（附　鲜姜、姜皮）

【来源】本品为姜科植物姜 *Zingiber officinale* Rosc. 的干燥根茎。

【历史】本品始载于《名医别录》。《本草图经》载："生姜生犍为山谷及荆州、扬州，今处处有之，以汉、温、池州者为良。苗高二三尺，叶似箭竹叶而长，两两相对，苗青，根黄，无花实。"《本草纲目》云："姜，初生嫩者尖微紫，名紫姜，或作干姜，宿根谓之母姜也。"据以上记载，可见古今姜之原植物品种一致。

【产地】全国大部分地区均产。干姜作为药用应以四川、犍为、沐川；贵州长顺、兴仁、产量大，质量优。就是同一个县因姜种和栽培地区不同，其质量优劣也有差异。例如四川犍为县龙华场的产品体瘦，皮粗，多筋，色带黄较次；建板场的产品块大，肥实，皮细，粉质足，内色白较好；贵州长顺产品体亦肥壮，质量也很好；浙江天台、临海产者，称"台干姜"、"均姜"，质较逊。

【生产概况】姜喜温暖湿润的气候，不耐寒，怕潮湿，怕阳光直射。忌连作。宜选择坡地和稍阴湿的地块栽培。以土层深厚、疏松、肥沃、排水良好的沙质土壤为宜。

繁殖方法：本品用根茎（种姜）繁殖，于每年春季栽培，南方1~4月，北方4~5月，将种姜切成小块，每块保留壮芽1~2个，条栽或穴栽。作种姜的品种不同，其产品质量亦有区别。种姜有"黄口"（芽尖齐呈樱桃嘴）、"铁白口"（芽尖略弯）、"白口"之分。药用姜以黄口最好，铁白口次之，白口最次。黄白口姜的优点是块大而坚实，粉性足，纤维少，辣味重，水分少，产量高。

【采收加工】冬季采收。挖出根茎后，除去茎叶及须根，洗净泥土，晒干或微火烘干。有些地区产地趁鲜切片晒干，称"白姜片"。

【性状鉴别】干姜呈不规则扁平块状，具指状分支，长3~7cm，厚1~2cm。表面灰黄色或灰棕色，有细皱纹或粗糙，有明显的环状节。分支顶端平圆，中部有一凹形茎痕。断面灰白色或黄白色，有细小油点（油室），内皮层环纹明显，质坚有粉性，质松的则显粗糙。香气特异，味辛辣。（图1-65干姜饮片）

【品质】以身干、个匀、质坚实、粉性足、气味浓者为佳。

【贮藏】置阴凉干燥处，防蛀。

【性味与归经】辛，热。归肺、胃、肾、心、脾经。

【功能与主治】温中散寒，回阳通脉，燥湿消痰。用于脘腹疼痛、呕吐泄泻、肢冷脉微、痰饮喘咳。

【附注】

1. 鲜姜（生姜） 鲜姜也是一种常用药，功能：解表散寒，止呕解毒；治风寒感冒，呕吐，痰多喘咳。

2. 姜皮 系将姜浸于水中过夜，用刀剥取外表晒干而成。多为加工糖姜片的副产品。功能：和中行水；用治皮肤水肿，如古方"五皮饮"。

食用鲜姜老干后，体形瘪瘦，纤维多，无粉质，一般不作干姜用。

甘 草

甘草以其根味甘甜而得名，是我国特产而又是最常用的药材之一。具有清热泻火、补脾缓急、调和诸药、解百毒的作用，广泛应用于临床，有"十方九草"之说。此外，甘草还是制造糖果、卷烟、酱油等调味剂，又是大宗出口药材，在国内外药材市场上享有盛誉。

【别名】粉甘草，粉草，甜甘草，国老。

【来源】本品为豆科植物甘草 *Glycyrrhiza uralensis* Fisch. 、胀果甘草 *Glycyrrhiza inflata* Bat. 或光果甘草 *Glycyrrhiza glabra* L. 的干燥根及根茎。

【历史】本品始载于《神农本草经》，列为上品。梁代《名医别录》称为"国老"，并解释说："此草最为众药之王，经方少有不用者。"唐代，甄权《药性本草》解释得更具体，他说："诸药中甘草为君，治七十二种乳石毒，解一千二百般草木毒，调和众药有功，故有国老之号。"

对于甘草的产地与形态古人亦有论述，《名医别录》曰："甘草生河西川谷积沙山及上郡。"河西为今甘肃省河西走廊一带，上郡在今陕西境内。宋代《本草图经》云："今陕西河东州郡皆有之，春生青苗，高一二尺，叶如槐叶，七月开紫花，似奈冬。结实作角子，如毕豆。根长者三四尺，粗细不定。皮赤，上有横梁，梁下皆细根也。采根，去芦头及赤皮，阴干用。今甘草有数种，以坚实断理者为佳，其轻虚纵理及细韧者不堪。"从以上形态描述看来，古代药用的甘草与现代所用的甘草是一致的。

【产地】甘草产地分布很广，质量不一，商品规格较复杂。为了简化规格，以内蒙古为中心，将甘草划分为西草和东草两类。

1. 西草 西草系指内蒙古西部及陕西、甘肃、青海等地所产的甘草，也包括新疆产的胀果甘草或光果甘草。

2. 东草 东草系指内蒙古东部及东北、河北、山西等地所产的甘草。

以上两类甘草一般从质量来讲，以西草条粗、皮细、粉性足为优；东草条细、不去头斩尾、纤维多、粉性差，质次。

甘草资源分布原以内蒙古为主产，自 20 世纪 60 年代以来，由于需要量大幅度增加，促使过度采挖，以致甘草资源急剧下降。目前新疆产量已占全国近 50%，为此国家将甘草列为计划管理品种，限量采挖和出口，以保证永续利用。70 年代以来，甘草在甘肃、内蒙古、山西、宁夏、东北、陕西、新疆等省、区，大力发展人工种植。当前甘草商品供应实际以家种为主，尤以甘肃定西地区、陇西等县产量最大。

【生产概况】甘草具有喜光、耐旱、耐热、耐盐碱和耐寒的特性。以土质疏松、排水良好、沙质土种植为宜。

繁殖方法分种子繁殖和根茎繁殖两种。

（1）种子繁殖：甘草种子种皮厚而坚实，不易萌发，播种时须要将种皮轻磨一下，增加透水性，以利于发芽。一般春、夏、秋种植均可。

（2）根茎繁殖：甘草根茎上的不定芽，可萌发新的植株。栽培选择 0.5～1.5cm 粗的根茎，切成 15～25cm 的块，穴栽即可。一般分春栽、秋栽两种。甘草采用有性繁殖生长四年采收，无性繁殖生长三年后即可采收。

【采收加工】甘草采挖以秋季为好。采挖后除去残茎、须根、泥土，按照规格要求切断，晒至半干，然后按根条粗细捆成小捆，再晒至全干。

【性状鉴别】

1. 甘草　根呈圆柱形，长 25～100cm，直径 0.6～3.5cm。外皮松紧不一，表面红棕色或灰棕色，具明显纵皱纹、沟纹、皮孔及稀疏的细根痕。质坚实，断面略显纤维性，黄白色，粉性，形成层环明显，射线放射状，有的有裂隙。根茎表面有芽痕，断面中部有髓。气微，味甜特殊。栽培品质地硬，粉性小，无裂隙。（图 1-66 甘草）

2. 胀果甘草　根及根茎木质粗壮，有的分支外皮粗糙，多呈灰棕色或灰褐色。质坚硬，木质纤维多，粉性小。根茎不定芽多而粗。（图 1-67 胀果甘草）

3. 光果甘草　根及根茎质地较坚实，有的分支外皮不粗糙，多呈灰棕色，皮孔细而不明显。

【品质】

1. 西草　西草以条粗，皮色红、细，体重坚实（有骨气），口面光洁，粉性大，折断时有粉尘飞出，中央抽缩下陷成小坑者为佳。

2. 东草　东草以条粗者、外皮红、内色黄者为佳（东草多做酱油、卷烟、糖果等调味剂）。

【规格等级】

1. 西草

（1）大草：统货，圆柱形，表面红棕色、棕黄色或灰棕色，皮紧细，有纵纹，斩头去尾，切口整齐。质坚实，体重。断面黄白色，粉性足，味甜。长 25～50cm，顶端直径 2.5～4cm。黑心草不超过总重量 5%，无须根、霉变、虫蛀。

（2）条草：一等直径 1.5cm 以上；二等直径 1cm 以上，顶端直径 1.5cm 以上。三等直径 0.7cm 以上。长度均为 25～50cm。

（3）草节：长 6cm 以上，顶端直径 1.5cm 以上。

（4）毛草：系弯曲的小草，无残茎，长短不分。

（5）疙瘩头：系加工条草砍下的根头，无残茎及须根，大小长短不分，间有黑心。

2. 东草 一等：圆柱形，上粗下细，表面紫红色或灰褐色，皮粗糙，不斩头去尾，体轻质松。断面黄白色，有粉性，味浓甜，长60cm以上，直径1cm以上，间有芦头。二等：长50cm以上，直径0.5cm以上。间有芦头。此外，还有毛草，呈圆柱形弯曲小草，无残茎，间有疙瘩头，不分长短，直径0.5cm以上。

【贮藏】置通风干燥处，防蛀。

【性味与归经】甘，平。归心、肺、脾、胃经。

【功能与主治】补脾益气，清热解毒，祛痰止咳，缓急止痛，调和诸药。用于脾胃虚弱，倦怠乏力，心悸气短，咳嗽痰多，四肢拘挛疼痛，痈肿疮毒，缓解药物毒性、烈性。

【附注】新中国成立前甘草的产地加工、商品类别和药用习惯与当今相比有所区别：

1. 产地加工 新中国成立前甘草的产地加工既有带皮的，又有去皮的。北京习用的就是去皮甘草，又称"粉甘草"或"粉草"。其加工方法：将甘草采挖后，趁鲜用刀顺直刮去外皮，晒干后，由于水分失掉，淀粉向内收缩，致使甘草表面形成顺直刀痕，如沟状，类似老式瓦房一道一道的瓦垄，故称"抽沟瓦垄"，此为粉足之故，也是优质甘草的特征之一。（图1-68 粉甘草）

2. 甘草的种类 甘草产区甚广，由于原植物和产地的土壤、气候不同，商品性状有所差异，因而形成了很多以产地和植物特征命名的甘草品种。

（1）梁外草：主产于内蒙古鄂尔多斯市的杭锦旗境内黄河以南（库布齐沙梁以外的产品）。本品质地坚实，沉重，俗称"有骨气"，外皮紧细，枣红色，去皮呈黄白色，口面光洁，顶端中间凹陷成小坑，俗称"胡椒眼"或"缩顶"，此为粉性足所致。断面黄白色，但有的根条两端粗细不匀，且显支根痕。

（2）王爷地草：主产于内蒙古巴彦淖尔盟的阿拉善左旗的磴口一带，包括杭锦后旗（陕坝）和五原县。本品体质较梁外草柔韧，外皮内色均较梁外草深。根条两端粗细均匀，支根痕较少，口面光洁稍差，余同梁外草。

以上两种甘草品质最佳，素有"地道药材"之称，驰名海内外。

（3）西镇草：主产于鄂尔多斯市地区鄂托克前旗及宁夏的陶乐、平罗、盐池、灵武、中卫；甘肃的庆阳、民勤，陕西靖边、定边等地。它们共同的特点是皮色红褐、棕红或黑褐不等，体质轻松，骨气差，粉性小，口面显裂纹（沙质土皮色显红，钙质土皮色显黑），其品质较梁外草和王爷地草较差。

（4）河川草：主产于内蒙古杭锦旗的临河及包头、土默特旗、托克托沿黄河南岸所产的甘草都称"河川草"，但有上下之分。以鄂尔多斯市的乌拉特旗至达拉特旗的"沙日昭"分界称"上河川草"。其性状与西镇草相似，但根条粗细不匀。沙日昭以东包头、土默特右旗和林格尔等称"下河川草"。其性状根条粗细不匀，支根多，外皮灰褐色，皮松，易破损。体质轻泡，粉性很差，质次。

（5）东北草：主产于内蒙古东部的呼伦贝尔盟的牙克石、扎兰屯、莫力达瓦旗等地；通辽市（原哲里木盟）、开鲁、奈曼旗、扎鲁特旗、科尔沁旗等地；赤峰市（原昭乌达盟）翁牛特旗、敖汗旗、巴林左旗；黑龙江安达、泰康；河北张家口；山西大同等地均产。

（6）新疆甘草：胀果甘草与光果甘草在新疆均有分布。①胀果甘草多分布于南疆，生长在荒漠、半荒漠带盐碱的草原。产于库尔勒、阿克苏、喀什一带靠近叶尔羌河流域者是红皮，内部呈黄色。质地较松，大都带白霜（习称"碱皮"），味甜，后带苦味。②光果甘草主要分布在北疆，如伊犁、精河、裕民、塔城等地，国外哈萨克斯坦、俄罗斯等地也产（又称"欧甘草"）。其性状：外皮红褐色粗糙，内部黄色，质地较硬，粉性小。

新中国成立前内蒙古除按产地分外，还有很多规格，如头路红粉草，二路红粉草，双天奎，单天套，匀条草，大、中、细草节（又称草节）。

3. 用药习惯 北京地区的甘草用药加工品种有生甘草、炙甘草、甘草节和甘草梢四种，当今只加工生甘草、炙甘草，甘草节和甘草梢均不加工。甘草节和甘草梢在古代一些名方中专用此药。如清代《医宗金鉴》中的"保肺汤"中专用甘草节，用以解毒；宋代《小儿药证直诀》中的"导赤散"专用甘草梢，用以清热利尿，治疗茎中痛。根据药物炮制加工的来源，甘草节即用生甘草切成6cm短段，这与生甘草无区别；但甘草梢取材于生甘草最下端极细部位，切成6cm短段，取其下行利尿作用，故应恢复生产。

高良姜（附 大良姜、红豆蔻）

【别名】良姜。

【来源】本品为姜科植物高良姜 *Alpinia officinarum* Hance 的干燥根茎。

【历史】本品始载于《名医别录》，列为中品。云："出高良郡（即今天广东茂名一带），故名。"《本草图经》载："春生茎叶如姜苗而大，高一二尺许，花红紫色如山姜。"《南越笔记》亦有记载："高良姜出于高凉，故名。"据《中国百越民族史学》考证：古代高凉地区即现今广东省高州、电白、吴川、茂名、阳春、阳江、恩平等地，说明高良姜自古以来以广东产者著称，是广东省十大"地道药材"之一。

【产地】主产于广东雷州半岛的徐闻、海康。此外，惠阳地区；海南省陵水、屯昌、儋县；广西博白、上思等地亦产。

【生产概况】原为野生，多生于荒坡灌木丛中。现已有栽培。本品喜湿润气候，耐旱，不耐霜寒。以土层深厚、肥沃而疏松酸性土壤栽培为宜。高良姜用根状茎繁殖，用起土新鲜品切断作种，老姜作药。

【采收加工】夏末秋初挖起两年生的根状茎，除去地上茎叶及须根，洗净切断晒干。

【性状鉴别】根茎呈圆柱形，多弯曲而有分支。长 5～9cm，直径 1～1.5cm。表面棕红色，有纵皱纹及灰棕色波状环节，节间长 0.5～1cm。下侧有须根痕。质坚韧，不易折断。断面纤维性，粗糙不平，橙棕色。气芳香，味辛辣（图 1-69 高良姜）。

【品质】以棕红色、粗壮坚实、皮皱肉凸（俗称"反口"）、味香辣、分支少者为佳。

【贮藏】置阴凉干燥处，防霉。

【性味与归经】辛，热。归脾、胃经。

【功能与主治】温胃散寒，消食止痛。用于脘腹冷痛，畏寒呕吐，嗳气吞酸。

高良姜在调配处方中用量不大，但在北京同仁堂生产的"胃气止痛丸"（即古方良附丸）中用量很大。

【附注】

1. 大良姜 大良姜为姜科植物大高良姜 *Aipinia galangal*（L.）Willd. 的干燥根茎，均为野生。主产广东、广西、云南等地。该品根茎粗大，体轻质松，纤维性强，粉性小，表面灰黄色或浅棕色，气味较正品高良姜为淡。本品在云南等地有作高良姜药用的习惯，应属错用。高良姜、大良姜除供药用外，大量用于调味剂，畅销国内外。

2. 红豆蔻 本品为大高良姜 *Aipinia galangal*（L.）Willd. 的成熟果实。其性状：果实呈椭圆形，中间稍收缩，长 0.7～1.2cm，直径 0.5～0.7cm。表面红棕色至暗红色，光滑或稍有皱纹。顶端有黄白色管状宿萼，基部有果柄痕。果皮薄而脆，手捻即碎，内面黄色。种子多为 6 粒，呈扁圆形或三角状多面形，外被浅棕色膜质，假种皮剥离后种子表面黑棕色或红棕色，胚乳灰白色。气香，味特别辛辣而刺舌喉。本品味辛，性热。归肺、脾经。具有燥湿散寒、健脾消食的功效。用于脘腹冷痛，食滞胀满，呕吐，腹泻。

藁 本

【别名】香藁本。

【来源】本品为伞形科植物藁本 *Ligusticum sinense* Oliv. 或辽藁本 *Ligusticum jeholense* Nakai et Kitag. 的干燥根茎及根。二者在处方中同等入药，北京习惯用辽藁本。

【历史】本品始载于《神农本草经》，列为中品。《桐君药录》说："芎䓖苗似藁本，论说花实皆不同，所生出处又异。今山东别有藁本，形气甚似，性长大耳。"《本草图经》云："藁本生崇山谷，今西川、河东、州郡及兖州、杭州有之，叶似白芷，又似芎䓖，但芎䓖似水芹而大，藁本叶细耳。"由上可知，古代药用藁本就有两大类。所谓似芎䓖而产西川的藁本，即相当于川藁本（即西芎藁本），而产山东兖州，形气甚似，唯长大者相当于辽藁本。

【产地】

1. 藁本 藁本又称西芎藁本，主产四川绵阳、广元、雅安；陕西安康、汉中；甘肃天水、武都；重庆万州、巫山、巫溪；湖北恩施、巴东、兴山、长阳；湖南茶陵、桂东等地。

2. 辽藁本 辽藁本主产河北平泉、承德、宽城、赤城、丰宁、蔚县；北京密云、怀柔、延庆、昌平、门头沟、房山、平谷，以及辽宁、山西、内蒙古等地。

【生产概况】两种藁本多为野生（西芎藁本在湖北、湖南、江西有种植），均喜生高山林下、草甸、林缘、阴湿山坡等处。辽藁本产量甚少。

【性状鉴别】

1. 藁本（西芎藁本） 根茎呈不规则结节状圆柱形，稍扭曲有分支，长 3～10cm，直径 1～2cm。表面棕褐色或暗棕色，有纵皱纹，较粗糙，栓皮易脱落。上端残留数个凹陷的圆形茎痕。下端有许多点状突起的根痕或有长短不等的根。体轻，质硬脆，易折断，断面呈黄色或黄白色，纤维性。气芳香，味辛而苦。（图 1－70 藁本）

2. 辽藁本 根茎呈不规则的块状或圆柱状。表面棕褐色，上端有数个丛生的叶基及突起的节，下端有许多细长弯曲的根。根茎及根均有点状的须根痕。气味同藁本（图 1－71 辽藁本）。

【品质】 均以身干、体长、质坚、香气浓者为佳。

【贮藏】 置通风干燥处，防蛀。

【性味与归经】 辛，温。归膀胱经。

【功能与主治】 祛风，散寒，除湿，止痛。用于风寒感冒，颠顶疼痛，风湿肢节痹痛。

【附注】 近年来，在全国许多省市还大量使用一种"新疆藁本"（北京地区也用）。本品来源为伞形科植物鞘山芎 *Conioselinum vaginatum*（Spreng.）Thell 的根茎。主产于新疆昭苏、新源、裕民、托里、哈巴河等地。其根茎呈不规则结节状扁圆柱形，有的弯曲有分支。长4～15cm，直径 1.5～4cm。表面灰棕色或灰褐色，有明显的环节，每节上有一个圆形凹窝。凹窝丙有淡黄色且有纵纹的茎痕，凹窝周围和下端有许多突起的黄棕色残根和根痕，根皮脱落处呈黄色纤维状，节间有纵皱。体轻，质硬，不易折断。断面类白色或淡黄色，纤维性强，具裂隙，可见浅棕色油点。气香，味苦微麻舌。（图 1－72 新疆藁本）

葛根（附 葛花、粉葛）

【别名】 粉葛。

【来源】 本品为豆科植物野葛 *Pueraria lobata*（Willd.）Ohwi 的干燥根。

【历史】 本品始载于《神农本草经》，列为中品。李时珍曰："其根外紫内白，长者七八尺。其叶有三尖，如枫叶而长，面青背淡，其花成穗，累累相缀，红紫色。其荚如小黄豆荚，亦有毛。其子绿色，扁扁如梅子核，生嚼腥气，八九月采之。"以上记载，与当今所用葛根原植物形态相符。

【产地】 野葛我国分布很广，除新疆、西藏外各地均有野生，但以湖南、河南、广东、浙江、四川等地产量最大。北京山区也产，且产量甚丰，如密云、怀柔、平谷、昌平、门头沟等地。

【生产概况】 本品为多年生落叶藤本植物，野生或栽培，野生于向阳山坡。

【采收加工】 春、秋季节采挖，将根洗净，刮去外皮，趁鲜纵切成片状或小块状，否则干后难以切段，晒干或烘干，晒时要经常翻动，防止雨淋和夜露，以免变色或生霉。

【性状鉴别】呈纵切的长方形厚片或小方块，片长 5～35cm，厚 0.5～1cm。外皮淡棕色，有纵皱纹，粗糙。切面黄白色，纹理不明显。质韧，纤维性强。无臭，味微甜。（图 1-73 葛根）

【品质】以色白、质坚实、无外皮、粉性足，纤维少者为佳。与葛根素比较，纤维性强的含量高，所以一般认为葛根功效比粉葛强。

【性味与归经】甘、辛，凉。归脾、胃经。

【功能与主治】解肌退热，生津透疹，升阳止泻。用于外感发热头痛，项背强痛，口渴，消渴，麻疹不透，热痢，泄泻，高血压。

【附注】

1. 葛花 葛花即野葛的未开放的花。其性状为不规则扁长圆形或略呈扁肾形，长 0.5～1.5cm，宽 2～6mm。花萼灰绿色，钟状，五齿裂，裂片披针形，表面密被黄色毛茸，基部有两片披针形小苞片。花冠蝶形，淡棕色或蓝紫色，花瓣五片，旗瓣近圆形，先端微凹入，雄蕊 10 枚。雌蕊扁线形，花柱微弯。气微、味淡。功效：解酒毒。治酒后烦渴，呕吐（图 1-74 葛花）。

2. 粉葛 本品为豆科植物甘葛藤 *Pueraria thomsonii* Benth. 的干燥根。主产于广西平南、桂平、玉林、梧州、藤县、贵港；广东南海、佛山、番禺、增城等地。本品除药用外，还大量用于副食和出口。

甘葛藤习称"粉葛"，多为栽培，秋、冬两季采挖，多除去外皮，用硫黄熏后稍干，截段，或再纵切两半。有些地区加工成 2cm 小方块，称"粉葛丁"，干燥。

其性状呈圆柱形、类纺锤形或半圆柱形，长 12～15cm，直径 4～8cm；有的为纵切或斜切的厚片，大小不一。表面黄白色或淡棕色，未去外皮的呈灰棕色。横切面可见由纤维形成的浅棕色同心性环纹，纵切面可见由纤维形成的数条纵纹。体重，质硬，富粉性。性甘、辛，凉。归脾、胃经。

功效：解肌退热，生津透疹，升阳止泻。用于外感发热头痛，项背强痛，口渴，消渴，麻疹不透，热痢，泄泻，高血压。（图 1-75 粉葛）

狗　脊

【别名】金毛狗脊。

【来源】本品为蚌壳蕨科植物金毛狗脊 *Cibotium barometz*（L.）J. Sm. 的干燥根茎。

【历史】本品始载于《神农本草经》，列为中品。《本草图经》云：今太行山（今山西、河南交界）、淄（今山东淄州县）、温（今浙江永嘉县）、眉（今四川眉山县）亦有。根黑色，长三四寸，两指许大，苗尖，细碎，青色，高一尺以来，无花。其茎叶似贯众而细，其根长而多歧，似狗脊骨，故以名之。其肉青绿，春秋采根曝干用，今方亦用金毛者。"古代所用狗脊有根黑色和被金毛者两种，其中金毛者特征与本品一致。

【产地】主产于福建、湖北、湖南、江西、广东、广西、四川等省。

【生产概况】本品为野生，喜生山脚沟边及林下阴湿处酸性土壤中。

【采收加工】全年皆可采收，以秋末冬初地上部分枯萎时采收者质量较佳。将全株挖起，除去地上部分及泥沙，干燥；或去硬根、叶柄及金黄色茸毛，切厚片，干燥，为"生狗脊片"。蒸后晒至六七成干，切成厚片，干燥，为"熟狗脊片"。

【性状鉴别】北京地区多年来习用生狗脊片，用时再炮制，从未用过整狗脊。生狗脊片呈不规则长条形或圆形，长 5～20cm，直径 2～10cm，厚 0.5～5mm。切面浅棕色，较平滑，近边缘 1～4mm 处有 1 条棕黄色隆起的木质部环纹或条纹，边缘不整齐，偶有金黄色茸毛残留；质脆，易折断，有粉性。熟狗脊片呈黑棕色，质坚硬。（图 1-76 狗脊；图 1-77 生狗脊纵切片；图 1-78 熟狗脊片）

【品质】片以薄厚均匀、坚实、无毛者为佳。

【贮藏】置干燥处，防霉。

【性味与归经】苦、甘，温。归肝、肾经。

【功能与主治】补肝肾，强腰膝，祛风湿。用于腰膝酸软，下肢无力，风湿痹痛。

骨 碎 补

【别名】申姜，猴姜。

【来源】本品为水龙骨科植物槲蕨 Drynaria fortunei（Kunze）J. Sm. 的干燥根茎。因能治疗折伤，补骨碎故名。其根状茎密被棕褐色小鳞片，状似姜状，遂有猴姜、申姜之称。有些地区将加工前的称为"申姜"，加工去毛的称为"骨碎补"，分别入药。

【历史】本品始载于《药性论》。《本草拾遗》云："骨碎补似石韦而一根，余叶生于木，岭南、虔（今江西赣州）、吉（今江西吉安）亦有，本名猴姜。"《开宝本草》称："生江南。根着树、石上，有毛，叶如庵闾，江西人呼为胡孙姜。"《本草图经》载："根生大木或石上，多在蔽荫处，须根成条，上有黄毛及短叶附之……唯根入药，采无时，削去毛用之。"

【产地】分布于浙江、江西、福建、湖北、湖南、广东、广西、四川、贵州、海南等地。

【生产概况】本品野生于海拔 200～800m 的林中蔽荫处岩石或树干上。

【采收加工】全年皆可采收，将根茎挖下后，洗净泥土，晒干，或燎去鳞毛。

【性状鉴别】本品呈扁平长条状，多弯曲，有分支，长 5～15cm，宽 1～1.5cm，厚 0.2～0.5cm。表面密被深棕色至暗棕色的小鳞片，柔软如毛，经火燎者呈棕褐色或暗褐色，两侧及上表面均具突起或凹下的圆形叶痕，少数有叶柄残基及须根残留。体轻，质脆，易折断，断面红棕色，维管束呈黄色点状，排列成环。气微，味淡、微涩。（图 1-79 骨碎补）

【品质】以条粗大、色棕者为佳。

【贮藏】置干燥处。

【性味与归经】苦，温。归肾、肝经。

【功能与主治】补肾强骨，活血止痛。用于跌打损伤，肾虚腰痛，牙齿松动，耳鸣耳聋；外治斑秃，白癜风。

【附注】

同科植物中华槲蕨 Drynaria baronit（Christ）Diels 的干燥根茎也可入药，北京地区亦用。本品根茎较直而细长，分支少，黄棕色，小鳞片易脱落，表面黄色或淡棕色。质较硬，断面黄色，余同槲蕨。

何首乌（附 首乌藤）

【别名】首乌。

【来源】本品为蓼科植物何首乌 Polygonum multiflorum Thunb. 的干燥块根。其藤名首乌藤，又名"夜交藤"，与何首乌分别入药。

【历史】本品之名始见于唐代，元和七年（813 年）李翱的《何首乌传》，早期各种本草文献多有记载。如宋代，《开宝本草》载："蔓紫，花荚白，叶如薯蓣而不光，生必相对，根大如拳，有赤、白两种，赤者雄，白者雌……春夏采。"《本草图经》谓："今处处有之，岭外、江南诸州皆有，以西洛嵩山及河南柘城县者为胜……夏秋开荚白花，似葛勒花。结子有棱，似荞麦而细小，才如粟大。秋冬取根，大者如拳，各有五棱瓣，似小甜瓜。"本书记载与今用之何首乌相符。明代，广东德庆已有人工栽培。民国时期有首乌汁、首乌酒的产品开发，扩大了何首乌的应用。

【产地】何首乌在我国分布很广，主要分布华中、华南、西南、华东等地区。家种和野生均有，以野生为主。野生品主要产于贵州开阳、黔西、纳雍、铜仁，重庆万源、云阳、黔阳、石柱、万州，四川筠连、马边、雷波、宜宾、平武、苍旺、广元，云南元阳、广南、泸水、福贡，广西田林、西林，湖北郧县、恩施、巴东。家种何首乌主产于广东德庆、清远、高州、新兴、浮云、廉江，湖南永州、会同。广东德庆何首乌为"地道药材"。

【生产概况】本品为多年生缠绕草本植物，野生何首乌多生长于草坡、山坡、路边、石隙及灌木丛等向阳或半隐藏处。栽培于排水良好、湿润、土质疏松、呈微酸性、富含腐殖质的沙质土壤中。忌干燥、积水。

何首乌用扦插、压藤和种子繁殖。何首乌以扦插繁殖为好，成活率高，当年可形成小块根，产量高。压藤和种子繁殖费工费时，生长周期长。

【采收加工】野生何首乌常年均可采收。人工栽培何首乌于定植后 2～4 年采收。采收期以秋季落叶前或春季新芽萌发前为好。采收时先割去地上部分，后挖出块根。加工：将采收的块根洗净，晒干或烘干，或对半剖开，或切成厚片后晒干或烘干。广东多将鲜何首乌切片，蒸后晒干。

【性状鉴别】块根呈团块状或不规则纺锤形。长 6～15cm，直径 4～12cm。表面红棕色或红褐色，凹凸不平，有不整齐的皱纹及纵沟，并有横长皮孔及细根痕，两端各有一明显的断痕，露出纤维状维管束。体重，质坚实，不易折断。药材多已切成纵或横片，切面浅黄棕色或浅红棕色，显粉性。中心木部较大，周围伴有 4～11 个类圆形的异型维管束环列，形成"云锦状花纹"。气微，味微苦而甘、涩。经蒸后的何首乌片横断面黄棕色或深褐色，呈鲜明胶状光泽，"云锦花纹"明显。（图 1－80 何首乌；图 1－81 何首乌横断面"云锦花纹"特征）

【品质】原个何首乌以个大、体重、坚实、断面无裂隙、显粉性者为佳。何首乌片切面黄棕色、"云锦花纹"明显、粉性足者为佳。

【贮藏】置干燥通风处。

【性味与归经】苦、甘、涩，温。归肝、肾经。

【功能与主治】补肝肾，益精血，乌须发，强筋骨。用于血虚萎黄，眩晕耳鸣，须发早白，腰膝酸软，肢体麻木，崩漏带下，久疟体虚，高血脂。上述功效是炙何首乌的功效。

【附注】

1. 首乌藤　首乌藤又名夜交藤，即何首乌的藤茎。其来源、产地同何首乌。秋冬之季采收藤茎，除去残叶，捆成把，干燥。

本品呈长圆柱形，稍扭曲，具分支，长短不一，直径 4～7mm。表面紫红色或紫褐色，粗糙，具扭曲的纵皱纹，节部略膨大，有侧支痕，外皮菲薄，可剥离。质脆，易折断，断面皮部紫红色，木部黄白色或淡棕色，导管孔明显，髓部疏松，类白色。气微，味微苦，涩。（图 1－82 首乌藤）

品质以身干、条匀、表面紫红色者为佳。北京习销细条，出口习销粗条。置干燥处贮藏。味甘、平。归心、肝经。

功能：养血安神，祛风通络。用于失眠多梦，血虚身痛；风湿痹痛，外治皮肤瘙痒。

2. 北京地区使用情况　北京地区应用的何首乌分为炙何首乌与生何首乌两种。炙何首乌具有补肝肾、益精血、乌发须作用；生何首乌则治瘰疬疮痈，风疹瘙痒，肠燥便秘。生何首乌与炙何首乌的功效有原则区别，为了避免错用药物，北京市在二者炮制加工方面，从工艺上也有很大差异。如生何首乌切薄片，炙何首乌切小方块（骰子块），再用黑豆汁、黄酒浸泡后用密封蒸笼蒸制。

3. 何首乌藤　何首乌藤也入药，名首乌藤（又名"夜交藤"），见首乌藤项下。

4. 地区习惯用药　现今有白首乌、何首乌之分。在古代本草不但有赤、白两种，而且有赤、白合用的传统。李中梓说："白者入气，赤者入血，赤白合用，气血交培。"现在各地所用的白首乌多为萝摩科牛皮消组的植物，如山东、陕西用的为大根牛皮消 *Cynanchum* *auriculatum* Royle ex Wight 的块根。湖北部分地区用的为隔山消 *Cynanchum wilfordii*（Maxim.）Hemsl. 的块根。江苏、浙江用的为耳叶牛皮消 *Cynanchum auriculatum* royle exwight. 的块根。应用时须与正品何首乌性状特征对照鉴别，避免错用。（图 1 – 83 白首乌）

5. 何首乌的其他用途　何首乌药用价值很高，除饮片配方和生产中成药外，还用于滋补保健、美容美发产品，用途不断扩大，故应搞好野生资源保护，有计划地发展种植。

红 大 戟

【别名】红芽大戟。

【来源】本品为茜草科植物红大戟 *Knoxia valerianoides* Thorel et Pitard 的干燥块根。

【历史】红大戟之名，首见于明代《片玉心书》中"太乙紫金锭"，为北京同仁堂生产的特色中成药之一。后在本方的基础上通过增味又研制出"周氏回生丹"。北京地区生产的近千种中成药中仅有这两种成药配伍有红大戟。红芽大戟之名首见于近代药学著作陈仁山的《药材出产辨》，作为红大戟的别名已在行内通用。目前北京地区无论配制中成药或调配汤剂处方，凡写大戟、红大戟和红芽大戟均付给本品。

【产地】主产广西石龙、邕宁、上思、隆安，云南弥勒、文山、个旧，广东阳江、电白、阳春等地，以广西产量大，质佳，行销全国。

【生产概况】本品为多年生草本植物，野生于山坡、草丛中。

【采收加工】秋冬两季采挖。除去茎苗及须根，洗净晒干，或置沸水中略烫后晒干。

【性状鉴别】块根略呈纺锤形，稍弯曲。长 3 ~ 10cm，直径 0.6 ~ 1.2cm。表面红褐色，或棕褐色，粗糙，有扭曲的纵皱纹，顶端附有细小残茎，下端偶有分支。质坚实，断面皮部红褐色，木部棕黄色。以水湿后显黏性。无臭，味甘，微辛。（图 1 – 84 红大戟）

【品质】以个大、质坚实、根长肥壮、红褐色者为佳。

【贮藏】置阴凉干燥处。

【性味与归经】苦，寒；有小毒。归肺、脾、肾经。

【功能与主治】泄水逐饮，攻毒消肿散结。用于胸腹积水，二便不利，痈肿疮毒，瘰疬痰核。

【注意事项】《北京市中药调剂规程》规定：孕妇禁用，不宜与甘草同用。

红 芪

【别名】晋芪。

【来源】本品为豆科植物多序岩黄芪 *Hedysarum polybotrys* Hanc. – Mazz. 的干燥根。野生或栽培。

【历史】本品首见于梁代《本草经集注》。陶弘景在论黄芪时说："又有赤色者，可作膏贴，用消痈肿，俗方多用，道家不须。"可能即指此而言。红芪亦为补气、生血养血要药，效同黄芪。

【产地】主产于甘肃宕昌、武都、岷县、舟曲、临潭、漳县、西和、礼县、武山等地，四川茂县、汶川等地亦产，主销甘肃、广东、福建并出口。在20世纪70年代黄芪货源紧张时，北京曾经由甘肃调进过红芪，作为黄芪使用。后经过很长一段时间，黄芪货源缓和才逐渐停用。

【生产概况】本品主药分布在甘肃陇南地区，沿白龙江流域的岷山山脉多野生在海拔1500~3000m的向阳山坡、灌丛、草地上，喜温和、凉爽气候。常栽培于光照充足、土层深厚的斜坡上。栽培以宕昌、岷县、西和为多。

【采收加工】本品大部分为栽培品，野生很少，并认为栽培品质量优于野生品。种植后三年即可采挖，一般在10月份起土，采收后，除净支根、须根、芦头，堆闷发热，使其糖化，至体柔软时，用木板搓直，使其结实顺直，晒干即可。

【性状鉴别】本品呈圆柱形，少有分支，上端略粗，长10~15cm，直径0.6~2cm。表面灰红棕色，有纵皱纹。横长皮孔样突起及少数支根痕，皮易脱落，剥落处淡黄色。质硬而韧，不易折断，断面纤维性，并显粉性，皮部黄白色，木部淡黄棕色，射线放射状，形成层环浅棕色。气微，味微甜，嚼之有豆腥味。（图1-85 红芪）

【品质】以条粗均匀、表面红棕色、质坚柔韧、断面黄白色、粉性足、味甜、有豆腥味者为佳。

【规格等级】一等：上中部直径1.3cm以上，长33cm以上；二等：上中部直径1cm以上，长23cm以上；三等：上中部直径0.7cm以上，长短不等，间有短节子。

【贮藏】置于通风干燥处，防潮，防蛀。

【性味与归经】甘，温。归肺、脾经。

【功能与主治】补气固表，利尿托毒，排脓，敛疮生肌。用于气虚乏力，食少便溏，中气下陷，久泻脱肛，便血崩漏，表虚自汗，气虚水肿，痈疽难溃，久溃不敛，血虚萎黄，内热消渴；慢性肾炎蛋白尿，糖尿病。

胡 黄 连

【别名】胡连。

【来源】本品为玄参科植物胡黄连 *Picrorhiza scrophulariiflora* Pennell 的干燥根茎。

【历史】本品始载于《新修本草》。曰："胡黄连出波斯国（今伊朗）。生海田半陆地，八月上旬采，苗若夏枯草，根头似鸟嘴，折之肉似鹳鹆眼者良。"苏颂曰："初生似芦，干则似杨柳枯枝，心黑外黄，不拘时月采收。"陈承云："折之尘出如烟者，乃为真也。"按其性状、产地与今所用的胡黄连相同。本品新中国成立前一直从印度进口，1960年中国医科院药物研究所在西藏发现了与印度胡黄连同属植物西藏胡黄连，经过研究，所含成分及苦味度、疗效与进口胡黄连相似，认为可与进口胡黄连同供药用。

【产地】胡黄连为历史上的进口药材。主产印度、尼泊尔、锡金，一向由香港转口，西藏胡黄连分布于喜马拉雅山区西部。

【生产概况】均系野生，本品为多年生草本植物。喜生于海拔3600~4400m高寒地区的岩石上及石堆中，或浅土层的向阳处，高山草地中。

【采收加工】7~9月采收。将根茎挖出后，去掉地上部分及泥土，洗净晒干即可。

【性状鉴别】

1. 印度胡黄连 根茎呈圆柱形，略弯曲，少有分支。长2~15cm，直径0.3~1cm。表面灰黄色至黄棕色，有光泽，粗糙，具纵皱及横环纹，栓皮脱落处露出褐色皮部，顶端有残留叶迹，密集呈鳞片状，暗红棕色，或脱落而残留半环状的节痕。根痕原点状，近节处较多。质硬而脆，易折断，折断时有粉尘飞出。断面皮部黑色，木部黄白色，木部维管束4~7个排列成环状，中央有灰黑色髓部。气微，味极苦而持久。（图1-86 印度胡黄连）

2. 西藏胡黄连 根茎呈圆柱形，多少弯曲，偶有分支，长3~12cm，直径2~14mm。表面灰棕色至暗棕色，粗糙，有纵皱纹及横环纹，并有突起的芽或芽痕及小圆柱形根痕或细根残基；顶端密被鳞片状的叶柄残基，呈灰棕色、黄棕色至暗棕色，中间有白色点状4~10个维管束，排列成环。气微，味极苦。（图1-87 西藏胡黄连）

【品质】

1. 进口胡黄连 以条粗、折断时有粉尘飞出、断面灰黑色、味苦者为佳。

2. 西藏胡黄连 以根茎粗壮、无细根、体轻质脆、苦味浓者为佳。

【贮藏】置干燥通风处。

【性味与归经】苦，寒。归肝、胃、大肠经。

【功能与主治】清湿热，除骨蒸，消疳热。用于湿热泻痢，黄疸，痔疾，骨蒸潮热，小儿疳疾。

湖北贝母

【别名】板贝，窑贝。

【来源】百合科植物湖北贝母 *Fritillaria hupehensis* Hsiao et K. C. Hsia 的干燥鳞茎。

【历史】本品新中国成立前原系野生，多在湖北恩施的板桥集散，故称"板贝"。其后引种最早的地区是重庆万州的奉节、巫山，故又称"奉节贝"。

【产地】主产湖北恩施、建始、宣恩、利川、五峰、宜昌等县。

【采收加工】初夏植株枯萎后采挖，除去泥土，用石灰水或清水浸泡后干燥。

【**性状鉴别**】本品呈扁圆球形，高 0.8～2.2cm，直径 0.8～3.5cm。表面类白色至淡棕色。外层鳞叶两瓣，肥厚，略呈肾形，或大小悬殊，大瓣紧抱小瓣，顶端闭合或开裂。内有鳞叶2～6 枚及干缩的残茎。内表面淡黄色至类白色，基部凹陷呈窝状，残留有淡棕色表皮及少数须根。单瓣鳞叶呈元宝状，长 2.5～3.2cm，直径 1.8～2cm。质脆，断面类白色，富粉性。气微，味苦。（图 1－88 湖北贝母）

【**品质**】以鳞叶肥厚、质坚、粉性足、断面白色者为佳。

【**贮藏**】置通风干燥处，防虫，防霉。

【**性味与归经**】微苦，凉。归脾、心经。

【**功能与主治**】清热化痰，止咳散结。用于痰热咳嗽，痰核瘰疬，痈肿疮毒。

【**附注**】

1. 本品不宜与乌头类药物同用。

2. 《中国药典》2005 版记载本品性状特征、性味与归经及功能与主治，基本上与浙贝母相同。本品在北京地区没有使用习惯，故一直未进入北京市场。

黄 芪

【**别名**】口芪，北芪，箭芪，绵芪。

【**来源**】本品为豆科植物蒙古黄芪 *Astragalus membranaceus*（Fisch.）Bge. var. *mongholicus*.（Bge.）Hsiao 和膜荚黄芪 *Astragalus membranaceus*（Fisch.）Bge. 的干燥根。野生、栽培均有，当今以栽培为主。

【**历史**】本品始载于《神农本草经》，列为上品。原名黄耆。明代李时珍释其名曰："耆者长也，黄芪色黄，为补药之长，故名。"现今常将耆简化为"芪"。梁代陶弘景曰："第一出陇西（今甘肃东南部定西地区）、洮阳（甘肃临潭县），色黄白，甜美，今亦难得。次用黑水（今四川黑水县）、宕昌（今甘肃陇南地区），色白，肌理粗，新者亦甘而温补。又有蚕陵白水（今四川北部）者，色理胜蜀平者而冷补。"宋代《本草图经》云："今出原州（今宁夏固原县）及华原（今陕西耀县）者良，蜀中不复采用，直州（今四川茂汶羌族自治县附近）、宁州（甘肃、陕西的东南边界）者亦佳。"《药物出产辨》载："正芪产区分三处：一关东，二宁古塔，三卜奎，产东三省，现时山西大同、忻州地区，内蒙古及东北所产者为优。"《山西通志》记载山西大同产黄芪，距今已有 500 多年的历史。从本草关于黄芪的产地和形态的考证，并参考《证类本草》中"宪州黄芪"的附图，可以认为古代正品黄芪是蒙古黄芪和膜荚黄芪。

【**产地**】黄芪产于我国北方各地，如内蒙古、山西、陕西、河北，及东北三省等地均有分布。山西浑源、应县、繁峙、代县为最早，至今约有 500 年的历史。当今商品中山西浑源、应县产的膜荚黄芪，内蒙古产的蒙古黄芪，以根条粗直，粉质好，味甜，具有浓郁豆香气等优良性状而驰名中外，称为"地道药材"。近年来，山东文登、莒县，甘肃定西、渭源、通渭、陇西、岷县等地大量栽培，供应市场。

【生产概况】本品野生、栽培均有，新中国成立前主要靠野生，虽有栽培，主要集中在晋北。黄芪是深根性植物，野生在海拔800~1300m之间的山区或半山区的干燥阳坡草地上，平地栽培应选择地势高，干燥、排水良好、疏松而肥沃的沙质土壤中。如地下水位高，土壤湿度大、土质黏紧、低洼易涝的黏土或土质贫瘠的沙粒土不宜种植。

黄芪一般用种子繁殖，新中国成立前多种在荒山坡上，采用粗放性种植。就是先将荒山坡深挖翻土，耙平，再将种子与细土掺混一起（因种子太小，为了方便播撒均匀），撒于地面上。然后将许多树枝捆在一起形成扫帚形，上面压一块二三十公斤的石头，人拉盖平，使土壤与种子混合就行。也有将种子播撒后，用羊群踩一遍亦可。据山西药农经验，羊群踩出的苗齐。黄芪种植的第一年还可兼种一些其他作物，如荞麦等。内蒙古兼种油菜子、胡麻。第二年就不能兼种任何作物了，以利于黄芪生长。种植后，没有灌溉条件，靠天等雨，顺其自然。根据山西经验，一般种植后三四年才开花结籽，五至七年才能采收。

新中国成立后，黄芪栽培多采用平原种植。播种时间分为春播（4月）、伏播（7月）、秋播（10月），又分播撒、穴播和条播。现多采用条播（直播），产量大，质量好。也有育苗移栽的，但易伤主根，而形成鸡爪芪，影响质量。

【采收加工】黄芪栽培后，一般生长三年就可采收。于秋季地上部植株枯萎时，先割除地上部分，然后将根部挖出。黄芪根深，采收时切勿将根挖断，以免造成人为减产。根挖出后，去净泥土、残茎、根须和芦头，然后进行晾晒，待晒至七八成干时，扎成小捆，再晒全干即可。

【性状鉴别】黄芪呈圆柱形，有的有分支，上端较粗，长30~90cm，直径1~3.5cm。表面淡棕黄色或深棕褐色，有不整齐的纵皱纹或纵沟。质硬而韧，不易折断，断面纤维性强，显粉性，皮部黄白色，木部淡黄色，有放射状纹理及裂隙，老根中心偶有枯朽状，黑褐色或空洞。气微，味微甜，嚼之微有豆腥味。（图1-89黄芪）

黄芪在新中国成立前根据国内外应用习惯的不同要求，由产地黄芪加工厂，针对不同需要加工成多种性状和规格，如炮台芪、春正芪（也称"冲正芪"）、正口芪、红蓝芪等。加工方法各异。

①炮台芪：选用优质黄芪的上中部，粗细均匀的部位，用沸水烫过，再用木板搓直，两端用绳捆紧，扎成小把，上端切齐，底部削成略尖，整把长约30cm，顶端直径约10cm。形成炮台形，故称"炮台芪"。（图1-90炮台芪）

②春正芪：选择条匀皮细的黄芪，用乌叶（本品为无患子科植物栾树的叶片）、黑矾、五倍子等制成液体，将黄芪表皮染成蓝黑色（仿制东北产的黄芪）再捆成小把。本品主销东南亚各国。这些黄芪加工厂原设在山西浑源、内蒙古、天津市河北区三条石等地。

【品质】黄芪均以根条粗长，无空心。质地柔韧。断面外层白色，中间黄色或淡黄色，有粉性及纤维性，显菊花纹，味甜，有豆腥味者为佳。

【规格等级】 黄芪根据品质形状共分为以下四等。

特一等：长 70cm，上中部直径 2cm 以上，末端直径不小于 0.6cm。一等：性状同特一等，长 50cm 以上，中部直径在 1.5cm 以上，末端直径不小于 0.5cm。二等：性状同特一等，长 40cm 以上，中部直径在 1cm 以上，末端直径不小于 0.4cm。三等：性状同特一等，长短不等，中部 0.7cm 处，末端直径不小于 0.3cm。

【贮藏】 置通风干燥处，防虫，防霉。

【性味与归经】 甘，温。归肺、脾经。

【功能与主治】 补气固表，利尿托毒，排脓，敛疮生肌。用于气虚乏力，食少便溏，中气下陷，久泻脱肛，便血崩漏，表虚自汗，气虚水肿，痈疽难溃，久溃不敛，血虚萎黄，内热消渴；慢性肾炎蛋白尿，糖尿病。

【附注】

1. 黄芪目前生产状况 黄芪无论野生还是栽培，均来源于膜荚黄芪和蒙古黄芪。因产地土壤不同，名称各异，如产于黑龙江、吉林等地的黑色土壤生长的黄芪，表皮呈棕褐色，俗称"黑皮芪"；产于齐齐哈尔（卜奎）的称"卜奎芪"；产于宁安的称"宁古塔芪"；产于山西、内蒙古的黄芪，表皮颜色相对较浅，多呈淡棕色，故称"白皮芪"。

此外，膜荚黄芪与蒙古黄芪由于植物品种不同，其形状也有差异，如膜荚黄芪（产于山西者），根头多膨大，多具空心，尾部渐细，质地韧而重。蒙古黄芪（产于内蒙古者），芦头小、头尾粗细均匀，质地较嫩而柔软，俗称"鞭竿芪"或"箭杆芪"，为著名的"地道药材"。

近年来，全国各药材市场所供应的黄芪大多是山东文登、甘肃定西、河北安国等地的栽培品，其中山东文登、甘肃定西的产品根条粗细、长短与以往的外形相比还算尚可，唯质过硬，木质化过高，几乎没有什么纤维性，粉性少，豆腥味较淡，切片质地坚实致密。如"蜜炙黄芪"按规定应用的蜜液都难以浸入，对其质地坚硬程度可显而知，不如原来内蒙古、山西、东北的栽培品。

河北安国种植黄芪最多生产两年就采收，由于生长期很短，故根长 30~40cm，粗细如笔管，根的底部有许多支根，形如鸡爪。这种货整品难以销售，故药农多切成圆片销售。为了使片形显大，还有切成斜片销售。这些品种与以往的野生品或半野生半家种的黄芪性状相差甚远。其疗效如何，应进行有针对性的研究，以便改进黄芪的种植方法。

2. 黄芪地方习用品种 与黄芪同科同属植物，地方习用较广的不同品种有：

（1）金翼黄芪：本品为豆科植物 *Astragalus chrysopterus* Bge. 的干燥根。呈圆柱形，长 20~40cm，直径 0.5~1cm，上部有细密环纹。表面黄棕色至淡棕褐色，有纵皱纹。质硬而韧，显粉性。断面纤维性强，气微，味甜，嚼之有豆腥味。本品分布河北、山西、陕西、宁夏、甘肃、青海、四川。主产河北小五台山，山西北部的繁峙、朔州市；青海东部、甘肃南部亦产。商品称小黄芪、"小芪子"（河北）。四川主产于阿坝州的茂县、理县、平武、黑水等地，称茂县白芪；曾有外调，称阿坝黄芪，在四川、江苏、湖南有时与正品黄芪混用。河北产者根条小；四川产者根粗，与黄芪相似。

（2）梭果黄芪：本品为豆科植物梭果黄芪 *A. ernestii* Comb. 的干燥根。呈圆柱形，少有分支。表面淡棕色或棕褐色，皱纹少，多具有皮孔。质硬而稍韧。断面较疏松，横切面皮部乳白色或黄白色，木部淡棕色，形成层棕色，环纹不明显。粉性近于黄芪，味淡。分布四川西北部，四川称甘孜黄芪。河北、四川、贵州等省曾习销。本品在四川作为黄芪使用，曾在20世纪70年代黄芪货源紧张时，四川省大量收购，调往各地，北京曾经使用过此货。

（3）多花黄芪：本品为豆科植物多花黄芪 *A. floridus* Benth. 的干燥根。呈长圆柱形，常扭曲，上端朽木状。表面棕黄色或棕褐色，皱纹多。质坚硬，横切面皮部淡黄白色，隐约可见放射状纹理，木部淡棕色，粉性小，形成层呈棕色环。味淡略带微涩。主产四川阿坝州的金川、理县、若尔盖、汶川、黑水，甘孜州的康定亦产。四川称阿坝黄芪，四川、贵州等省习销。

（4）塘谷耳黄芪：本品为豆科植物塘谷耳黄芪 *A. tangolensis* Ulbr. 的干燥根，呈圆柱形，头大尾小，根头部常生一主要侧根及许多较细的侧根。表面灰棕色至灰褐色，有明显的纵皱，可见栓皮剥落后留下的棕褐色疤痕。质坚硬，折段面粗纤维性，横切面皮部呈淡棕色，形成层处呈棕色环。味微甜。分布于甘肃南部、青海东部和四川西北部。习称"白大芪"、"马芪"或"土黄芪"。在四川、贵州习销。

（5）扁茎黄芪：本品为豆科植物扁茎黄芪 *A. complanatus* R. Br. 的干燥根。分布于陕西、河北、山西及内蒙古（其种子即"沙苑子"）。根呈圆柱形，表面黑褐色，质坚硬，味微甜。在辽宁西部和内蒙古兴安盟称为"黑皮芪"、"铁皮芪"或"生芪"，与正品黄芪混用。

（6）绵毛黄芪：本品为豆科植物绵毛黄芪 *A. sievesianar* Pall. 的干燥根，为新疆产的黄芪，又称"塔城黄芪"。亦作黄芪药用。

3. 黄芪中曾发现的伪品

（1）豆科植物紫花苜蓿 *Medicaga sativa* L. 的干燥根。根呈圆柱形，长10～15cm，直径0.4～1.2cm，分支多，根头部膨大，有地上茎残存茎基。表面灰棕色至红棕色。质坚而脆，断面刺状。气微，略带刺激性，味微苦。山西、河南、江苏常州、安徽、湖北有发现。

（2）豆科白香草苜蓿 *Malilotus albus* Desr. 的干燥根。根呈圆柱形，长10～15cm，直径0.4～1.2cm，分支多，根头部膨大，有地上茎残存。表面棕色至棕红色，具细纵纹及黄色横向皮孔。质坚，断面刺状。气特异但微弱，味微甜。黑龙江、山西、贵州、湖北黄石有发现。

（3）豆科植物锦鸡儿 *Caragana sinica*（Bushoz）Rehder. 的干燥根。根呈圆柱形，长10～20cm，直径1～1.5cm。栓皮多已去掉。表面淡黄色，有纵皱纹及残存的横向皮孔。质脆，断面纤维状。气微，味淡，嚼之有豆腥味。在安徽、江苏部分地区民间代黄芪用，称土黄芪。其花名"金雀花"，为清热解毒药。

（4）锦葵科植物圆叶锦葵 *Malya rotundifolya* L. 的干燥根。根呈圆柱形，表面土黄色至棕黄色，韧皮部淡黄色。气微，味淡。因其富含黏液质而有黏滑感。在黑龙江、辽宁、河北、山西、河南、安徽及湖北孝感等地有发现。

（5）锦葵科植物欧锦葵 *Althace officinalis* L. 的干燥根。根呈圆柱形，具粗大的根头，下部稍细，表面灰黄至灰褐色。折断面木质部略平坦，韧皮部纤维性，灰白色。气微，味甜而带黏滑感。在黑龙江有发现，新疆过去曾误作"绵黄芪"收购。

（6）锦葵科植物蜀葵 *Althaea rosea*（L.）Cavan. 的干燥根。根呈圆锥形，略弯曲，长5～20cm，直径0.5～1cm。表面浅棕黄色，部分栓皮脱落。质硬，不易折断，断面黄白色，纤维状。气微，味微甘。在河北、河南有发现。在20世纪70年代，黄芪货源紧缺时，北京地区曾有此种饮片冒充黄芪在市场销售，经发现，即查处。

（7）豆科植物蓝花棘豆 *Oxytopis caerulea*（Pall.）DC. 的干燥根。根呈圆柱形，长20～30cm，直径4～8mm。表面灰黄色，质坚硬。折断面黄白色，柴性大。气微，味甘淡。在河北、山西个别地区过去曾误作"山黄芪"收购。

黄　精

【来源】本品为百合科植物滇黄精 *Polygonatum kingianum* Coll. et Hemsl. 、黄精 *Polygonatum sibiricum* Red. 或多花黄精 *Polygonatum cyrtonema* Hua 的干燥根茎。按形状不同，习称"大黄精"、"鸡头黄精"、"姜形黄精"。

【历史】《名医别录》列为上品，《本草纲目》列为山草类。陈嘉谟曰："黄精根如嫩姜，俗名野生姜。"陶弘景曰："黄精今处处有之，2月始生，一枝多叶，叶状似竹而短……根如鬼臼、黄连，大节而不平。虽燥并柔软，有脂润。"苏颂曰："三月生苗，高一二尺以上，叶如竹叶，而短，两两相对。"李时珍曰："其叶似竹叶而不尖，或两叶、三叶、四叶、五叶对节而生。其根横行状如萎蕤。"

【产地】

1. 黄精　习称鸡头黄精，北京俗名黄鸡，主产河北、内蒙古、山西及北方各省，如河北承德、迁安、遵化；北京的怀柔、密云、延庆、昌平；内蒙古武川、卓资、凉城；山西应县、阳高、繁峙等地。

2. 多花黄精　习称姜形黄精，主产于贵州、湖南、云南、安徽、浙江等地。

3. 滇黄精　习称大黄精，主产于贵州、广西、云南等地。

【生产概况】多花黄精和滇黄精有野生也有栽培。野生者多生于山坡林下阴湿处，春秋二季采挖根茎，除去地上茎及须根，洗净，置沸水中略烫或蒸至透心，晒干或烘干。河北等地采挖"鸡头黄精"后，晒至表皮微皱，用手揉搓，然后再晒，再揉搓，反复多次至黄精呈半透明状，无白心，再晒至干燥为止。目前药材市场上以"姜形黄精"和"滇黄精"为主。

【性状鉴别】

1. 大黄精　呈肥厚肉质的结节块状，结节长可达10cm以上，宽3～6cm，厚2～3cm。表面淡黄色至黄棕色，具环节，有皱纹及须根痕，结节上侧茎痕呈圆盘状，圆周凹入，中部突出。质硬而韧，不易折断，断面角质，淡黄色至黄棕色。气微，味甜，嚼之有黏性。

2. 鸡头黄精 呈结节状弯柱形，长 3 ~ 10cm，直径 0.5 ~ 1.5cm。结节长 2 ~ 4cm，略呈圆锥形，常有分支；表面黄白色或灰黄色，半透明，有纵皱纹，茎痕圆形，直径 5 ~ 8mm。

3. 姜形黄精 呈长条结节块状，长短不等，常数个块状结节相连。表面灰黄色或黄褐色，粗糙，结节上端有突出的圆盘状茎痕，直径 0.8 ~ 1.5cm。（图 1 – 91 姜形黄精）

【品质】 以块大、肥润色黄、断面透明者为佳。北京习以"鸡头黄精"为优。

【贮藏】 置通风干燥处，防霉，防蛀。

【性味与归经】 甘，平。归脾、肺、肾经。

【功能与主治】 补气养阴，健脾，润肺，益肾。用于脾胃虚弱，体倦乏力，口干食少，肺虚燥咳，精血不足，内热消渴。

【附注】

1. 北京及河北等地还产一种"热河黄精"，其根茎与黄精不同，不呈结节状，为圆柱形。

2. 有人统计国内黄精属植物有 30 多种，根据市场考察，药材市场上的黄精不仅仅是《药典》收载的三种，还有同属植物作黄精用。由于单纯从药材上有些很难鉴定到种，应用时原则上来说味苦者不能入药。

黄 连

【别名】 川黄连，川连。

【来源】 本品为毛茛科植物黄连 Coptis chinensis Franch.、三角叶黄连 *Coptis deltoidea* C. Y. Cheng et Hsiao 或云南黄连 *Coptis teeta* Wall. 的干燥根茎。上述三种分别习称"味连"、"雅连"和"云连"。《中华人民共和国药典》2005 年版规定，此三种黄连同等入药。

【历史】 本品始载于《神农本草经》，列为上品。梁代《名医别录》云："黄连生巫阳（今重庆市巫山县）、川谷及蜀郡（今四川省雅安境内）、太山。二月、八月采。"可见自古以来即以四川为主产地。唐代《新修本草》载："蜀道者粗大节平，味极苦，疗渴为最，江东者节如连珠，疗痢大善。"明代李时珍云："其根连珠而色黄，故名。"又说："今虽吴、蜀皆有，唯以雅州、眉州者良。药物之兴废不同如此，大抵有两种，一种根粗而有珠，如鹰鸡爪形而坚实，色深黄；一种无珠多毛而中虚，黄色稍淡，各有所宜。"前者系指"味连"，后者系指"雅连"而言。明代《滇南本草》记载："滇连，一名云连，人多不识，生陲山，形似车前，小细子，黄色根连接成条。此黄连功胜川连百倍，气味苦寒。无毒。"此即今之"云连"。

【产地】

1. 黄连（味连） 主产重庆市石柱、巫溪、城口、丰都、南川、武隆，四川彭州，湖北利川、恩施、建始、宣恩、来凤、巴东、竹溪、房县、神农架，陕西填平、平利、岚皋，湖南桑植、龙山等地。以重庆的石柱、湖北利川产量最大，素有"黄连之乡"之称。在石柱县主产于黄水镇（旧称"黄水坝"），多由土家族人栽种。该镇人多以此为生。该处所产黄连均由该县长江南岸"西界坨镇"装船输出。

2. 雅连 主产于四川峨眉、洪雅、马边、金河口、雅安、雷波，峨眉、洪雅被誉为"雅连之乡"。

3. 云连 分布于云南西北部横断山脉的德钦、福贡、贡山、维西、香格里拉（中甸）、西藏察隅等地。

【生产概况】黄连生长于高寒山地。土壤多为富含腐质的黄壤、红壤山地。味连生于海拔 1200～1400m 山区，分布较广；雅连主要生于海拔 1800～2400m 高寒山区；云连主要生长在 2700～3000m 高寒山区。

黄连喜阴冷、湿润、蔽荫，忌高温，干旱。黄连、雅连历史上多为种植（云连新中国成立前均系野生）。

黄连系用种子繁殖，移栽后需搭荫棚，荫棚材料主要用灌木、竹竿为主，上搭树枝，稀密要均匀，然后夹上围栏，要求牢固留门。雅连栽培方法基本同味连。

【采收加工】三种黄连一般移栽后均需 4～5 年，冬秋两季采收。采收后均需抖净泥土，剪去须根及叶柄，一般采用烘干或炕干（切忌水洗），炕到能折断时，趁热放入特制竹槽里来回冲撞，撞掉泥沙、须根及叶柄，即为成品。近年来，黄连加工有的将簇状根茎分开，单支出销，称"单支连"；还有的纵切成薄片名"黄连片"。

【性状鉴别】

1. 黄连（味连） 根茎多弯曲，分支多，团结相抱，形如鸡爪。一般长 3～9cm，直径 3～10mm。表面黄褐色，粗糙，有不规则结节状隆起及须根残基，每分支上有间断横纹，形似连珠。有的无横纹，平滑如茎秆，俗称"过江枝"，又称"过桥"。上部有残留的褐色鳞叶，顶端有未去净的残茎或叶柄。质坚实，可折断，断面不整齐，红黄色，皮部色暗棕，其厚度约占半径的 1/3，木部金黄色，可见放射状纹理，中央有红棕色小型的髓，或有时空心，气微，味极苦，嚼之染唾液为红黄色。

黄连主要栽培川东沿长江两岸，栽培南岸的以重庆的石柱、南川和湖北的利川为代表，称"南岸连"；栽培北岸的以巫溪、城口为代表，称"北岸连"。由于栽培地理条件不同，其药材性状有所差异：南岸连根茎较瘦，过江枝多，毛团多（须根），外面黄褐色，内面红黄色，但产量大；北岸连根茎较肥壮，过江枝少，在撞皮工序中有少数撞掉表皮，从而显露出红色内皮，特称"大红虫"，质量较佳，但产量少。（图 1-92 黄连）

2. 雅连 根茎分支少，多为单支，略显圆柱形而弯曲，或有分支，长 5～10cm，直径 3～12mm。表面黄褐色，间断横纹多，连珠明显，形似蚕状。"过江枝"较长，但较黄连少，全体附有须根或须根痕。鳞叶多，触之刺手，俗称"鱼鳞甲"，顶端有少数残茎，质地、气味

与黄连同。（图 1-93 雅连）

3. 云连 根茎许多为单枝，弯曲似钩状，如蝎尾，长 2~5cm，直径 2~4mm。表面黄绿色或棕黄色，须根许多除去而留硬根痕。质轻而脆，易折断，断面较平坦，呈黄绿色或棕黄色，中央常有空心。气味与黄连同。（图 1-94 云连）

【品质】黄连、雅连以身干、肥壮、连珠形，残留叶柄及须根少，"过江枝"短，质坚，体重，断面红黄色者为佳。

【性味与归经】苦，寒。归心、脾、胃、肝、胆经。

【功能与主治】清热燥湿，泻火解毒。用于湿热痞满，呕吐泻痢，黄疸，高热神昏，心火亢盛，心烦不寐，血热吐衄，目赤，吞酸，牙痛，消渴，痈肿疔疮等症；外治湿疹，湿疮，耳道流脓等症。

【附注】

1. 新中国成立前，《北京市中药饮片调剂规程》规定黄连、雅连、云连在处方中根据医生书写要求是分别入药的。

2. 雅连在云南近年来药材市场很少见，可能由于《中国药典》将其列入黄连项下，或用量少、栽培时间长等因素致使少种或者不种了。

3. 除上述品种外，新中国成立前北京市还用一种峨眉野连，又称"凤尾连"。*Coptis omeiensis*（Chen）C. Y. Cheng 的根茎。野生于四川峨眉一带。根茎多单枝，常屈曲如蚕状，长 4~9cm，直径 0.3~1cm。表面黄棕色，无"过桥"，顶端常带有数条叶柄，长 7~12cm，作为辨认野连的标志，通常用红绳扎成小束，以示贵重难得。其断面、气味与黄连相同。

4. 商品黄连除根茎入药外，其余部分在黄连缺货时也曾代替黄连使用，如黄连须，即收黄连时剪下的须根；剪口连，系黄连的叶柄基部；千子连，包括黄连的叶柄、叶片、黄连渣，即撞黄连掉下的渣子（除去泥土），但不能与黄连相混，也不能与黄连等量使用。

黄　芩

【别名】枯黄芩，枯芩，条黄芩，条芩，子芩，细黄芩。

【来源】本品为唇形科植物黄芩 *Scutellaria baicalensis* Georgi 的干燥根。

【历史】本品始载于《神农本草经》，列为中品。宋代，苏颂《本草图经》云："今川蜀、河东、陕西近郡皆有之，苗长尺余，茎干粗如箸，叶从地四面作丛生，类紫草，高一尺许，亦有独茎者，叶细长青色，两两相对，六月开紫花，根如知母粗细，长四五寸，二月、八月采根曝干。"以上所述植物形态与今所用的黄芩基本一致。明代，《本草纲目》谓："宿芩乃旧根，多中空，外黄内黑，即今所谓片芩……子芩乃新根，多内实，即今所谓条芩，或云西芩多中空而色黔，北芩多内实而色黄。"所云药材性状与今用黄芩完全相同。

【产地】主产河北承德、围场、丰宁、赤城、隆化、青龙、滦平、涞源、阜平、涞水、易县、平泉、沽源等地，北京房山、门头沟、延庆、昌平、怀柔、密云、平谷，山西五台、忻州、寿阳、和顺、娄烦、交城、广灵、左权、阳曲、榆次、夏县、离石、灵丘等地，内蒙古赤峰、扎兰屯、扎鲁特旗、翁牛特旗、巴林左旗、达拉特旗、阿荣旗、丰镇、武川、卓资等地，河南灵宝、卢氏、林县、洛宁、嵩县，山东莒县、沂南、沂水、平邑、苍山，甘肃陇西、漳县等地。此外，东北三省、宁夏、陕西等省均有分布。其中以山西产量大，以河北质量佳，尤其承德（旧称"热河"）产者质量优，习称"热河枝芩"，为驰名的"地道药材"，畅销全国和出口。北京市北部山区与承德地区土地接壤，山脉相连，土壤、气候基本相同，所以北京地区的怀柔、延庆、密云、平谷、昌平、门头沟等地所产的黄芩也非常著名，质量优良，产量颇丰。新中国成立前北京曾有专门经营地产山货药材商人，如刘德馨、刘子元、徐子荣等，他们在山区设厂收购药材，并加工、分档，除销售国内，也供出口。

新中国成立后，随着中医药事业的发展，中药用量猛增，黄芩仅靠野生品远不能满足药用需求，为此自20世纪80年代进行引种成功。现全国很多地区都有种植，如山东莒县、莒南、沂南、沂水、费县；河北承德、安国；北京门头沟、怀柔、密云、昌平；内蒙古赤峰、敖汗旗、奈曼旗；陕西商洛、商南；甘肃陇西、漳县；安徽亳州；山西等地。

【生产概况】野生黄芩喜生石砾质或黏土质山坡、山顶草地、丘陵坡地、草原，也常见于较干旱的荒山坡、土岗、草原性石砾质山地阳坡，具有喜温和气候和光照、耐旱而耐寒的特性。

黄芩分种子繁殖和分株繁殖，以种子繁殖应用较广。

1. 种子繁殖 选择阳光充足、上层深厚、排水良好、地下水位较低的沙质土壤或腐质土壤栽种。一般采用直播。春播于4月中旬，秋播于8月中旬，进行条播。播后应保持土壤湿润，利于出苗。直播省劳力，根条长，杈根少，产量高，也可育苗移栽。

2. 分株繁殖 4月上旬黄芩根茎发芽前，挖出3年生的全株，选择无病虫害的根茎，将主根切除供药用，然后依据根茎自然形状用刀劈开，按行距、株距的要求进行栽植即可。

【采收加工】于春、秋两季采挖，以生长3~4年的为佳，家种黄芩2~3年可以收获。将根挖出后，除须根及泥沙，晒至半干，待外面粗皮稍干或皮已破裂欲脱时，置特制荆条筐内，加入石块，撞去外皮。应注意须在晴天进行，随撞随晾，反复操作，切忌撞至中途堆放起来，特别避免雨淋，以免变质。撞至表面黄色时，即为成品，晒至全干。

【性状鉴别】根呈圆锥形，扭曲，长8~25cm，直径1~3cm。表面棕黄色或深黄色，有稀疏的疣状细根痕，上部较粗糙，有扭曲的纵皱或不规则的网纹，下部有顺纹及细皱纹。质硬而脆，易折断，断面黄色，中间红棕色；老根中间多枯朽为黑棕色，或已成空洞，俗称"枯黄芩"。因中空而劈破者俗称"黄芩瓣"。新根色鲜，内部充实，无空心，称"条黄芩"或"子芩"，质坚而脆，易折断，断面皮部黄绿色，木部黄棕色，气微，味苦。（图1-95 枯黄芩）

【品质】以条粗长、质坚实、色黄者为佳。栽培品因生长地区不同，性状有异，生长在平原的根多细长，表面浅棕色，外皮紧贴，纵皱纹较细腻（多不撞皮），断面黄色或浅黄色，略呈角质样，多实心，味苦较淡。栽培在山区的黄芩，其性状与野生品基本相同，笔者在北京市门头沟斋堂镇山区见到利用山脚下河流旁荒地，运土造田种植，生长4年的黄芩。其根条长短、栓皮及色泽空心与野生黄芩基本相同，建议黄芩种植应利用北方广大山区荒地为宜。

【规格等级】 野生黄芩由于生长年限不同，性状大小不一。过去商品规格分为大枝芩（根条粗大，枯心大）、枝芩（根条短细，枯心小）、黄芩（撞皮时折断尾部，无枯心）和瓣芩（枯老腐朽的老根撞皮时撞成破瓣）。包装时，除出口规格外，内销黄芩多分层混装。

【贮藏】 置通风干燥处，防潮。

【性味与归经】 苦，寒。归肺、胆、脾、大肠、小肠经。

【功能与主治】 清热燥湿，泻火解毒，止血安胎。用于湿温、暑湿胸闷呕恶，湿热痞满，泻痢，黄疸，肺热咳嗽，高热烦渴，血热吐衄，痈肿疮毒，胎动不安。

【附注】

1. 新中国成立前，北京地区黄芩与条黄芩是分别加工的。黄芩是用枯黄芩切片，条黄芩是用黄芩新根切片。其性状枯黄芩多半圆形，条黄芩均为圆形，且无枯心。二者在处方中分别入药，处方写黄芩、枯黄芩、枯芩皆付黄芩，写条黄芩、条芩、子黄芩、子芩、细黄芩皆付条黄芩。

关于枯芩与条芩之功效，古代医家多有论述，如清代黄宫绣《本草求真》云："枯而大者，轻飘上升以清肺，肺清则痰自理矣；实而细者，沉重下降以利便，便利则肠澼自去。"从而可以看出，新中国成立前北京地区将枯黄芩与条黄芩分别入药是正确的。

2. 尚有同属其他植物的根不同地区亦作黄芩入药。

（1）滇黄芩 *Scutellaria amoena* C. H. Wright. 分布我国云南西北部、中部、四川西部、贵州等地，又称西南黄芩。根呈圆锥形，不规则条状，常有分支，直径较细，1~1.6cm，表面黄褐色或棕黄色，常有粗糙栓皮，有皱纹，断面纤维性，黄绿色，味苦。

（2）甘肃黄芩 *Scutellaria rehderana* Diels 分布于甘肃、陕西、山西等地。根较细，常有分支。

（3）粘毛黄芩 *Scutellaria viscidula* Bge. 分布于河北、山西、内蒙古、山东等地。北京密云的番字牌、小西天，怀柔的长哨营等地有分布。根多细长，圆锥形或圆柱形，长1~16cm，直径0.5~1.5cm。表面与黄芩相似，内面黄色，味苦。很少有中空或枯朽，北京未应用。

（4）并头黄芩 *Scutellaria scordifolia* Fisch. ex Schrank 分布于河北、山西、内蒙古、北京见于房山野三坡、百草绊、十渡；门头沟黄塔、百花山等。其根比黄芩较细小，实心，内部淡黄色，味苦。北京未用过。

姜 黄

【来源】本品为姜科植物姜黄 *Curcuma longa* L. 的干燥根茎。

【历史】本品始载于唐代,《新修本草》云:"叶根都似郁金,花春生于根,与苗并出,夏花烂,无子,根有黄、青、白三色。其作之方法与郁金同尔。西戎人谓之蒁药。"此段说明当时姜黄原植物应为姜黄属多种植物。清代,《植物实名图考》云:"郁金,其生蜀地者为川郁金,以根如螳螂肚者为真。其用以染黄者则姜黄也。"

【产地】主产于四川犍为、沐川、双流、新津、崇庆、秀山,其他如广东、广西、福建、云南、贵州均有产,以四川产品为优,行销全国并出口。本品药用量不大,多作染料和食物调色剂使用。

【生产概况】姜黄多为家种,栽培选择阳光充足、排水良好、土层深厚、土壤疏松的冲积土为好。本品系用根茎进行无性繁殖。选择肥大、结实、无病虫害的母姜或子姜,将其切成小块、但须每块种姜上保留 1~2 个壮芽,以利成活。四川、浙江均在清明前后栽培。

【采收加工】以冬至前后采收质量最佳。挖出根茎后,洗净泥土,煮或蒸透心,晒干,置笼内撞去须根及外皮,再晒至全干。

【性状鉴别】

1. 圆形姜黄 圆形姜黄系主根茎,较粗短,呈长卵形,长 3~4cm,直径 2~3cm。表面呈鲜黄色,粗糙皱缩,环节明显。节上多残存叶柄碎片,并有较多的须根痕。因其状如蝉肚,俗称"蝉肚姜黄"。质坚硬,断面橙红色,有蜡样光泽。内皮层环纹明显,维管束呈点状散在。气辛香,味辛微苦。(图 1-96 圆形姜黄)

2. 长形姜黄 长形姜黄系侧生根茎,略呈圆柱形或稍扁,带有指状分支或圆形分支断痕,长 2.5~5.5cm。表面棕黄色或鲜黄色,有不规则纵皱纹,并有环节及少数根痕。(图 1-97 长形姜黄)

【品质】以卵圆形或圆柱形、枝条粗壮、外色鲜黄、断面橙红或橙黄色、质坚实、气辛辣、味浓厚者为佳。

【贮藏】置干燥通风处,防霉,防虫。

【性味与归经】辛、苦,温。归脾、肝经。

【功能与主治】破血行气,通经止痛。用于胸胁刺痛,经闭腹痛、风湿痹痛,跌仆肿痛。

【附注】

浙江产的温莪术鲜时切片晒干称"片姜黄",与本品分别入药。

京 大 戟

【别名】大戟。

【来源】本品为大戟科植物大戟 *Euphorbia pekinensis* Rupr. 的干燥根。

【历史】本品始载于《神农本草经》，列为下品。《名医别录》云："生常山。十二月采根，阴干。"《蜀本草》载："苗似甘遂，高大，叶有白汁，花黄，根似细苦参，皮黄黑，肉黄白。五月采苗，二月、八月采根用。"《本草图经》曰："春生红芽，渐长作丛，高一尺以来；叶似初生杨柳，小困；三月、四月开黄紫花，团圆似杏花，又似芫荽；根似细苦参。皮黄黑，肉黄白色，秋冬采根阴干。"《本草纲目》云："大戟生平泽甚多。直茎，高二三尺，中空，折之有白浆，叶长狭如柳叶而不团，其梢叶密攒而上。"以上所述均与本种相符。

另外，还有一种茜草科植物红大戟 *Knoxia valerianoides* Thorel Pitard. 的干燥块根，又名红芽大戟。它与大戟科植物京大戟来源不同，性状有别，效用有异。故《中国药典》于1990年版将二药分别收载，避免混用。

【产地】京大戟主产江苏南京、扬州、邳州等地。其他山西、河北、甘肃、四川也有分布。

【生产概况】本品野生于山坡、路旁、荒地、草丛、林缘及疏林下。

【采收加工】秋冬两季采挖，洗净，晒干。

【性状鉴别】本品呈不整齐的圆锥形，略弯曲，常有分支，长 10 ~ 20cm，直径 1.5 ~ 9cm。表面灰棕色或棕褐色，粗糙，有纵皱纹、横向皮孔样突起及支根痕。顶端略膨大，有许多茎基及芽痕。质坚硬，不易折断，断面类白色或淡黄色，纤维性。气微，味微涩。（图 1 - 98 京大戟）

【品质】以条粗、断面白色者为佳。

【贮藏】置干燥处，防蛀。

【性味与归经】苦，寒；有毒。归肺、脾、肾经。

【功能与主治】泄水逐饮。用于水肿胀满，胸腹积水，痰饮积聚，气逆喘咳，二便不利。

【注意事项】孕妇禁用。不宜与甘草同用。

【附注】京大戟虽是历史上大戟的正品，但多年来未见有商品供应，全国药材市场均无此药。当前所用的大戟主要为茜草科植物红大戟。

桔 梗

【别名】南桔梗，苦桔梗，苦梗。

【来源】本品为桔梗科植物桔梗 *Platycodon grandiflorum*（Jacq.） A. DC. 的干燥根。

【**历史**】本品始载于《神农本草经》，列为中品。明代《本草纲目》载："此草之根结实而梗直，故名。"另引宋代《本草图经》云："今在处有之，根如小指大，黄白色，春生苗，茎高尺余，叶似杏叶而长椭，四叶相对而生，嫩时亦可煮食，夏开小花，紫碧色，颇似牵牛花，秋后结子，八月采根，其根有心，若无心者为荠苨。"此云即是今用之桔梗。另外，有少数开白花的桔梗，此为桔梗的一个变种，仅较桔梗苦味稍淡，二者同等入药。

自古桔梗有甜苦之别，苦桔梗是真正的桔梗，甜桔梗实指同科沙参属植物荠苨。《本草纲目》则明确列"甜桔梗"于荠苨释名之中。由此可知，北京地区以往在调配处方中凡写荠苨即付桔梗是错误的。

【**产地**】桔梗在全国大部分地区均有分布。从产区来讲，有南桔梗与北桔梗之分。南桔梗主产江苏、浙江、安徽、湖南、湖北、河南、四川、贵州等地，北桔梗主产河北、山西、内蒙古及东北三省。过去南桔梗多为野生，有少数家种。北桔梗以往完全为野生。近年来，全国各地多有种植，种植面积最大的有安徽亳州的谯东镇、太和的李兴镇，山东淄博的池上镇，内蒙古赤峰的牛营子，浙江盘安，此形成当今种植桔梗的五大产地。本品除药用外，还大量出口，特别是近年来，大量新品销往韩国作腌菜用。

【**生产概况**】桔梗野生、种植均有。野生于干燥山坡、丘陵坡地、林缘灌丛以及草甸、草原等；种植宜在土层深厚、土壤肥沃、富含腐殖的沙质土壤中生长。桔梗分为种子直播与育苗移栽两种方法。种子直播的桔梗主根挺直粗壮，分叉少，便于加工去皮；育苗移栽虽有利于苗期中管理，省劳力，省土地，但主根短，分叉多，刮皮加工困难。

【**采收加工**】桔梗种植后两年或三年采收，于春、秋两季采收，以秋季采者体重坚实，质量较佳。一般在茎叶枯萎时采挖，过早采，根部尚未充实，折干率低，影响质量；过迟采收不易剥皮。采收时用镐刨出根部，去掉茎叶，趁鲜时用瓷片、木片等刮去栓皮，洗净，晒干。皮要及时刮净，时间拖长，根皮难以刮剥，质量降低。

新中国成立前，北桔梗均为野生，如北京地区的平谷、密云、怀柔、昌平、延庆、门头沟、房山等山区都有分布，多在夏秋季节采收。此时桔梗根部含水分多，易于剥皮。采收加工方法为刨取根部，去掉茎叶，将根部用两手一拧立即外皮全掉，再洗净，理直晒干即可。由于夏季采挖桔梗根部养分不足，且水分过多，干后质地空泡，质量较南桔梗为次。

【**性状鉴别**】桔梗呈圆柱形或呈纺锤形，下部渐细，有的有分支，略扭曲，长7~20cm，直径1~1.5。表面白色或淡黄白色，具扭曲皱沟，并有横长皮孔样斑痕及支根痕。上部有横纹，顶端有较短的根茎，其上有数个半月形茎痕（芦碗）。近年来，种植的桔梗由于生长年限短，半月形茎痕已少见。质脆，断面不平坦，形成层棕色环，皮部白色，有裂隙，俗称"菊花心"。木质部淡黄白色，习称"金井玉栏"。无臭，味微甜，后苦。（图1-99 野生桔梗；图1-100 种植桔梗）

【**品质**】以根粗长、质坚实、表面色白、中心为淡黄色为佳。

【**规格等级**】桔梗分南桔梗和北桔梗。南桔梗有三个等级，北桔梗为统货。

1. 南桔梗 一等：上部直径 1.4cm 以上，长 14cm 以上；二等：上部直径 1cm 以上，长 12cm 以上。三等：上部直径 0.5cm 以上。

2. 北桔梗 大小长短不分，上部直径不小于 0.5cm。无杂质、虫蛀、霉变即可。

【贮藏】防潮，防霉，防蛀，宜存放干燥通风处。

【性味与归经】苦、辛，平。归肺经。

【功能与主治】宣肺利咽，祛痰排脓。用于咳嗽痰多，胸闷不畅，咽痛音哑，肺痈吐脓，疮疡脓成不溃。

【附注】

1. 桔梗在北京地区以往用药习惯 处方写桔梗付给大中条一、二等桔梗饮片；写苦桔梗，付给三等小条桔梗饮片。桔梗片为薄片；苦桔梗片为厚片。

2. 桔梗伪品

（1）霞草：为石竹科植物丝石竹 *Gypsophila oldhamiana* Miq. 的干燥根。其根呈圆锥形，有分支，稍扭曲，长 6~13cm。表面黄白色或棕黄色，具扭曲的纵沟纹，断面可见黄白相间排列成一至数圈圆环（异性维管束）。气微，味苦涩，久嚼麻舌。

（2）瓦草：本品为石竹科植物瓦草 *Melandryum vicidulum* （Franch） Wills. var. *szechuanense* （Wills） Hand‐Mazz. 的干燥根。根茎部芦头明显，但无半月形根茎。体重，质坚脆，易折断，断面不整齐，显蜡质。味苦，微麻。

苦　参

【来源】苦参为豆科植物苦参 *Sophora flavescens* Ait. 的根。

【历史】苦参始载于《神农本草经》，列为中品。《名医别录》载："……叶极似槐树，花黄色，子作荚，根味至苦恶。"《本草图经》载："苦参生海南（今河南汝山）山谷及田野，今近道处处皆有之。其根黄色，长五七寸许，两指粗细，三五茎并生，苗高三四尺以来。叶碎，青色，极似槐叶，春生冬凋。其花黄白色，七月结实如小豆子。"《本草纲目》则更为全面地说明了苦参名称的由来，谓："苦似味名，参以功名，槐似叶形名也。"又谓："七八月结角如萝卜子，角内有二三粒，如小豆而坚。"上述植物形态与现在苦参形态相近。

【产地】全国大部地区均产，多自产自销。

【生产概况】本品原为野生，喜生低山向阳山坡草丛中及溪沟边。近年来，有些地区引种。苦参对土壤要求不严格，一般沙壤黏壤土均可种植。但本品为深根植物，应选择土质疏松、土层深厚种植为宜。苦参系种子繁殖，播种后需 3 年采收。

【采收加工】春、秋二季采挖，除去根头及小支根，洗净，干燥，或趁鲜切片，干燥。

【性状鉴别】本品呈长圆柱形，下部常有分支。长 10~30cm，直径 1~6cm。表面灰棕色或棕黄色，具纵皱纹及横长皮孔。外皮薄，多破裂反卷，易剥落，剥落处显黄色，光滑。质硬，不易折断，断面纤维性强，切片厚 3~6mm，切面黄白色，具放射状纹理及裂隙。有的具异型维管束，呈同心性环或不规则散在。气微，味极苦。（图 1-101 苦参）

【品质】以条匀、不带疙瘩头、皮细、无须根者为佳。

【贮藏】放置干燥处。

【性味与归经】苦，寒。归心、肝、胃、大肠、膀胱经。

【功能与主治】清热燥湿，杀虫利尿。用于热痢，便血，黄疸尿闭，赤白带下，阴肿阴痒，湿疹湿疮，皮肤瘙痒，疥癣麻风；外治滴虫性阴道炎。

龙 胆

【别名】龙胆草，胆草，关龙胆，东胆草。

【来源】本品为龙胆科植物条叶龙胆 *Gentiana manshurica* Kitag.、龙胆 *Gentiana scabra* Bge.、三花龙胆 *Gentiana triflora* Pall. 或坚龙胆 *Gentiana regescens* Franch. 的干燥根及根茎。前三种称"龙胆"，后一种称"坚龙胆"，同等入药。

【历史】本品始载于《神农本草经》，列为上品。南北朝陶弘景著《本草经集注》云："今出近道，以吴兴（今浙江）者为胜，根状似牛膝，味甚苦，故以胆为名。"宋代《本草图经》又载："宿根黄白色，下抽根十余本，类牛膝。直上生苗，高尺余，四月生叶似柳叶而细，茎如小竹枝，七月开花，如牵牛花，作铃铎形，青碧色。"以上记载与条叶龙胆基本一致。清代《植物名实图考》收载有"滇龙胆"，根据描述及一种附图特征来看，与今用之坚龙胆相符。

【产地】条叶龙胆、龙胆和三花龙胆主要分布于黑龙江、吉林、辽宁、内蒙古、浙江、江苏、江西等地，以黑龙江、吉林、辽宁、内蒙古产量大，质量优。如黑龙江的杜蒙、富裕、齐齐哈尔、海林、穆棱、东宁、泰来，吉林的长白、桦甸、江清、珲春、永吉，辽宁的宽甸、凤城、桓仁、新宾，内蒙古的阿荣旗、扎兰屯、牙克石等地均产。

坚龙胆主产于云南保山、大理、楚雄、昭通、曲靖，贵州遵义、正安、习水、凯里，四川木里、布拖、冕宁、喜德等地。

【生产概况】条叶龙胆、龙胆及三花龙胆原来均为野生，近年来由于药用量猛增致使货源紧张，供不应求，故在东北三省开始引种，现已引种成功，并提供商品供应市场。坚龙胆至今仍为野生。

上述三种龙胆多喜生 200~1700m 山坡、草甸、灌木丛中。栽培多选择比较湿润、地势平坦、阳光充足的地域。本品分为种子繁殖、分根繁殖与扦插繁殖。无论何种方法栽培均须生长 3~4 年才能采收。

【采收加工】条叶龙胆、龙胆、三花龙胆秋季采收，坚龙胆春秋两季均可。采收时要尽量挖取全根，去掉地上茎基，洗净泥土，晒至半干，将根条顺直捆成小把，再行晒干即可。

【性状鉴别】

1. 条叶龙胆 根茎呈不规则的块状，长 1 ~ 3cm，直径 0.3 ~ 1cm，表面暗灰棕色或深棕色，上端有茎痕或残留茎，周围和下端有许多细长的根。根呈圆柱形，略扭曲，长 10 ~ 20cm，直径 0.2 ~ 0.5cm；表面淡黄色或黄棕色，上部有许多明显的横皱纹，下部细，有纵皱纹及支根痕。质脆，易折断；断面略平坦，皮部黄白色或淡黄棕色，木部色较淡。呈星点状环列。气微，味甚苦。

2. 龙胆、三花龙胆 性状特征基本与条叶龙胆相同。（图 1 - 102 龙胆）

3. 坚龙胆 根茎短，呈不规则结节状，疏生细长而弯曲的根。根长 8 ~ 20cm，直径0.1 ~ 0.3cm；表面黄棕色或红棕色，有细纵皱纹，外皮易脱落。质硬脆，断面棕色，中央木部呈黄白色圆心。（图 1 - 103 坚龙胆）

【品质】 以东北三省所产的三种龙胆质量为优，并以根条粗长、黄色或黄棕色者为佳。称为"地道药材"。

【贮藏】 置干燥处，防霉。

【性味与归经】 苦，寒。归肝、胆、胃经。

【功能与主治】 清热燥湿，泻肝胆火。用于湿热黄疸，阴肿阴痒，带下，强中，湿疹瘙痒，目赤，耳聋，胁痛，口苦，惊风抽搐。

【附注】

1. 坚龙胆 在新中国成立前为云南、贵州、四川西部某些地区的习惯用药，由于东北主产的三种龙胆货源紧缺，故采用本品。

2. 北京地区用药情况 新中国成立前北京曾用过以下龙胆，如浙江、建德地区（建德古称严州）所产的"严龙胆"；江苏北部沿海地区的东台、建湖、盐城、大丰等地所产的苏龙胆，又称"水龙胆"；安徽皖东的滁州、全椒、皖南的青阳、泾县等地所产的"山龙胆"。上述品种其原植物分别为条叶龙胆或龙胆，其根条细瘦，颜色深棕色，均比东北产品质次。当时由"宁波邦"北京华昌药庄经营。

3. 地区习惯用药 现有同属多种植物在部分地区当龙胆用，如头花龙胆、菱叶头花龙胆、五嵌龙胆、红花龙胆、反萼龙胆等。

4. 伪品 菊科植物兔儿伞 Syneilesis aconitifolia （Bunge）Maxim. 的根及根茎伪充龙胆。其根茎圆柱形，表面棕褐色上端具残留茎基，下端有许多细根。根表面灰黄色，密被毛茸，断面黄白色，中央有棕色小油点（油室）。气特异，味辛，微苦。

漏 芦

【来源】 本品为菊科植物祁州漏芦 Rhaponticum uniflorum （L.）DC. 的干燥根茎。

【历史】 本品始载于《神农本草经》，列为上品。历代本草虽有记载，但植物种类繁多，均与现用漏芦不符，唯《救荒本草》所载的图与今祁州漏芦相符。祁州漏芦在我国使用较广。《神农本草经》载："主治皮肤热毒，恶疮疽痔，湿痹，下乳汁。"与目前临床应用基本一致。

【产地】主产河北、山西、内蒙古、山东、陕西、甘肃、东北三省，北京地区也广泛分布，如怀柔、密云、昌平、延庆、海淀、门头沟等地。

【生产概况】本品为多年生草本，均为野生，喜生低山丘陵向阳干燥山坡。

【采收加工】春秋两季采挖，以秋季产者为佳。将根挖出后，除去残茎及须根，洗净泥土，晒干即可。

【性状鉴别】本品呈圆锥形，或破裂成片块状，多扭曲，长短不一，直径 1~2.5cm。表面暗棕色、灰褐色或黑褐色，粗糙，具纵沟及菱形网状裂隙。外层易剥落，根头部膨大，有残茎及鳞片状叶基，顶端有灰白色茸毛。体轻，质脆，易折断，断面不整齐，灰黄色，有裂隙，中心有的呈星状裂隙，灰黑色或棕黑色。气特异，味微苦。（图 1-104 漏芦）

【品质】以条粗、外皮灰黑色、质坚实、不破裂者为佳。

【贮藏】置通风干燥处。

【性味与归经】苦，寒。归胃经。

【功能与主治】清热解毒，消痈下乳，舒筋通脉。用于乳痈肿痛，痈疽发背，瘰疬疮毒，乳汁不通，湿痹拘挛。

【注意事项】孕妇慎用。

【附注】

1. 祁州漏芦的根，因根的顶端带有白毛，常与毛茛科植物白头翁 *Pulsatilla chinensis* (Bge.) Regel 的根相混淆，注意区别。

2. 漏芦除去菊科植物祁州漏芦外，还有一种菊科植物蓝刺头 *Echinopslatifolius* Tausch. 的干燥根，习称"禹州漏芦"，为南方习用品。北京地区习惯应用祁州漏芦。本品为多年生草本，均为野生，喜生山区丘陵、山坡、草丛中。主产河南、江苏、山东、安徽等地。北京山区也有野生，如密云坡头、番字牌，怀柔喇叭沟门，门头沟百花山、东灵山，房山的上方山等。秋季采挖，采挖时在距离很远处的草丛中可见高于其他植物的蓝色球形的头状花序即为禹州漏芦。将根挖出后，除去残茎、须根，洗净晒干。根呈类圆柱形，上部较粗，向下稍细，微扭曲。长 10~30cm，直径 0.5~1.5cm。表面灰黄色或灰褐色，具纵皱纹，顶端有纤维状棕色硬毛。质硬，不易折断，断面皮部褐色，木部呈黄黑相间的放射状纹理。气微，味微涩。

麦　冬

【别名】麦门冬，杭麦冬，寸冬。

【来源】本品为百合科植物麦冬 *Ophiopogon japonicus* (Thunb.) Ker-Gawl. 的干燥块根。

【历史】本品始载于《神农本草经》，列为上品。其后，历代本草均有记载，并对其形态、分布、栽培技术、产品质量、功能与主治均有记述。梁代《名医别录》云："麦门冬，叶如韭，冬夏长生，生函谷、川谷及堤坂肥土石间久废处，二月、三月、八月、十月采根阴干。"唐代《本草拾遗》载："出江宁（今江苏南京）者小润，出新安（今浙江淳安）者大白。其大者苗如鹿葱，小者如韭叶，大小有三四种，功用相似，其子圆碧。"宋代《本草图经》云："所在有之，叶青似莎草，长及尺余，四季不凋，根黄白色有须，根如连珠形，四月开淡红色花，如红蓼花，实碧而圆如珠。江南出者叶大，或云吴地者尤胜。"明代《本草纲目》曰："麦须曰门，此草根似麦而有须，其叶如韭，凌冬不凋，故谓之麦门冬。"又云："古人唯用野生者，后世所用多是栽莳而成。"并云："浙中来者甚良。其叶如韭，多纵纹且坚韧为异。"《增订伪药条辨》称："麦冬，出杭州笕桥者为最优。"

从上所述，自古麦门冬不止一种，且有栽培与野生之分。本草所述来自浙中，叶如韭的麦门冬，与今天《中国药典》收载的品种相似，说明浙江麦门冬栽培历史悠久，为著名的浙江省"地道药材"之一。

川麦冬的栽培历史早在明弘治三年（1502年）《本草品汇精要》中有记载。据清同治十一年（1873年）《绵州志》记载："绵州城内外皆产，大者长寸许为拣冬，中者色白力较薄，小者为米冬，长三四分，中有油润，功效最大。"《三台县志》记载："清嘉庆十九年（1814年），已在园河（今花园乡）、白衣淹（光明乡）广为种植。"此种麦门冬至今仍为著名的川产"地道药材"之一。

【产地】麦冬虽种植、野生兼有，但作为药用是以种植为主。种植麦冬主要分为浙麦冬与川麦冬两类。

1. 浙麦冬　浙麦冬又称"杭麦冬"，原产杭州的笕桥，余姚的坎墩，现均移植到宁波专区的慈溪县。

2. 川麦冬　川麦冬主产四川绵阳、三台。此外，四川南部射洪等地也有少量栽培。

【生产概况】麦冬生长要求：气候温暖，雨量充沛，庇荫度大的生态条件下，能耐寒，抵御低温。栽培宜选择疏松、肥沃、湿润和排水良好的沙质土壤。如杭麦冬产地系浙江慈溪县境内的黎阳镇，位于胜山北面，距杭州湾四华里，土质阴湿，夜间泛潮，略带碱性，适宜麦冬生长；川麦冬主产四川绵阳、三台，两地地处涪江两岸，冲积平坝，土壤为油沙土，土质肥沃、湿润，排水良好。其土质利于麦冬生长。但切忌连作。

麦冬采用分株繁殖。四川于清明前后，浙江于立夏至芒种节气种植。在挖麦冬时，选择颜色深绿、健壮的植株，斩下块根和须根，分成单株，剪去残留须根，切去部分茎基（以根茎断面出现白心、叶片不散开为度），立即栽种（如不能及时栽种，则需养苗保鲜）。四川于4月进行条栽；浙江于5月进行穴栽，每穴栽苗5～10株，栽后用土覆盖压实。

麦冬需要阴湿的环境，主产区都采用间作，四川通常间种玉米，以减少日光强烈直射，并能提高产量，但不宜间种根菜或浅根性蔬菜，因此类作物既少遮阴作用又要争夺养分。浙江间种作物多以西瓜、大头菜、红葱、夏玉米、蚕豆等为主，一般第一二年间种，第三年不再间种，以免影响麦冬产量。

【采收加工】浙江麦冬由栽培后第三年立夏至芒种节采收，四川麦冬于栽培后次年4月上旬采收。加工方法：一般挖出根后，洗净泥沙，置烈日下曝晒，晒干后，经揉搓、碰撞、修剪等方法，除去须根，筛净杂质，再晒至足干即可。

【性状鉴别】

1. 杭麦冬　块根呈纺锤形，略扁稍弯曲。长1~3cm，直径3~6mm。表面黄白色或淡黄色，半透明状，有不规则的纵皱纹及须根痕。未干透时，质较柔韧，干后质坚硬。断面黄白色，角质状。中柱细已木质化，湿润后可以抽出。气微香，味甜，嚼之发黏。（图1-105 杭麦冬）

2. 川麦冬　块根较瘦，中部不很肥满。表面多呈灰白色。新产者质柔韧，干后不甚坚。香气小，味甜较淡，嚼之不发黏，油性较杭麦冬小。（图1-106 川麦冬）

【品质】以身干、个肥大、黄白色、半透明、质柔、有香气、嚼之发黏者为佳。

【规格等级】杭麦冬、川麦冬均以性状鉴别为标准，不应有须根、油子、枯子、烂头、霉变、杂质等，其规格以块根大小分等级。

1. 杭麦冬　每50g，150只以内为一等；每50g，250~280只为二等；每50g，280只以上为三等。新中国成立前也按块根大小分等，分提清、正清、正面、苏清四等。

2. 川麦冬　每50g，190只以内为一等；每50g，300只以内为二等；每50g，300只以上为三等。新中国成立前按块根大小分为寸冬、瓜王、禾主三等。

【贮藏】置阴凉干燥处，防热，防潮。

【性味与归经】甘、微苦，微寒。归心、肺、胃经。

【功能与主治】养阴生津，润肺清心。用于肺燥干咳，虚劳咳嗽，津伤口渴，心烦失眠，内热消渴，肠燥便秘。

【附注】山麦冬。山麦冬系《中国药典》2005年版收载的品种，它包括百合科植物湖北麦冬和百合科植物短葶山麦冬的干燥块根。此两种麦冬原来均系野生。李时珍曰："麦冬，古今唯用野生者，后世所用多是种莳而成。"并云："浙中来者甚良。"由此可知，古人在众多野生麦门冬品种中，选择优良品种，并栽种于浙江，这与当今浙江特产"地道药材"杭麦冬情况相吻合。

本品主产于湖北襄阳、老河口、谷城、天门、枣阳、随州等汉江沿岸冲积平原，均为人工栽培。

本品喜生阳光充足、土壤肥沃、土层深厚、排水良好的潮湿土壤。栽种期：一般清明至谷雨时种植，用块根繁殖。生长周期为1年，初夏采挖，洗净，反复曝晒、堆积，至近干，除去须根，再晒足干。

在上世纪60年代中期至70年代前期，麦冬主产区粮食紧张，粮药矛盾突出，种麦冬收益不大，农民缺乏生产积极性，麦冬一度货源紧张，供不应求。70年代中期至80年代初期，湖北麦冬发展很快，并且具有单产高、产量大、生长周期短的优势，所以农民很喜种，故此发展很快。

性状鉴别：

（1）湖北麦冬：湖北麦冬呈纺锤形，两端略尖，长1.2~3cm，直径0.4~0.7cm。表面淡黄色至棕黄色，具不规则纵皱纹，质柔韧，干后质硬脆，易折断，断面淡黄色或棕黄色，角质样，中柱细小，未木化。水湿后不能抽出（杭麦冬、川麦冬木心水湿后均可抽出），气味较杭麦冬为淡，嚼之有黏性。

（2）短葶山麦冬：短葶山麦冬主要栽培于福建仙游、惠安等地，其栽培方法、采收加工基本与湖北麦冬相同。其形状较湖北麦冬稍扁，但较瘦长，长2~5cm，直径0.3~0.6cm。具粗纵纹，其中柱较湖北麦冬粗而硬，气味较浓。近年四川种植麦冬逐渐恢复生产，产量大幅度回升，又由于上版《中国药典》未收载此品种，故全国应用较少，致使本品种已基本不种。

置阴凉干燥处贮藏，防潮。性甘、微苦，微寒。归心、肺、胃经。功能：滋阴生津，润肺清心。主治肺燥干咳，虚劳咳嗽，津伤口渴，心烦失眠，肠燥便秘。

木 香

【别名】广木香，云木香。

【来源】本品为菊科植物木香 *Aucklandia lappa* Decne. 的干燥根。

【历史】本品始载于《神农本草经》，列为上品。梁代《名医别录》又称"蜜香"、"青木香"。唐代《新修本草》云："此有两种，当以昆仑来者为佳，西胡来者不善。"宋代《本草图经》曰："今唯广州舶上有来者，他无所出。"又曰："以形如枯骨，味苦黏牙者为良。"明代《本草纲目》亦云："南香诸国皆有。"由此可知，古代药用的优质木香，均系指进口木香而言，并且均从广州进口，故称"广木香"。盖因木香原产印度，与我国喜马拉雅山、昆仑山相接壤，故自然环境与我国云南西北部相接近，所以将木香引种于云南是合适的。1935年，云南鹤庆籍华侨张茂名由印度携回木香种子，在丽江纳西族自治县的鲁甸乡、榕丰乡引种成功，称为云木香。现云木香我国已大量生产，满足药用，其质量与进口木香相媲美，故已不进口。

【产地】主产云南丽江地区纳西族自治县的鲁甸乡、榕丰乡和安乐等乡，维西、福贡、中甸、宁蒗、鹤庆、永胜亦产，近年来，引种到重庆市的万州地区，四川的绵阳地区，湖北的恩施地区及湖南、贵州、陕西、甘肃等许多地区生产，以云南丽江地区气候、土壤等自然条件适合云木香生长，故产品根条肥壮，油性大，香气浓郁为优。其他如湖北、重庆、甘肃、陕西产品根条细瘦，油性小，香气淡，质量较逊。木香、砂仁新中国成立前均为进口药材，两种药材价格基本相同。由于木香适应性强，在许多地区都能生长，近年来很多地区引种，产量甚丰，供过于求，价格猛跌。每斤云木香的售价不如每斤苦参值钱，故有关药材主管部门应及时引导，大力发展云南丽江原产地的优质云木香，限制非主产区生产，以确保药材质量，也避免药贱伤农。

【生产概况】本品系用种子繁殖，多种于海拔 2700～3300m 高寒山区，适于生长耐寒、喜肥沃、排水良好的土壤中。幼苗时怕阳光，常与玉米兼种。生长三年即可采收，但在生长两年时，需将地上部分割掉，以利于木香根部生长。

【采收加工】种植 3 年后于 9～10 月份地上茎叶枯萎时采收。将根部挖出后，除去茎叶、泥土（忌水洗），切成 8～10cm 小段，粗者可以切 4 块，然后晒干。再装入麻袋内撞去泥土、须根和粗皮，即为商品。

【性状鉴别】本品呈圆柱形或半圆柱形，长 5～10cm，直径 0.5～5cm。表面黄棕色，有明显的皱纹、纵沟及侧根痕。不易折断，断面呈灰褐色至暗褐色，有放射状纹理及散在的褐色点状油室。气香特异，味微苦。（图 1–107 木香）

【品质】以根条均匀、质坚实、色黄棕、香气浓者为佳。

【规格等级】一等：根条均匀，长 8～12cm，最细的一端直径在 2cm 以上，不空，不泡，不朽，无根头、根尾、碎块，无焦枯、油条等。二等：根条均匀，长 3～10cm，直径 0.8cm 以上，间有根头、根尾、碎块，无须根、焦枯、杂质等。

【贮藏】置干燥处。

【性味与归经】辛、苦，温。归脾、胃、大肠、三焦、胆经。

【功能与主治】行气止痛，健脾消食。用于胸脘胀痛，泻痢后重，食积不消，不思饮食。

【附注】

1. 进口木香　木香在新中国成立前均为进口（云木香是新中国成立后发展起来的），进口木香的植物来源与云木香相同。进口木香分为老木香与新木香；老木香又称 1 号木香，新木香又称 3 号木香（一向没有 2 号木香，不知何故），质量以老木香为优。

（1）老木香：又称 1 号木香，主产印度、巴基斯坦、叙利亚。性状与云木香略同，但根多破裂块状，如折断之枯骨，有扭曲而深的纵沟，质地硬，断面黄绿色或黄棕色，有密集的棕色油点。香气浓烈，味苦辣。

（2）新木香：又称 3 号木香，主产印度（旁遮普）、缅甸。性状与云木香相似，但根呈扁圆柱形，多切成段，长短大小不一，长 5～15cm，直径 2～3cm。表面灰黄色或黄褐色，具有纵皱纹及须根痕，顶端如胡萝卜，质轻松，断面呈淡黄色，有放射状纹理，形成层为棕色点状油室较老木香为少。香气较浓，味苦辣。

2. 土木香　北京称"青木香"，2005 年版《中国药典》定名为"土木香"。本品为菊科植物土木香 *Inula helenium* L. 的干燥根，因主产河北祁州（今安国）系传统的栽培品故行内又称"祁木香"。本品在北京调配处方和配制成药中与云木香分别入药。

本品为圆锥形，略弯曲，长 5～20cm，表面黄棕色，有纵皱纹及须根痕。根头粗大，顶端有凹陷的茎痕及叶鞘残基，周围有圆柱形支根。质坚硬，不易折断，断面略平坦，黄白色至浅灰黄色，有凹点状油室。气微香，味苦辛。土木香味辛、苦，性温。用于健脾和胃，调气解郁，止痛安胎。用于胸肋、脘腹胀痛，呕吐泻痢，胸胁挫伤，岔气作痛，胎动不安。

3. 川木香　本品为菊科植物川木香 *Vladimiria souliei*（Fran Ling）或灰毛川木香 *Vladimiria souliei*（Fran Ling）var. *cinerea* 的干燥根，均为野生。主产四川西部阿坝、甘孜藏族自治州及凉山彝族自治州等地区。每年 10～12 月份采收，挖出根后去掉地上茎及泥土，须根过长的切成两节，粗大的纵破两瓣，晒干或烘干。

本品根呈圆柱形，俗称"铁杆木香"，有纵槽的半圆柱形，俗称"槽子木香"，长 10～30cm，直径 1.5～3.5cm，根头多焦黑（俗称"油头"或"糊头"）而发黏。表面呈黄棕色或暗棕色，粗糙，具支根痕，刮去外皮露出丝瓜瓢状纤维网。体轻，质硬，难折断，断面有黄色或黄棕色的放射状花纹，且显许多裂隙，有的中心枯朽状。香气特殊，味苦，嚼之黏牙。（图 1－108 川木香）

本品在中药历史上曾有记载，如近代陈仁山《药物出产辨》云："木香产西藏、印度、叙利亚等处，各番木香，味浓厚，有产四川，名川木香，味轻清。"此指川木香而言。本品在新中国成立前北京地区有此品种，但市内多不习惯用，主要销往农村乡镇药店，作木香使用。现 2005 年版《中国药典》将川木香另列一个品种，功效亦有所区别。川木香味辛、苦，性温。归脾、胃、大肠、胆经。具有行气止痛功效。用于脘腹胀痛，肠鸣腹泻，里急后重，两肋不舒，肝胆疼痛。

4. 越西木香　越西木香又称越隽木香。本品来源于菊科植物越西木香 *Vladimiria denticulata* Ling 及其同属植物木里木香 *Vladimiria muliensis* Hand. – Mazz. Ling 的干燥根。主产四川凉山彝族自治州的越西、木里、盐源、德昌、石棉、布拖等地，均为野生。

本品多呈圆柱形，长 5～25cm，直径 0.5～2cm。表面黄褐色或灰褐色，有纵皱纹及裂隙，并有侧根痕。质坚硬，形如鸡腿骨。断面棕黄色，有偏心性放射状纹理及油室点，皮部较薄，形成层颜色较深，油质较重。味微甜后苦，气特殊，嗅之有不愉快感。

20 世纪 60 年代，在木香货源紧张、供不应求时，我国药学家为了寻求木香代用品，在四川越西一带发现本品，定名为"越西木香"，决定可暂时代替木香使用。当时北京地区也由四川调入一批此货，后由于云木香货源逐渐充足，此药也就随之淘汰。

南 沙 参

【**别名**】空沙参，泡沙参。

【**来源**】本品为桔梗科植物轮叶沙参 *Adenophora traphylla*（Thunb.）Fisch. 或杏沙参 *Adenopora hunanensis* Nannf. 的干燥根。

【历史】本品始载于《神农本草经》，列为上品。其后，历代医药学家多有论述。清代，赵学敏在《本草纲目拾遗》中说："功同北沙参，而力稍逊。"所指的北沙参为伞形科种植物珊瑚菜的根。

【产地】南沙参在我国分布很广，同属植物很多，但作为中药应用是以轮叶沙参或杏叶沙参为主，多为野生。虽全国许多地区均产，但以安徽、江苏、浙江、贵州、湖南、湖北产品质量为优。南沙参资源开发不平衡，各地区多有出产但未采集利用，习惯由省外调入，北京地区就是如此情况。

【生产概况】常生长 600 ~2000m 的草地和林木地带，或岩石缝中。

【采收加工】春秋两季均可采挖。一般以秋季 8 ~9 月间苗枯萎前采收者为佳。挖出地下部分，趁鲜除去地上部分及须根，洗净泥土，刮去栓皮，用水洗净，随时日晒，否则会变灰色。遇阴雨天可用文火烘干。

【性状鉴别】根呈圆锥形或圆柱形。头粗尾渐细，有的略弯曲，偶有分支，长 10 ~30cm，直径 1 ~3cm。顶端有茎痕，长短粗细不等。表面呈黄白色或淡黄棕色。凹陷处常有残留棕褐色栓皮，根头部有环状横纹，根部常有纵皱和纵沟，或有须根痕及褐色斑点。质较泡，易折断，断面黄白色，不整齐，并有许多裂隙，状如海绵，中间偶有空洞。具香气，味甘淡。商品中有未出粗皮者，表面粗糙，呈灰褐色，有许多横环纹。（图 1 - 109 南沙参）

【品质】以身干、色白肥粗、条长均匀者为佳。

【贮藏】置干燥处，防蛀。

【性味与归经】甘，微寒。归肺、胃经。

【功能与主治】养阴清肺，化痰益气。用于肺热燥咳，阴虚劳嗽，干咳痰黏，气阴不足，烦热口干。

【注意事项】不宜与藜芦同用。

牛　膝

【别名】怀牛膝。

【来源】本品为苋科植物牛膝 Achyranthes bidentata Bl. 的干燥根。另外还有一种川牛膝，与怀牛膝为同科植物，入药部位也用根，但药材形状与功效不同，故属于两种药物，在配方中分别入药。

【历史】本品始载于《神农本草经》，列为上品。梁代，《本草经集注》云："其茎有节，似牛膝，故以名见。"《名医别录》载："生河内川谷及临朐。""河内"系指今河南省黄河以北的武陟、博爱、温县、沁阳一带，古时均属怀庆府所辖；"临朐"今在山东境内，但以河南产品为主，故称"怀牛膝"。宋《本草图经》云："今江淮、闽粤、关中亦有之，然不及怀州者真。"说明怀牛膝早就被历代医药名家确认为"地道药材"。宋《本草演绎》记载："今西京作种畦，有长三尺者最佳。"据考证，北宋时的"西京"系指河南洛阳，离沁阳、武陟不远，说明在宋代，河南怀庆已有种植。

【产地】主产河南武陟、博爱、温县、孟州、沁阳、修武，这是怀牛膝栽培的发源地。产量大，质量优。一向销售全国及出口，为著名的"四大怀药"之一。此外，河北安国、定州、深泽、安平等地有一定的产量，但根条短且细，欠油润，品质较差。

【生产概况】怀牛膝为深根性植物，喜光照充足，气候温和，故应选择地势较高、水位较低、土层较厚、排水良好、沙质土壤种植。正如谚语所云："无沙不长，无泥不大。"就是要求种植怀牛膝的土壤干燥、排水灌溉方便。切忌低洼，地下水位高，土壤过度阴湿，否则，会造成支根过多或烂根现象。本品可以连作。连作的品种根皮较光滑，须根和侧根较少，并且连作物要求不严格，所以药农都喜种。

牛膝系用种子繁殖，多年来，药农在种植过程中培育出很多优良品种，如风筝棵、核桃皮等。其种植时间宜在头伏末、二伏初（即 7 月 22 ~ 24 日）为宜。苗出齐后需要打顶（打尖)，减少养分消耗，利于牛膝根部发育。近年来，通过科学实验又研究出如下新品种。

（1）怀牛膝 1 号：原名"核桃皮"，为传统当家品种。因产量高、品质优而大面积种植。本品株形紧凑，茎紫绿色。主根均匀，芦头细小，中间粗，侧根少，外皮呈土黄色，肉质淡白色。

（2）怀牛膝 2 号：原名"风筝棵"，为传统当家品种。其株形松散，其他均与 1 号怀牛膝近似，但产量略低于怀牛膝 1 号。

此外，怀牛膝的品种还有白牛膝、大疙瘩、小疙瘩。

【采收加工】怀牛膝采收宜在立冬至小雪节（10 月底至 11 月初)，此时叶片经霜，由绿变黑时采收，怀牛膝根部光润，质坚，品质好。在怀牛膝产区，怀牛膝叫"剜牛膝"。其方法是在牛膝地的一端开与牛膝根的深度相当的深沟，顺着牛膝的两侧，一根一根剥开泥土，看牛膝根变细时，将其轻提出来即可。农民谚语云："山药看毛，牛膝看条"即是此意。

挖出根后，削去茎枝，搭在架好的绳索上进行晾晒，干后称为"混货"。进一步加工，还须用清水浸泡，再以硫黄熏蒸，晾至全干再进行分级捆把。

捆把方法：按长短、粗细分出特肥、头肥、二肥、平条等不同等级，分捆成不同小把，用细红绳将上端捆牢。捆把后，用力将上端芦头削圆削齐，分级晒干，再上垛堆闷 10 天左右，最后晾干装箱。

【性状鉴别】本品呈细长条圆柱形，挺直，稍弯曲，长 60 ~ 70cm，直径 0.4 ~ 0.6cm，表面灰黄色或淡棕色，有微扭曲的细纵纹、排列稀疏的侧根和横长的皮孔样突起。质硬脆，易折断，受潮后变软，断面平坦，淡棕色，略呈角质样而油润，中心维管束木质部较大，黄白色，其外周散有许多黄白色点状维管束，断续排列成 2 ~ 4 轮。气微，味微甜而后稍苦涩。（图 1 – 110 牛膝)

【品质】以条粗壮、皮细、色灰黄、味甜者为优。

【规格等级】特肥：每把6～7根，把头直径2.31～2.44cm；头肥：每把8～9根，把头直径同特肥；二肥：每把11～15根，把头直径同上；平条：每把16根以上，把头直径同上。分等级装箱，装好后箱外面用牛皮纸贴严，再用清漆、桐油涂两遍，用以防潮。

【贮藏】防热，防潮，遇潮热反油变色。

【性味与归经】苦、酸，平。归肝、肾经。

【功能与主治】补肝肾，强筋骨，逐瘀通经，引血下行。用于腰膝酸软，筋骨无力，经闭癥瘕，肝阳眩晕。

【注意事项】孕妇慎用。

【附注】伪品。

除上述正品怀牛膝外，还有以下不同植物的根在不同地区作怀牛膝使用，实系伪品，应注意鉴别。

1. 红牛膝 苋科植物柳叶牛膝 *Achyranthes longifolia*（Makino）Makino 的根，习称"红牛膝"，产于陕西、江西、湖南、湖北等地。其根与怀牛膝相似，许多呈簇状，有的带有根茎。根条呈圆柱形，长10～15cm，直径2～7cm。表面灰棕色或红棕色，有细纵皱纹，皮柔，易折断，断面灰棕色或粉红色，维管束排列成环。无臭，味微苦麻。

2. 白牛膝 石竹科植物狗蔓筋 *Cucubalus baccifer* L. 的根，习称"白牛膝"。主产云南，当地习用为补药。其根呈圆柱形，略扭曲，有时有分支，长12～45cm，直径3～6cm，表面灰黄色，有纵皱纹及横向皮孔。质硬脆，易折断，断面角质样，木部淡黄色。气微，味甜微苦。

3. 味牛膝 爵床科植物腺毛马蓝 *Strobilanthes forrestii* Diels. 的根，习称"味牛膝"、"老鸹窝"、"杜牛膝"。产于湖北鄂西土家族自治州，顶端有凹陷茎痕，多分支，细根如马尾状，呈圆柱形，表面灰色，光滑。横断面皮部灰白色，木部暗灰色。气无，味淡。常作川牛膝，曾销东北，有出口。

4. 土牛膝 苋科植物粗毛牛膝 *Achy ranthes aspera* L. 的根，习称"土牛膝"，江南许多地区均有野生。其根茎呈圆柱形或疙瘩状，根茎周围生着许多圆柱形细根，略弯曲，长5～10cm，直径1～5cm。表面灰黄色或灰褐色，有细皱纹及细根痕。质柔软，易断，断面黄白色，有维管束小点，气无，味微甘苦。湖北用之治咽喉肿痛等，广东以全草入药，名"倒扣草"，功能清热解毒，利尿通淋，治感冒发热、暑热头痛等症。

平 贝 母

【别名】平贝。

【来源】本品为百合科植物平贝母 *Fritillaria ussuriensis* Maxim. 的干燥鳞茎。

【历史】贝母始载于《神农本草经》，列为中品。其后，历代医家著作皆有记述，但非指本种而言。东北地区历来就有平贝母治疗疾病的习惯。19 世纪中期，咸丰年间东北的汉、朝、满、回等民族即有"贝母梨"治疗肺热咳喘等民间验方流传。其后在东北三省中药店有经营，新中国成立前由营口药材市场转销国内，形成贝母类药材一个品种。北京地方使用量很少，无论是调配汤剂或配制中成药很少应用。

【产地】本品原为野生，主要分布于东北长白山区和小兴安岭南部山区。目前来源多为栽培，主产于黑龙江尚志、五常、铁力、伊春、穆棱，吉林靖宇、浑江、桦甸、抚松、通化，辽宁新宾、桓仁、清源、抚顺等地。

【生产概况】平贝母种植宜选土壤肥沃、质地疏松、水分充足、排水良好的腐质土壤，分为有性繁殖（种子繁殖）和无性繁殖（鳞茎繁殖）两种。有性繁殖生长期过长，多不采用。现多采用无性繁殖，大、中子贝栽 2～3 年，小子贝栽 4～5 年即可采收。有性繁殖约需生长5～6 年才可采挖。

【采收加工】平贝母多采取炕干法。炕干系将柴草灰或熟石灰在火炕上平铺一层，再将平贝母平铺其上，再铺上一层柴草灰或熟石灰，然后，加火增温至平贝母干燥即可。

【性状鉴别】本品呈扁球形，高 0.5～1cm，直径 0.6～2cm。表面乳白色或淡黄白色，外层鳞叶两瓣，肥厚，大小相近或一片稍大抱合，顶端略平或凹入，常稍开裂；中央鳞片小。质坚实而脆，断面性粉。气微，味苦。（图 1－111 平贝母）

【品质】以鳞茎大小均匀、饱满、色白、粉性足者为佳。

【贮藏】放置干燥通风处，防虫，防霉。

【性味与归经】苦、甘，微寒。归肺、心经。

【功能与主治】清热润肺，化痰止咳。用于肺热燥咳，干咳少痰，阴虚劳嗽，咳痰带血。

【注意事项】本品不宜与乌头类药材同用。

前　胡

【别名】鸡脚前胡。

【来源】本品为伞形科植物白花前胡 *Peucedanum praeruptorum* Dunn 的干燥根，多为野生，也有栽培。

【历史】前胡始载于《名医别录》，列为中品。陶弘景说："前胡似茈胡而柔软。"又说："此近道皆有，生下湿地，出吴兴（今浙江吴兴县）者为胜。"《本草纲目》载："前胡有数种，唯一苗高一二尺，色似斜蒿，叶如野菊而细瘦，嫩时可食，秋月开黔白花，类蛇床子花，其根皮黑肉白，有香气为真。"《植物名实图考》所附前胡是白花前胡。紫花前胡在该书中有载，称土当归。从《本草纲目》所述形态，结合《植物名实图考》前胡图来看，均系白花前胡而言，白花前胡应为正品。

【产地】主产于浙江淳安、临安、新昌；湖南邵阳、邵东、安化；四川彭县、都江堰。

此外广西、安徽、江苏、湖北、江西、福建也产。以浙江产量大，品质也优，销全国并出口。湖南邵东一带产者，又名信前胡，质量也佳。

【生产概况】本品原是高山野生植物，喜冷凉湿润气候，适应性强，耐寒；以土层深厚、肥沃的腐殖质土壤种植为好。

前胡种植分为种子繁殖和分根繁殖。种子繁殖于春季条播或撒播。播前需温水浸种催芽，然后用适量细土拌种。一般来说7~10天出苗。出苗后40天或次年3~4月移栽，按行株距66cm×50cm穴栽。分根繁殖采用根头有新芽繁殖。

【采收加工】栽培的于2~3年后采收，晚秋至次春茎叶枯萎或未抽花茎时采挖，除去须根，洗净，晒干或低温干燥。

【性状鉴别】本品呈不规则的圆柱形、圆锥形或纺锤形，稍扭曲，下部常有分支，长3~15cm，直径1~2cm。表面黑褐色或灰黄色，根头部多有茎痕及纤维状叶鞘残基，上端有密集的细环纹，习称"蚯蚓头"，下部有纵沟、纵皱纹及横向皮孔。质较柔软，干者质硬，可折断。断面不整齐，淡黄白色。皮部散有许多棕黄色油点，形成层环纹棕色，呈射线放射状。气芳香，味微苦、辛。（图1-112 前胡）

【品质】以身干、枝条整齐、质嫩坚实、香气浓者为佳。

【贮藏】放置干燥处，防虫蛀，防霉。

【性味与归经】苦、辛，微寒。归肺经。

【功能与主治】散风清热，降气化痰。用于风热咳嗽痰多，痰热喘满，咳痰黄稠。

【附注】

其同属植物紫花前胡在《中国药典》2005年版前几版都收载，而本草上多称为"土当归"或"鸭脚前胡"。主产于江西修水，安徽宁国、绩溪。此外湖南、浙江等省也产。本品呈圆柱形或圆锥形，主根较长，下部有分支，长3~15cm，直径0.8~1.7cm。表面土棕色或暗棕色，有浅直细纵皱纹，并有灰白色横向皮孔及须根痕。折断时皮部与中心木质部易分离，皮部较窄，散有黄色油点。木部较大，黄白色，油点少或无。香气浓，味微甘后苦。（图1-113 紫花前胡）

茜 草

【别名】红茜草，血见愁。

【来源】本品为茜草科植物茜草 *Rubia cordifolia* L. 的干燥根及根茎。

【历史】始载于《神农本草经》，原名"茜根"。《名医别录》中记载："茜根生乔川山谷，二月、三月采根曝干。"又称："苗根生山阴谷中。蔓草木上，茎有刺，实如椒"。《蜀本草》称本品为染绯草，并描述："叶如枣叶，头尖下阔。茎叶具涩，四五叶对生节间，蔓延草本上。根紫赤色，今所在皆有，八月采根。"李时珍曰："茜草十二月生苗，蔓延数尺，方甚中空有筋，外有细刺，数寸一节，每节五叶，叶如乌药叶而糙涩，面青背绿，七八月开花结实，如小椒大，中有细子，可以染绛。"对照《证类本草》中的"茜根"附图，可以认为即是目前广泛应用的茜草。

【产地】全国大部分地区均有分布，主产于陕西渭南，河南嵩县，安徽六安、芜湖，河北保定、邢台，山东莒南、蓬莱。此外湖北、江苏、浙江、江西、甘肃、辽宁、广东、广西、四川等地也产。以陕西渭南、河南嵩县产量大且质量优。

【生产概况】茜草多野生于半阴湿的灌木丛中。栽培方法有种子繁殖与扦插繁殖两种。

（1）种子繁殖：10月间种子成熟后，割去果序，晒干贮藏，至次年春季取出穴播，约两周可出苗，待苗高10cm时可间苗。

（2）扦插繁殖：多在2~3月进行，选择圆形而未枯的老藤，剪成三个节以上的插条，插时上部一节露出畦面，压土，浇水。

【采收加工】春、秋二季采挖，除去泥沙，干燥。以秋季采者为佳。

【性状鉴别】根茎呈结节状，丛生粗细不等的根。根呈圆柱形，略弯曲，主根不明显，支根丛生于根头部，数条或数十条，长10~25cm，直径0.2~1cm；根头部有茎的残基。根表面红棕色或红褐色，具细纵皱纹及少数细根痕；外皮易剥落，皮部脱落处呈黄红色。质脆，易折断，断面平坦，皮部薄，紫红色。木部宽广，浅黄红色，有许多导管孔。气微，味微苦，久嚼辣舌。（图1-114 茜草）

【品质】以条粗长、表面红棕色、断面黄红色者为佳。

【性味与归经】苦，寒。归肝经。

【功能与主治】凉血止血，祛瘀通经。用于吐血，衄血，崩漏，外伤出血，经闭瘀阻，关节痹痛，跌仆肿痛。

【贮藏】置干燥处，防虫蛀。

【附注】我国不同地区作茜草用的同属植物就有11种，5个变种。常见的有以下几种：

1. 西南茜草 在西南地区较大量地生产一种西南茜草，原植物为大叶茜草 Rubia schumanniana Pritz 的根及根茎。根茎横走，弯曲呈结节状，长10~20cm，直径0.1~0.8cm；表面红棕色，有纵沟，节上往往带细长的茎及须根，节间长1~2cm。质脆，易折断，断面皮部棕红色，木部粉红色，常中空。根呈圆柱形，弯曲，直径0.1~0.5cm，皮部、木部易分离。皮部剥落后呈棕红色。气微，味淡。

2. 披针叶茜草 长江以南常用披针叶茜草 R. lancealata Hayata 的根及根茎。本品根数条或数十条生于根头部，长5~12cm，直径0.1~0.5cm；表面深红褐色，有细纵纹，质脆，易折断，断面可见粉红色木部。根茎浅棕红色，节少膨大，节间2cm以上。皮部、木部易分离，断面常中空。

3. 滇茜草 当地又称小茜草或滇茜草，为云南产的小红参，系茜草科植物小红参 R yunnanensis（Franch）Diels 的根。本品根呈长圆柱形，数条或数十条丛生于短小根茎上，长5~

15cm，直径 0.1~0.4cm；表面深棕红色，有纵皱纹，质脆，易折断，断面露出浅粉红色的木部。气微，味苦、涩、微甜。

4. 狭叶茜草　在山东烟台地区使用狭叶茜草 *R truppeliana* loesde 的根茎及根。根头部丛生细根，根直径 0.1~0.4cm，表面红褐色，有细纵纹，皮部、木部易分离。

5. 大茜草　在四川产有一种"大茜草"，原植物为大茜草 *R magna* Hsiao 的根及根茎。根茎圆柱形，直径 0.4~1cm，表面朱红色，糟朽的木栓呈红色，木栓易剥离。节间 3~5cm 或以上，断面平坦，髓中空。根表面粗糙，皮部、木部易分离，皮部脱落后，木部呈红棕色。

羌　活

【别名】西羌活，川羌活。

【来源】本品为伞形科植物羌活 *Notopterygium incisum* Ting ex H. T. Chang 或宽叶羌活 *Notopterygium forbesii* Boiss. 的干燥根茎及根。

【历史】羌活始载于《神农本草经》独活项下，列为别名。陶弘景始将羌活、独活分开，称："此州郡县是羌地，羌活形细而多节，软润，气息极猛烈。出益州北部，西川为独活，色微白，形虚大，为用亦相似而小不如。"可见李时珍把羌活和独活相混。陶弘景根据药材性状、产地殊异指出羌活、独活是两类药材，与现在的羌活产地为甘肃、青海、四川等省是一致的。

【产地】以四川为主产区者为川羌，主产于四川省阿坝藏族、羌族自治州的小金、松潘、黑水、理县、南坪（九寨沟）及绵阳地区的平武。青川、川羌为蚕羌。以西北地区为主产区者为西羌，甘肃以天祝、岷县、临夏、武威、张掖、酒泉、天水等地为主，青海省以海北、黄南、海南、化隆、互助、循化等地为主，西羌中多为大头羌和竹节羌。羌活以四川阿坝藏族自治州、羌族自治州产品为"地道药材"。

【生产概况】生长环境在 2000~4000m 的林缘灌丛、沟谷草丛，需土质疏松、土层深厚、排水良好、富含腐殖质的沙质土壤。目前多为野生。四川省许多单位研究过栽培，但未获得成功。

羌活的繁殖方法分为种子繁殖与根茎繁殖两种。种子繁殖：于 3 月下旬至 4 月上旬或 9~10 月间将种子拌以草木灰穴播或条播。根茎繁殖：将带芽的根茎切成小块，横放于行距 30cm 的浅沟中，芽向上，覆土。

【采收加工】春、秋二季采挖，除去须根及泥沙，晒干。以秋季产者质量好。

【性状鉴别】

1. 羌活　为圆柱状略弯曲的根茎，长 4~13cm，直径 0.6~2.5cm，顶端具茎痕。表面棕褐色至黑褐色，外皮脱落处呈黄色。节间短，呈紧密隆起的环状，形似蚕，习称"蚕羌"；节延长，形如竹节状，习称"竹节羌"。节上有许多点状或瘤状突起的根痕及棕色破碎鳞片。体轻，质脆，易折断，断面不平整，有许多裂隙，皮部黄棕色至暗棕色，油润，有棕色油点，

木部黄白色，射线明显，髓部黄色至黄棕色。气香，味微苦而辛。（图1－115 蚕羌；图1－116 竹节羌）

2. 宽叶羌活 为根茎及根。根茎类圆柱形，顶端具茎及叶鞘残基。根茎圆锥形，有纵皱纹及皮孔；表面棕褐色，近根茎处有较密的环纹，长8~15cm，直径1~3cm，习称"条羌"。有的根茎粗大，不规则结节状，顶部具数个茎基，根较细，习称"大头羌"。质松脆，易折断，断面略平坦，皮部浅棕色，木部黄白色。气味较淡。（图1－117 大头羌）

【品质】以条粗长、表面棕褐色、有环节、断面紧密、油点多、气味纯正者为佳。

【规格等级】商品有川羌、西羌两类。由于性状不同分为蚕羌、条羌、竹节羌、大头羌等，一般认为蚕羌质优，条羌和竹节羌次之，大头羌最差。

【贮藏】置阴凉干燥处，防蛀。

【性味与归经】辛、苦，温。归膀胱、肾经。

【功能与主治】散寒，祛风，除湿，止痛。用于风寒感冒头痛，风湿痹痛，肩背酸痛。

秦　艽

【别名】左秦艽。

【来源】本品为龙胆科植物秦艽 *Gentiana macrophylla* Pall.、麻花秦艽 *Gentiana straminea* Maxim Maxim.、粗茎秦艽 *Gentiana crassicaulis* Duthie ex Burk. 或小秦艽 *Gentiana dahurica* Fisch. 的干燥根。

【历史】本品始载于《神农本草经》，列为中品。陶弘景曰："今为甘松、龙洞、蚕陵，以根作螺纹相交，长大黄白色为佳。"李时珍称："秦艽出秦中，以根作螺纹纠交者佳，故名秦艽。"

【产地】秦艽、麻花秦艽、粗茎秦艽主要分布于四川西北部，青海南部，甘肃、陕西南部；小秦艽主要分布于内蒙古东南部，河北北部，北京山区，山西、宁夏、甘肃、四川北部均有出产。近年来，秦艽和粗茎秦艽产量较少，药材市场已少见，现在多为麻花秦艽和小秦艽供应市场。

【生产概况】秦艽为多年生草本植物，野生于亚高山或高山草甸、山地草场以及亚高山灌丛草场或高山灌丛林缘的阳坡，土壤以草甸土、荒漠土及沙质土为多见，喜潮湿、阴凉气候，耐寒，忌阳光，怕积水。秦艽栽培尚有一定困难，经药材部门多年研究尚未完全成功，当前其商品供应仍靠野生。

【采收加工】一般春秋两季采挖。挖出根后，去净残茎及泥土，晒干即可。但有些地区去净残茎泥土后，堆置于日光下，使其发汗，使表面呈红黄色或黄褐色，再摊开晒干。小秦艽趁鲜时搓去黑皮晒干即可。

【性状鉴别】

1. 秦艽 根呈类圆柱形，上端较粗，下端较细。长 10～25cm，直径 1～3cm。根头部常膨大，多由数个根茎合生，残存的茎基上有时可见纤维状叶基维管束。表面灰黄色或棕黄色，有纵向或扭曲的纵沟。质坚脆，易折断，断面皮部棕黄色，木部土黄色，味特殊，味苦微涩。（图 1－118 秦艽）

2. 麻花秦艽 根呈类圆柱形，为许多小根相互缠绕交错而成，形如麻花或发辫状（又称"辫子艽"），长 15～30cm，表面棕色，粗糙，具许多旋转扭曲纹理。质松脆，易折断，断面多枯朽状。独根者常具网状裂隙。体干枯，疏松，多空隙。臭微，味苦微涩。（图 1－119 麻花秦艽）

3. 粗茎秦艽 根多为独根，稍粗大，不分支（又称"萝卜艽"），很少相互缠绕。根头部有淡黄色叶柄残基及纤维状的叶基维管束。表面黄棕色或暗棕色，外皮松泡，有纵向扭曲皱纹。臭味同上。（图 1－120 粗茎秦艽）

4. 小秦艽 根呈细长圆柱形，长 8～20cm，直径 0.2～1cm。根头部一个或数个合生，残存茎基上有纤维状叶鞘。中部以下常有分支。表面呈黄棕色，有纵向或扭曲的沟纹。质松，易折断，断面黄白色。臭味同上。（图 1－121 小秦艽）

【品质】均以质实、色棕黄、气味浓厚、主根粗壮者为佳。

上述品种北京地区都曾经使用过，前两种货源很少，现市场供应以麻花秦艽和小秦艽为主。但麻花秦艽断面多成枯朽，饮片切制后，多成碎末，损耗大，故北京地区不习用。北京地区多年来习惯应用小秦艽。本品切割后饮片整齐，而且颜色漂亮。

【贮藏】置通风干燥处，防霉。

【性味与归经】辛、苦，平。归胃、肝、胆经。

【功能与主治】祛风湿，清湿热，止痹痛。用于风湿痹痛，筋脉拘挛，骨节酸痛，日晡潮热，小儿疳积发热。

【附注】秦艽商品货源很混乱，尚有如下品种在不同地区作秦艽使用。

1. 龙胆科植物滇黄芩 *Veratrilla baillonii* Feanch 的根。

2. 毛茛科植物高乌头 *Aconitum sinomontanum* Nakai 的根。

3. 毛茛科植物牛扁 *Aconitum ochranthum* C. A. Mey. 的根。

4. 唇形科植物甘西鼠尾（又称"甘肃丹参"）*Salvia przewalskii* Maxim. 的根。

上述混乱品种其根性状与秦艽有很大区别，注意鉴别。

拳 参

【别名】红蚤休，草河车，紫参。

【来源】本品为蓼科植物拳参 *Polygonum bistorta* L. 的干燥根茎。

【历史】拳参始载于《本草图经》。该书记载："拳参生淄州田野，叶如羊蹄，根似海虾，色黑。"苏恭指出："紫参叶似羊蹄，紫花青穗，其根皮紫黑，肉红白，肉浅皮深。"

【产地】全国大部分地区均有分布，主产于河北、山西、甘肃、山东、江苏、北京等地，均为野生。

【生产概况】本品为宿根草本，野生于山坡草丛或林间阴湿草甸中。

【采收加工】春初发芽时茎叶枯萎时采挖，除去茎叶及泥沙，晒干，再除去细根。

【性状鉴别】本品呈扁长条形或扁圆柱形，弯曲，有的对卷弯曲，两端略尖，或一端渐细，长6～13cm，直径1～2.5cm。表面紫褐色或紫黑色，粗糙，一面隆起，一面稍平坦或略具凹槽，整体密，具粗环纹，有残留须根或根痕。质硬，断面呈浅棕红色或棕红色，维管束呈黄白色点状，排列成环。气微，味苦、涩。（图1-122拳参）

【品质】以身干、根条粗大、质坚实、皮黑、断面浅棕红色者为佳。

【规格等级】一般为统货。

【贮藏】置干燥通风处，防生霉、虫蛀、变质。

【性味与归经】苦、涩，微寒。归肺、肝、大肠经。

【功能与主治】清热解毒，消肿止血。用于赤痢泻泄，肺热咳嗽，痈肿瘰疬，口舌生疮，吐血衄血，痔疮出血，毒蛇咬伤。

【附注】有的地区与重楼不分或混用，应予纠正。此外，全国不同地区作拳参用的植物有多种，如甘肃、宁夏等西北地区尚有珠芽蓼 *Polygonum viviparum* L. 的干燥根茎，其根茎呈团块状或呈不规则扁圆柱形，有时弯曲成虾，较细小，表面棕黑色，密具环纹，断面粉红色至紫红色，有18～30个黄白色维管束小点排成环状。

陕西部分地区用草血竭 *P. paleaceum* Wall. 的根茎作拳参用，根茎呈扁圆柱形，常弯曲，表面紫褐色或黑褐色，一面隆起，另一面有浅凹槽，具密集粗环纹，质硬，断面三角肾形，颗粒状，红棕色或灰棕色，近边缘处有点状维管束排列成环，气微，味涩微苦。

在东北地区用耳叶蓼 *P. manshuriense* V. Petr. ex Kom 的根茎。根茎呈蝉状或扁圆形，表面黑褐色或紫黑色，断面浅棕红色，有较多维管束小点。

人　参

人参是我国名贵药材之一。它具有大补元气、生津固脱的作用，对于多种虚弱性疾病的防治效果十分显著，久为世人所瞩目，堪称当今天然补益药的代表，享有"中药之王"的美誉。

【来源】本品为五加科植物人参 *Panax ginseng* C. A. Mey. 的干燥根。

【历史】本品始载于《神农本草经》，列为上品。《名医别录》云："人参生上党及辽东。"上党，即今天山西省长治地区的壶关、黎城、平顺、潞城一带，辽东即指今辽宁省及以东的东北地区。宋代《本草图经》谓："初生小者三四寸许，一桠五叶，四五年后生两桠五叶，未有花茎，至十年后生三桠，年深者生四桠，各五叶，中心生一茎，俗称百尺杵。三月、四月有花，细小如粟，蕊如丝，紫红色，秋后结子，或七八枚，如大豆，生青熟红自落。"明代《本草纲目》云："上党，今潞州也，民以人参为地方害，不复采取，今所用者皆是辽参。"又云："《本草图经》所绘潞州者，三桠五桠真人参也。"以上所论人参的植物形态与现今使用的五加科人参是相同的。由此可知，古代山西省上党（今长治）地区也产人参。可能后因该地区的森林被砍伐破坏，人参没有生存条件了，故已绝迹。

古代所谓的人参是指野生品（野山参）而言。野山参生长年限不等，而以年久者质优。由于其喜生密林之中，分布十分分散，寻找极为困难。加之连年觅采，产量甚微，致使价格昂贵，实为珍稀罕见商品。因此人参早已由野生变为栽培。当今药材市场所售的商品人参均系栽培品。

植物形态：为多年生草本，茎高 30～60cm，根壮茎短，直立，每年增生一节，俗称"芦头"。其上有时生一至数个不定根，俗称"芋"。主根肥壮，肉质，圆柱形或纺锤形，多斜生，下部有分支。茎直立，单一，不分支，在不同的生长发育阶段它的叶片数有很大区别。一年生植株顶端只生一枚三出复叶，叫"三花"；二年生者仍只有五出完整复叶，叫"巴掌"；三年生者，具两个对生的五出复叶，叫"二甲子"；四年生者，增至三枚轮生复叶，称"灯台子"；五年生者，四枚复叶，称"四品叶"；六年生者，茎顶有五个轮生复叶，叫"五品叶"；但也有少数生六枚复叶的。叶片共 30 枚，到此为止，不能再生。复叶有长叶柄，小叶多为五枚，其基部的一对较小，中间三片，中央一片较大，椭圆形或微呈倒卵形，长 4～5cm，宽 2～6cm，先端渐尖，基部楔形，边缘有细锯齿。上面沿叶脉有刚毛；伞形花序单生于顶端，总花梗长 7～20cm，花小，许多，小花梗细长约 6cm，花萼五齿状，花瓣五个，呈淡黄绿色，雄蕊五枚，雌蕊一枚，子房下位，二室，核果浆果状，扁球形，直径 5～9cm，成熟时鲜红色，俗称"红榔头"，内有种子 2 枚，半圆形。

分类：人参分为两类，一类是野生品，名"野山参"；一类是栽培品，名"园参"。现将两类人参的主要形状特征和类似品及伪品的鉴别要点叙述于下：

一、野山参

1. **野山参纯货** 又称"山参"、"大山参"、"老山参"、"棒槌"，主要分布于东北辽宁、吉林沿长白山脉各县，及黑龙江的小兴安岭的东南部和张广才岭等。

本品系种子繁殖，其种子靠风吹、水冲或兽鸟所带，落在何处无选择余地，但它喜生深山密林荫凉气候中，由于受到土壤等自然条件的影响，且生长年限特长，所以各部位都形成独特形态。

（1）山参芦（根茎）：因生长年久，茎芦较原参为长，长度可超过主根一二倍，甚至三倍。茎芦常弯曲，如雁脖，俗称"雁脖芦"。芦的生长分为三个阶段，即顶端的一段具新脱落的地上茎痕，边缘棱较平齐，中心凹陷（芦碗）形如马牙齿面，又称"马牙芦"；第二阶段，沿中断或上段（近10年脱落的茎基）芦碗紧密，左右交错，层叠而生，芦碗边缘有明显的棱脊，呈缝隙状，层层堆叠，堆积如花状，习称"堆花芦"；第三段下部由于参龄年久，芦碗逐渐消失，形成圆柱形，俗称圆芦。上述三个阶段参芦形状有明显区别，故称"三节芦"。圆芦上面具有紧密环形棱皱及许多小疙瘩，这也是野山参特征之一。此外还有线芦、草芦、竹节芦等，但绝不存在单一的圆芦。

（2）山参艼：艼是指从"堆花芦"或"马牙芦"上长出的不定根（圆芦不长艼）。野山参长到了四品叶、五品叶时，有长长的芦头。为了牢固支撑地下茎，才在芦头上长出了艼，向左右前后牵拉，起着重要的支撑作用。山参艼有许多种：

①毛毛艼：即弯曲细小的不定根，集中长在芦头一侧的毛毛艼好像一撮羊胡子，故习称"羊胡子艼"。若长在芦头两侧，称"蓑衣艼"。

②顺长艼：顺长艼超过主根，经验认为，30年左右的山参会长顺长艼。艼因遇到适宜的土壤、养分故长得快，有时比主根还大，这种山参质量较差。

③蒜瓣艼：连接芦碗一端的艼头钝圆粗大，另一端艼须顺长，形如蒜瓣，故称"蒜瓣艼"。经验认为，具有四五十年参龄的野山参可有此形态。

④枣核艼：参艼形状两端细，中间膨大，形如枣核，习称"枣核艼"。它是由蒜瓣艼发展而来的。经验认为，只有五十年以上的野山参才有此特征，极为少见。

（3）山参体：山参体即指野山参的主根。其形态是真品的主要特征，也是与充参、趴货的重要区别之一。野山参由于生长环境不同，其主根形状有很大区别，如遇土壤冷硬，主根难以下伸，因此就形成"横灵体"、"疙瘩体"或"菱角体"，其支根呈八字形分开，俗称"武形"。如遇土壤略有疏松，主根生长就可下伸，形成"顺直体"和"笨体"，俗称"文形"，多呈纺锤形或圆柱形。无论"文形"还是"武形"，其主根均较粗短，一般长4~6cm，最长不超过10cm，中部直径0.5~2.5cm。肩部下垂，习称"溜肩膀"，这是野山参的特征之一。

（4）山参皮：野山参的表皮根据生长环境、土壤颜色、参龄长短，其质地颜色也有所差异，一般生晒野山参多为黄白色或浅黄色，紧洁光润，老而不粗，习称"皮细似锦"或"细结皮"。

（5）山参纹：在主根上端有紧密环纹，纹深而细，皱纹略显上兜，习称"螺旋纹"和"紧兜纹"；沟纹留有微量的黑色泥土，又称"铁线纹"。其环纹有时延伸至中部，少数延伸至稍下端。

（6）山参腿：山参腿即为支根，多为两条（少为三条），短粗，上细下粗，分档处呈八字形，角度较大，宽阔而不并腿，也无拧腿。

（7）山参须：山参须系主根下部和支根长出的须根，其须根形状与园参趴货有本质区别。野山参生长在深山老林中，年深日久全靠须根吸收营养而生存和发育，故稀疏而修长，多为参体的3~4倍或更长。但清晰不乱，似垂柳嫩条，柔韧须直，俗称"皮条须"。须根上生有许多小疙瘩，俗称"珍珠疙瘩"或"珍珠点"。

（8）芋变：芋变即野山参在漫长的生长过程中，主根受到病虫伤害或咬食后不能生长，由不定根（芋）主持生命而生长，代替了主根，在形状上必然带有原主根残迹。芋变后的主根体位不正，呈圆锥形或纺锤形，多为顺直体，芦多偏斜，皮黄褐色，许多较嫩，无环状横纹或浮浅稀疏，腿单一，不分支，须长，清晰不乱，珍珠疙瘩不明显，这样的芋变仍属于野山参。

气味：野山参气微，味甘微苦，嚼之有清香气。

为了便于记忆，中药业有经验的前辈将鉴别野山参的形状特征编了一套顺口溜："芦长碗密带圆芦，左右下垂枣核芋，身短丰满横灵体，螺旋环纹深密生，皮紧细洁光而润，腿短分开八字形，须根稀长根瘤密，此为山参特殊形。"［图1-123 野山参Ⅰ；图1-124 野山参Ⅱ（芦头断损）；图1-125 野山参三节芦特征；图1-126 野山参铁线纹特征；图1-127 野山参皮条须特征］

野山参品质以横灵体、腿八字分开、五形全美（芦、芋、体、纹、须）相衬为优。

2. 移山参

所谓移山参是被山农在深山密林中发现野山参幼苗，由于重量小，不能做货出售，因此将幼苗带根挖回，栽于自家附近的野林下，便于看守，令其自然生长，一般移栽10年以上。由于新地土肥，加之人工移动，其形态较野山参有很大区别。（图1-128 移山参）

（1）芦和芋：芦有扭曲转向现象，俗称"转芦"或"回脖芦"，顶端芦碗变大，芋多旁伸，形状下粗上细，毛毛芋增多。

（2）体和腿：主根中下部发达，俗称"大屁股参"，腿也出现下粗上细现象，俗称"穿喇叭裤腿"。常有并腿和扭曲状态。

（3）皮和纹：有粗皮，质地疏松，横纹断续稀疏，分布于主根中下部，俗称"跑纹"。

（4）须：须细嫩，稀疏细长，呈扇形分布，珍珠疙瘩较少。

移山参由于基源（种子）来源于野山参，虽经移栽，体形有变，但还应属于野山参类。本品近年来极为少见，市场上所谓移山参多为趴货所冒充。

3. 类山参（包括籽海、老栽子上山、小栽子上山、池底参） 类山参是指其基源为栽培人参，其种子或种栽来源于园参，但生长环境是在深山老林中。因其生态环境与纯野山参接近，所以形态有别于栽培的人参，与野山参既有差别有称为近似，故统称"类山参"。

（1）籽海：籽海又称"籽货"、"籽趴"。其基源是栽培人参的种子，就是把栽培人参的种子撒播在深山老林的土壤里，任其自然发育生长，经10~20年后采挖作货。目前人工养护的所谓"山参"和"林下参"就属该品，现在占山参市场的大部分。以园参种子播于林下的方法，早在20世纪60年代就开始了，如辽宁桓仁、吉林抚松等均已成功。但其性状与野山参有很大区别。

①芦和芋：芦细长，芦碗稀，为二节芦，无三节芦。多为毛毛芋，顺直而下，较细嫩。

②皮和纹：皮嫩，黄白色，有的光滑无纹，俗称"小白胖子"，即使有横纹也是稀疏浮浅。

③体和腿：体松泡，横体、疙瘩体、顺直体都有，但较短小，腿单一、分叉均有。

④须：须根长而多，无弹性，珍珠点不明显。

（2）老栽子上山：老栽子上山又称"趴货"，或"园子趴货"。选择圆膀、圆芦等长脖类型5～6年生的栽培人参，把它移植到深山密林里，令其生长，待10～20年后采挖加工。

①芦和芋：芦长、芦碗稀疏，有二节芦或回脖芦；芋较粗大，旁伸或上翘，毛毛芋多。

②皮和纹：皮较粗，横纹浮浅，纵皱纹较多。

③体和腿：体粗短，多为顺笨体，俗称"炮竹筒"，腿两至三条，多见拧腿或并腿。

④须：须较多而散，整体似扇形，须根有珍珠点，但分布不均匀。

（3）小栽子上山：小栽子上山又称"参苗上山"。选择2～3年生，参形较好的小栽子，移植于深山老林中令其生长10～20年后采挖，加工做货。

性状特征类似老栽子上山而短小，质地较嫩。

（4）池底参：池底参又称"撂荒棒槌"。栽培人参的土地切忌连作，栽植一周期采挖后，遗留下的参池不能再栽培人参，被称为"老参地"。在采挖人参时留下来，在参畦中经其生长10年后挖出加工做货，称为"池底参"。（图1-129池底参）

①芦和芋：芦短粗，芦碗稀疏，俗称"缩脖芦"。芋较粗，多圆锥形，伸展向上翘，俗称"兔耳朵芋"、"朝天芋"，毛毛芋也多。

②皮和纹：皮黄褐色，较松，有粗皮和明显纵皱，横纹粗短，可由主根肩部延伸到下部。

③体和腿：顺体多见，腿两条以上，分档角度小，有拧腿和并腿。

④须：须多而长，整体如扫帚状，珍珠点细小而少。

野山参除主产我国东北长白山以外，俄罗斯远东地区和朝鲜也产，但俄罗斯产量大，朝鲜产量少。俄罗斯野山参近年来通过贸易大量输入我国和国际市场，朝鲜产品也通过民间贸易进入我国吉林省吉安、临江等市。业内人士认为，俄罗斯的野山参质量不如长白山野山参好，从外观形态看，确实灵气不足，叶韵略逊，但药用价值不会有很大的差别。朝鲜与我国长白山仅一江之隔，鸭绿江南北山区均有野山参分布。由于土壤为灰褐色，加之土壤较为干燥，故形状较我国长白山品种较短，表皮为深棕色或老黄色，其余与长白山品种相同。

近年来，由于纯正的野山参奇缺，价格昂贵，药材市场出售的多以籽海、趴货以假充真，甚至以粘芦、接须等非法手段制成"工艺参"大肆牟取暴利。所以在买卖过程中，时有发生购销矛盾。判定真伪依据，应该以《中华人民共和国药典》为准，但2000年版《药典》，仅在园参项下收录野山参的性状，并无质量标准，故无法说清。为此国家食品药品监督管理局于2004年7月14日、15日，在长春组织召开了野山参专题专家研讨会（我被邀请参加本次会议），会议决定，今后《中华人民共和国药典》不再收载野山参，而收载林下参（籽货），以便鉴别和扩大药源。

二、园参

园参是指栽培在参园中的人参，过去又称"秧子参"。

本品由于栽培方法、生长年限、产地加工和性状特征不同，又分为普通参和边条参两类。普通参又称"大马牙"，边条参又称"二马牙"，均属参农培育品种。

【产地】吉林抚松、集安、靖宇、长白山产量最大，尤其抚松素有"人参之乡"之称。其他如吉林的桦甸、汪清、通化、安图、临江、辉南、敦化，辽宁宽甸、新宾、凤城、本溪、清原，黑龙江铁力、伊春、林口、东宁、宁安、穆棱、依兰、尚志、五常等地也产，过去普通人参生长年限短，产量大，以抚松等县产品为主，故称"抚松路"。边条人参生长年限长，产量小，以集安和辽宁新宾、宽甸等县产品为主，故称"集安路"。具传说：因始产于吉林集安县境内，高勾丽基群附近石柱子沟，故称"石柱参"。据说清代咸丰年间，在辽宁省宽甸县露河乡石柱子沟所产的人参亦称"石柱参"。再者，清代初期，沿辽宁新宾县栽有一行较长的柳树林，当地称"柳边条"；边里边外所种的人参均在营口集散，统称"边条子参"，简称"边条参"（现产参区多有生产）。现有些人参产区认为种植栽培9年以上者为"边条参"，种植12年以上者为"石柱参"。

【生产概况】

1. 普通人参 一般育苗3年，移栽后再生长3年，共6年时间，秋季9月中下旬采挖园参，根部洗刷干净，称为"园参水子"。再根据"园参水子"的形态选择适合加工不同类型的人参，如生晒参类、生蒸参类和糖参类三种（以往加工规格很多，现已简化）。

2. 边条红参

（1）栽培时的秧苗要选用"二马牙"，长脖芦的品种，主根长，支根少，皮紧细者。

（2）修根整形，需按要求进行，秧苗上只留两条腿，至多不超过三条腿，把多余的支根剪掉。

（3）必须选择沙质土壤。渗水性能好的土地，这样剪下支根的伤口容易愈合，产出成品成色好。

（4）栽培后，每隔两年移栽一次，需9年以上至13年才能采收加工。现多采用三、二、二制进行移栽。

边条红参的产地加工方法基本与普通红参相同，但应注意芦、腿完整，保持其特征。

【采收加工】

（1）生晒参类：用"园参水子"剪去小支根，置日光下晒干，即为"生晒参"；如不除去小支根，而晒干的称为"全须生晒参"；剪下小支根及须根晒干，称"白参须"；如用"园参水子"的不定根（芋帽）或移栽园参时掐下的支根洗净晒干，称为"皮尾参"。

（2）生蒸参类：加工红参要求参根肥壮，浆足，否则蒸后参体瘦瘦。方法是将园参水子剪去小支根，蒸制2~2.5小时，取出烘干或晒干，即为"红参"，剪下的支根或须根，按上法蒸透并干燥，称为"红参须"。如顺直捆把的称"红直须"，如弯曲不直的称"红弯须"。

（3）糖参类：选择参形较好的园参水子，芦、尾齐全，主根足壮，用清水轻轻冲净，置沸水中煮透，取铝制排针将芦头、主根扎透，然后放在盆内，再倒入热糖汁（轻糖）进行浸糖，最后再用温水冲去浮糖，称为"白人参"（此为较好的栽培人参）；凡低档货，如破皮、缺芦等均可以浸重糖，表面常常泛出糖的结晶，称为"糖参"（此为人参中质量次品）。

【性状鉴别】

1. 生晒参类

（1）生晒参：呈圆柱形或纺锤形，全长 5～15cm，直径 1～3cm，顶端留有短芦，下部支根已除去，表皮呈灰黄色或黄白色，上部有断续环纹，参体有明显纵皱纹。质较硬，断面淡黄白色，显粉性，有明显棕黄色形成层环，皮部有黄棕色点状树脂道及放射状菊花纹，气特异，味微苦、甘。（图 1-130 生晒参）

（2）全须生晒参：具有完整的艼、芦、须，多用棉线缠绕，以保持人参形态，其余同生晒参。（图 1-131 全须生晒参）

（3）白直须：本品多系鲜园参掐下的细枝根，刷洗干净，蘸水撮去表皮，晒干，捆把，每把100g左右。根条状，有光泽，黄白色，上端直径 3mm，下端渐纤细，长短不一，最长15cm 左右。

（4）皮尾参：根呈长条形，下部不带支根，长 3～6cm，直径 0.5cm，表皮黄白色，有褐色环纹及不规则纵向抽沟，质轻泡，断面白色，显菊花纹，气味同生晒参。

2. 生蒸参类

（1）红参：根呈圆柱形或纺锤形，全长 5～10cm，直径 1～2.5cm，表面棕红色，半透明，有的上部不透明，显暗黄色斑块。芦头较短，并有数个芦碗，近上端有环纹，参体有纵皱纹，下部有 2～3 条短支根（参须已除去）。质硬，断面平坦，角质样，棕红色，形成层环色较浅。气味同生晒参。（图 1-132 红参）

（2）红参须：红直须呈长条状，粗壮均匀，红棕色，有光泽，半透明，气香，味微苦。红弯须呈条状或弯曲状，粗细不均，橙红色或棕黄色，有光泽，半透明，气味同红直须。

3. 糖参类

（1）白人参：白人参是选择形状较好、支大浆足的鲜人参进行整形加工，浸轻糖而成。本品呈纺锤形或圆柱形，全长 15～25cm，有马牙芦，一般无圆芦。少数有艼，艼体细长，斜向旁伸，肩膀圆形下垂，腿 2～5 条，垂直并拢。须根丛生散乱，细脆，小疙瘩瘤不明显。皮显粗糙，环纹显而稀疏，气无，味甜，微苦。

（2）糖参：常用低档鲜园参加工，多呈圆柱形，表面白色，较粗壮，常缺芦、短腿、有破皮，常有糖的结晶析出，气无，味很甜。

4. 边条参 本品呈长圆柱形，全长 13～20cm，中部直径 0.8～2cm；芦长 2.5～4cm，顶端芦碗稍大，凹陷较深，中下端略呈圆形，有节状棱纹；主体红棕色，半透明或上部略带黄色粗皮，习称"黄马褂"。有皮有肉，肩部有不太明显的环纹，全身有不规则的纵皱，腿2～3条，红棕色，质坚实，断面红棕色，角质样，有光泽，显菊花纹。本品的特点是"三长"，即芦长、身长、腿长。气无，味甜，微苦。（图1-133 边条红参）

5. 朝鲜红参 又称高丽参，别直参，系由韩国进口，朝鲜也产。其植物来源与我国所产的人参为同种。生长时间与国产边条参相似，但由于加工方法有异，其性状特征与国产红参迥然有别。

主根呈圆柱形，或模压成方柱状，粗壮而顺直。长7～15cm，直径1～3cm。顶生双芦，由于芦碗平齐，中间凹陷，又称"马蹄芦"，单芦者名"单碗芦"。支根短多弯曲交叉，有的为单支。表面红棕色，半透明，上部常带黄衣，参体有纵皱纹，余同红参。（图1-134 韩国红参）

近年来，随着我国人参种植的发展，在栽培和加工上进行了系统地科学研究，现已生产出"新开河参"、"皇封参"、"康龙参"、"长白山红参"、"宝泉山红参"，其质量和形态可与朝鲜红参相媲美。（图1-135 国产高丽参）

6. 朝鲜白参 本品为加工朝鲜红参时挑出的次品加工而成。参体较粗糙，有不规则的纵皱纹，色白，质轻泡。

【品质】

1. 生晒参类 品质以体轻饱满、皮细、无疤痕者为佳。

2. 生蒸参类 品质以支头大，质坚实，棕红色或浅棕色，无细腿、黄皮破疤者为佳。

3. 糖参类 品质以全须、全芦、表面白色、体充实、不泛糖、无破疤者为佳。

4. 边条参 以"三长"为特征，根条粗壮、无黄色粗皮者为佳。

5. 朝鲜红参 以方柱形、根条粗壮、表面红棕色、无黄色粗皮者为佳。

【规格等级】

1. 生晒参类 生晒参分为五个等级。一等：根呈圆柱形，体轻有抽沟，表面黄白，断面淡黄白色，气香，味苦，每500克，60支以内。二等：每500克，80支以内。三等：每500克，100支以内。四等：有死皮，每500克，130支以内。五等：每500克，130支以上，余同四等。

2. 生蒸参类 以重量作为制定规格等级单位。20支普通红参，即500g，20支以内，质坚实，无细腿、破疤、黄皮者为一等；二等稍有干疤，黄皮抽沟，无细腿；三等光泽较差，有黄皮、干疤、抽沟、细腿。其余32支、48支、64支、80支均以此类推，每个规格各分三等。80以下为小货，也按质量优劣分三等。

3. 边条参 一等边条红参，每500克，16支以内，无中尾（不足3mm的腿）、黄皮、破疤。二等边条红参每500克，25支以内，稍有黄皮、抽沟、干疤，余同一等。三等边条红参每500克，35支以内，色泽较差，有黄皮、抽沟、破疤、细腿。其余45支、55支、80支规格均以此类推，每个规格按质量各分三等。小货边条也按质量分三等。

4. 朝鲜红参 过去按支头大小分为天字、地字、人字、翁字四种规格，以天字质量为优，又按每支重量分为 10 支、15 支、20 支、30 支等多个等级，每盒 600g。本品由于形态上与国产红参有所差异，在市场上的价格高于国产红参数倍。

【贮藏】置干燥通风处，防生霉、虫蛀、变质。

【性味与归经】甘、微苦，平。归脾、肺、心经。

【功效与主治】大补元气，复脉固脱，补脾益肺，生津安神。用于体虚欲脱，肢冷脉微，脾虚食少，肺虚喘咳，津伤口渴，内热消渴，久病虚羸，惊悸失眠；心力衰竭，心源性休克。

【注意事项】不宜与藜芦、莱菔子同用。

【附注】人参属贵重药材，价格较贵，近年来发现人参伪品很多，常见的有如下数种：

1. 野豇豆 野豇豆为豆科植物野豇豆 *Vigna vexillatl*（L.）Benth 的根。根呈圆柱形或纺锤形，多不分支。长 8～15cm，直径 0.5～1.5cm。根头部无芦头及芦碗，未去栓皮者表面黄棕色，有纵皱纹及横向皮孔样疤痕，无横纹。去栓皮并经蒸煮者，外表显灰棕色，微透明。断面角质样，有棕色小点。气微，味淡，略有豆腥气。华东地区某些地方误作人参而栽培。

2. 栌兰 栌兰为马齿苋科植物栌兰 *Talinum panicalatam*（Jacq.）Gaertn 的根。根呈圆锥形或纺锤形，多有分支，除去粗皮后，经蒸煮干燥而成。顶端有残留木质茎基，表面灰黄色，半透明，质坚硬，断面平坦，角质样，中央常有空隙。味淡，嚼之有黏滑感。

3. 华山参 河南称"热参"，为茄科植物华山参 *Physochlaina inundibularis* Kuang 的根。根呈圆锥形或圆柱形，少分支，略扭曲。长 5～20cm，直径 0.5～3.5cm。一般先除去外皮，再与甘草、冰糖等共煮后，晒干。顶端有一至数个芦头，根头部有密集环纹，外表呈黄棕色，半透明，带有横长皮孔，质坚硬，断面角质样，具放射状菊花纹。气微，味微甘，后苦。本品有毒性含有阿托品类生物碱，曾经发生过中毒事故。

4. 山莴苣 山莴苣为菊科植物山莴苣上 *Lactuca indica* L. 的根经蒸后的加工品。根呈圆锥形，多自顶部分支，长 5～15cm，直径 0.7～1.7cm。顶端有圆盘形芽或芽痕。表面红棕色，半透明，有纵皱纹及点状突起的须根痕，质坚实，断面平坦角质样，可见形成层环，具放射状裂隙。气微，味微甘，后苦。

5. 商陆 为商陆科植物商陆 *Phytolacca acinosa* Roxb 的根，经蒸煮加工而成。根呈圆柱形或圆锥形，长 10～16cm，直径约 1.5cm，顶端有地上茎残基。表面红棕色或紫褐色，有明显纵皱纹及横向皮孔，断面淡棕色，可见数个同心性环。气微，味甘苦，久尝麻舌。本品有毒。

6. 桔梗 为桔梗科植物桔梗 *Platycodon grandiflorum*（Jacq.）A. DC. 的根。本品不经蒸煮加工，常以原药材伪充"全须生晒人参"。根呈圆柱形细长而弯曲，偶有分支，无须根，长 7～20cm，直径 1～2cm。顶端有数个半月形茎痕（芦碗），表面呈淡黄白色，具纵皱沟纹及皮孔样斑痕。上部有少数断续粗横纹，质坚脆，断面皮部类白色，中心淡黄色，形成层环明显，具放射状菊花心。无臭，味微甜，后苦。

三　棱

【别名】 荆三棱，京三棱，去皮三棱，光三棱，白三棱。

【来源】 本品为黑三棱科植物黑三棱 *Sparganium stoloniferum* Buch. – Ham. 的干燥块茎。

【历史】 三棱的原植物自古即混乱，历代本草记载不一。三棱始载于《本草拾遗》，言："本经无三棱，总有三四种，但取根似乌梅，有须相连，蔓如莚，作漆色，蜀人织为器，一名者粉。" 从形态描述看，其正品极似莎草科荆三棱。宋代的《本草图经》对三棱的名称、产地、形态均有详尽的描述，指出 "三棱生荆楚，字当做荆，本经做京，非也。" 对黑三棱描述为："叶如莎草极长，茎三棱如削，大如人指，高五六尺，茎端开花，大体皆如莎草而大，小圆如乌梅者，黑三棱也。" 对荆三棱的描述为 "黄草紫色，霜降后采根，削去须皮，黄色微苦，以小鲤鱼状，体重者佳。" 又云："一说三棱生荆楚，字当作荆，以著其地三棱所用皆淮南红蒲根也，泰州尤多，举世皆用之。又《本草》谓："京三棱形如鲫鱼，黑三棱如乌梅而轻，今红蒲根至坚重，刻削而成，莫知形体。又叶扁茎圆，不复有三棱处，不知何缘名三棱也。" 由以上记述可知，古代所用三棱品种并不单纯，以荆三棱、黑三棱为常用，但名称混乱。从药材角度来说，古代认为形如鲫鱼而体重的京三棱与今黑三棱科植物黑三棱及其同属植物的块茎特征符合。而古代认为，其形如乌梅的黑三棱与今莎草科植物荆三棱的块茎特征相似。《本草图经》中所载坚重的红蒲根，似为黑三棱科黑三棱的块茎。

【产地】 主产于河南长葛、郑州，安徽全椒、含山、滁州，浙江东阳、盘安、武义，江苏徐州等地。

【生产概况】 黑三棱系水生植物，喜湿润气候，耐寒，不怕酷热，适应性强。可种于排灌条件较好的池塘、水沟、积水坑、水溪旁，以含腐殖质丰富的土壤为宜。

黑三棱以无性繁殖为主。根据地势作 25～40cm 深的低床，将当年黑三棱不够药用要求的小块茎和根茎均匀撒播或条播于苗床内，浇透水，覆盖湿土和厩肥越冬。翌年春 3 月灌水，保持水深 15～20cm，施肥。待苗高 20～25cm 时即可移栽。移栽地于早春将地块施肥，耙平。栽前将苗床灌水，拔出幼苗，随拔随栽于放净水的大田中，株行距可按 15～20cm×30cm 浅栽于泥中。肥沃土地可适当加大株行距，栽后灌水 6～8cm 深。

【采收加工】 地上茎枯黄即可采收，挖前 10～15 天排水晾地。割去地上茎叶，留 10～15cm 茬，用锨挖或拔出，根茎用三棱叶盖好，以防风干、晒干不易去皮。刀刮去皮，将毛根里皮刮至呈粉白色为度，晒干。有的地区晒至八成干时，放入竹笼里，撞去须根和粗皮，晒至全干。

【性状鉴别】 本品呈圆锥形或扁卵形，上圆下尖，长 2～6cm，直径 2～4cm。表面黄白色或灰黄色，有刀削痕，须根痕小点状，略呈横向环状排列。体重，质坚如木质，极难折断，切断面平坦，黄白色或灰白色，接近外皮处色深，向内则色浅。内有许多散生不太明显的筋

脉小点及条状横向筋脉。微有酸臭气，味淡，嚼之微有麻辣感。（图 1 - 136 三棱）

【品质】以个匀、体重、质坚实、去净外皮、色黄白为佳。

【规格等级】商品上过去分为光三棱、毛三棱，现多为光三棱，均为统装货。

光三棱用刀削去外皮及须根。外表面黄白，有刀削痕。

毛三棱用火燎去长须，表面黑棕色，有残存的不定根，节和节间明显。

【贮藏】放置干燥通风处。

【性味与归经】辛、苦，平。归肝、脾经。

【功能与主治】破血行气，消积止痛。用于癥瘕痞块，瘀血经闭，食积胀痛。

【注意事项】孕妇禁用。不宜与芒硝同用。

【附注】东北、华北及江苏、安徽等地还将莎草科植物荆三棱的块茎当三棱使用，北京地区于 20 世纪 50 年代正品三棱缺货时用过此品，习称"泡三棱"或"黑三棱"。两者的商品名称与植物名称恰恰相反，应注意鉴别。本品呈类球形或倒圆锥形，长 2～4cm，直径 2～3cm。表面灰白色，有残余茎基或茎痕和突起的须根痕，体轻，质坚硬极难折断，入水中漂浮水面，断面平坦，黄色，有散在的棕色小点。气微，味淡，嚼之微辛涩。

三 七

【别名】山漆，金不换，参三七，田三七，田七，滇三七，旱三七。

【来源】三七为五加科植物三七 *Panax notoginseng* （Burk.） F. H. Chen 的干燥根。

【历史】本品始载于明《本草纲目》。李时珍曰："山漆，是谓其能愈合金疮，如漆黏物也，金不换贵重之物也。"又说："生广西南丹诸州，番峒深山中，采根曝干，黄黑色，团结者状略似白及，长者如老干地黄，有节，味微甘而苦，颇似人参之味。"故名"参三七"或"人参三七"。因历史上主产和集散在广西田阳故有田七和田三七之称。本品又盛产于云南，又称"滇三七"。李时珍又云："近传一种草，春生苗，夏高三四尺，叶似菊艾而劲浓，有歧尖。茎有赤棱，夏秋开黄花，蕊如金丝，盘纽可爱，而气不香。花干则吐絮如苦荬絮，根叶味甘，治金疮折伤出血，及上下血病甚效。"这显然是指菊科植物"水三七"而言。为了与水三七相区别，故称"旱三七"。

【产地】主产于云南文山、砚山、西畴、马关、麻栗坡、广南、富宁、邱北，广西靖西、德保、凌云、那坡、田阳等地。三七虽然产于云南、广西两省，实为土地接壤的近邻地区。

【生产概况】三七种后需 3～4 年才能采挖，如在秋季开花前采收称为"春七"，根肥壮饱满质佳，冬季结籽后采挖称为"冬七"。根较泡松，质次。三七采挖后需经产地加工，并按个头大小分档。

加工方法：将鲜品修剪后，主根（三七头子）晒至半干经反复揉搓、发汗，再曝晒足干，以牙咬后无印痕者为度，即"毛货"。将毛货置于麻袋反复震荡，使主根表面呈光亮的棕黑色时即为成品。剪下芦头（根茎）叫"剪口三七"；较大的支根晒干后称为"筋条"；较细的支根及须根称为"三七尾"、"三七须"或"绒根"。虽仍作三七药用，但为次品。

【性状鉴别】根呈倒圆锥形或纺锤形，长1.5～6cm，直径1～4cm。表面呈光亮的黑棕色或灰褐色，顶端较平或有茎痕，周围有瘤状突起，全体有断续的纵皱纹、支根痕及横向皮孔。体重，质坚实，难折断，断面灰黑色或灰绿色，有光泽，皮部有细小的斑点（树脂道），中心木质部微显放射状纹理（菊花心）。气微，味苦微甜。从本品的形状及其内外色泽的特征来看，有"铜皮铁骨"、"狮子头"之称。（图1-137三七；图1-138剪口；图1-139筋条；图1-140绒根）

【品质】一般以个大、肥满、体重坚实，断面灰棕色，无裂隙者为佳。

【规格等级】三七头（主根）按大小分成若干等级，如每500克约20个，称20头，每500克30个，称30头；依次为40头、60头、80头、100头、120头、160头、200头等；200～250头过去称为"大二外"；251～300头称为"小二外"；300头以上者称为"无数头"。

【性味与归经】甘、微苦。归肝、胃经。

【功能与主治】散瘀止血，消肿定痛。用于咯血，吐血，衄血，便血，崩漏，外伤出血，胸腹刺痛，跌仆肿痛。

【附注】

1. 古今对三七疗效的认识和发展　三七是我国特产的名贵药材之一。由于疗效卓著，故被历代医家所推崇。如明《本草纲目》云："凡跌仆伤损，瘀血淋沥者，随之嚼烂，罨之即止，青肿者消散。"清《本草从新》云："三七根，止血之神药也，无论上、中、下之血，凡有外越者，一味独用亦散，加入补血、补气药中更神。"清《本草纲目拾遗》云："人参补气第一，三七补血第一，味同而功亦等，故称人参三七，为药中最珍贵者。"清《玉楸药解》记载："和营止血，通脉行瘀，行瘀血而不敛新血。凡产后、经期、跌打痛肿、一切瘀血皆破，崩漏、刀伤、箭伤一切新血皆止。"

从上述可知，古人对三七早已知道既有止血功能，又有活血作用。但在新中国成立前临床应用三七多用于止血作用，用于活血化瘀的较少。新中国成立后，通过对三七的毒理、药理、药效和临床的研究，证明本品在活血化瘀方面有较好疗效。尤其对心脑血管疾病作用更为显著。为此，近年来研制出很多治疗心脑血管疾病的中成药，多配伍有三七，如复方丹参滴丸、三七冠心宁胶囊、心可舒片等，临床都取得了很好的效果。因此，三七在用量上也随之猛增。但药材市场上曾经出现过名称混淆品和伪制品，应注意鉴别。

2. 名称易混淆品鉴别

（1）菊叶三七：又名水三七，来源于菊科植物菊三七 *Gynura segetum* Merr. 的干燥根茎，主产于广西、贵州、云南、四川等地，喜生阴湿肥沃土壤，我国大部分地区多有栽培。根茎呈拳形或团块状。长3～6cm，直径3cm左右，表面灰棕色或灰黄色（鲜品带紫红色），全体有瘤状突起及断续弧状沟纹，顶端常有茎基或芽痕。下部有细根或细根断痕。质坚实，不易折断。断面灰黄色（鲜品白色），显菊花心。气微，味甘淡后微苦。功效：止血行瘀，治吐血、衄血、跌打损伤、瘀血不行。

（2）景天三七：又名土三七，来源于景天科植物景天三七 *Sedum aizoon* L. 的根或全草入药，主产于江苏、浙江等地，我国北方多有分布，野生在山坡岩石间或阴湿墙缝中。全草之茎青绿色，折段面中空。叶皱缩，上下表面均为灰绿色。根呈块状、肉质，支根圆柱形或略带圆锥形，表面暗褐色，呈裂隙状，干燥后质松。气微，味微涩。

3. 伪品的鉴别

（1）莪术加工伪制：系由姜科植物莪术 *Curcuma phaeocaulis* Valeton 或广西莪术 *Curcuma kwangsiensis* S. C. Lee C. F. Liang 的干燥根茎经雕刻伪制而成。形似三七，表面光滑呈灰褐色，周围有雕刻的瘤状突起或横向皮孔样疤痕，并可见有刀刮痕，质坚实，体重，断面浅棕色，或带黄绿色角质样，有浅棕色内皮层环纹，并散有深棕色点状筋脉。微具姜辛气，味微苦辛。

（2）苦楝树叶加工伪充：系采用楝科植物苦楝树叶和冬青科熊胆木等植物的叶加水煎煮，取煎液加入大戟科木薯粉中混匀，经精心搓捏制成。伪品呈圆锥形，无栓，上端中心处有一伪造的假茎基，周围有 4~6 个伪造瘤状突起，无纵皱及支根痕，中部以下刻有横向假皮孔，下端有的有分支。体重，质坚实。断面灰绿色或棕黄色。近边缘部呈角质样。中心部呈颗粒状。气无，味苦，嚼之黏牙。

（3）藤三七块茎伪充：又名藤子三七、落葵薯，来源于落葵科植物藤三七 *Anredra cordifolia*（Tenore）Van Steenis 的干燥块茎。经加工略煮后伪充三七出售。藤三七原为云南思茅地区的民间草药，药用部位为其藤上叶腋处生长的瘤块状珠芽，不用块茎。其珠芽具有滋补、强壮腰膝、消肿散瘀的作用。主治腰膝痹痛，跌打损伤，骨折等症。本品呈不规则纺锤形或类圆柱形，有的稍扁略弯。长 3~8cm，直径 1~3cm。全体有许多呈瘤状突起的芽及折断后的圆形疤痕。表面灰褐色，有弯曲的纵皱及少数的残留须根。体较重，质坚脆，断面类白色，颗粒状，或呈黄棕色角质状。气微，味微甜，嚼之有黏滑感。此与正品三七显然不同，不应作三七入药。

山 慈 姑

【别名】毛慈姑，泥冰子，白毛菇。

【来源】本品为兰科植物杜鹃兰 *Cremastra appendiculata*（D. Don）Makino、独蒜兰 *Pleione bulbocodioides*（Franch.）Rolfe 或云南独蒜兰 *Pleione yunnanensis* Rolfe 的干燥假鳞茎。前者习称"毛慈姑"，后二者习称"冰球子"。

【历史】山慈姑始载于《本草拾遗》，其后各种主要本草均有收载。陈藏器说："山慈姑生山中湿地，叶似车前，根如慈姑。"李时珍说："山慈姑处处有之。冬月生叶，如水仙花之叶而狭。二月中抽茎，如箭杆，高尺许。茎端开花白色，亦有红色、黄色者。上有黑点，其花乃众花簇成一朵，如丝纽诚可爱。三月结子，有三棱。四月初苗枯，即掘取其根，状如慈姑及小蒜，迟则苗腐难寻矣。根苗与老鸭蒜极相类，但老鸭根无毛，慈姑有毛壳包裹为异尔，用之去毛壳。"从以上两种描述分析：陈藏器所指的山慈姑是兰科植物杜鹃兰，李时珍所指的除兰科植物杜鹃兰外，还包括百合科植物老鸭瓣。

目前商品药材中除杜鹃兰外，还包括同科植物独蒜兰 *Pleione bulbocodioides*（Franch.）Rolfe 或云南独蒜兰 *Pleione yunnanensis* Rolfe 的假鳞茎作慈姑入药，此两种植物在本草上未见收载。

【产地】主产于四川、贵州。

【生产概况】山慈姑生于山坡林下阴湿地带。

【采收加工】4~6月，花未开时采收，有的地区在秋季花谢时采挖。挖出假鳞茎后，除去茎叶及泥沙，分开大小置沸水锅中蒸煮至透心，取出摊开晒干或烘干，随时翻动，干透后撞去外表粗皮即可。但也有地区用带皮者。

【性状鉴别】

1. 毛慈姑 呈不规则扁球形或圆锥形，顶端渐突起，基部有须根痕。长1.8~3cm，膨大部直径1~2cm。表面黄棕色或棕褐色，有纵皱纹或纵沟，中部有2~3条微突起的环节，节上有鳞片叶干枯腐烂后留下的丝状纤维。质坚硬，难折断，断面灰白色或黄白色，略呈角质。气微，味淡，带黏性。（图1-141 毛慈姑）

2. 冰球子 呈圆锥形，瓶颈状或不规则团块，直径1~2cm，高1.5~2.5cm。顶端渐尖，尖端断头处呈盘状，基部膨大且圆平，中央凹入，有1~2条环节，多偏向一侧。撞去外皮者表面黄白色，带表皮者浅棕色，光滑，有不规则皱纹。断面浅黄色，角质半透明。（图1-142 冰球子）

【品质】以身干、个大、形体圆整、有明显金黄色环纹（俗称玉带缠腰）、质坚、半透明、断面白色、明亮者为佳。

【贮藏】置阴凉干燥处。

【性味与归经】甘、微辛，凉。归肝、脾经。

【功能与主治】清热解毒，化痰散结。用于痈肿疔毒，瘰疬痰核，淋巴结结核，蛇虫咬伤。

【附注】在四川一些地区以百合科植物 *Tulipa edulis*（Miq.）Baker 老鸦瓣（正名叫光慈姑）的鳞茎代山慈姑药用，叫老鸭瓣。本品呈卵状圆锥形，顶端渐尖，基部圆平，底面中央凹入，直径0.5~2cm，高0.5~1cm。表面粉白色或黄白色，光滑，一侧有一条纵沟，自基部伸向顶端。质硬而脆，断面白色，粉性，内有一个圆锥形心芽。气微，味淡。

山豆根

【别名】广豆根。

【来源】本品为豆科植物越南槐 *Sophora tonkinensis* Gapnep. 的干燥根及根茎，又名柔枝槐。

【历史】本品始载于宋代《开宝本草》。《本草图经》载："山豆根生剑南（今四川）山谷，今广西亦有，以忠、万州（忠州今广西南宁，万州今四川）者为佳。苗蔓如豆，根以此为名，叶青经冬不凋，八月采根用广南者如小槐，高尺余。"以上所述的"广南者如小槐，高尺余，"所指可能就是现今作山豆根用的越南槐的根及根茎。

【产地】主产于广西百色、田阳、凌乐、大新、龙津等地。此外，广东、云南、贵州、江西也有分布。

【生产概况】本品系小灌木，多野生于海拔 900～1100m 山地和岩石缝隙中。

【采收加工】一般在秋季 9～10 月间采收。其方法：将地下部分挖出后，去净残茎、泥土及须根，晒干。

【性状鉴别】根茎呈不规则块状，横向延长，具结节，顶端常残留茎基或茎痕，其下着生根数条。根呈圆柱形，常有分支，略弯曲，长短不等，直径 0.5～1.5cm，表面棕色至棕褐色，有不规则纵皱纹及突起的横向皮孔。质坚硬，难折断，断面韧皮部淡棕色，似蜡质。木质部淡黄色，具裂隙。微有豆腥气，味极苦。（图 1－143 山豆根）

【品质】以身干、质坚、无须根、无泥沙杂质者为佳。

【贮藏】置通风干燥处。

【性味与归经】苦、寒，有毒。归心、肺、胃经。

【功能与主治】清热解毒，消肿利咽止痛。用于咽喉、牙龈肿痛，肺热咳嗽，结热便秘等症。外治毒虫咬伤，热毒疮肿。还有一定的抗癌和抗真菌、抗病毒作用。

【附注】

1. 本品有毒，用时应根据《中国药典》用量使用。在 20 世纪 70 年代北京市有一幼儿园为了预防儿童腮腺炎，组一配方熬成汤药给孩子们喝，由于配方中有山豆根引起普遍中毒，因抢救及时未发生意外。

2. 名称类似品：还有一种北豆根是防己科植物蝙蝠葛的根茎。本品有小毒，也可清热解毒，治咽喉肿痛。一般在处方中，凡写豆根或北豆根，皆予此药。

3. 近年来，临床发现山豆根有一定的抗癌、抗真菌、抗病毒作用，由于药用量增大，货源不足，经常出现短缺现象。又因本品除正品山豆根外，还有很多豆科植物不同品种的根在不同地区当山豆根使用，应注意鉴别。

山 药

【别名】 怀山药，淮山药。

【来源】 薯蓣科植物薯蓣 *Dioscorea opposita* Thunb. 的干燥块状茎，主要为栽培品。

【历史】 山药原名"薯蓣"，始载于《神农本草经》，列为上品。宋代，寇宗奭说："薯蓣因唐代宗名预，避讳改为薯药；又因宋英宗讳署，改为山药。"山药之名，首见于寇宗奭的《本草衍义》，为中医常用滋补药，具有益气健脾、补肾养肺之功效。主要用于脾虚泄泻，肾虚遗精，肺虚咳喘等症。

关于山药的品种和产地，古代本草论述颇多。但最先使用的山药为野生品，至宋、明时期才有栽培品。如明《救荒本草》云："人家园圃种者，肥大如手臂，味美，怀（河南旧怀庆府）、孟（河南孟县）间产者入药最佳，味甘，性温平，无毒。"即指当今河南产品最为驰名的"怀山药"，即系全国著名的"四大怀药"（山药、地黄、牛膝、菊花）之一。清《植物名实图考》云："江西、湖南有一种扁阔者，俗呼脚板薯，味淡。"《漳浦县志》云："有熊掌薯、姜薯、竹根薯大要皆因形色赋名也。"上述所云各种形状不同的山药与现时栽培的参薯（脚板薯）相当。

【产地】 以河南温县、孟县、武陟、博爱、沁阳（旧怀庆府所在地，现属焦作地区）等县产量最大，以温县质量最佳，故有"怀山药"之称，我国南方亦称"淮山药"，或简称"淮山"。山西太谷、介休、平遥、孝义等县产品质量亦佳。其次陕西大荔、渭南，河北安国、保定、蠡县、博野、安平等县亦产，其中以蠡县产量大，质优。

【生产概况】 药用山药，由于各地栽培的品种不同，因而地下块茎的形态、颜色、大小等都有差异。如河南栽培品种，就有铁棍山药、太谷山药、大白皮山药、小白皮山药、小茸毛山药，近年来又引种了凤山药（江苏培育种）、嘉祥山药（山东培育种），经栽培实验虽然产量大，均属菜山药之类，故目前药用山药仍以铁棍山药为主。本品类圆柱形，较直，色白，粉性足，水分少，质量最好。其次，太谷山药块根较粗短而稍扁，水分较大，质量尚可。当前生产的药用山药这两个品种较多。（图1-144 铁棍山药鲜品；图1-145 太谷山药鲜品）

怀山药属于深根植物，喜土层深厚、沙质土壤、土质肥沃、排水良好的土壤；洼地、泥地、碱地均不适宜栽种。焦作地区各县正处于黄河北岸，又是沁河、丹河流经境内入黄河之区域，可称是得天独厚的地理优势，所产的怀山药为久负盛名的"地道药材"。

山药的繁殖方法分为芦头繁殖与珠芽繁殖两种。芦头繁殖：一般在采收山药时，选择粗壮而无病害的根茎于芦头7~15cm，折下（亦称"龙头"）留作下年作种用。用山药蛋（又称"山药豆"即"零余子"）培植山药栽子，即"圆头栽子"，是将采收山药时搜集的山药蛋挑选个大、圆润、无病虫害的作种子，贮藏于沙土中，于翌年清明时节栽种，等待第二年变成芦头栽种后，才能达到理想的产量。

山药是蔓生植物，幼苗长到30cm后，每株插一根支柱，可采用竹竿、棉花秆等，高约150cm，四根支柱顶端捆在一起，以防被风吹倒。这样有利于山药植株通风透气，并起到光合作用，可增加山药的产量（也有不搭架的）。

【采收加工】山药的采收应在11月初，茎藤枯萎时采收。其方法是：除去茎藤紧靠山药开一深沟，慢慢地将山药一棵一棵芦头剔出，向下将山药周围的土剥离，随时观察山药块茎上毛根的变化。如果见不到毛根了，说明山药已到块根的最底部，俗说"山药看毛、牛膝看条"。此时，用手握住山药中部慢慢将山药提出来。

山药的加工方法：鲜山药采回后，先将顶端"龙头"折断，藏于湿沙土中，以供种用。其余应及时加工。其加工方法为，先洗净泥土，浸泡1天，捞出微晾，除去水分，用空心竹片、铜片等工具，刮去外皮，使成白条。再进行熏蒸，将白条山药装入特制竹篓内，每篓约1kg。在地上挖一小坑，每10kg白条山药用硫黄1kg，将硫黄置于碗内点燃，放在挖好的小坑内，将盛满白条山药的竹篓放在其上，再将其用密封的容器罩上，经4～5小时的熏蒸，至白条山药全身冒出小水珠为止（用硫黄熏的目的是为了排出山药的水分，以便干燥）。排出水分的山药，再进行重叠堆码，隔日倒垛一次，通过挤压，使山药的水分大部分排出，再进行晾晒或烘烤，直至全干。经过上述工序加工出来的山药就是"毛山药"。在毛山药中选择粗大、顺直的山药，用清水浸透，然后反复晾晒至身软柔如棉时，放入缸内保持湿润，再用特制木板搓至条圆均匀，挺直，光滑圆润，但搓时不可用力过猛，以防炸头、鼓肚，然后两头切齐，晒干，最后用细砂纸或铜丝罗底打光即可。

在加工光山药时切下两端以及碎断者，称"寸山药"或"山药头"，不影响质量，故配制成药用。毛山药与光山药疗效相同，为了节省工时，现国内销售以毛山药为主，光山药多供出口外销。

【性状鉴别】

1. 毛山药 因多用小条或性状不一的山药加工而成，故多呈扁圆形、弯曲不直的柱状体。长10～30cm，直径1.5～3cm。表面黄白色或棕黄色，有的稍带粉红色，有明显的纵沟纹及未除尽栓皮的痕迹。有时表面有小疙瘩，两端不齐。质坚实，断面白色，颗粒状，粉性足，无臭，味甘微酸。

2. 光山药 选择条粗长、体顺直的毛山药加工而成。呈圆柱形，均匀挺直。长10～20cm，直径2～6cm。表面洁白色，光滑细腻，两端平齐，断面同毛山药。（图1－146 毛山药；图1－147 光山药）

【品质】以条粗壮、质坚实、粉性足、色洁白、光滑圆润者为佳。

【规格等级】新中国成立前光山药按枝条大小分等级，即正超、副超、魁山、拣山，即每市斤4～6支、7～8支、9～10支、11～12支四等。其包装等级与现在基本相同。内以特制木箱内衬防潮纸，四角垫棉花，外用牛皮纸封固，再涂桐油，勿使透气，用以防潮，防虫。

【贮藏】置通风干燥处，防虫。

【性味与归经】甘，平。归脾、肺、肾经。

【功能与主治】补脾养胃，生津益肺，补肾涩精。用于脾虚食少，久泻不止，肺虚咳嗽，肾虚遗精，带下，尿频，虚热消渴。

山药是历史上药食两用的药物，在药用上既可在汤剂中大量应用，又是古今名贵成药中经常配伍的品种，如汉《金匮要略》中的"薯蓣丸"、"肾气丸"；宋《太平惠民和剂局方》中的"牛黄清心丸"；《小儿药证直诀》中的"六味地黄丸"等。在食品方面，除作为日常食用的蔬菜外，还大量用于保健食品，颇受患者欢迎。

【附注】

1. 参薯 山药的来源除以正文所收的品种外，尚有同科同属植物参薯 *Dioscorea alata* L. 的块茎，也作为山药入药，但质量较次。主要分布于西南和中南地区，如广西博白、陆川、桂平、玉林、贵县；广东廉江、茂名以及湖南等地，以广西产量大，多集中玉林药材市场交易。

参薯有野生的，也有栽培的。野生的多呈圆柱形或棒状，栽培品变化较大，呈扁球形掌状、姜块状、圆锥形、扁圆柱形。除去外皮，表面呈白色或淡棕色，粉质洁白，中心多有细孔隙。断面白色、黄白色或淡红色。较怀山药稍大而扁，有抽沟或短粗，有趾状分歧者较多，称"脚板薯"。四川常加工成四开的方条块状或方形，具有棱角，称之为"方山药"或"方山"。参薯产量很大，货源充足，目前全国药材市场有大量商品供应，一般认为质量较次，多作为保健品或副食用。

2. 伪品 近年来在药材市场上发现有以下几种伪冒的假山药：

（1）木薯：来源为大戟科植物木薯 *Manihot esculenta* Crantz 的块根，多斜切成片后（亦有整品），冒充山药出售。木薯块根含有木薯毒苷，误服后因水解产生氢氰酸而中毒，应引起注意。木薯块根斜切片长 3～7cm，宽 0.3～0.8cm。外皮多已除去，有的残存黑褐色或棕褐色外皮。切面乳白色，粉性，近边缘处可见形成环纹，中央部位有木心（导管群），有的有裂隙，由木心向四周散在单个导管。味淡，嚼之有纤维感。

（2）番薯：来源为旋花科植物番薯 *Tpomea batatas* （L.） Lam. 的块根，俗称红薯、白薯、甘薯、地瓜。切成类圆形片状，宽 2～4cm，厚约 1cm。表面类白色，部分尚留有红色栓皮。切面白色，可见浅棕色小点，边缘约 3mm 处可见明显棕色环。粉质，易折断。极易吸潮变软，气微，味甜。

射 干

【别名】嫩射干，汉射干。

【来源】本品为鸢尾科植物射干 *Belamcanda chinensis* （L.） DC. 的干燥根茎。

【历史】本品始载于《神农本草经》，列为下品。《本草拾遗》谓："射干、鸢尾，按此二物相似，人多不分。射干即人间所种为花卉，亦名凤翼，叶如鸟翅，秋生红花赤点。鸢尾亦人家多种，苗低下于射干，如鸢尾，秋夏生紫碧花者是也。"《本草纲目》云："射干即今扁竹也，今人所种，多是紫花者，呼为紫蝴蝶。"从历代本草所述，花色红黄的即指射干，而色紫碧的即指鸢尾，与今所用药物相等。

【产地】本品原为野生，现多有栽培。野生主产于湖北黄冈，蕲春、孝感、麻城、罗田、英山、襄阳，江苏江宁、江浦，河南南阳、方城、信阳，安徽六安、岳西。此外，湖南、浙江、陕西等亦产。以河南产量大，湖北产量优，故有"汉射干"之称。

【生产概况】射干野生于山坡，草原，田野旷地，杂木林缘。射干喜干燥温暖气候，耐寒耐旱，栽培选阳光充足，土层深厚，疏松肥沃，排水良好的沙质土壤栽培为宜。

射干一般用根茎繁殖，于冬季或早春结合采收，挖出根茎，将其折成小块（每块有芽1～2个）按穴栽种，每穴1～2块，填土压实，浇水即可。

【采收加工】栽后2～3年收获。春、秋两季挖出根茎，先晒至半干，放在铁丝筛上，下边用火燎，边燎边翻，燎净须毛，晒干即可。

【性状鉴别】根茎呈不规则的结节状或有分支。长3～10cm，直径1～2cm。表面浅棕色或棕褐色，皱缩不平，有较密集扭曲环纹，下面有残留的细根或根痕，上面有数个圆盘状凹陷的茎痕。质坚硬，折断面色黄，微显颗粒状，气微，味苦微辛。栽培品根茎较大，上端多带有一段地上茎，折断面颜色较淡，多呈黄白色。（图1－148 射干）

【品质】以身干、肥壮、断面色黄、无须根者为佳。

【贮藏】置通风干燥处。

【性味与归经】苦，寒。归肺经。

【功能与主治】清热解毒，消痰利咽。用于热毒痰火郁结，咽喉肿痛，痰涎壅盛，咳嗽气喘。

【附注】

1. 地方习惯用药 鸢尾科植物花菖蒲的根茎，四川习称"土知母"，别名"射干"，是清热消食、开胸消胀的民间药，与正品射干性状、疗效不同，应区别使用。其根茎呈不规则条状略扁，有分支，长7～18cm，直径1～2cm。全体呈结节状。根茎头部有干枯的叶片包裹，并有干枯的叶基残痕。表面棕黄色或黄白色，近根头部有横纹，其下有圆形凹下的根痕。断面黄白色，角质样，气微，味甘略苦。

2. 伪品

（1）鸢尾：鸢尾科植物鸢尾 *Iris tectorum* Maxim. 的干燥根茎。与正品射干的区别是：其根茎略呈扁圆锥形，一端膨大，另一端渐细。长3～6cm，膨大部分宽约2cm。表黄褐色至灰褐色，具横纹。下面根痕呈圆点状突起。质坚硬，断面淡棕色，气微，味略辛而后有辣舌感。

（2）白射干：鸢尾科植物白射干 *Iris dichotoma* Pall. 的干燥根茎。在陕西等地发现有用其伪充入药。其根茎呈不规则结节状，长2～5cm，直径0.7～2.5cm。表面灰褐色，粗糙，有圆形茎痕，断面黄白色，中央有小木心，味淡微苦。

升 麻

【**别名**】绿升麻。

【**来源**】本品为毛茛科植物大三叶升麻 *Cimicifuga heracleifolia* Kom.、兴安升麻 *Cimicifuga dahurica*（Turcz.）Maxim. 或升麻 *Cimicifuga foetida* L. 的干燥根茎。

【**历史**】本品始载于《神农本草经》，列为上品。《本草经集注》云："北部间亦有，形又虚大者。"可能指大三叶升麻和兴安升麻而言。

【**产地**】

1. 大三叶升麻 主产于东北三省，如辽宁本溪、凤城、铁岭，吉林永吉、桦甸，黑龙江尚志、五常、铁力等地，习称"关升麻"。

2. 兴安升麻 主产于河北承德、龙关、赤城、张家口，山西、内蒙古，以及北京怀柔、密云、延庆、平谷、昌平、门头沟、房山，习称"北升麻"。以河北、山西产量大，行销全国并出口。

3. 升麻（川升麻） 主产于四川南坪、松潘、都江堰、西昌，青海、陕西、甘肃等地。四川产量大，本品主销我国西南、西北、中南地区。

北京地区主要应用本地区所产的兴安升麻。

【**生产概况**】本品主要为野生，喜生于海拔 700～2300m 的山地、林缘。

【**采收加工**】本品为多年生草本植物，茎高约 1m，根深而粗壮。一般在秋季地上部分枯萎时采收，挖出根茎，去净泥土，晒至七成干时（此时细根已干，根茎未干）将其放在用铁丝编制的燎床上，下面烧火，随时翻动，以燎去细根为准，最后再放入筐中撞净（此时根茎未干不影响质量），俗话说的"火燎升麻"，即是此意。

【**性状鉴别**】根茎呈不规则长形块状，多分支而弯曲，呈结节状，大小粗细不等，一般长 10～20cm，直径 1～4cm。表面黑褐色，粗糙不平，上面有数个圆形空洞（茎基痕），俗称"窟窿芽根"或"鬼脸升麻"。空洞四周内壁有网状花纹，周围有未去净的细根，质坚刺手。下端凹凸不平，有许多须根痕。体轻，质坚硬，不易折断。断面不平坦，有裂隙纤维性，黄绿色（俗称"绿升麻"）或淡黄白色，气微，味微苦而涩。（图 1－149 升麻）

【**品质**】以个大、质坚、外皮黑褐色、断面黄绿色、须根无泥土者为佳。

【**贮藏**】置通风干燥处。

【**性味与归经**】辛、微甘，微寒。归肺、脾、胃、大肠经。

【**功能与主治**】发表透疹，清热解毒，升举阳气。用于风热头痛，齿痛口疮，咽喉肿痛，麻疹不透，阳毒发斑；脱肛，子宫脱垂。

【附注】升麻为常用中药，在不同地区尚有一些地方性习惯用药，如四川、安徽、辽宁、黑龙江部分地区用同属植物多穗升麻的根茎作升麻药用；广东、广西、福建等省用菊科植物麻花头的根作升麻使用，习称"广升麻"；甘肃、陕西、云南个别地区用虎耳草科植落新妇根茎作升麻使用。由于本品断面呈红棕色，故称"红升麻"。

石菖蒲（附　水菖蒲、钱菖蒲、九节菖蒲）

【别名】菖蒲，香菖蒲。

【来源】本品为天南星科植物石菖蒲 *Acorus tatarinowii* Schott 的干燥根茎。

【历史】本品始载于《神农本草经》，列为上品。"一名昌阳，生池泽。"《名医别录》云："菖蒲生上洛及蜀郡严道，一寸九节者良，露根不可用。"陶弘景云："上洛郡居梁州，严道县在蜀郡，今乃处处有。生石碛上，概节为好。在下湿地，大根者名昌阳，不堪服食。"

仅就上文所述即可看出，南北朝以前所用的菖蒲明显地包括大根的泥菖蒲和细根的石菖蒲两个品种，即《神农本草经》所载的生池泽的菖蒲为泥菖蒲，《名医别录》和《本草经集注》所载的菖蒲，其所指实为石菖蒲而言。《雷公炮炙论》对此有所评述："凡使勿用泥菖、夏菖，其二件相似如竹根鞭，形黑，气秽味腥，不堪用。凡使采石上生者，根条嫩黄，紧硬节稠，长一寸九节者，是真也。"《本草原始》在论石菖蒲时说："石菖蒲色紫，折之有肉，中实多节者良，不必泥于九节。"

【产地】我国长江流域各省均有野生。主产于浙江的浦江、兰溪、乐清、文成、长兴、奉化、新昌，江苏的苏州、泰州、宜兴，安徽的歙县、六安，以及四川、湖南、湖北等省。以浙江产量大，质量佳。

【生产概况】喜生于溪流浅水石上或河边石缝间。

【采收加工】春秋二季采挖。将根茎挖出后，去掉茎叶、须根，洗净泥沙，晒干即可。

【性状鉴别】根茎呈扁圆柱形，稍弯曲。长 5 ~ 20cm，直径 0.5 ~ 1cm。表面棕褐色或灰棕色，较粗糙，多环节，节间长 2 ~ 5mm，节部残留纤维状叶基。上端有略呈三角形的叶痕，左右交互排列，呈突起、鳞片状。下面有许多圆点状须根痕，偶有细根残存。质坚硬而脆，易折断，断面类白色或淡棕色，短纤维状，皮部纤维较多。横切面可见环状内皮层。气稍芳香，味微辛。（图 1 – 150 石菖蒲）

【品质】以身干、条长、粗壮、坚实、无须根者为佳。

【贮藏】置干燥处。

【性味与归经】辛、苦，温。归心、胃经。

【功能与主治】化湿开胃，豁痰开窍，醒神益智。用于脘痞不饥，噤口下痢，神昏癫痫，健忘耳聋。

【附注】

1. 水菖蒲　本品来源于天南科植物水菖蒲 *Acorus calamus* L. 的干燥根茎。全国各地均有生产，主产于湖北、湖南、辽宁、四川，北京怀柔、密云、延庆、门头沟、房山等山区浅水河流及湖泊中有野生（俗称泥菖蒲、石菖蒲、臭蒲子根）。春秋两季采挖。将根挖出后，去掉茎叶及茎根，洗净泥沙，晒干。

本品根茎略呈扁圆柱形，稍弯曲，长 5 ~ 20cm，直径 0.5 ~ 2.5cm。表面黄棕色或棕色，粗糙多环节，节间长 0.3 ~ 1.5cm，节间有细须残存。上端有略呈三角形叶痕，下端有较多的凹陷圆点状根痕并有纵皱。质坚硬，易折断，断面淡红色或淡灰白色，纤维少。横切面可见明显的环状内皮层。有特殊香气，味辛辣。

本品在新中国成立前就与石菖蒲同等入药，由于质量不及石菖蒲，所以大多由饮片批发庄加工，主要销往小城市及乡镇。

2. 钱菖蒲　钱菖蒲又称鲜菖蒲、细叶菖蒲。本品来源于天南星科植物钱菖蒲的根茎。李时珍在论述了石菖蒲、泥菖蒲外，还述及了钱菖蒲。他说："甚则根长二三分，叶长寸许，谓之钱蒲是也。"这与现代应用的钱菖蒲相吻合。本品为矮小纤细多年生草本植物，高 3 ~ 10cm，叶狭如韭，宽 2 ~ 3mm。根状茎细而稍扁。多分支，长 3 ~ 15cm，直径 5mm。表面浅黄棕色，有紧密明显的环节，节间长 2 ~ 3mm，有残留鳞片，节下生根。质脆气微香，味微辛。

本品在新中国成立前北京地区作鲜菖蒲使用，由丰台区花乡鲜药栽培专业户卢廷喜经营，专供全市各药店。本市著名中医如孔伯华、汪逢春、施今墨等常用此药作为芳香开窍之用。新中国成立后为了简化经营内容，这个传统有效的新鲜中药材也就随之绝迹了。为了继承中医中药遗产，促进临床疗效，应恢复此药经营。

3. 九节菖蒲　九节菖蒲别名九菖蒲、节菖蒲，来源于毛茛科植物阿尔泰银莲花 *Anemone altaica* Fisch. ex C. A. Mey. 的干燥根茎。本品野生于西北山区，喜生于 1000 ~ 1200m 的山坡林下、沟边、阴湿地、灌丛中。主产于陕西太白、宝鸡、凤县、洛南、商县；河南灵宝、栾川、南召、西峡、内乡、卢氏；山西闻喜、绛县、平陆、永济；甘肃天水、徽县、华亭、武都，以及四川、湖北等地。秋季采挖，将根茎挖出后，去掉茎叶，洗净泥土晒干，干后搓去细毛，簸净杂质即可。本品呈纺锤形，稍弯曲，长 1 ~ 4cm，直径 3 ~ 5mm。表面棕黄色至暗黄色。具许多半环状突起环节，节上有鳞叶痕，斜向交互排列，并有圆形突起的细根痕。质硬而脆，易折断，断面白色或灰白色，有粉性。气微，味微酸。（图 1 - 151 九节菖蒲）

本品历代本草均无记载（2005 年版《中国药典》也未收载），商品称为"九节菖蒲"，首见于清代陈仁山《药材出产辨》。他说："又一种外（淮）菖蒲即九节菖蒲。"由于本品的根状茎细瘦而多节，因此误认为"一寸九节的九节菖蒲。"现在一些文献对阿尔泰银莲花的根茎有关功能与主治的记载多是从石菖蒲的功效套用过来的，可视为错误的记载。

太 子 参

【别名】孩儿参。

【来源】本品为石竹科植物孩儿参 *Pseudostellaria heterophylla* （Miq.） Pax ex Pax et Hoffm. 的干燥块根。

【历史】太子参之名始见于清代《本草从新》。谓："大补元气，虽甚细如条参，短紧坚实而有芦纹，其力不下大参。"究属何物，不甚明确。赵学敏在《本草纲目拾遗》引《百草镜》云："太子参即辽参之小者，非别种也，乃苏州参行从参包中拣出短小者名此以售客。味甘苦，功同辽参。"所记载的太子参实为五加科人参的小形者，与本品不同。当今所用的太子参原为江苏民间草药。由于具有益气健脾、生津润肺之功效，后来在全国推广使用，成了参类家族的新成员，为临床常用不寒不燥的滋补常用药。

【产地】野生太子参全国分布地区很广。栽培品主产于江苏江宁、赣榆、泰兴、丹阳、句容、溧阳，安徽巢湖、滁县，浙江长兴、泰顺，福建福安、福鼎、霞浦，山东临沂、莒南，江西九江、武宁，上海崇明。近年来安徽宣城、福建柘荣、贵州施秉，已成为太子参三大产区。

【生产概况】本品为多年生宿根草本植物，野生于阴湿山坡的岩石缝隙和枯枝落叶层中，多在疏松及腐质的土壤中生长。栽培应选择丘陵坡地或地势较高、肥沃、疏松的平原种植。排水不良的积水地、盐碱地和沙土地、黄土地不宜栽种，切忌连作。

太子参主要用块根繁殖和扦插繁殖两种。块根繁殖于夏季采收时边收边选种，以芽头完整、参体肥大、无伤及病虫害的块根为好，用湿土埋藏贮存。种植时间宜在霜降前后，过时顶芽膨大，须根长出，栽时容易受损。

扦插繁殖于生长旺盛时，剪取地上枝条，长 5～6cm。每条有 2～3 节，将节全部插入地里，顶端叶片露出地面，插后 7～10 天生根。

【采收加工】夏至到小暑时，当太子参地上茎叶枯黄时，参根已长成，即应收获。过早或过晚采收都会影响质量。

加工方法：将鲜参放在通风处摊晾 1～2 天，使根都失水发软时，用清水洗净，装入箩筐内，放入开水锅中烫 2～5 分钟，随即摊放在水泥晾场或芦席曝晒干脆，再装入箩筐内，轻轻振摇，撞击须根，即成烫参。这种方法加工的参面光，色泽好，呈蛋黄白色，质地较柔软。

【性状鉴别】块根细长纺锤形或细长条形，稍弯曲，长 2～6cm，少数可达 12cm，直径 2～6mm。顶端残留很短的茎基或芽根下部渐细成尾状。表面黄白色或土黄色，较光滑，略具不规则的细皱纹及横向凹陷，基向有须根痕。质硬脆，易折断，断面平坦，呈类白色或黄白色，角质样，有任性。气微，味微甘。（图 1-152 太子参）

【品质】本品不分等级，以身干、条长粗肥、质坚、无须根、黄白色为佳。

【贮藏】宜置通风干燥处，防潮，防霉，防虫，防挥发油。

【性味与归经】甘、微苦。归脾、肺经。

【功能与主治】益气生津，补脾润肺。用于脾胃虚弱，食欲不振，倦怠无力，气阴两伤，干咳痰多，自汗气短，以及温病后期气虚津伤，内热口渴，或神经衰弱，心悸失眠，头昏健忘，小儿夏季发热。

天　冬

【别名】天门冬，明天冬。

【来源】本品为百合科植物天冬 *Asparagus cochinchinensis*（Lour.）Merr. 的干燥块根。

【历史】天门冬始载于《神农本草经》，列为上品。《名医别录》云："生奉高山谷，二月、三月、七月、八月采根，曝干。"《本草经集注》引《桐君药录》云："叶有刺，蔓生，五月花白，十月实黑，根连数十枚。"《本草图经》谓："今处处有之。春生藤蔓，大如钗股，高至丈余。叶如茴香，极尖细而疏滑，有逆刺，亦有涩而无刺者。其叶如丝杉而细散，皆名天门冬。其根白或黄紫色，大如手指，长二三寸，大者为胜，颇为百部根相类，染圆实而长，一二十枚同撮。"以上所述与本品原植物基本相符。

【产地】天冬主产于贵州湄潭、赤水、望漠，四川涪陵、泸州、乐山，广西百色、罗城，浙江平阳、景宁，云南巍山彝族自治县、宾川，以贵州产量最大，品质亦佳，著名的川天冬实际上多来自贵州，销往全国并出口。此外，陕西、甘肃、安徽、湖南、湖北、河南、江西亦产。

【生产概况】喜温暖潮湿环境，不耐严寒；土壤以深厚、肥沃、富含腐殖质、排水良好的沙质土壤为好。

天冬采用分株繁殖，在采收时将健壮母株纵切成数株丛。每株丛有芽和小块根，按行株距 33cm×23cm 穴栽，每穴一丛；或用种子育苗，于 3 月下旬或 9 月下旬苗床撒播，苗高 10～13cm 时带土移栽，行株距同分株繁殖。每年早春及秋、冬季追肥。

【采收加工】秋、冬二季采挖块根，洗净，放入锅内煮或蒸至透心，趁热除去外皮，洗净干燥。

【性状鉴别】块根呈纺锤形或圆柱形，稍弯曲，长 4～18cm，直径 0.5～2cm。表面灰棕色或黄棕色，略具绢丝样光泽，或半透明、有深浅不等的纵沟纹及细皱纹。质坚韧或柔润，断面黄白色，角质样，有黏性，皮部厚，中柱明显。气微，味微甘、苦。（图 1－153 天冬）

【品质】以肥满、致密、色黄白、半透明者为好。

【规格等级】商品按产地有川天冬、温天冬、湖天冬之分。各地所产天冬，按根条粗细分为三等。一等：块根长，纺锤形，中部直径 1.2cm 以上；硬皮去净，表面黄白色，半透明，断面中央有白色中柱。二等：中部直径 0.8cm 以上，间有未剥净硬皮，但不得超过 5%。三等：中部直径 0.5cm 以上，表面及断面红棕色或红褐色，稍有未去净硬皮，但不得超过15%。天冬产区很广，由于土壤、气候不同，块根大小及颜色均有差异，一般以贵州产品质量最佳，广西、四川产品也很好。湖北、湖南产品块根小，且黏性重，称"湖天冬"；浙江温州产者，块根更细小，色棕红，外皮未刮净，称"温天冬"。

【贮藏】置通风干燥处，防蛀。

【性味与归经】性寒，味甘、苦，归肺经。

【功效与主治】养阴润燥，清肺生津。用于热病口渴，肺阴受伤，燥咳咯血，肠燥便秘等症。

天 花 粉

【别名】瓜蒌根，栝楼根。

【来源】本品为葫芦科植物栝楼 Trichosanthes kirilowii Maxim. 或双边栝楼 Trichosanthes rosthornii Harms 的干燥根。

【历史】天花粉之名始见于宋代《本草图经》。明代《本草纲目》在栝楼项下云："其根直下生，年久者，长数尺，秋后掘者，结实有粉。"

【产地】本品以家种为主。主产于河南安阳、南乐、济源、孟县，河北安国、安平、定州，山东济南、高密、潍坊，江苏南通、泰兴、盐城，山西运城等地。以河南安阳产量大，质量优，素有"安阳花粉"之称；为著名的"地道药材"。河北安国自上世纪 70 年代以来，家种天花粉发展很快，目前已成为家种天花粉主要产区。其次，江苏盐城天花粉栽培面积也很大，并提供了大量商品。

【生产概况】喜温暖潮湿气候，较耐寒，不耐干旱。选择向阳、土层深厚、疏松肥沃的沙质土壤栽培为宜，不宜在低洼及盐碱地栽培。

栝楼的繁殖，虽然有种子繁殖、分根繁殖和压蔓繁殖，但以收根（天花粉）为目的，还采用分根繁殖为多。本品分雌雄异株，应多选雄株的根作为种株，一般清明至立夏期间将根挖出，选择鲜白者作种根（断面有黄筋者不宜做种根），将根切成 6 ~ 9cm 小段进行穴栽，注意芽眼向上，再行覆土，浇水。

【采收加工】一般栽培后 4 ~ 5 年采挖，若肥力充足，管理得当，2 ~ 3 年亦可采挖。生根年限过长，粉质减少，质量差。春秋两季均可采挖，以秋季霜降前后为佳。雌株需待瓜蒌收获后挖取。

加工方法：挖出鲜根应及时加工。洗净泥土，用刀刮去外皮，根长者切成 3 ~ 4 节，习称"花粉节"；粗大者先纵剖两瓣再切块，习称"花粉瓣"。直接晒干或烘干，晾晒时注意防止雨、霜、雪的浸湿，否则易变色。

【性状鉴别】根呈不规则圆柱形、纺锤形或瓣块状，长 8～16cm，直径 1.5～5.5cm，均已刮去外皮，表面白色或黄白色，有纵皱纹、黄色脉纹及略凹陷的横长皮孔痕，有的残存黄棕色外皮。质坚实，断面白色或淡黄色，富粉性，横切面可见棕黄色导管小孔，略呈放射状排列；纵切面可见黄色筋脉纹。气无，味微苦。(图 1-154 天花粉)

【品质】以块大、色白、粉性足、质坚细腻、筋脉少者为佳。

【贮藏】放置干燥处，防霉，防虫蛀。

【性味与归经】甘、微苦，微寒。归肺、胃经。

【功效与主治】清热生津，消肿排脓。用于热病口渴，消渴，肺热燥咳，内热消渴，疮疡肿毒。

【注意事项】不宜与乌头类药物同用。

天 麻

【别名】明天麻。

【来源】本品为兰科植物天麻 *Gastrodia elata* Bl. 的干燥块茎。

【历史】天麻之名首见于宋《开宝本草》，《神农本草经》列赤箭于上品，因其茎色赤，直立似箭杆，故名。李时珍在《本草纲目》中将二者合并，称"天麻即赤箭根"。并引《开宝本草》曰："天麻生郓州、利州、太山、劳山诸处，五月采根曝干。叶如芍药而小，当中抽一茎，直上如箭杆。茎端结实，状若续随子。至叶枯时，子黄熟。其根连一二十枚，状若天门冬之类。形如黄瓜，亦如莱菔，大小不定。"宋《本草衍义》云："赤箭，天麻苗也，与天麻治疗不同，故后人分为两条。"明《本草纲目》云："赤箭用苗，有自表入里之功。天麻用根，有自内达表之理。"由此可知，赤箭、天麻同为一个植物，只是药用部位不同，功效各异而已。关于"赤箭"之名，虽历代本草多有记载，而当今已无此药。按以上古代所述天麻与当今所用之品相符合。

【产地】

1. 野生天麻 主产于云南的昭通、镇雄、永善、巧家、彝良、鲁甸，贵州的毕节、赫章、纳雍、织金、黔西，四川的宜宾、叙永、雷波、泸州、乐山、凉山等地。上述品种，新中国成立前多集中在重庆输出，统称"川天麻"，产量大，质量好，尤以云南彝良小草坝的产品最佳，称"地道药材"。此外，湖北、陕西等省亦有部分出产，品质较逊，统称"什路天麻"。

2. 栽培天麻 主产于陕西的宁强、城固、勉县，湖北的房县、利川、保康，湖北的怀化、通道，安徽的岳西、金寨，河南的西峡，云南的彝良，贵州的都匀、安顺，四川的通江、广元，吉林的抚松、长白山等地，以陕西、云南、湖北、安徽、河南产量大。

【生产概况】天麻系多年生寄生植物，其寄主为密环菌，无根。依靠密环菌的菌丝或菌丝分泌物为营养来源，借以生长发育。原为野生，由于产量稀少，长期供不应求，故从上世纪70年代我国科学家对天麻的栽培方法进行了研究，通过多年努力获得成功，并提供了大量的商品，以满足市场供应。

【采收加工】天麻根据采收季节不同，分为春麻与冬麻两种。一般在立夏以前刚出土抽苗时采挖叫"春麻"，过晚则块茎瘪瘦，影响质量。在冬至后天麻红色芽苞未出土时采挖叫"冬麻"。此时养分上达，块茎坚实，质量为优。但地上苗已枯萎，较难发现。天麻挖出块茎后，洗净泥土，立即用粗谷壳或细砂石搓去外皮，也有用刀刮去外皮的。随即用清水或白矾水微浸，以防变黑。然后再放入沸水中煮或蒸20～30分钟，以熟透切开无白点为度。如天麻受热膨胀，及时用竹针刺破压扁，使水气排出，以防空泡。

【性状鉴别】

1. 野生天麻　块茎呈长椭圆形，略扁，皱缩而弯曲。长3～15cm，宽1.5～6cm，厚0.5～2cm，表面黄白色，略透明，有纵皱纹和点状的潜伏芽排列而成的环纹数圈。顶端有残留茎基（春麻），或有红棕色或深棕色的干枯芽苞（冬麻），俗称"鹦哥嘴"或"红小辫"。末端自母麻脱落后的圆形疤痕，俗称"肚脐眼"。质坚实，不易折断，断面平坦，角质样。气微，为微苦，略甜，久嚼有黏性。（图1-155 野生天麻）

2. 栽培天麻　块茎扁长块形，多弯曲，长6～15cm，宽2.5～5cm，厚1cm或更厚。表面黄白色，皮质较细，可见红棕色芽苞。质坚实，少有空心。其余与野生基本相同。（图1-156 栽培天麻）

【品质】无论野生品还是栽培品均以块茎肥大、质坚实、黄白色、半透明、无空心者为佳。

【性味与归经】甘，平。归肝经。

【功能与主治】平肝息风止痉。用于头痛眩晕，肢体麻木，小儿惊风，惊痫抽搐，破伤风。

【附注】天麻是一种具有特殊疗效的中药，对于肝阳上亢型的高血压病引起的眩晕、头痛等症疗效显著。如古方"天麻钩藤饮"、"半夏白术天麻汤"等名方都以天麻为主药，尤其治疗小儿高热不退所致惊风抽搐的著名中成药"牛黄镇惊丸"、"至圣保元丹"等，均配有天麻。天麻对于治疗危重病证有很重要的作用，因此必须应用真品，否则误病伤人，遗患无穷。由于七八十年代，天麻产量甚少，需求量大，货源奇缺，价格猛升，所以市场上曾经出现较多伪品，应注意鉴别。常见的伪品天麻有以下几种：

1. 马铃薯　为茄科植物马铃薯（俗称土豆）*Solanum tuberosum* L. 的干燥块茎，经加工而成。此种伪天麻在新中国成立前已发现，称为"洋天麻"。块茎呈长圆形或椭圆形，压扁状，长4～8cm，直径3～6cm，表面呈黄白色或黄棕色，具不规则的纵皱纹及沟纹，无点状环纹。有时有细裂缝，顶端有芦头，系由人工用绳扎捆而成。底部无圆形疤痕，质坚硬，断面角质样，黄白色或浅黄棕色。味淡，嚼之有马铃薯味。粉末水浸液加碘液，呈黄棕色。

2. 紫茉莉　为紫茉莉科植物紫茉莉 *Mirabilis jalapa* L. 的干燥根。根呈长圆锥形或圆柱形，经蒸制后有的压扁，长 6~15cm，直径 1.5~5cm，表面呈黄白色黄棕色，半透明，有不规则点状下陷的须根痕及纵皱纹，无点状环纹，顶端有残留木质短茎或凹陷茎基残痕，底部略尖。质坚硬，断面不平坦，黄白色，有同心性环纹及白色维管束点。气微，嚼之有辣喉感。粉末水浸液加碘液，变成黄棕色或棕红色。

3. 大丽菊　为菊科植物大丽菊 *Dahlia pinnata* Cav. 的干燥块根。块根呈长纺锤形或类扁圆形，长 6~10cm，直径 3~4.5cm。表皮多已除去，表面灰白色或类白色。有纵沟纹，无点状环纹。两端均有纤维性的断头，质坚硬，体轻，断面纤维性。中有木质或中空。气微，味淡。嚼之黏牙。

4. 羽裂蟹甲草　为菊科植物羽裂蟹甲草 *Cacalia tangutica*（Franch）Hand. Mazz. 的干燥块茎，又名猪肚子，四川称"羊角天麻"。西北某些地区以此块充天麻用。块茎呈纺锤形，微弯曲，两端稍尖似羊角。长 4~9cm，直径 1.5~4.5cm。表面黄白色或淡棕褐色，有纵沟纹，可见须根痕及明显线样斜向环节，顶端有的有残茎基。质坚硬，不易折断，断面黄白色。角质样，中空或呈薄膜状。气微，味微甜。本品在四川成都市荷花池药材市场明码标价出售，名为"羊角天麻"。

5. 芭蕉芋　为芭蕉科植物芭蕉芋 *Canna edulis* Ker. 干燥根茎。根茎呈扁椭圆锥形，长 3~12cm，直径 2~5cm。表面灰黄色或棕褐色，可见微突起的不连续的较疏横纹。顶有残留茎基，下端钝圆无疤痕。除去外皮者露出纤维。质韧，断面淡黄白色，角质样，可见许多点状维管束。气微，味微甜，嚼之黏牙。粉末遇水不成黏糊状，遇碘液显蓝黑色。

6. 真天麻块茎内夹铁钉　近年北京市药材公司饮片厂在切制天麻片时，切药机刀片突然损坏，发现整天麻块茎内夹有 3~5 个铁钉（以增加重量），由于铁钉在天麻内日久生锈，故此天麻断面均呈铁锈色。因此全部报损。

7. 真天麻体内夹马铃薯粉　四川省某县中药材公司在近年收购天麻时，发现天麻体内注射了马铃薯粉浆，以增加重量的掺假现象。砸开后可见天麻（春麻）体内空隙部分全是白色的马铃薯或其他淀粉。

天　南　星

【**来源**】本品为天南星科植物天南星 *Arisaema erubescens*（Wall.）Schott.、异叶天南星 *Arisaema heterophyllum* Bl. 或东北天南星 *Arisaema amurense* Maxim. 的干燥块茎。

【**历史**】本品始载于《神农本草经》，列为下品。苏恭《新修本草经》云："其根四畔有圆牙，故有此名。"苏颂的《本草图经》谓："天南星即本草虎掌也，小者名由跋。古方多用虎掌，不言天南星。南星近出唐人中风痰毒方中用之，乃后人采用，别立此名尔。"根据古代本草记载，天南星原名为虎掌，其后在宋代《开宝本草》才出现天南星之名。实际上虎掌与天南星是一物。

【产地】天南星分布于河北、河南、广西、陕西、湖北、四川、贵州、云南、山西等地。东北天南星分布于黑龙江、吉林、辽宁、河北、江西、湖北、四川等地。异叶天南星分布于黑龙江、吉林、辽宁、浙江、江苏、江西、湖北、四川、陕西等地。

【生产概况】野生天南星多生长于山谷或林下比较阴湿的环境。人工栽培宜在树荫下选择湿润、疏松、肥沃的黄沙土壤。

【采收加工】地上植株枯黄时采挖。传统方法是将块茎挖出后去除地上部分、须根及泥土，放入筐中置山间流水中用捆好的草把上下搓，除去表皮及泥土，至南星表面白色取出、晒干。

【性状鉴别】本品呈扁球形，高 1~2cm，直径1.5~6.5cm。表面类白色或淡棕色，较光滑，顶端有凹陷的茎痕，周围有麻点状根痕，有的块茎周边有小扁球状侧芽。质坚硬，不易破碎，断面不平坦，白色，粉性。气微辛，味麻舌。（图1-157 天南星）

【品质】以个大、色白粉性足者为佳。传统认为虎掌南星质量为佳。

【贮藏】置通风干燥处，防霉、防蛀。

【性味与归经】苦、辛，温；有毒。归肺、肝、脾经。

【功能与主治】燥湿化痰，祛风止痉，散结消肿。用于顽痰咳嗽，风痰眩晕，中风痰壅，口眼歪斜，半身不遂，癫痫，惊风，破伤风。生用外治痈肿，蛇虫咬伤。

【注意事项】孕妇慎用。

【附注】

大都认为虎掌南星是天南星优质正品，但《中国药典》2005版天南星项下仅收载天南星、异叶天南星和东北天南星，因虎掌南星不属于天南星属植物，故未收载。从药用价值、历史和实际情况考虑，天南星药材来源多为栽培，主产于河南禹县、安徽亳州、河北安国。栽培此品种基本都是虎掌南星，药材市场经营的也是本品。（图1-158 虎掌南星）

土茯苓

【别名】禹余粮，白余粮，冷饭团，土苓，仙遗粮。

【来源】本品为百合科植物光叶菝葜 *Smilax glabra* Roxb. 的干燥根茎。

【历史】始载于《本草经集注》。陶弘景云："南人又呼平泽中有一种藤，叶如菝葜，根作块有节，似菝葜而色赤，根形似薯蓣，谓为禹余粮。言昔禹行山乏食，采此以充粮，而弃其余。此云白余粮也。生池泽。"李时珍说："土茯苓，楚、蜀山箐中甚多。蔓生如藤，茎有细点。其叶不对，状颇类大竹叶而质厚滑，如瑞香叶而长五六寸。其根状如菝葜而圆，其大如鸡鸭子，连缀而生，远者离尺许，近或数寸，其肉软，可生啖，有赤白两种，入药白者良。"从附图看，与现今用的土茯苓相同。

【产地】我国南方多有生产，主产于广东、湖南、湖北、浙江、安徽、四川等省。

【采收加工】春、秋两季采挖，此时浆水足，粉性大，质量佳。将根挖出，除去须根，洗净泥沙，趁鲜切成薄片，干燥。有的地区将整个放入沸水中煮沸数分钟后，再切片晒干。也有的不切成片，剔去外皮，整个晒干。

【性状鉴别】本品略呈圆柱形，稍扁或呈不规则条块，有结节状隆起，具短分支，长 5～22cm，直径 2～5cm。表面黄棕色或灰褐色，凹凸不平，有坚硬的须根残基，分支顶端有圆形牙痕，有的外皮现不规则裂纹，并有残留的鳞叶。质坚硬。切片呈长圆形或不规则形，厚1～5mm，边缘不整齐；切面类白色至淡红棕色，粉性，可见点状维管束点，阳光下观察可见沙砾样的小亮点；质略韧，折断时有粉尘飞扬，以水湿润后有黏滑感。气微，味微甘、涩。（图 1–159 土茯苓）

【品质】以身干、片大、粉性大、筋脉少、断面淡棕色者为佳。

【性味与归经】甘、淡，平。归肝、胃经。

【功能与主治】除湿解毒，通利关节。用于湿热淋浊，带下，痈肿，瘰疬，疥癣，梅毒及汞中毒所致的肢体拘挛，筋骨疼痛。

【贮藏】置通风干燥处。

【附注】

1. 土茯苓的主流品种是菝葜属植物的干燥根茎，商品为红土茯苓。但四川、湖北、山东、宁夏等地习惯用白土茯苓，原植物为肖菝葜属肖菝葜 *Heterosmilax japonica* Kunth.、华肖菝葜 *H. chinensis* Wang 和短柱肖菝葜 *H. yunnanensis* Gagnep 等植物的干燥根茎。根茎呈不规则的块状，表面黄褐色，有坚硬的须根残基，断面类白色。

2. 菝葜在四川、江苏、浙江作白土茯苓入药，《中国药典》2005 年版单独收载了来源为百合科植物菝葜 *Smilax china* L. 的干燥根茎。本品为不规则块状或弯曲扁柱形，有结节状隆起，长 10～20cm，直径 2～4cm。表面黄棕色或紫棕色，具圆锥状突起的茎基痕，并残留坚硬的刺状须根残基或细根，质坚硬且尖，有"铁菱角"之称。断面呈棕黄色或红棕色，纤维性，可见点状维管束及许多小亮点。切片呈不规则形，厚 0.3～1cm，边缘不整齐，切面粗纤维性；质硬，折断时有粉尘飞扬。气微，味微苦、涩。

3. 土茯苓在上世纪 40 年代初均用整品切片，由于本品根茎干后质地过于坚硬，难于浸透，故逐渐改为产地趁鲜机械切片，片形整齐、非常薄。当今的土茯苓片太厚，与《中国药典》2005 年版性状标准不符，应与改进。

4. 外形类似品为粉草薢片，注意鉴别。

威 灵 仙

【来源】 威灵仙品种较多，应用较广泛者有两大类，长江以南大多数地区为毛茛科植物威灵仙 *Clematis chinensis* Osbeck、棉团铁线莲 *Clematis hexapetala* Pall. 或东北铁线莲 *Clematis manshurica* Rupr. 的干燥根及根茎，通称"威灵仙"。

【历史】 威灵仙之名，始见于南北时期的《集验方》，其后《唐本图经》收载此药。毛茛科铁线莲属植物是历史上使用最早的威灵仙，李时珍在《本草纲目》中云："……其根每年旁引，年深转茂，一根丛须数百条，长者二尺许。初时黄黑色，干则深黑，俗称铁脚威灵仙以此。别有数种，根须一样，但色或黄或白，皆不可用。"其所述与铁线属的植物特征吻合。所以《中国药典》收载的毛茛科植物铁线莲属三种植物威灵仙的根及根茎是正确的。华北、西北地区用的威灵仙为百合科植物短梗菝葜及鞘柄菝葜的根及根茎，称"铁丝威灵仙"。

【产地】 威灵仙主产于山东、安徽、江苏、浙江、江西、湖南、湖北等地。东北铁线莲和棉团铁线莲主产于东北各省，棉团铁线莲北京山区有分布。

【生产概况】 威灵仙、东北铁线莲原植物系藤本，野生山谷、山坡、林边、灌木丛中；棉团铁线莲原植物系直立草本，野生向阳山坡或草坡上。

【采收加工】 均秋后采收，挖出根部，除去茎叶及泥土，晒干。铁丝威灵仙挖取根部，将粗大的根茎上的生细根摘下，晒干即可。

【性状鉴别】

1. 威灵仙 根茎呈圆柱状，长 1.5~10cm，直径 0.3~1.5cm；表面淡棕黄色；顶端残留茎基；质较坚韧，断面纤维性；下端生许多细根。根呈细长圆柱形，稍弯曲，长 7~15cm，直径 0.1~0.3cm；表面黑褐色，有细皱纹，有的皮部脱落，露出黄白色木部；质硬脆，易折断，断面皮部较广，木部淡黄色，略呈方形，皮部与木部间常有裂隙。气微，味淡。（图 1-160 威灵仙）

2. 棉团铁线莲 根茎呈短柱状，长 1~4cm，直径 0.1~0.2cm。表面棕褐色至棕黑色；断面木部圆形。味淡。

3. 东北铁线莲 根茎呈柱状，长 1~11cm，直径 0.5~2.5cm。根较密集，长 5~23cm，直径 0.1~0.4cm；表面棕黑色；断面木部近圆形。味辛辣。

【贮藏】 置干燥处。

【性味与归经】 辛、咸，温。归膀胱经。

【功能与主治】 祛风除湿，通络止痛。用于风湿痹痛，肢体麻木，筋脉拘挛，屈伸不利。

【附注】

关于百合科菝葜属短梗菝葜 *Smilax scobinicaulis* C. H. Wright（鲇鱼须）和鞘柄菝葜 *Smilax stans* Maxim. 的干燥根作威灵仙药用，历代本草均无记载，但北京地区及华北、东北、天津等地使用历史较长。笔者曾在上世纪 60 年代参加了由北京市中医学会组织的本市中医药专家参观清朝太医院御药房的活动，亲眼见到了当时所用的威灵仙实物，确系百合科植物铁丝威灵仙，说明此药在北京地区至少有 300 多年药用的历史。其功效还是肯定的。为此于 1998 年收入《北京市中药材标准》。本品因其根部细长而坚韧，表面黑色，形如铁丝，故称"铁丝威灵仙"。

主产于陕西、山西、河南、河北等地，均系野生。

1. 短梗菝葜 其商品均为根茎下端生的细根，呈圆柱状，长 20～100cm，直径 1～2cm。表面灰褐色或灰棕色，光滑带有细小钩状刺及少数须根。质韧，不易折断，断面外圈为浅棕色环（石细胞），内有一圈排列均匀的小孔（导管）。气无，味淡。

2. 鞘柄菝葜 为细长圆柱形细根，长 10～40cm，直径 0.3～1.5cm。上下端粗细悬殊较大，扭曲不直，表面光滑，具稀疏的钩状刺。质坚韧，不易折断。无臭，味淡。

品质以根粗长、质坚实、有韧性者为佳。性辛、咸，温。归膀胱经。功能：祛风除湿，通络止痛。用于风湿痹痛，肢体麻木，筋脉拘挛，屈伸不利。

乌 药

【**别名**】台乌药。

【**来源**】本品为樟树科植物乌药 *Lindera aggregata*（Sims）Kosterm. 的干燥块根。

【**历史**】本品始载于宋代《开宝本草》。《本草图经》曰："今台州、雷州、衡州亦有之，以天台者为胜，木似茶槚，高五六尺。叶微圆而尖，作三桠，面青背白，五月开细花，黄白色；六月结实。如山芍药而有极粗大者，又似钓樟根。"明代，《本草纲目》云："吴、楚山中极多，人以为薪，根叶皆有香气。"

【**产地**】主产于浙江天台、金华、武义、建德、浦江、遂昌，安徽宁国、宣城、青阳，湖南邵阳，以及湖北、江苏、福建、广东、广西壮族自治区等地，习惯认为浙江天台产者品质最佳，故称"天台乌药"。

【**生产概况**】乌药多野生向阳山坡灌木林中或林缘及山麓、旷野山地。

【**采收加工**】全年均可采挖，除去须根，洗净，趁鲜切片晒干，或整品直接晒干。

【**性状鉴别**】乌药个多为纺锤形，略弯曲，中部膨大，两头细尖，俗称"乌药瓜"。或呈连珠状。长 10～15cm，膨大部分直径 1～3cm。表面黄棕色或灰棕色。有细皱纹及须根痕，质坚硬，切片厚 0.2～2mm，切面黄白色或淡黄棕色，射线放射状，可见年轮环纹，中心颜色较深。气香，味微苦、辛，有清凉感。（图 1-161 乌药）

【**品质**】乌药个以块根呈纺锤形、肥壮质嫩者为佳。乌药片以片薄色白者为好。以浙江遂昌加工的乌药片最为驰名。

【**贮藏**】置阴凉干燥处。

【性味与归经】辛、温。归肺、脾、肾、膀胱经。

【功能与主治】顺气止痛，温肾散寒。用于胸腹胀痛，气逆喘息，膀胱虚冷，遗尿尿频，疝气，痛经。

【附注】上世纪40年代初北京还用整乌药浸泡切片，由于本品质地坚硬，难以浸透，切片十分困难，故改为产地趁鲜切片。当时，产地切片质量非常讲究，片质薄，色白平整，香气浓郁。近年来，乌药片多为砍片，片质特厚，与《中国药典》不符，难以煎出有效成分，建议改进。

西 洋 参

【别名】花旗参，洋参。

【来源】本品为五加科植物西洋参 *Panax quinqnefolium* L. 的干燥根。

【历史】西洋参原野生在大西洋沿岸北美洲丛林中，与我国人参同属于五加科但不同种的植物。约在250多年前，西洋参就远销到中国，当时被我国医药学家定为"凉性补益药"，以中医理论为指导，将西洋参应用于临床治疗阴虚内热证。其后，西洋参逐渐成为名贵的滋补药。

西洋参最早记载于我国清汪昂的《本草备要》。曰："产佛兰西。"清吴仪洛的《本草从新》云："西洋参出大西洋佛兰西，形似辽东糙米参。"清赵学敏在《本草纲目拾遗》中引《药性考》云："洋参似辽参之白皮泡丁，味类人参而性寒。"《药物出产辨》云："产花旗美国。"故名"花旗参"。

西洋参原野生于北美洲加拿大南部和美国北部原始森林中，由于大量采挖，野生品日渐稀少，所以早在100年前就逐渐有人移植或种植。现在主产于加拿大的蒙特利尔、魁北克、多伦多等地，以及美国的西弗吉尼州、威斯廉辛州等地。当前我国进口的西洋参基本都是栽培品。

加拿大和美国虽产西洋参，但本国用量很少，即使有少量消费也均为华人应用。绝大部分远销我国及东南亚国家和地区，并多在香港集散，由专营药材商所经营，如广安和、寿草堂、广盛远等，再经加工分档成多种规格，运往全国各地。之后由国内专营进口药材的垄断商（行内称"广帮"，均为山西太谷人）所经营，如北京的广晋通、广升远、永春源，天津的永亨利、广全聚等。西洋参当时不是一般药店都经营的药品，主要由同仁堂、达仁堂、永寿堂、永仁堂、怀仁堂、宏仁堂、西鹤年堂、同济堂、永安堂和复泰参局、恒兴参局、天聚兴参茸庄等大型中药店及专营参茸的商号所经营。当时北京市的著名中医肖龙友、孔伯华、汪逢春、施今墨等常在处方中配伍西洋参。为了保证药品真优，他们嘱咐患者到这些药店去配药，以防错配伪劣品种。西洋参当时价格昂贵，普通老百姓是买不起的，主要供给高官富豪人家用于补虚强身之用，故年需量不大。

西洋参在我国应用已近200多年的历史，但一直依靠进口，引种栽培西洋参是近二十年的事情，在上世纪40年代江西庐山植物园曾从加拿大引种到庐山，并试种成功，但因科研经费不足和鼠害严重而未得以推广。新中国成立后，随着我国经济的发展，人民生活水平不断提高，医疗保健意识日益增强，所以西洋参的用量逐年增加。如果再完全依靠进口，国家每年要付出大量外汇。为此我国科学家针对西洋参植物生长特性进行了长期的引种栽培实验研究。以中国医学科学院药用植物实验所为首的全国众多单位的科研人员，经过多年努力，终于在80年代在不同地区先后引种成功。

【产地】

1. 进口西洋参　主产于美国、加拿大。

2. 国产西洋参　主产于北京的怀柔（庙城）、昌平（十三陵），吉林的靖宇、抚松、长白、通化、集安，辽宁的桓仁、本溪、宽甸、新宾，黑龙江的五常、宁安、穆棱、尚志，陕西的留坝、勉县、宁强，重庆的巫溪（红池坝），山东的莱阳、文登。

【生产概况】

1. 进口栽培西洋参　于秋季采挖生长4～6年的根。加工十分讲究，挖深要带土运回，加工时切忌强行除土，用水要慢慢冲洗。这样可保持参体纹理清晰。一般都是整枝带芦、根，须烘干，干后才修整分档，也有干后整支运往香港，再加工分档运销各地的。加工后的成品规格主要有两种，一是去掉芦头及支根，晒干，习称"原皮西洋参"（简称"原皮参"），另一种是经湿润撞去表皮，用硫黄熏后晒干，习称"粉光西洋参"（简称"粉光参"）。

2. 国产栽培西洋参　生长年限、采收季节、加工方法等基本与美国、加拿大相同，但主要加工原皮参，不加工粉光参。

【性状鉴别】

1. 进口野生西洋参（野泡）　主根圆柱形或纺锤形，分支少，类似国产野山参的横灵体或疙瘩体。大支者如小拇指，小支者呈蚕蛾肚状，不带芦、须，长2～6cm，直径0.5～1cm。表面灰褐色或黄褐色，可见横向突起的瘤状疤痕，有紧密的黑色螺丝环纹，尤以根上部更为紧密。体轻松而硬，有弹性，扔掷台面上能弹起来。断面平坦，色白，无裂隙，呈放射状纹理，有明显棕色形成层环，韧皮部散在许多棕红色的点状树脂道。具有浓厚的西洋参固有气味，味苦中带甘。（图1-162 进口大支野生西洋参；图1-163 进口小支野生西洋参）

2. 进口栽培西洋参　商品中分为短支种洋参和长支种洋参两种。

（1）短支栽培西洋参：是西洋参较好的一种规格。主根粗壮，肩部及中段丰满，长2.5～5cm，直径1.5～2.5cm。多为单一，少数下端有分叉。有分叉者多为两支，分叉角度大，不带芦、须。表面土黄色，微有纵皱，横向线状疤痕明显，横纹细而稀疏，体坚实较沉重，此为"种原皮参"，撞去外皮的称"粉光参"。"粉光参"表面较细而光洁，白色。断面淡黄白色，显粉性，形成层环纹明显，韧皮部散在棕色点状树脂道。西洋参香气较野生品为淡，味微甘苦。（图1-164 进口短支栽培西洋参）

（2）长支栽培洋参：主根呈圆柱形、纺锤形或圆锥形，单支，顺直。少有分叉，末端常有几个细根端口。长5~9cm，直径0.5~1.5cm，其他同短支种西洋参（粉光参多用长支洋参加工）。（图1-165 进口长支栽培西洋参）

3. 国产栽培西洋参 其性状基本与进口栽培西洋参相同。本品呈纺锤形、圆锥形或圆柱形，长3~12cm，直径0.8~2cm。表面浅黄色或黄白色，可见横向环纹及线形皮孔状突起，并有细密浅棕皱纹及须根痕。主根下部有一至数条侧根，多已折断。有的上端有根茎（芦头），环节明显，茎痕（芦碗）圆形或半圆形，具不定根（芋）或已折断。体重，质坚实，不易折断，断面平坦，浅黄白色，略显粉性。皮部可见黄棕色点状树脂道，形成层环棕黄色，木部略呈放射状纹理。气微而特异，味微苦、甘。（图1-166 国产西洋参）

【品质】野生西洋参以横灵体、表面灰褐色、横纹紧密、断面黄白色、体轻质硬、气清香浓，味苦微甘者为佳。栽培西洋参以根条均匀、横纹紧密、体重坚实、气味浓者为佳。

【规格等级】国产西洋参等级分类：

1. 按部位分类 分为参棒、参节和参须。

（1）参棒：即主根，包括圆柱形、纺锤形、圆锥形和疙瘩形。

（2）参节：即参腿（支根）。

（3）参须：即须根，包括直须和弯须。

2. 按体型分类 分为疙瘩参、短支参、中支参、长支参、参节和支爪参6类。

3. 按重量分类 如短支参，单支重量在8g以上者为特级；单支重量4~6g，为1级；单支重量2~4g，为2级；单支重量1~2g，为3级。

国产西洋参于1984年申报新药时人参皂苷含量（北京市怀柔区产品）为73%，当时测定进口栽培西洋参为69%~71%。通过多年的栽培实验，其质量日趋稳定，可与进口栽培西洋参相媲美。

【性味与归经】甘、微苦，凉。归肺、心、肾、脾经。

【功能与主治】补气养阴，清热生津。用于气虚阴亏，内热，咳喘痰血，虚热烦倦，消渴，口燥咽干。

【注意事项】不宜与藜芦同用。

【附注】栽培西洋参和栽培生晒参均属五加科人参属植物，二者外形相似，但药效和价格差异较大，所以药材市场上以生晒人参冒充西洋参者时有发生，故应将二者从性状上加以区别，避免错用药物和上当受骗。

栽培全须西洋参和栽培全须生晒人参性状区别

部位	西洋参	生晒参
根茎	稍短	稍长
主根	稍短	稍长
须根	须根少，而且短	须根多，而且长
外皮	上端横纹较细，纵纹细密，光滑，皮孔样疤痕疙瘩较多	上端横纹较粗，纵纹深，粗糙，皮孔样疤痕疙瘩较少
断面	黄白色，树脂道色深，形成层明显，呈菊花纹	白色，树脂道色浅，具较细的菊花纹
质地	较坚实、较重	较轻泡、较轻
气味	气清香，浓郁，味微苦，回甜	气香，味微苦甜，较淡

细　辛

【别名】辽细辛，北细辛。

【来源】本品为马兜铃科植物北细辛 *Asarum heterotropoldes* Fr. Schmidt var. *mandshuricum*（Maxim.）Kitag.、汉城细辛 *Asarum sieboldii* Miq. var. *seaulense* Nakai 或华细辛 *Asarum sieboldii* Miq. 的根及根茎。前两种称"辽细辛"。

【历史】本品始载于《神农本草经》，列为上品。历代本草均有收录。梁代，陶弘景曰："今用东阳临海者，形段乃好，而辛烈不及华阴、高丽者。"明代《本草纲目》在释名项下云："以其根细而味极辛故名。"并也称"华州真细辛。"华州即陕西华阴县一带所产的细辛。东阳、临海所指的是浙江中部所产的土细辛，高丽产品指朝鲜药用的细辛，其种与我国东北所产的辽细辛相同。

【产地】

1. 北细辛　主产于辽宁新宾、桓仁、宽甸、凤城、丹东，吉林珲春、延吉、汪清、长白、浑江、抚松、靖宁，黑龙江五常、阿城、尚志、延寿、依兰等地。

2. 汉城细辛　主要分布辽宁、吉林东部，如辽宁宽甸、凤城、桓仁及吉林临江、抚松、靖宁等地。

3. 华细辛　主要分布于陕西、河南、湖北、四川等广大山区，如秦岭、大巴山区、伏牛山区、武当山区等。

【生产概况】北细辛原为野生，由于长期货源紧张，供不应求，故近年来进行研究栽培，并取得成功。北细辛、汉城细辛喜阴，怕强光，要求土壤湿润，肥沃，疏松。宜栽培在阔叶林、针叶林下或农田，但必须搭棚遮阴。一般农田栽培比林下栽培产量高1倍。且好管理。

【采收加工】本品有直播与栽培两种。直播的4～5年采收，移栽的3年即可采收。若生长年限较长，须根密集，扭结成团，易得菌核病，也不易采收。宜在夏季果熟期或初秋采挖，除净地上部分和泥沙，阴干。

【性状鉴别】

1. 北细辛 常卷曲成团。根茎横生呈不规则圆柱状，具短分支，长 1～10cm，直径0.2～0.4cm。表面灰棕色，粗糙，有环形的节，节间长 0.2～0.3cm，分支顶端有碗状的茎痕。根细长，密生节上，长 10～20cm，直径0.1cm。表面灰黄色，平滑或具纵皱纹；有细根及细根痕；质脆，易折断，断面平坦，黄白色或白色。气辛香，味辛辣，麻舌。（图 1 - 167 细辛）

2. 汉城细辛 根茎直径0.1～0.5cm，节间长 0.1～1cm。

3. 华细辛 根茎长 5～20cm，直径 0.1～0.2cm。节间长 0.2～1cm，气味较弱。

【品质】 以根及根茎细长、气辛香、味辛辣、麻舌者为佳。

【贮藏】 放置通风干燥处，防生霉。

【性味与归经】 辛，温。归心、肺、肾经。

【功能与主治】 祛风散寒，通窍止痛，温肺化饮。用于风寒感冒，头痛牙痛，鼻塞鼻渊，风湿痹痛，痰饮喘咳。

【注意事项】 用量 1～3g，外用适量，不宜与藜芦同用。

【附注】 细辛的同属植物很多，在西南、华南至东北地区多有分布，除正文所收载的品种外，尚有多种同属植物在某些地区作细辛应用。如杜衡、川北细辛、宜昌细辛、祁阳细辛、五岭细辛等。

香 附

【别名】 香附子，香附米，莎草根，炙香附。

【来源】 本品为莎草科植物莎草 Cyperus rotundus L. 的干燥根茎。

【历史】 《名医别录》载有莎草、香附子。谓："莎草生田野，二月、八月采。"苏恭谓："此草根名香附子，一名雀头香，所在有之，茎叶都似三棱，合和香用之。"李时珍谓："莎叶如老韭叶而硬，光泽有剑脊棱，五六月中抽一茎，三棱中空，茎端复出数叶，开青花成穗如黍，中有细子，其根有须，须下结子一二枚，转相衍生，子上有细黑毛，大者如羊枣而两头尖，采得燎去毛，曝干货之。"历代本草记载，与现今所用的原植物是一致的。

【产地】 香附主要来源于野生资源。香附在全国均有分布，主要分布于山东、浙江、湖南、福建、广东、广西、江西、湖北、河北、云南、四川、河南等省区。主产于山东泰安、郯城、莒南、日照、临沂、沂水、菏泽，浙江东阳、义乌、缙云、永康、武义、金华、兰溪、嵊县、新昌、台州，安徽安庆、宁国；河南嵩县、伊川、洛宁、汝阳等地。以山东产品质量为优，故有"东香附"之称。

【生产概况】 本品多为野生。喜生水边潮湿环境，耐寒。

【采收加工】 秋季采挖，用火燎去须根，置沸水中略烫或蒸透，取出晒干，称"毛香附"。将香附晒至七八成干，用石碾轧压，去须毛后称"香附米"。

【性状鉴别】本品多呈纺锤形，有的略弯曲，长2～3.5cm，直径0.5～1cm。表面棕褐色或棕黑色，有纵纹。并有6～10个略隆起的环节，节上有未除净的棕色须毛及须根断痕。去净毛须者较光滑。经蒸煮者断面黄棕色或红棕色，角质样；生晒者断面为黄白色，显粉性，有的可见内皮层环纹，中心部位时见白色点状维管束散在。气香，味微苦。（图1-168香附）

【品质】以个大、质坚实、红棕色、香气浓者为佳。

【贮藏】置阴凉干燥处，防蛀。

【性味与归经】辛、微苦、微甘，平。归肝、脾、三焦经。

【功能与主治】行气解郁，调经止痛。用于肝郁气滞，胸、胁、脘腹胀痛，消化不良，胸脘痞闷，寒疝腹痛，乳房胀痛，月经不调，经闭痛经。

续断（附　苣胜子）

【别名】川续断，川断。

【来源】本品为川续断科植物川续断 Dipsacus asperoides C. Y. Cheng et T. M. Ai 的干燥根。

【历史】本品始载于《神农本草经》，列为上品。李时珍曰："续断之说不一。""今人所用，以川中来，色赤而瘦。"《植物名实图考》："今所用皆川中产。"古代药用续断均不止一种，现时以川续断为续断的正品。2005版《中国药典》收载此品种。

【产地】主产于湖北长阳、五峰、鹤峰、巴东、建始；四川绵阳、乐山；重庆；云南等地。以五峰、鹤峰产品质优，俗称"五鹤续断"。

【生产概况】本品有野生及栽培。喜较凉爽湿润的气候，耐寒，忌高温，适于土层深厚、肥沃、疏松的土壤栽培。有种子繁殖与分株繁植两种方法。

【采收加工】秋季采挖，除去根头、须根。以微火烘至半干。堆放发汗至内部变绿，再炕干。不宜日晒，日晒变硬，断面类白，质次。

【性状鉴别】本品呈圆柱形，略扁，有的微弯曲，长5～15cm，直径0.5～2cm。表面灰褐色或黄褐色，有稍扭曲或明显扭曲的纵皱及沟纹，可见横裂的皮孔及少数须根痕。质软，久置后变硬，易折断，断面不平坦，皮部墨绿色或棕色，外缘褐色或淡褐色，木部黄褐色，导管束呈放射状排列。气微香，味苦、微甜而后涩。（图1-169续断）

【品质】以条粗、断面黑绿色者为佳。

【贮藏】置干燥处，防蛀。

【性味与归经】苦、辛，微温。归肝、肾经。

【功能与主治】补肝肾，强筋骨，续折伤，止崩漏。用于腰膝酸软，风湿痹痛，崩漏，胎漏，跌仆损伤。

【附注】川续断的种子，即"苣胜子"，北方称"南苣胜"，种子呈方柱形，具四棱，长约6mm，横宽1.5mm。淡褐色，种仁白色，富油质，味苦。功效：补肝益肾，填精助阳。

玄 参

【别名】元参，黑元参，润元参，乌参。

【来源】本品为玄参科植物玄参 *Scrophularia ningpoensis* Hemsl. 的干燥根。

【历史】本品始载于《神农本草经》，列为中品，历代本草均有收载。梁代《本草经集注》云："根甚黑。"宋代《开宝本草》曰："玄参茎方大，高四五尺，茎色赤而有细毛，叶如掌大而光长。根生青白，干即紫黑。"明代李时珍释其名曰："玄，黑色也。"并引陶弘景谓："其茎微似人参，故得参名。"显然，因其根色黑而形如参，故名。历代本草的描述与现今广泛使用的玄参相同。近代《药物出产辨》载：玄参"产浙江杭州府"。这说明浙江所产的玄参属"地道药材"。

【产地】玄参分布地区甚广，主产于浙江盘安、东阳、仙居、临海、缙云、永康、桐乡、四川北川、重庆、南川、秀山、酉阳、巫山，湖南怀化、桑植、龙山，湖北恩施、建始、巴东、竹溪，陕西镇坪、平利，河北、山东亦产。产量最大的应属浙江和四川，但以浙江质量为优。

【生产概况】玄参喜温暖湿润、雨量充沛、日照时间短的气候，多栽于向阳低坡地、疏松、肥沃的沙质土壤中。忌连作。

玄参的栽培分为子芽繁殖与种子繁殖两种。生产中多用子芽繁殖。子芽繁殖：在秋末冬初玄参收获时，选择无病害、粗壮，长 2~4cm 的不定芽，从根头上掰下，留作繁殖种材。收后种芽在室内摊放 1~2 天，再将种芽放入挖好的坑中，进行贮藏。于 12 月份至翌年 3 月份进行栽培，将种芽 1~2 个，芽头向上置穴内覆土。种子繁殖：于早春育苗，于 5 月中下旬待苗高 5~7cm 时，即可移栽定植。

【采收加工】于立冬前后，当玄参地上部分枯萎时，采收为宜。将根挖出后，除去茎叶、泥土，掰下子芽供作种用，切下根进行加工。将玄参根摊放晒场上，曝晒 4~6 天，经常翻动，使之受热均匀。每天晚上堆起来，上盖稻草，用以防冻。待晒至半干时修去芦头和须根。堆积 4~6 天，使根内逐渐变黑，水分外渗。如此反复堆晒多次至全干。

【性状鉴别】根呈类圆柱形，中间部分略粗，或上粗下细，有的弯曲似羊角，长 6~20cm，直径 1~3cm。表面灰黄色或棕褐色。有不规则纵沟，横向皮孔及稀疏横裂纹和须根痕。质坚实，不易折断，断面黑色，微有光泽，气特异，似焦糖，味甘，微苦，嚼之柔润。（图 1-170 玄参）

【品质】以无芦头、粗壮、皮细、质坚实、断面无裂隙、色黑油润者为佳。根细长、皮糙、抽沟较深、断面松泡、有裂隙者为质次。

【规格等级】一等：每公斤 35 支以内，无芦，无空泡，无虫蛀。二等：每公斤 72 支以内，无芦，无空泡，无虫蛀。三等：每公斤 72 支以上，间有破块，无芦，无虫蛀。

【贮藏】置干燥处，防潮。

【性味与归经】甘、苦、咸，微寒。归肺、胃、肾经。

【功能与主治】凉血滋阴，泻火解毒。用于热病伤阴，舌绛烦渴，温病发斑，津伤便秘，骨蒸劳嗽，目赤，咽痛，瘰疬，白喉，痈肿疮毒等症。

【注意事项】不宜与藜芦同用。

【附注】

1. 新中国成立前玄参也按支头大小分档，如每市斤分为 8 支、12 支、16 支、20 支、24 支、30 支、40 支、50 支。过去有分元、亨、利、贞名称。

2. 新中国成立前北京地区中药店为了使玄参柔软润泽，每天早晨将干玄参片喷洒清水少许，使柔润，色泽漆黑。

延 胡 索

【别名】延胡，玄胡索，玄胡，元胡。

【来源】本品为罂粟科植物延胡索 *Corydalis yanhusuo.* W. T. Wang 的干燥块茎。

【历史】本品始载于唐代《本草拾遗》，原名玄胡索，后因避宋真宗讳而改为延胡索。明代《本草述》曰："今茅山上龙洞、仁和（今杭州市）、笕桥亦种之。每年寒露后栽种，立春后出苗，高之四寸，延蔓布地，叶必三之，宛如竹叶，片片成个，细小嫩绿，边色微红，作花黄色，亦有紫色者，根丛生，状如半夏，但黄色耳，立夏掘起。"以上描述的形态、产地、生态与现今浙江栽培的延胡索基本一致。延胡索在我国栽培历史悠久。清代《康熙志》记载："延胡索生在田中，虽平原亦种。"1932 年《东阳县志》记载："白术、元胡为最多，每年在两千箩以上，远销宁、杭、绍，约银 20 万元。"

【产地】本品浙江所产为"地道药材"之一，主要分布于金华专区的东阳市、马宅区、湖溪区，磐安县的安文区、新宅区、大四区，缙云县的壶镇，永康县增溪、土马等处，但以东阳、盘安两地产量最多。此外江苏海门、南通、如东、泰县，上海崇明、南汇，山东苍山亦有少量出产。近年来，陕西汉中地区的城固、南郑、洋县产量很大，已形成延胡索浙江、陕西两大产区。

【生产概况】延胡索均为栽培，喜生向阳、肥沃、排水良好沙质土壤，忌连作。本品用块茎或种子繁殖，但实际生产多采用块茎繁殖。延胡索种茎选取是结合采收进行的。本品在立夏后收获，此时挑选种茎，种茎应块茎圆整，大小均匀，不扁不歪，使其阴干，盛入缸内，置于阴凉处，储藏过夏，待到白露节时取出下种。到翌年夏至后植株完全枯萎时采收。选择晴天将土扒开，边扒边拣出球茎，力求收取干净。每斤种茎，可收获鲜货 8~10 斤不等。

【采收加工】将球茎洗净，大小分开，置沸水中煮 3~5 分钟，煮至块茎内部中心有米粒大的白点时取出，晒干即可。煮时不可过生过熟，过生内部有粉质，表面无皱纹，易生虫或破裂；过熟则显松泡。

【性状鉴别】块茎为不规则扁球形，直径 0.5～2cm。表面灰黄色或黄褐色，多有不规则的皱纹，表皮脱落后显灰棕色。顶端有略凹陷的茎痕，底部常有疙瘩状凸起。质坚而脆，断面为黄色角质样，有蜡样光泽。气微，味苦。（图 1-171 延胡索）

【品质】以个大，色黄，质坚，饱满，断面金黄色，发亮者为佳。

【规格等级】新中国成立前按块茎大小分为多种规格，如元胡、魁元胡、手提胡、员子胡、花子胡，其中以员子胡最大，每两 12～24 粒，外皮光圆，只供大型药店切片用，北京如西鹤年堂、同济堂、同仁堂、达仁堂、乐寿堂、永安堂等。现多为统货，均不切片，以捣碎入药。

【贮藏】放置干燥处，防潮。

【性味与归经】苦、微辛，温。入肝、脾经。

【功能与主治】活血，理气，止痛。用于胸胁脘腹疼痛，跌打损伤，瘀血作痛，产后腹痛。

伊 贝 母

【别名】西贝，生贝，冲贝。

【来源】本品为百合科植物新疆贝母 *Fritillaria walujewii* Regel 或伊犁贝母 *Fritiuaria pallid-iflora* Schrenk 的干燥鳞茎。

【历史】新疆产的贝母做药用也有较长的历史。古代维吾尔医即用当地贝母治疗疾病。随着中医药人员入疆定居，新疆的地产药材逐步得到利用，贝母就是最早利用的药材之一，并行销全国各地。新中国成立前川贝货源不足时，常以伊贝母作为代替品使用，称"冲贝"，由药材饮片批发企业销往广大农村。另外，西药厂生产的止咳糖浆、白松糖浆多用本品。

【产地】新疆贝母主产于新疆尼勒克、新源、巩留、昭苏、木垒、奇台、呼图壁、玛纳斯等地。伊犁贝母主产于霍城、伊宁、察布查尔、温泉、博乐等地。

【生产概况】新疆产的贝母人工栽培品种有伊犁贝母、新疆贝母、托里贝母等，其栽培方法基本相似，用育苗 1 年后的小鳞茎移栽。

【采收加工】一般在 5～7 月孕蕾期采挖。鳞茎挖出后除去外皮及泥土，晾干，也有个别地区用盐水浸泡后再晒干的。

【性状鉴别】

1. **新疆贝母** 呈扁球形，高 0.5～1.5cm。表面类白色，光滑，外层鳞叶两瓣，月牙形，肥厚，大小相近而紧靠。顶端平展而开裂，基部钝圆，内有较大的鳞片及残茎，嫩芽各 1 枚。质坚而脆，断面白色，富粉性。气微，味微苦。

2. **伊犁贝母** 呈圆锥形，较大，表面稍粗糙，淡黄白色。外层鳞叶两瓣，心脏形，肥大，一片较大或近等大，抱合。顶端稍尖，少有开裂，基部微凹陷。（图 1-172 伊贝母）

【品质】 以质坚实、粉性足、味苦者为佳。

【贮藏】 放置通风干燥处，防虫，防霉。

【性味与归经】 苦、甘，微寒。归肺、心经。

【功能与主治】 清热润肺，化痰止咳。用于肺热燥咳，干咳少痰，阴虚劳嗽，咳痰带血。

【注意事项】 本品不宜与乌头类药材同用。

【附注】

近年来新疆边贸由塔吉克斯坦输入伊贝母，据说为野生品，但较国产品个大，外皮粗糙。

银 柴 胡

【来源】 本品为石竹科植物银柴胡 *Stellaria dichotoma* L. var. lanceolata Bge. 的干燥根。

【历史】 本品始见于《本草纲目》。李时珍曰："近时有一种根似桔梗、沙参，白色而大，市人以伪充银柴胡。"这是银柴胡之名最早的记载。由此可见，明代称之"银柴胡"的药物有两种，一种是指伞形科柴胡属植物的根"银州柴胡"；另一种则为"根似桔梗、沙参、白色而大"石竹科植物"银柴胡"。《本草原始》曰："根类沙参而大，皮皱色黄白，肉有黄纹，市卖皆然。"并谓："以银夏者为佳……俗呼银柴胡。"《本草经疏》将柴胡与银柴胡二药的功效加以区分，"色黑而细者为柴胡，用以解表发散；色黄白而大者为银柴胡，用以治劳热骨蒸"。

【产地】 主产于宁夏陶乐、盐地、灵武、中卫等地；内蒙古、甘肃、陕西亦有少量出产。本品以宁夏产量最大，质量也优，为驰名的"地道药材"。银柴胡由于生长在干旱荒漠、沙丘叠岩的草原，地力贫瘠，药材的形成需要数年以至数十年。20 世纪 60 年代以来，由于无限制采挖，出现了过度采挖情况，使野生资源濒于枯竭，由历史最高年产量（1963 年）的 1.25 万 kg，下降到不足 200kg（1976 年）。为了保护这一特产药材的野生资源，宁夏回族自治区中药材公司采取措施，开展银柴胡变野生为家种的研究工作。经过多年的努力，已栽培成功。当前主要栽培在陶乐、平罗、固原、西吉、隆德、彭阳等县。

【生产概况】 本品为多年生草本植物，野生或栽培，目前以栽培为主。

【采收加工】 春、夏间植株萌发或秋后茎叶枯萎时采挖；栽培品于种植后第三年 9 月中旬或第四年 4 月中旬采挖，除去残茎、须根及泥沙，晒干。

【性状鉴别】 本品呈类圆柱形，偶有分支，长 15～40cm，直径 0.5～2.5cm。表面淡棕黄色或浅棕色，有扭曲的纵皱纹及支根痕，多具孔穴状或盘状凹陷，习称"砂眼"。从"砂眼"处折断可见棕色裂隙中有细沙散出。根头部略膨大，有密集的呈疣状突起的芽苞、茎或根茎的残基，习称"珍珠盘"。质硬而脆，易折断，断面不平坦，较疏松，有裂隙，皮部甚薄，木部有黄白色相间的放射状纹理。气微，味甘。（图 1－173 野生银柴胡）

栽培品有分支，下部多扭曲，直径 0.6～1.2cm。表面浅棕黄色或浅黄棕色，纵皱纹细腻明显，细支根痕多呈点状凹陷。根头部有许多疣状突起，几无"砂眼"。折断面质地较紧密，几无裂隙，略显粉性，木部放射状纹理不甚明显。味微甜。

【品质】以根长均匀、外皮淡黄色、断面黄白色者为佳。

【贮藏】置通风干燥处，防蛀。

【性味与归经】甘，微寒。归肝、胃经。

【功能与主治】清虚热，除疳热。用于阴虚发热，骨蒸劳热，小儿疳热。

【附注】

1. 栽培党参（白条党）与栽培银柴胡的鉴别 两者极为相似，鉴别要点：栽培党参根头下部有明显横环纹，枝根断落处常有黑色胶状物，断面有裂隙或有明显放射状纹理，木部淡黄色，有香气，味较甜。

栽培银柴胡根头下部无横环纹，断面质地较密，几无裂隙，略显粉性，木部放射纹理不甚明显，气微、味微甜。

2. 伪品山银柴胡 与银柴胡同科植物灯心蚤缀、旱麦瓶草、蝇子草、窄叶丝石竹的根常统称山银柴胡，伪充银柴胡入药。其性状特征与正品银柴胡有很大区别，这些山银柴胡都是在正品野生银柴胡货源紧缺时出现的，现正品银柴胡已经引种成功，有大量栽培品供应市场，故山银柴胡已经极少见了。

玉 竹

【别名】葳蕤，萎蕤。

【来源】本品为百合科植物玉竹 *Polygonatum odoratum*（Mill.）Druce 的干燥根茎。

【历史】本品始载于《神农本草经》，原名女萎，列为上品。《吴普本草》中列出异名：一名葳蕤，一名玉竹……苏颂曰："茎干强直似箭秆，有节……根黄多须，大如指，长一尺……"李时珍曰："其根横生似黄精，黄白色，性柔多须，最难燥，其叶如竹两两相值"。上述与今用之玉竹基本相符。

【产地】我国野生玉竹分布较广，全国大部分地区均有出产。栽培玉竹主产于湖南耒阳、隆回、新宁、涟源、新化、桂阳；广东连县；江苏宜兴、南通、海门；浙江东阳、盘安、新昌、嵊州等地。以湖南产量大，质优。

【生产概况】本品为多年生草本植物，分野生和栽培。野生多生于山坡林下、阴湿土壤中。栽培品宜选温暖湿润、土层深厚、土质疏松、排水良好的土壤种植。

【采收加工】

1. 野生玉竹 多于春秋两季采收，以秋季采收质佳。加工方法：采挖后洗净泥土，除去须根，晒至柔软时，反复揉搓，至半透明状，无干心时晒干。

2. 栽培玉竹 一般选择健壮的根茎切段栽种，种后二三年可以采收。种植的玉竹一般在春秋二季采收，加工方法基本同野生品。但有的在产地切成长条形薄片。

【性状鉴别】本品呈长圆柱形，略扁，少有分支，长 4～18cm，直径 0.3～1.6cm。表面黄白色或淡黄棕色，半透明，具纵皱纹及微隆起的环节，有白色圆点状的须根痕和圆盘状茎痕。质硬而脆或稍软，易折断，断面角质样或显颗粒性。气微，味甘，嚼之发黏。（图 1－174 玉竹）

野生品长短粗细不一，色泽不一。栽培品粗细均匀，一般较野生品粗壮，产地片呈长条形，薄片。

【品质】以条长肥壮、色黄白者为佳。

【贮藏】置通风干燥处，防霉，防蛀。

【性味与归经】甘，微寒。归肺、胃经。

【功能与主治】养阴润燥，生津止渴。用于肺胃阴伤，燥热咳嗽，咽干口渴，内热消渴。

【附注】

1. 同属植物如小玉竹在北京、河北等地也有分布，常作为玉竹使用。区别点：根茎较粗短。

2. 过去北京、河北等地，鸡头黄精与玉竹经常混用，原因在于两者生长环境和性状相似，农民上山采挖后，哪种采得多就按哪种出售。实际这两种药材性状是有明显区别的。鸡头黄精根茎呈圆锥形，形如鸡头，先端膨大，末端较小。玉竹根茎呈圆柱形，较平直，粗细均匀，节多而明显。

3. 华北地区还分布一种热河黄精，又称"河北黄精"。其根茎与玉竹相似，也常作为玉竹使用，但产量甚少。

郁　金

【来源】根据各产区品种不同，形色各异，将商品分为黄丝郁金、温郁金、桂郁金、绿丝郁金四大类。黄丝郁金来源为姜科植物姜黄 *Curcuma longa* L. 的干燥块根。温郁金来源为姜科植物温郁金 *Curcuma wenyujin* Y. H. Chen et C. Ling 的干燥块根。桂郁金来源为姜科植物广西莪术 *Curcuma kwangsiensis* S. G. Lee et C. F. Liang 的干燥块根。绿丝郁金来源为姜科植物蓬莪术 *Curcuma phaeocaulis* Val. 的干燥块根。

再者，黄丝郁金的根茎为药材"姜黄"。温郁金的根茎，大个鲜时切片为药材"片姜黄"；小个为药材"温莪术"。桂郁金的根茎为药材"广莪术"。绿丝郁金的根茎为药材"蓬莪术"。

【历史】本品始载于唐代《药性论》。唐代《新修本草》载："郁金生蜀地及西戎。苗似姜黄，花白质红，末秋出茎心而无实，其根黄赤。"关于药用部分，该书记载："取四畔子根去皮火干。"明代《本草纲目》指出：郁金"体圆有横纹如蝉腹状，外黄内赤。"又说：郁金"以根为螳螂肚者为真"。说明古代所用的郁金主要为姜黄的侧根茎。自明代以后仅用块根作郁金，而根茎作姜黄。关于川郁金（黄丝郁金）家种的记载见清代光绪三年四川《崇庆州志·物产》。曰："郁金、姜黄根的结子，可以入药，可以和羹。州东三江场一带种者最多。"

【产地】

1. 黄丝郁金 黄丝郁金又称黄郁金，主产于四川崇庆、双流、新津、温江；其次为犍为、沐州等县。以崇庆金马河沿岸一带搽耳、红石、黄水、彭镇等乡产品质最优，称为"地道药材"。

2. 温郁金 温郁金又称黑郁金，主产于浙江温州地区瑞安的陶山、马屿，福建南安、安溪等地亦产。

3. 桂郁金 桂郁金又称莪苓，以广西灵山陆屋镇产量大。此外，广西横县、贵县、钦州、广东四会、高要、鹤山亦产。

4. 绿丝郁金 绿丝郁金主产四川温江、沐川、乐山等地，多销我国西南地区。此外，近年来，郁金由于货源紧缺，由缅甸、越南与我国边界地方采收的野生郁金并鲜品切片运至我国各药材市场出售，其片形较大，切面红棕色，因不了解植物来源，且有关资料及权威文献无记载，北京至今未采用，但云南有大量野生，应予调查研究。

【生产概况】黄郁金、温郁金多为家种，两广产品多为野生。郁金的栽培方法：应选择阳光充足、排水良好、土层深厚、土壤疏松的冲积土为好。本品系用根茎进行无性繁殖。黄郁金用姜黄根茎；黑郁金用温莪术根茎（俗称母姜）。均应选择肥大、结实、无病虫害的母姜或子姜，将其切成小块、但须每块种姜上保留 1~2 个壮芽，以利成活。四川、浙江均在清明前后栽培。

【采收加工】一般都在冬末春初时采收。将地下部分挖出后将根茎（姜黄或莪术）与块根（郁金）分开，分别加工。将郁金洗净泥土，上笼蒸或煮 1.5 小时，用手捏块根不出水即可晒干，不能用火炕，火炕容易发泡，中空，影响质量。

【性状鉴别】

1. 黄丝郁金 黄丝郁金在新中国成立前北京称"广郁金"。本品呈卵圆形或纺锤形，似枣核，两端尖，长 2~4cm，直径 1.1~1.8cm，表面灰黄色或灰棕色，皮细，略显细皱纹。一端肥大，显折断痕迹，呈鲜黄色；另一端完整而稍尖或有折断痕，质坚实，断面角质状，有光泽，外层黄色，内心有一层金黄色细粉样环。稍有姜气，味辛香。（图 1-175 黄郁金；图 1-76 黄郁金饮片）

2. 桂郁金 桂郁金又称"莪苓"。多呈纺锤形，有的呈不规则弯曲状，两端钝尖，常有折断痕。长 4~7cm，直径 1~1.5cm。表面浅棕黄色，有细皱纹。质坚实，断面淡白色或黄白色，角质发亮。略有姜气，味辛苦。（图 1-177 桂郁金）

3. 绿丝郁金 绿丝郁金呈纺锤形、卵圆形或椭圆形。长 1.5~3.5cm，直径 1~1.2cm。表面灰黄或灰白色，有细皱纹。质坚实，断面角质状，淡黄白色。微有姜气，味辛苦。（图 1-178绿丝郁金）

4. 温郁金 黑郁金在新中国成立前北京地区称"川郁金"。本品呈纺锤形而稍扁，中部不太丰满，形多弯曲，两端钝尖，常有折断痕。长 3~7cm，直径 1~1.5cm。表面灰褐色，具纵直或杂乱皱纹，质坚硬。断面角质状，多为灰黑色或棕褐色发亮。中部有一条颜色较浅的环纹，中心扁圆形。略有姜气，味辛苦。（图 1-179 温郁金）

【品质】上述四种郁金，新中国成立前桂郁金和绿丝郁金北京地区不用，仅用黄郁金与温郁金，但以黄郁金质量最优，主销大药店，如同仁堂、乐仁堂、永仁堂、两鹤年堂、同济堂、永安堂等。同仁堂的著名成药"安宫牛黄丸"配方中指明用黄郁金，温郁金绝对不用。这说明温郁金质次。近年来，有人称温郁金为浙江省的著名"地道药材"之一，这与全国传统商品药材质量不符，应予研究，防止造成药材质量混乱。

【规格等级】黄郁金一等每公斤 600 粒以内，二等每公斤 600 粒以上。其余均为统货。

【贮藏】置干燥处，防虫蛀。

【性味与归经】辛、苦，寒。归肝、心、肺经。

【功能与主治】行气化瘀，清心解郁，利胆退黄。用于经闭痛经，胸腹胀痛，刺痛，热病神昏，癫痫发狂，黄疸尿赤。

【注意事项】不宜与丁香（公丁香、母丁香）同用。

【附注】关于郁金药性问题，自唐代《新修本草》以来，历代本草记载多有不同，如记有"寒"、"温"、"平"不同药性，使临床医师在应用中无所适从。笔者认为，各种郁金都属姜科植物姜黄或莪术的块根，姜黄与莪术都是"温"性药，而同出一体的郁金若为"寒"性药的话值得商榷，将郁金改为"温"性药更为合适。

远志（附　小草）

【来源】本品为远志科植物远志 *Polygala tenuifolia* Willd. 或卵叶远志 *Polygala sibirica* L. 的干燥根。

【历史】本品始载于《神农本草经》，列为上品。《名医别录》云："远志，生太山及宛句山谷。"其后历代医药学家多有论述。《本草纲目》云："远志有大叶、小叶两种。陶弘景所说者小叶也，马志所说者大叶也，大叶者花红。"《本草图经》附有远志图五幅，根据产地、形态描述和附图可知，古代药用远志来源已有数种。其主流产品有小叶者，即今用的远志，大叶者即卵叶远志，又称宽叶远志或西伯利亚远志。

【产地】主产于山西晋南地区如曲沃、绛县、闻喜、侯马、夏县、稷山、万荣、芮城、翼城、永济，陕西韩城、郃阳、华阴、大荔、澄城、蒲城，河南陕县、渑池、林县、荥阳、巩县、栾川、卢氏、南召，河北迁西、平山、易县、涞源、迁安、平泉、承德，内蒙古赤峰地区，山东临沂地区及辽宁、宁夏、甘肃等地。远志的产区很广，但无论质量还是产量均以山西为首位。

【生产概况】过去均为野生，产量较少，一向供不应求。商品远志越用越小，从远志筒降低为远志肉，最后降低为远志棍。野生远志多生于石质干山坡，撂荒地，沙质草地，喜光，耐干旱。种植一般选择地势高、排水良好的土地种植。近年通过研究已初步种植成功。栽培远志用种子繁殖、育苗移栽或短根种植均可。因生长周期长，产量低，栽培仍处于实验阶段。当前仍靠野生提供货源。

【采收加工】野生远志春秋两季均有采收，种植远志需3年后在秋后采收。夏季采收者肉瘦而质松，质量次。挖出根后，去净残茎、须根及泥土，晒至二三成干时，然后在平板上来回搓，至皮肉与木心分离，抽出木心，晒干。皮肉部分呈筒状者称为"远志筒"。如不能抽出木心的远志，用木槌敲打，使皮层与木心脱离，拣去木心，称"远志肉"。如过于细小的不能抽取木心者，称"远志棍"。

【性状鉴别】

1. 远志筒 为中空的长管状，略弯曲，长5～15cm，直径0.3～1cm。外皮灰黄色至灰棕色，常有较密深陷的横皱纹，呈结节状。质脆，易折断，断面平坦，黄白色。微有青草气，味苦微辛，有辣喉感。（图1－180 远志）

2. 远志肉 为皮部碎块，肉薄，横纹亦较少。

3. 远志棍 均为细小的远志根，中心有较硬韧的淡黄色木心。

【品质】以身干、色灰黄、筒粗、肉厚、去净木心者为佳。

【贮藏】置干燥通风处。

【性味与归经】苦、辛，温。归心、肾、肺经。

【功能与主治】安神益智，祛痰消肿。用于心肾不交引起的失眠多梦，健忘惊悸，神志恍惚，咳痰不爽，疮疡肿毒，乳房肿痛。

【附注】小草。

远志的地上部分，名"小草"，也是一种中药，但用量极少。其功效与远志基本相同。本品茎细弱，圆柱形，长30cm左右，直径1mm。茎基土黄色，茎下端淡紫色或黄绿色，上部灰绿色，少分支，叶线形，互生，多脱落，体轻，质脆，易折断。气微，味微苦。

泽 泻

【别名】建泽泻，福泽泻。

【来源】本品为泽泻科植物泽泻 *Alisma orientalis*（Sam.）Juzep. 的干燥块茎。

【历史】本品始载于《神农本草经》，列为上品。历代本草多有记载。明代李时珍云："去水曰泻，如泽水之泻也。"故名泽泻。

【产地】泽泻以产地区分可分为建泽泻（包括江西泽泻）与川泽泻两大类。品质以建泽泻较优，称为"地道药材"；产量以川泽泻较多。

1. 建泽泻 建泽泻产于福建浦城之石陂、建阳之水吉、建瓯之吉阳、顺昌之洋口等地。

江西泽泻产于江西广昌、南城、于都、宁都等地。建泽泻以建瓯之吉阳品种质量最好，江西品质较次。

2. 川泽泻 川泽泻产于四川都江堰、新都、蒲江、彭州、眉山、乐山等地，以都江堰的中兴场、石羊场质量为优。此外，广东东莞、海丰、电白、徐闻、湛江；广西贵港、北流等地也有少量出产。

【生产概况】本品为多年生沼生植物。药用泽泻均为栽培。

栽种方法：先育苗，后移栽。泽泻具有喜光、喜湿、喜肥的特性。要求气候温和，光照充足，土壤湿润的条件。种泽泻必须水田。福建一般栽种在荷花田里，待莲藕采收后，即可栽种（也有栽种稻田里的）。四川栽种于稻田里，待立秋水稻收获后即可栽种。泽泻宜浅水栽种，根据不同生长阶段，掌握不同的灌水深度，水深为 3 ~ 5cm，并于立冬时将水逐渐排干，以利收获。

【采收加工】由于各产区栽种时间不同，收获时间也不一样，大多数在植株枯萎时收获最为适宜。收获时先用刀在球茎周围划一圆圈。将部分须根割断，再将植株拔起，除去泥土及须根，保留中心叶，其余叶片均摘去。如将中心小叶摘去，加工干燥时可从心叶片口处流出黑色汁液，干后发生凹陷，影响质量。将根茎先晒 1 ~ 2 天，再行烘干 5 ~ 6 天，表面黄白色或黄棕色，内心发软或相碰时发出响声，以示烘干。再撞取须根，即为成品。

【性状鉴别】

1. 建泽泻 呈卵圆形或椭圆形，长 4 ~ 7cm，直径 3 ~ 5cm。外表皮黄白色或淡棕色，顶端有茎痕。周身有不规则内环状隆起冈（俗称"冈纹"）及许多散在的突起小点状的须根痕。质坚实，断面淡黄白色，显粉性，颗粒状（饮片可见黄色纵走筋脉花纹）。味甘，微苦。另外，建泽泻商品多椭圆形独茎者，称"一枝花"。有的根茎顶端生两个茎，称"马鞍桥"或"双花泻"（因施肥过多，刺激生长或气候突然变暖等因素而发生畸形）。江西泽泻性状与建泽泻相同，但根茎较小。（图 1 – 181 建泽泻）

2. 川泽泻 形状与建泽泻相似，但较建泽泻个小，外表淡黄色，皮略粗，环状隆起冈纹不明显，下端略尖，带有突起的疙瘩，疙瘩周围有未去净的须根残留，质亦坚实，断面深乳黄色，但略松泡。（图 1 – 182 川泽泻）

3. 广泽泻 由于引种建、川混杂，品种不一，故多呈长圆形，长 4 ~ 7cm，直径 2 ~ 4cm。外表面黄白色，冈纹较明显，下端亦长有许多突起的疙瘩，或疙瘩脱落后的白色凹痕。质较轻松，味苦甜不一。

【品质】以个大、质坚、色黄白、粉性足者为优。

【规格等级】

1. 建泽泻 一般分为"一枝花"泻（独茎）和"马鞍桥"泻（双茎）两类，以一枝花泻品质为优。一等一枝花泻每公斤32个以内，无虫蛀；二等每公斤56个以内，无虫蛀；三等56个以上。

2. 川泽泻 一等每公斤 50 个以内，无虫蛀；二等每公斤 50 个以上，无虫蛀。

【贮藏】 置干燥处，防虫蛀。

【性味与归经】 甘、淡，寒。归肾、膀胱经。

【功能与主治】 利小便，清湿热。用于小便不利，水肿胀满，泄泻尿少，痰饮眩晕，热淋涩痛，高血压。

浙 贝 母

【别名】 贝母，浙贝，象贝母，鄞贝母。

【来源】 本品为百合科植物浙贝母 *Fritillaria thunbergii* Miq. 的干燥鳞茎。

【历史】 浙贝母始载于清代《本草纲目拾遗》，据引《百草镜》云："浙贝母出象山，俗呼象贝母。"又引叶闇斋云："宁波象山新出贝母，亦分二瓣，味苦而不甜，其顶平而不尖，不能为川贝母之象荷花蕊也。"

【产地】 主产于浙江宁波地区鄞县的樟水、鄞江桥两个区，又以樟村、密岩两处产量多。现已发展到盘安县文安区、新宅区，其产量与鄞县相仿；其他东阳、永康、余姚以及上海县、江苏大丰、南通、海门、如东等地亦有少量出产。但其质量以鄞县质量最优。本品为浙江省"地道药材"之一。

【生产概况】 本品均为栽培，应选择向阳、排水良好、土层疏松深厚、腐殖质土壤。培育方法分为有性繁殖、鳞片繁殖和鳞茎繁殖。

有性繁殖从育苗到收获共需 4 年时间，一般不采用。鳞片繁殖生长周期长，成本高。目前浙贝母繁殖主要采取鳞茎繁殖的方法。种一个鳞茎，能生长两三个鳞茎。为了保证种植来源，产区多在小区建立种子田，选择抱合紧密、没有伤害（直径 3~5cm）的鲜鳞茎作种栽。于 9 月下旬至 10 月上旬，先栽种子田，后种商品田，种后翌年 2 月上旬出苗。为了保证鳞茎的营养，3 月下旬应即时摘除花蕾，促进鳞茎生长。

【采收加工】 立夏后当浙贝母植株枯萎时，应选晴天将鳞茎挖起，大小分别进行加工。直径 3.5cm 以上者挖除心芽，加工成单鳞片的"元宝贝"；3.5cm 以下（个小的）不去心芽，整个加工为"珠贝"。之后再用水洗净，沥干水分，置于特制木桶里推撞摩擦，直至浆液渗出为止。然后再加入牡蛎粉和石灰粉继续推撞，待鳞茎全部涂上石灰粉和牡蛎粉时倒出晒干或烘干。再晒至足干，即为商品。

此外，浙贝母片由近年来试行的加工方法制成，即将鲜贝母除去心，洗净后切成厚约 4mm 的片，晒干或烘干，即时排出水分，所以又称"脱水片"。

【性状鉴别】

1. 元宝贝（大贝） 为鳞茎外层单瓣鳞叶，略呈新月形，高 1~2cm，直径 2~3.5cm。外表面类白色至淡黄色，内表面白色或淡棕色，被有白色粉末。质硬而脆，易折断，断面白

色至黄白色，富粉性，气微，味微苦。（图1-183 元宝贝）

2. 珠贝 为完整的鳞茎，呈扁圆形，高1~1.5cm，直径1~2.5cm。表面类白色，外层鳞叶两瓣，肥厚，略似肾形，互相抱合，内有小鳞叶2~3枚及干缩的残茎。（图1-184 珠贝）

3. 浙贝片 为鳞茎外层的单瓣鳞叶切成的片。椭圆形或类圆形，直径1~2cm，边缘表面淡黄色，切面平坦，质脆，易折断，断面白色，富粉性。（图1-185 浙贝片）

【品质】以鳞叶肥厚、质坚、粉性足、断面白色为佳。

【贮藏】置通风干燥处，防虫，防霉。

【性味与归经】苦，寒。归肺、心经。

【功能与主治】清热散结，化痰止咳。用于风热犯肺，痰火咳嗽，肺痈乳痈，瘰疬疮毒。

【注意事项】不宜与乌头类药材同用。

【附注】东贝母。

东贝母为浙贝母的类似品，来源为浙贝母的变种东贝母 *Fritiuaria thunbergii* Miq. var. *Chekiangensis* Hsiao et K. C. Hsia 的鳞茎。《中国药典》未收载。此为野生变种，现主要栽培在浙江东阳、盘安、缙云等地。其性状：大个东贝母呈椭圆形，外层两枚鳞叶几乎等大，对合，上端开口；小个东贝母呈卵形，外层2~3枚鳞叶大小悬殊，紧密抱合，质坚实，味很苦。

新中国成立前，浙江省将大个东贝母也作过浙贝母使用，小个东贝母曾在广东作川贝母使用，现早已纠正。当今全国药材市场个别药商挑选小个的东贝母冒充"松贝母"出售，以此牟利。但松贝母类白色，底部平，可以放稳，味微苦；东贝母表面白色，底部不平，味很苦，以资鉴别。

知 母

【别名】肥知母。

【来源】本品为百合科植物知母 *Anemarrhena asphodeloides* Bge. 的干燥根茎。

【历史】本品始载于《神农本草经》，列为中品。《名医别录》载："知母生河内（今河北、山西一带）川谷，二月、八月采根曝干。"《本草纲目》记载："宿根之旁初生子根，状如蚔虻之状，故谓之蚔母，讹为知母、蝭母也。"

【产地】知母分布于河北、山西、内蒙古、陕西、宁夏、甘肃、山东、黑龙江、辽宁等地。主产于河北易县、涞源、涞水、涿鹿、蔚县、张北、龙关、赤诚、承德，北京门头沟、房山、昌平、延庆、怀柔、密云、平谷，山西繁峙、代县、晋城、和顺、阳曲，内蒙古乌兰察布、赤峰、扎鲁特旗、翁牛特旗。此外，黑龙江齐齐哈尔、吉林白城、辽宁朝阳地区，也有部分出产。以河北、山西产量大，又以河北易县产品质量为优，习称"西陵知母"，为传统"地道药材"，行销全国及出口。

【生产概况】知母为多年生草本植物，多野生于200~1000m的向阳山坡、田边、草原和杂草丛中，土壤多褐色及腐质。本品适应性很强，喜温暖，耐干旱，耐严寒，对土壤要求不严格，常成片群落生长。

知母在新中国成立前均为野生，由于60年代药用量猛增，货源一度紧张，逐渐开始种植。现在河北安国、安徽亳州等地大量栽培，目前药材市场供应的商品基本为栽培品，野生知母由于生长年限长，产量少，现基本少见。

知母分为种子繁殖和根茎繁殖。用种子繁殖需生长4~5年，根茎繁殖一般3~4年收获。

【采收加工】野生知母和种植知母均在春秋两季采挖。春季于解冻后、发芽前，秋季于地上茎叶枯黄后进行采刨。知母的加工分毛知母与知母肉两种。

1. 毛知母 将根茎刨出后去掉茎苗及须根，保存黄绒毛及金包头（叶基），晒干，防曝晒，否则易掉毛，或出扁条而弯曲。每隔1~2天，清晨翻动1次，注意轻翻，避免将毛碰掉。晒至五六成干时，再并大堆，俗称"打垛"，使其回性，使内部水分蒸发。再晒至断面白色，折断声脆时候，已示干透。知母含黏液，不易干燥，全干须晒至3个月左右。

2. 知母肉 加工方法有热剥皮、刀刮皮两种。①热剥皮：即伏天将根茎刨出，趁湿用手拧掉外皮，晒干。此法去皮洁净，外表光滑。唯根茎养分不足，体轻质泡，质量较次。②刀刮皮：秋后刨根，用小刀刮去外皮，晒干。此法刮皮薄厚不均，外表不光滑，色泽虽无热剥皮洁白，但质量坚实较好。

【性状鉴别】

1. 毛知母 根茎呈压扁条状。长3~15cm，直径0.5~1.5cm（种植品比野生品粗壮近一倍）。全体弯曲，一般前端较粗，偶有分叉，后端较细。顶端有残留黄色叶基（习称"金包头"），上面有一道陷下的纵沟，并有紧密排列的环状横节。节上密生金黄色平细绒毛（系叶基枯朽后残存的纤维束或维管束组织），由两侧向根茎上方集中，毛绒合拢处显沟状。根茎下面略凸起有皱纹及许多陷下的须根痕。质坚脆，易折断，断面黄白色，有的显筋脉细点，水浸后有黏性。无臭，味甘，微苦。嚼之发黏。（图1-186毛知母）

2. 知母肉 外皮已除去，表面黄白色，有扭曲纵沟。有的残留陷下的点状须根痕。（图1-187知母肉）

【品质】

1. 毛知母 以身条肥大、外皮附金黄色细绒毛及金黄色叶基（金包头）、质坚实而柔润、断面白色、嚼之味苦发黏者为佳。

2. 知母肉 以条肥大、滋润、质坚、色白、嚼之发黏者为佳，北京习惯用知母肉。

【规格等级】一等（盖王）：长20cm以上，直径2cm以上，身干，质坚，不霉。二等（顶王）：长15cm以上，直径1.5cm以上，身干，质坚，不霉。

【贮藏】置干燥通风处，防生霉变质。

【性味与归经】苦、甘，寒。归肺、胃、肾经。

【功能与主治】清热泻火，生津润燥。用于外感热病，高热烦渴，肺热燥咳，骨蒸潮热，内热消渴，肠燥便秘。

紫 草

【来源】本品为紫草科植物新疆紫草 *Arnebia euchroma*（Royle）Johnst.、紫草 *Lithospermum erythrorhizon* Sieb. et Zucc. 或内蒙紫草 *Arnebia guttata* Bunge 的干燥根。新疆紫草、内蒙古紫草习称"软紫草"，紫草习称"硬紫草"。同等入药。

【历史】始载于《神农本草经》，列为中品。陶弘景曰："今出襄阳，多从南阳、新野来，彼人种之，即是今染紫者。"李时珍曰："此草花紫根紫，可以染紫故名。"

【产地】新疆紫草主产新疆昭苏、温泉、乌恰、木垒、阿克苏、博乐、伊宁，紫草主产于辽宁、吉林、黑龙江、河北、北京山区。内蒙古紫草主产内蒙古阿拉善右旗、乌拉特后旗、额尔古纳等地。此外，近年来从新疆边贸进口有巴基斯坦、吉尔吉斯斯坦的紫草，亦属软紫草。

【生产概况】本品为多年生草本植物，以野生为主。

【采收加工】春秋季采挖根部，除去泥土，晒干。

【性状鉴别】

1. 新疆紫草（软紫草）　呈不规则的长圆柱形，多扭曲，长 7~20cm，直径 1~2.5cm。表面紫红色或紫褐色，皮部疏松，呈条形片状，常十余层重叠，易剥落。顶端有的可见分歧的茎残基。体轻，质松软，易折断，断面不整齐，木部较小，黄白色或黄色。气特异，味微苦、涩。（图 1-188 软紫草）

2. 紫草（硬紫草）　呈圆锥形，扭曲，有分支，长 7~14cm，直径 1~2cm。表面紫红色或紫黑色，粗糙有纵纹，皮部薄，易剥落。质硬而脆，易折断，断面皮部深紫色，木部较大，灰黄色。（图 1-189 硬紫草）

3. 内蒙紫草　呈圆锥形或圆柱形，扭曲，长 6~20cm，直径 0.5~4cm。根头部略粗大，顶端有残茎一个或多个，被短硬毛。表面紫红色或暗紫色，皮部略薄，常数层相叠，易剥离。质硬而脆，易折断，断面较整齐，皮部紫红色，木部较小，黄白色。气特异，味涩。

近年来，由于软紫草资源破坏严重，市场上有进口紫草出售，其性状特征与软紫草相似。

【品质】以条粗大、色紫、皮厚者为佳。

【贮藏】置干燥处。

【性味与归经】甘、咸，寒。归心、肝经。

【功能与主治】凉血活血，解毒透疹。用于血热毒盛，斑疹紫黑，麻疹不透，疮疡湿疹，水火烫伤。

【附注】《中国药典》2010 版未收载紫草 *Lithospermum erythrorhizon* Sieb. et Zucc.。

紫 菀

【来源】本品为菊科植物紫菀 *Aster tataricus* L. f. 的干燥根及根茎。

【历史】本品始载于《神农本草经》，列为中品。陶弘景曰："花紫色，本有白毛，根甚柔细。"李时珍曰："其根色紫而柔宛。"故名紫菀。

【产地】本品既有野生，又有家种，但以家种质优，野生一般不用。家种紫菀主产于河北安国、安平、定州、沙河、望都、深泽，安徽亳州、涡阳、利辛，河南商丘、鹿邑等地，以河北安国、安徽亳州种植历史悠久，提供商品质优，称为"地道药材"。

【生产概况】本品为多年生草本植物，有野生及栽培。野生多生于山坡路边、林下等地，家种品喜温暖、湿润的气候，怕干旱，适宜质地疏松的土壤种植。

【采收加工】春秋两季采挖，去净泥土及茎叶，晒干。河北安国栽培品将须根编成辫状，以防须根干后断落，所以当地把紫菀习称"小辫。"也有的除去有节的根茎（习称"母根"）晒干。

【性状鉴别】本品根茎呈不规则块状，大小不一，顶端有茎、叶的残基，质稍硬。根茎簇生许多细根，长 3～15cm，直径 0.1～0.3cm，多编成辫状；表面紫红色或灰红色，有纵皱纹；质较柔韧。气微香，味甜、微苦。（图 1-190 紫菀）

【品质】以根长、色紫红者为佳。

【贮藏】置阴凉干燥处，防潮。

【性味与归经】辛、苦，温。归肺经。

【功能与主治】润肺下气，消痰止咳。用于痰多喘咳，新久咳嗽，劳嗽咯血。

2. 茎 木 类

沉 香

【别名】落水沉香，海南沉香。

【来源】本品为瑞香科植物常绿乔木白木香 *Aquilaria sinensis*（Lour.）Gilg 或沉香 *Aquilaria agallocha* Roxb. 含有树脂木材。

【历史】本品始载于《名医别录》，列为上品。历代本草多有记载。如唐代《海药本草》云："沉香按正经生南海山谷。"宋代《本草图经》补充了产地，说"旧不著所出州土，今唯海南诸国及交、广、崖州有之。"综上所述可知，古代之沉香出自我国广东、海南琼崖及东南亚各国。就其形态而言，原植物与国产之白木香和进口沉香相吻合。

【产地】国产沉香（白木香）主产于海南、广东、广西等地，进口沉香主产于印度、印度尼西亚、越南、马来西亚、柬埔寨等国。

沉香在新中国成立前多为进口。近年来，我国以同属植物白木香进行栽培（国产沉香）发展很快。2006 年广东茂名地区电白县观珠镇锦盖山栽培沉香专业户，栽培沉香近万亩，约有 200 万株，名"沉香山"。经考察，本品确实为瑞香科植物白木香，有些树龄很长，已提供沉香商品供应市场。

沉香当今仍有进口，但数量很少。

【生产概况】以种植 10 年、胸径 10cm 以上者取香质量较好。结香方法有以下四种：

（1）半断干法：即离树干基部一定高度，横锯树干深 1/2，让其结香。

（2）凿洞法：在树上凿一至多个宽 2cm、长 5～10cm、深 5～10cm 的圆形洞，用泥土封闭，使其结香。

（3）砍伤法：用刀在树干上横砍至木质一至数个伤口，让其结香。

（4）人工接种结香：在树干上，同一边每隔 40～50cm 锯一伤口，深约树干一半，即所谓"开香门"，用以结香。

【采收加工】将采回结香的木材，用刀剔去不含树脂泡朽部分，干燥后即为沉香。

【性状鉴别】

1. 国产沉香　呈不规则的块状，剔去朽木部分，具长短不一的纵沟及纵棱，含油足的木质部黑棕色，微有光泽；含油较少的部分呈浅褐色；不含油的木质部黄白色，色深淡交错，形成纵顺花纹或花斑纹。创伤部分黄褐色，显粗糙，凸凹不平或有空洞。含油足者质坚重，入水下沉或半沉（国产沉香完全下沉者少见）；含油少者或不含油者质较轻泡，入水上浮。易点燃，烧时冒浓烟，有油状树脂冒出，并有沉香的芳香气，味微苦。（图 1 - 191 国产沉香I；图 1 - 192 国产沉香II）

2. 进口沉香　多呈盔帽形（大盔沉、小盔沉），棒状或片状（即中节沉、小节沉、沉香块等），外形极不规则，长 7 ~ 20cm，直径 1.5 ~ 6cm。表面褐色，常见黑色与黄色交错的纹理，质坚实，沉重，用力破开，面呈灰褐色，能沉于水，或半沉半浮。有特殊香气，味苦。燃烧时有油渗出，香气浓郁。（图 1 - 193 进口沉香）

3. 迦南沉香（为优质进口沉香）　　多呈长方形或条状、块状，外表绿褐色（绿油迦南香）或紫黑褐（紫油迦南香），油润光滑，用锉锉成碎末，可用手捻成小丸，气芳香浓郁，味微苦。此为沉香之优品，现已极为少见。（图 1 - 194 迦南沉香）

【品质】以色黑褐、质重、含油多、入水下沉、香气浓者为佳。

【贮藏】密封贮藏。

【性味与归经】辛、苦，温。归脾、胃、肾经。

【功能与主治】行气止痛，温中止呕，纳气平喘。用于胸腹胀闷疼痛，胃寒呕吐呃逆，肾虚气逆喘急。

钩　藤

【别名】双钩藤，钩藤钩，钩钩藤，金钩藤，吊钩藤，全钩藤。

【来源】本品为茜草科植物钩藤 *Uncaria rhynchophylla*（Miq.）Jacks.、大叶钩藤 *Uncaria macrophylla* Wall.、毛钩藤 *Uncaria hirsuta* Havil.、华钩藤 *Uncaria sinensis*（Oliv.）Havil. 或无柄果钩藤 *Uncaria sessilifructus* Roxb. 的干燥带钩茎枝。

【历史】本品始载于《名医别录》，列为下品。苏恭曰："出梁州，叶细长，茎间有刺若钓钩者是。"《本草衍义》谓："钩藤中空，二经不言之。长八九尺或一二丈者。湖南、（湖）北、江南、江西山中皆有。"《本草纲目》云："状如葡萄藤而有钩，紫色。古方多用皮，后世多用钩，取其力锐尔。"以上所言形态特征、产地等均与钩藤属植物相符。又根据《证类本草》、《本草纲目》、《植物名实图考》等本草书的附图所示，从图文二者相比较，可以断定，首先中药钩藤来源于茜草科茜草属植物。其次，诸本草中所描述的钩藤虽都具有钩藤属植物的共有特征，但仔细分析又各有不同，说明钩藤原植物不止一种。前人根据当时资料考证，认为钩藤基源为钩藤及华钩藤。结合产地分析，过去产地多为我国西南、中南地区，现今产地逐渐向南扩大，并因不同种钩藤的地理分布不同，逐渐扩大了不同种的应用，而形成了目前多种钩藤的药用价值。

【产地】

1. 钩藤　主产于广东广州、韶关，广西桂林、柳州、百色、南宁，云南文山、思茅，福建三明，江西南昌、宜春、抚州，四川宜宾、广元，陕西汉中、安康，安徽芜湖，浙江杭州及湖南、湖北、贵州等地。

2. 大叶钩藤　主产于广西桂林、柳州、百色、南宁，广东广州、韶关云南文山、思茅等地。

3. 毛钩藤　主产于广东广州、韶关，广西桂林、柳州、百色、南宁，福建三明等地。

4. 华钩藤　主产于四川昭化、宜宾、南川、广元。此外贵州独山、遵义，云南思茅、墨江、景东，湖北蒲沂、咸宁、恩施等地亦产。

5. 无柄果钩藤　主产于广东广州、韶关，广西桂林、柳州、百色、南宁，云南文山、思茅等地。

【生产概况】　野生、栽培均有。常野生山坡、丘陵地带的杂木林间。钩藤繁殖方式分为分根法和插条法。

（1）分根法：于农历2月中旬选择夹沙的土壤，深耕锄草，在老钩藤的根部切去连根的新枝作种根，然后覆土把老根栽好。栽培种根挖穴的穴深要超过种根的长度，覆土要高于畦面。第二年春天新株根已长好，新叶未发时移栽定植。

（2）插条法：于农历2月在老钩藤上剪下两年生带芽的枝条，再分成几截，每节要带健壮芽两三个，随剪随插。到第二年春天或秋天新株根已长好后再移栽定植。

【采收加工】　8～9月为采收期。此时钩成红色，剪去有钩的藤，趁鲜时将钩平头剪下，除去枝梗，晒干。为了其皮色泽油润光滑，需上锅加热蒸后或密闭发汗，使颜色紫红，再晒干。

【性状鉴别】

1. 钩藤　茎枝呈圆柱形或类方柱形，长2～3cm，直径0.2～0.5cm。表面红棕色至紫红色者具细纵纹，光滑无毛；许多枝节上对生两个向下弯曲的钩（不育花序梗），或仅一侧有钩，另一侧为突起的疤痕，钩与茎之间形成120°～130°角，长2～3cm。钩略扁稍圆，先端细尖，基部较阔，一钩基部的枝上可见叶柄脱落后的窝点状痕迹和环状的托叶痕。质坚韧，断面外层棕红色，皮部纤维性，髓部淡棕色或淡黄色，质疏松，有的中空。气微，味淡。（图1–195钩藤）

2. 华钩藤　茎枝呈方柱形，四角有棱，直径0.2～0.5cm。表面黄棕色至黄绿色。钩长1.3～2.8cm，钩与茎之间形成130°～140°角，弯曲成长圆形。基部枝上残留有半圆形反转或不反转的托叶，基部扁圆。体轻，质较疏松。

3. 大叶钩藤　茎枝呈方柱形，直径0.11～0.5cm。表面灰棕色至棕色，两侧有较深的纵沟，被褐色毛。钩与茎之间形成130°～140°角，钩长1.7～3.5cm。钩向内深弯曲成长圆形或圆形，末端膨大成小球，断面髓部多中空。

4. 无柄果钩藤 茎枝呈方柱形，直径 0.12～0.4cm。表面棕黄色，四面均有一纵沟，被褐色毛，以节部及钩端较多。钩与茎之间形成 110°～130°角，钩长 1.3～1.8cm。弯曲度较圆，向内深旋，基部扁平，断面黄白色。

5. 毛钩藤 茎枝呈方柱形或近似圆柱形，直径 0.2～0.5cm。表面灰棕色或灰白色，粗糙，被褐色毛。钩与茎之间形成 120°～130°角，钩长 1.4～2cm。几成三角状，基部圆或微扁平。

【品质】习惯认为钩藤质量比华钩藤为好，均以茎细、带钩、质嫩、色紫棕者为佳。

【规格等级】按来源分为华钩藤和钩藤。按产地分为温钩藤和西钩藤。温钩藤（浙江温州产），皮色黑褐色，粗糙，不光亮；西钩藤（四川产，系华钩藤），其钩大，色淡黄，基部较宽，质次。广西钩藤：钩小，色枣红，有光泽、皮细、多双钩，质佳。现在商品上还有分为双钩藤、单钩藤、混钩藤和钩藤枝。以双钩藤为优。

【贮藏】置通风干燥处，防尘。

【性味与归经】甘，凉。归肝、心包经。

【功能与主治】清热平肝，息风定惊。用于头痛眩晕，感冒夹惊，惊痫抽搐，妊娠子痫，高血压。

海 风 藤

【来源】本品为胡椒科植物风藤（又称巴岩香）*Piper kadsura*（Choisy）Ohwi 的干燥藤茎。

【历史】海风藤之名较早见于《岭南采药录》。《本草再新》谓："行经络，活血脉，宽中理气，下湿除风，理腰、脚气，治疝安胎。"当今一般为宣痹化湿、通络舒筋药，用于治疗风湿痹痛、关节疼痛等症。商品海风藤全国有多种，包括胡椒科、木兰科、木通科、豆科、大血藤科以及地衣类的松罗科植物。但全国许多地区使用的为胡椒科植物海风藤的藤茎。

【产地】主产于福建、浙江、广东等地。

【生产概况】本品为木质藤木，生于低山林中，常攀缘于树上或岩石上。夏、秋二季采割，除去根、叶，晒干。

【性状鉴别】本品呈扁圆柱形，微弯曲，长 15～60cm，直径 0.3～2cm。表面灰褐色或褐色，粗糙，有纵向棱状纹理及明显的节，节间长 3～12cm，节部膨大，上生不定根。体轻，质脆，易折断，断面不整齐，皮部窄，木部宽广，灰黄色，有许多导管孔，射线灰白色，放射状排列，皮部与木部交界处常有裂隙，中心有灰褐色髓。气香，味微苦、辛。（图 1－196 海风藤 Ⅰ；图 1－197 海风藤 Ⅱ）

【品质】以无叶、香气浓者为佳。

【贮藏】置通风干燥处。

【性味与归经】辛、苦，微温。归肝经。

【功能与主治】祛风湿，通经络，止痹痛。用于风寒湿痹，肢节疼痛，筋脉拘挛，屈伸不利。

鸡 血 藤

【来源】本品为豆科植物密花豆 *Spatholobus suberectus* Dunn 的干燥藤茎。秋、冬二季采收，除去枝叶，切片，晒干。

【历史】本品首见于清代《本草纲目拾遗》"鸡血藤胶"下。近代云南所产的鸡血藤胶，据云南中药专家调查考证，均不是正品鸡血藤熬制的。现全国使用的鸡血藤原植物为豆科植物密花豆的藤茎。本品茎砍断后有鸡血状汁液流出。此特征与《本草纲目拾遗》"鸡血藤胶"所述的"土人待之以力砍断则汁出如"的记载相符合。

【产地】主产于广东、广西、云南等地，近年来有进口商品主要来自越南等国。

【采收加工】本品为木质大藤本植物，野生品秋、冬二季采收，砍断后有红色汁液流出，除去枝叶，趁鲜切片晒干。

【性状鉴别】本品为椭圆形、长矩圆形或不规则的斜切片，厚0.3~1cm。栓皮灰棕色，有的可见灰白色斑，栓皮脱落处显红棕色。切面木部红棕色或棕色，有许多导管孔；韧皮部有树脂状分泌物呈红棕色至黑棕色，与木部相间排列呈3~8个偏心性半圆形环；髓部偏向一侧，质坚硬。气微，味涩，新中国成立前北京地区使用的鸡血藤均用原料药材，自己切片，所用整鸡血藤藤茎较细，直径2~7cm。斜切片具3~8个偏心性半圆形环，形如鸟眼，故称"凤眼鸡血藤"。当前药材市场销售的又粗又厚的鸡血藤片多系进口品种。（图1-198 鸡血藤）

【品质】以树脂状分泌物多者为佳。

【贮藏】置通风干燥处，防霉，防蛀。

【性味与归经】苦、甘，温。归肝、肾经。

【功能与主治】补血，活血，通络。用于月经不调，血虚萎黄，麻木瘫痪，风湿痹痛。

【附注】鸡血藤来源复杂，在各地作为鸡血藤药用的还有木通科植物大血藤 *Sargentodoxa cuneata*（Oliv.）Retb. et Wils. 的藤茎，豆科植物香花崖豆藤（又称山鸡血藤）*Millettia dielsiana* Harms 的藤茎，豆科植物常春油麻藤（常绿油麻藤）*Mucuna simper-virens* Hemsl. 的藤茎，豆科植物网络鸡血藤（昆明鸡血藤）*Millettia reticula-ta* Benth 的藤茎。以上类似品的性状与正品豆科植物密花豆的藤茎有很大区别，应用时应注意鉴别。

降 香

【别名】紫降香，降真香。

【来源】本品为豆科植物降香檀 *Dalbergia odorifera* T. Chen 树干和根的干燥心材。原植物为乔木，多为栽培。产地又称该植物名"花梨母"。

【历史】本品入药约始于唐代，如《海药本草》引徐表《南州记》云："生南海山。"又云："生大秦国。其香似苏方木，烧之初不甚香，得诸香和之则特美，入药以香绛紫而润者良。"《本草纲目》谓："广东、广西、云南、汉中、施州、永顺、保靖及占城、安南、暹罗、渤泥、琉球诸地皆有之……"又引周达观《真腊记》云："降香生丛林中，番人颇费砍斫之功，乃树心也。"又谓："俗呼舶上来者为番降，亦名鸡骨……"由此可见，古代降香药材就有进口与国产之别。据调查，进口降香主要多为印度黄檀 *Dalabergia sissoo* Roxb 的木之心材。现已少用。

【产地】主产于海南崖县、东方、乐东、白沙等地。国外东南亚各国以及伊朗均产。新中国成立前多系进口。野生、栽培均有。

【采收加工】全年均可采伐。伐取树龄较长的树干及粗根，削去边材，选取红色心材，截成段，晒干。但商品不少是来自加工高档家具剩余的花梨母边材。

【性状鉴别】呈圆柱形、类圆柱形或呈不规则碎块。表面红紫色、棕紫色或红褐色，有纵长线纹或微密纹理，有光泽。体重质坚硬，不易折断，断面粗糙，能沉于水。香气，味稍苦。烧之香气浓烈，有油渗出，烧完留有白灰。（图 1 - 199 降香；图 1 - 200 进口降香）

【品质】以色红紫、坚硬、不带外皮和白木、油润、香气浓者为佳。

【贮藏】置干燥处。

【性味与归经】辛，温。归肝、脾经。

【功能与主治】行气活血，止痛止血。用于脘腹疼痛，肝郁胁痛，胸痹刺痛，跌打损伤，外伤出血。

【附注】

1. 同科同属植物海南藤 *Scindapsus maclurei* (Merr.) Merr. et Metc 又名花梨公，其树干无紫红色或红褐色心材，不能做降香入药。应注意区别。

2. 由于本品木质坚硬，入药时必须特制镑刀镑刨成薄片，否则难以煎出有效成分。

3. 降香历史上药用量很少，近年来由于本品具有活血化瘀、行气止痛的功效，主要用于冠心病、心绞痛。新研制的中成药如冠心丹参片、冠心丹参胶囊、通心络胶囊都配伍此药，故用量迅速增加。

木通（附　蒴知子、川木通）

【来源】本品为木通科植物木通 *Akebia quinata*（Thunb.）Decne.、三叶木通 *Akebia trifoli-ata*（Thunb.）Koibz. 或白木通 *Akebia trifoliate*（Thunb.）Koibz. var. *australis*（Diels）Rehd. 的干燥藤茎。

【历史】木通，原名通草，始载于《神农本草经》，列为中品。《药性论》首先称之为木通。《新修本草》云："此物（通草）大者径三寸，每节有二三枝，枝头有五叶，其子长三四寸，核黑穰白，食之甘美。"按其所言，即为木通科之五叶木通。《本草图经》又载一种三叶相对的通草，可能是三叶木通。唐代民间常将通脱木称为通草，于是出现了同名异物的现象。为了改变这一混乱状况，后世本草都以木通为名，即木通科植物，以正本清源。

【产地】主产于山西、山东、江苏、安徽、江西、河南、湖北、湖南、广东、四川、贵州等地。

【生产概况】本品为木质藤本植物，以野生为主，生于山坡、山沟、溪旁等处的乔木与灌木中。

【采收加工】割取藤茎，除去非药用部分，切断晒干。

【性状鉴别】本品呈长圆柱形，略扭曲，长 30～70cm，直径 0.5～2cm。表面灰棕色或灰褐色，外皮粗糙有不规则裂纹或纵沟纹；具突起的皮孔，节处膨大或不明显，有侧枝痕。质坚实，不易折断。断面皮部较厚，黄棕色，可见浅黄色颗粒状小点。木部黄白色，有放射状纹理，其间布满导管孔，髓部较小，类白色或有时中空。气微，味微苦而涩。（图 1－201 木通）

【品质】以条匀、无黑心者为佳。

【贮藏】置通风干燥处，防潮。

【性味与归经】苦，微寒。归心、小肠、膀胱经。

【功能与主治】清心火，利小便，通经下乳。用于胸中烦热，喉痹咽痛，尿赤，水肿，五淋，周身挛痛，经闭乳少。

【附注】

1. 蒴知子　木通的果实名"蒴知子"，又名"八月札"、"八月瓜"，也是一种中药材，具有散结、健胃之功效，治疗瘰疬及消化不良等症。（图 1－202 蒴知子）

2. 川木通　本品为毛茛科植物小木通 *Clematis armandii* Franch. 或绣球藤 *Clematis montana* Buch. - Ham. 的干燥藤茎。主产于四川、陕西、湖北、云南、贵州等地。本品南方习用，北京 2003 年前基本不用。自 2003 年关木通禁用后，开始用川木通。

本品为木质藤本植物，多野生。春、秋二季采收，除去粗皮，晒干，或趁鲜切薄片，晒干。

本品呈长圆柱形，略扭曲，长 50～100cm，直径 2～3.5cm。表面黄棕色或黄褐色，有纵向凹沟及棱线；节处多膨大，有叶痕及侧枝痕。残存皮部易撕裂。质坚硬，不易折断。切片厚0.2~0.4cm，边缘不整齐，残存皮部黄棕色，木部浅黄棕色或浅黄色，有黄白色放射状纹理及裂隙。其间布满导管孔，髓部较小，类白色或黄棕色，偶有空腔。无臭，味淡。（图1-203 川木通）

品质以色黄、无黑心者为佳。性淡、苦，寒。归心、肺、小肠、膀胱经。功能：清热利尿，通经下乳。用于水肿，淋病，小便不通，关节痹痛，经闭乳少。

青 风 藤

【别名】清枫藤。

【来源】本品为防己科植物青藤 Sinomenium acutum （Thunb.）Rehd. et Wils. 及毛青藤 Sinomenium acutum （Thunb.）Rehd. et Wils. var. cinereum Rehd. et Wils. 的干燥藤茎。

【历史】青风藤名始见于《本草图经》。《本草纲目》释名"青藤"。"主治风疾，治风湿流注……"苏颂曰："青风藤生天台山中，其由蔓延木上，四时常有，彼土人采叶入药治风有效。"

【产地】主产于长江流域及其以南各地。如浙江长兴、湖州；江苏镇江、溧水；湖北黄冈、孝感；陕西黄陵；湖南怀化、常德等地。以湖北、江苏产量大，质优。

【生产概况】本品为木质大藤木，生于沟边、林中。夏季割取藤茎，除去细茎及叶切段，晒干。或秋末冬初采割，扎把或切长段，晒干。

【性状鉴别】本品呈长圆柱形，常微弯曲，长20~70cm或更长，直径0.5~2cm。表面绿褐色至棕褐色，有的灰褐色，有细纵纹及皮孔。节部稍膨大，有分支。体轻，质硬而脆，易折断，断面不平坦，灰黄色或淡灰棕色，皮部窄，木部射线呈放射状排列，习称"车轮纹，"其间具许多小孔。髓部淡黄白色或黄棕色。气微，味苦。（图1-204 青风藤）

【贮藏】置干燥处。

【性味与归经】苦、辛，平。归肝、脾经。

【功能与主治】祛风湿，通经络，利小便。用于风湿痹痛，关节肿胀，麻痹瘙痒。

【附注】防己科植物华防己 Diploclisia chinensis Merr. 的藤茎，俗称"钩风"，形状与青风藤近似，但表面灰棕色，有明显横向皮孔。体重，质坚硬不易折断，断面有多层环纹，一般2~7圈，且呈偏心性，并有无数小孔（导管），味微苦，为青风藤伪品，不应误作青风藤使用，注意鉴别。

桑 寄 生

【别名】槲寄生，北寄生，柳寄生，广寄生。

【来源】桑寄生为桑寄生科植物桑寄生 Taxillus chinensis （DC.）Danser 的干燥带叶茎枝。

槲寄生为桑寄生科植物槲寄生 Viscum coloratura（Komar.）Nakai 的干燥带叶茎枝。本品在2005年版《中国药典》将两种寄生分别单列，但功效相同。

【历史】本品始载于《神农本草经》，名"桑上寄生"，列为上品。《新修本草》载："此多生槲、榉、柳、水杨、枫等树上，子黄，大如小枣子。唯虢州有桑上者，子汁甚黏，核大似小豆；叶无阴阳，如细柳叶而厚；晚茎粗短。江南人相承用为续断，殊不相关。且寄生实九月始熟而黄。"《蜀本草》云："按诸树多有寄生，茎叶并相似。"又云："叶如橘而厚软，茎如槐而肥脆，今处处有。方家唯须桑上者，然非自采即难以别，可断茎而视之，以色深黄者为验。"《本草图经》云："叶似龙胆而厚阔，茎短似鸡脚，作树形。三月、四月花，黄赤色，六月、七月结子黄绿色，如小豆，以汁稠黏者良也。"综上所述，古代所用的桑寄生，系来源于桑寄生科不同属的数种植物，除现作桑寄生入药的钝果寄生属（Taxillus）、梨果寄生属（Scurrula）外，尚包括槲寄生属（Viscum）植物。上述叶如橘而厚软，茎如槐而肥脆者与桑寄生相似；叶似龙胆而厚阔，茎短似鸡脚，作树形者与槲寄生相似。

【产地】

1. 槲寄生 槲寄生又称"柳寄生"，主产于河北涞阳、易县、青龙、平泉、遵化、承德，辽宁绥中、铁岭、开源、桓仁、凤城、宽甸、本溪，吉林通化，安徽滁县，河南嵩县、栾川、洛宁、卢氏，北京怀柔、密云、昌平、延庆，以及山西、内蒙古等地。

2. 桑寄生 桑寄生主产于广东三水、南海、顺德、中山，广西容县、苍梧；云南、贵州也产。两种寄生均为野生。

【采收加工】

1. 槲寄生 四季可采。以冬、春两季采的最好（俗称"冻青"）。去粗茎，切段晒干或蒸后晒干。

2. 桑寄生 冬季至次年春采收，去粗茎，切段晒干或蒸后晒干。

【性状鉴别】

1. 槲寄生 本品茎枝呈圆柱形，2~5叉状分支，长约30cm，直径0.3~1cm；表面黄绿色、金黄色或黄棕色，有纵皱纹；节膨大，节上有分支或支痕；体轻，质脆，易折断，断面不平坦，皮部黄色，木部色较浅，射线放射状，髓部常偏向一边。叶对生于枝梢，易脱落，无柄；叶片呈长椭圆状披针形，长2~7cm，宽0.5~1.5cm；先端钝圆，基部楔形，全缘；表面黄绿色，有细皱纹，主脉五出，中间3条明显；革质。浆果球形，皱缩。气微，味微苦，嚼之有黏性。（图1-205 槲寄生）

2. 桑寄生 本品茎枝呈圆柱形，长3~4cm，直径0.2~1cm；表面红褐色或灰褐色，具细纵纹，并有许多细小突起的棕色皮孔，嫩枝有的可见棕褐色茸毛；质坚硬，断面不整齐，皮部红棕色，木部色较浅。叶多卷曲，具短柄；叶片展平后呈卵形或椭圆形，长3~8cm，宽2~5cm；表面黄褐色，幼叶被细茸毛，先端钝圆，基部圆形或宽楔形，全缘；革质。气微，味涩。（图1-206 桑寄生）

【品质】

1. 槲寄生　以枝细嫩、色黄绿、叶未脱落、嚼之发黏者为佳。

2. 桑寄生　以枝细质嫩、色红褐色、叶未脱落者为佳。

【贮藏】　置干燥处，防蛀。

【性味与归经】　苦，平。归肝、肾经。

【功能与主治】　祛风湿，补肝肾，强筋骨，安胎。用于风湿痹痛，腰膝酸软，胎动不安。

【附注】　除上述两种外，在个别地区尚有用同科多种植物作桑寄生用。

四川、广东个别地区使用桑寄生科植物扁枝槲寄生 *Viscum articulatum* Burm. f. 的带叶茎枝。本品茎枝扁平，具有 2～3 个叉状分支，长 15～30cm，表面黄绿色或黄棕色，有明显的纵条纹或皱纹；节膨大而略扁，每节上部宽，下部渐尖。叶于枝梢节上呈鳞片状突起。质软，不易折断。气微，味微苦。

福建、四川尚有同科植物毛叶桑寄生 *Loranthus yadoriki* Sieb 的带叶茎枝。本品呈圆柱形，有分支。表面棕褐色，粗糙，密被麻点状的淡棕色皮孔，并有不规则的纵皱纹。叶常脱落，叶片呈椭圆形，叶背面密被锈色茸毛，质脆，易折断，断面木部黄白色。气微，味涩。

此外，槲寄生虽然主产北方，但北京地区不习惯用，本品主销南方及出口。北京习惯应用南方产的桑寄生。

苏　木

【别名】　苏枋木。

【来源】　豆科植物苏枋木 *Caesalpinia sappan* L. 的干燥心材。

【历史】　苏木原名苏枋，始见于《南方草木状》。曰："叶如槐，出九真。"《新修本草》谓："名苏枋木，自南海昆仑来，而交州、爱州亦有之。树似庵罗叶若榆叶而老涩，抽条长丈许，花黄，子生青熟黑。其木人用染绛色。"《植物名实图考》曰："《唐本草》始著录。广西亦有之，染绛用极广，亦为行血要药。滇产不出境，培蒔者亦少其叶极细，枝亦柔，微类槐耳。"以上所述，均指豆科苏木而言。

【产地】　主产于云南、广西、广东、海南等省。如云南勐腊、勐海、景洪、红河、金平、个旧、思茅、西畴、麻栗坡，广西龙州、大新、崇左、田东、田阳、巴马、田林、百色、凭祥，广东化州、电白、信宜，以及海南岛、屯昌、儋县、白沙、安定、文昌等地。其多为野生，少数栽培。新中国成立前多为进口，国外产于巴西、印度尼西亚、马来半岛、泰国等地。

【生产概况】　苏木为落叶小乔木或灌木，多生于热带、亚热带，干热的山坡及河谷地带。本品要求气温较高，光线充足，湿度较小，具有喜阳，耐旱，耐轻霜，忌阴，怕涝的特性。对土壤要求不严格。

【采收加工】全年可采收，以夏季为佳。将树砍下，除去粗皮及白色边材，取紫红色或红黄色的心材，锯成60cm左右的段，晒干即可。

【性状鉴别】干燥心材呈圆柱形或对剖半圆柱形，长8～100cm，直径3～12cm。表面暗棕色或黄棕色，可见红黄相间的纵向条纹，有刀削痕及细小的凹入油孔。横断面有显著的类圆形同心环纹（年轮），有时中央可见黄白色质松带亮星的髓。质较密，坚硬而重。无臭，味微涩。将本品浸入热水中，水染成鲜艳的桃红色，加酸则变为黄色，再加碱又变为红色。（图1－207 苏木）

【品质】以木材粗大、坚质、红黄色、无白边者为佳。其上部树枝心材色淡为次。

【贮藏】置干燥处。

【性味与归经】甘、咸，平。归心、肝、脾经。

【功能与主治】行血祛瘀，消肿止痛。用于经闭痛经，产后瘀阻，胸腹刺痛，外伤肿痛。

【注意事项】孕妇慎用。

檀 香

【别名】白檀香，老檀香。

【来源】本品为檀香科植物檀香 *Santalum album* L. 树干的心材。

【历史】本品始载于《本草拾遗》。云："白檀树如檀，出海南。"《本草图经》曰："有数种，黄、白、紫之异，今人盛用之。"《本草纲目》引《大明一统志》云："檀香出广东、云南及占城、真腊、爪哇、渤泥、暹罗、三佛齐、回回等国。今岭南诸地皆有之。树、叶皆似荔枝，皮青色而滑泽。"叶廷珪《名香谱》云："皮实而色黄者，为黄檀，皮洁而色白者，为白檀，皮腐而色紫者，为紫檀。其木并坚重清香，而以白檀尤良。"现时所用檀香均系进口，其产地与古代本草记载基本相符。

【产地】因产地不同，有"老山檀"、"雪梨檀"、"新山檀"之分。老山檀主产印度孟买；雪梨檀主产澳大利亚悉尼；新山檀主产印度尼西亚马来半岛。

【生产概况】野生、栽培均有。属半寄生性树种。喜热带、亚热带气候，能耐0℃～2℃的低温。遇短期霜冻，能安全越冬，在海拔600～1000m丘陵山地，年雨量600～2000mm，年平均气温10℃～35℃之间适宜生长。喜光，不耐荫蔽，较耐干旱，忌积水。

【采收加工】本品为常绿小乔木，一般种植30年，树高10～15m时可以采伐。采伐后，将树木锯成段，除去树皮和边材即可。

【性状鉴别】

1. 檀香 本品为长短不一的圆柱形木段，有的略弯曲，一般长50～100cm，直径10～30cm。外表面灰黄色或黄褐色，光滑细腻，有的具疤节或裂隙，横截面呈棕黄色，显油迹；棕色年轮明显或不明显，纵面劈开纹理顺直。质坚实，不易折断。气清香，燃烧时香气更浓。

味淡，嚼之微有辛辣感。（图 1 - 208 檀香）

2. 老山檀 老山檀多呈圆柱形或稍扁，表面暗淡黄色或黄棕色，气香浓烈。质优。

3. 雪利檀 雪梨檀多呈棒状，表面黄白色，光滑，质亦细密坚实，气香较淡。（图 1 - 209 老山檀）

4. 新山檀 新山檀又称"西香"，多弯曲，直径 10 ~ 15cm。表面不光滑，黄色且较重，并有疤节和裂隙，香气较弱，略带酸味。质次。（图 1 - 210 新山檀香块）

近年来，进口的檀香，除少数圆形木段片，许多为长短不一、薄厚不等的木块。国内多来源于工艺品加工剩余的边角料，形态不一。有的气味与檀香相同。

【贮藏】置阴凉干燥处。

【性味与归经】辛，温。归脾、胃、心、肺经。

【功能与主治】行气温中，开胃止痛。用于寒凝气滞，胸痛腹痛，胃痛少食；冠心病，心绞痛。

【附注】本品木质特硬，入药时多用刀刨成薄片。

通草（附　小通草）

【别名】通脱木，白通草。

【来源】本品为五加科植物通脱木 *Tetrapanax papyriferus*（Hook.）K. Koch 的干燥茎髓。

【历史】通草之名见于《神农本草经》，但实为木通。以通脱木为通草，始载于唐朝《本草拾遗》。曰："通脱木生山侧，叶似蓖麻，心中有瓤，轻白可爱，女工取以饰物……今俗以名通草。"《本草纲目》曰："于今之通草，乃古之通脱木也。"

【产地】主产于贵州、云南、四川、湖南、湖北、广西等地。

【生产概况】本品原植物为灌木，通常于秋季割取 2 ~ 3 年生植物茎干，截段，趁鲜用细木棍顶出茎髓，理直，晒干。较粗的通草用特制工具刨成纸状方形薄片，称"方通草"。方通草根据尺寸大小，分为 28 方通草与 32 方通草。新中国成立前，方通草多作工艺品用，少数著名大药店如西鹤年堂、同仁堂、同济堂等使用方通草，一般药店均用通草丝，系修边时切下的边角料，切丝称"通草丝"或"修边通草"。

【性状鉴别】本品呈圆柱形，长 20 ~ 40cm，直径 1 ~ 2.5cm。表面白色或淡黄色，有浅纵沟纹。体轻，质松软，稍有弹性，易折断，断面平坦，显银白色光泽，中部有直径 0.3 ~ 1.5cm 的空心或半透明的薄膜，纵剖面呈梯状排列，实心者少见。无臭，无味。（图 1 - 211 通草；图 1 - 212 方通草）

【品质】通草以条粗、色白洁、有弹性者为佳。

【贮藏】置干燥处。

【性味与归经】甘、淡，微寒。归肺、胃经。

【功能与主治】清热利尿，通气下乳。用于湿温尿赤，淋沥涩痛，水肿尿少，乳汁不下。

【注意事项】孕妇慎用。

【附注】

1. 小通草 别名实心通草，通草棍。本品为旌节花科植物喜马山旌节花 *Stachyurus himalaicus* Hook. f. et Thoms. 、中国旌节花 *Stachyurus chinensis* Franch. 或山茱萸科植物青荚叶 *Helwingia japonica*（Thunb.）Dietr. 的干燥茎髓。

旌节花主产于四川、云南、贵州、陕西、甘肃、湖南、福建、广西等地。青荚叶主产于湖北、湖南、云南。夏秋季节采集，一年生枝条，截成段，趁鲜用细棍捅出髓心，理直，晒干。

旌节花呈圆柱形，长 30～50cm，直径 0.5～1cm。表面白色或淡黄色，无纹理。体轻，质松软，捏之能变形，有弹性，易折断，断面平坦，无空心，显银白色光泽。水浸后有黏滑感。无臭，无味。青荚叶表面有浅纵条纹。质较硬，捏之不易变形。水浸后无黏滑感。（图 1－213小通草）

品质以色白、有弹性者为佳。置干燥处贮藏。

味甘、淡，寒。归肺、胃经。功能清热，利尿，下乳。用于小便不利，乳汁不下，尿路感染。

2. 实心大通草 实心大通草为同科植物盘叶掌叶树的茎髓，主产于云南、贵州等地。本品表面黄白色，粗糙，质地坚硬，断面实心。此品种不能作通草用。

竹 茹

【别名】青竹茹，淡竹茹，竹二青，细竹茹。

【来源】本品为禾本科植物青秆竹 *Bambusa tuldoides* Munro、大头典竹 *Sinocalamus beecheyanus*（Munro）Mc Clure var. *pubescens* P. F. Li 或淡竹 *Phyllostachys nigra*（Lodd.）Munro var. *henonis*（Mitf.）Stapf ex Rendle 茎秆的干燥中间层。

【历史】汉代张仲景的《金匮要略》载："橘皮竹茹汤和竹皮大丸。"这是竹茹入药的最早记载。《神农本草经》只记载竹叶，列为中品。《本草纲目》载有淡竹茹、苦竹茹、筀竹茹三种。《本草蒙筌》谓："皮茹削去青皮，唯取向里黄皮。"综上所述，古代竹茹来源于多种竹类秆的中间层，与今是一致的。

【产地】南方各省均产。

【生产概况】多为栽培。本品喜温暖潮湿气候，忌恶寒，怕强风。多在背风向阳山坡、树桩附近、平地及水旁栽种。

【采收加工】采当年的新竹，用特制的双木柄半圆形弯刀，先刮去外层的青皮及有节部分，然后一刀刀直刮到底。将刮下的丝条晾干或微火焙干（阳光下晒干易变黄），扎成小把或盘曲成团，用刀斩去末端较粗部分，使之整齐。

【性状鉴别】竹茹为不规则的丝条，扎成圆柱形的把或盘曲成团，有的为乱丝状，曲折而拘弯。浅绿色或黄绿色，宽窄厚薄不等。两头不整齐，纵面多劈破，一般的碎末较多。质柔韧而轻松，有弹性。有竹之清香气，味淡。（图1－214 竹茹）

【品质】以身干、色绿、丝细均匀、质柔软、有弹性者为佳。

【贮藏】置干燥处，防潮及尘土、杂物落入。

【性味与归经】甘，微寒。归肺、胃经。

【功能与主治】清热化痰，除烦止呕。用于痰热咳嗽，胆火夹痰，烦热呕吐，惊悸失眠，中风痰迷，舌强不语，胃热呕吐，妊娠恶阻，胎动不安。

【附注】

1. 竹茹在我国南北用药习惯不一，南方习用竹的中间层削成薄条，捆扎成束，称"齐竹茹"；北方则习用刮成丝条，配方时揉成团，称"散竹茹"。同等入药。

2. 竹茹大致为制作竹器时刮下的副产品。习惯以当年新竹刮下的竹丝品质为佳。竹的种类众多，人多不能尽别，青赤竿竹的中间层均可刮竹茹用，但以淡竹为"正品"。淡竹肉薄，节间有粉。

3. 皮　类

椿　皮

【别名】 椿白皮，椿根皮，椿樗皮。

【来源】 本品为苦木科植物臭椿 *Ailanthus altissima*（Mill.）Swingle 的干燥根皮或干皮。

【历史】 本品始载于《唐本草》。苏敬曰："椿、樗二树形相似，樗木疏，椿木实为别也。"李时珍谓："椿、樗、栲，乃一木三种也。椿木皮细肌实而赤，嫩叶香甘可茹。樗木皮粗肌虚而白，其叶臭恶……椿樗木皮、根皮，并刮去粗皮，阴干，临时切入焙入用……但以樗根尤良。"可见，古时所用椿皮系指香椿和臭椿两种植物的根皮和干皮，而以臭椿皮为好。目前我国市场上除少数地区用香椿皮外，大多用樗木皮作椿皮用。

【产地】 全国大部分地区均产，主产于浙江金华、兰溪、建德，天津，河北安国、保定、唐山、承德，江苏南京、苏州、靖江、吴县、常熟，湖北黄冈、孝感等地。

【生产概况】 臭椿为落叶乔木。喜光，阳性树种，生长较快。适应性强，对微酸性、中性和石灰性土壤都能适应。

繁殖方法为早春采用条播。先去掉种翅，用室温 40℃ 的水浸种 24 小时，捞出后放置在温暖的向阳处混沙催芽，温度 20℃～25℃ 之间。夜间用草帘保温，约 10 天即可播种。4～5 天幼苗开始出土，当年生苗高 60～100cm。最好移植一次，截断主根，促进侧须根生长，也可采用分根方法繁殖。

【采收加工】 春季水分充足，树皮易剥离时采收为宜。干皮是从树上剥下晒干。根皮须将树锯倒，挖取根皮，洗净，除去须根，刮去外面黑皮。纵剖皮部置平坦处，用木槌敲打，使木心分离，剥去根皮，晒干。晒时宜仰晒，因水分多集中在内面，如不晒干，易发霉变黑。

【性状鉴别】

1. 根皮　呈不整齐的片状或卷片状，大小不一，厚 0.3～1cm。外表面灰黄色或黄褐色，粗糙，有许多纵向皮孔样突起及不规则纵、横裂纹，有的外面栓皮剥落，显淡粉色，除去粗皮者显黄白色；内表面淡黄色，较平坦，密布梭形小孔或小点。质硬而脆，断面外层颗粒状，内层纤维状。气微，味苦。（图 1-215 椿根皮）

2. 干皮　呈不规则板片状，大小不一，厚 0.5～2cm。外表面灰黑色，极粗糙，有深裂，

皮孔大，有的数个纵向相连，断面颗粒状。（图1-216椿干皮）

【品质】以肉厚、无粗皮、色黄白者为佳。

【规格等级】商品有椿根皮与椿干皮之分，均为统货。习惯认为椿根皮比椿干皮质优。

【贮藏】置通风干燥处，防蛀。

【性味与归经】苦、涩，寒。归大肠、胃、肝经。

【功能与主治】清热燥湿，收涩止带，止泻止血。用于赤白带下，湿热泻痢，久泻久痢，便血崩漏。

【附注】香椿皮。

香椿皮为楝科植物香椿 *Toona sinensis*（A. Juse）Roem. 的根皮或干皮，习称香椿皮。在湖北少数地区及贵州等地使用。其根皮外表面红棕色，断面棕红色，纤维性，可成条片状层层剥离。干皮呈长形片状，外表面红棕色，有颗粒及裂隙，内表面黄棕色，有细纵纹。质坚硬，断面呈纤维状。稍有香气，味淡，嚼之有香味。

地 骨 皮

【别名】枸杞根皮。

【来源】本品为茄科植物枸杞 *Lycium chinense* Mill. 或宁夏枸杞 *Lycium barbarum* L. 的干燥根皮，但以野生枸杞为主。

【历史】地骨皮始载于《神农本草经》，列为上品。苏颂《本草图经》载："今处处有之，春生苗，叶如石榴叶面软薄，堪食，俗称为甜菜。其茎干高三五尺，作丛，六月、七月生小红紫花，随便结红实，形微长如枣核，其根名地骨。"《本草纲目》木部载："古者枸杞、地骨取常山者为上，其他丘陵阪岸者皆可用……"《植物名实图考》卷三十三木类所载枸杞，除了引用"本经上品，根名地骨皮"外，并附有植物形态图。综合以上所述，与现代所用地骨皮的原植物枸杞特征相符。

【产地】全国大部分地区均有野生。主产于河北、山西、内蒙古、宁夏、河南、甘肃、山东、东北、江苏、浙江等地，以山西、内蒙古、河南产量大；以江苏、浙江质量好，习称"南地骨皮"，除内销外还大量出口。

【生产概况】地骨皮以野生枸杞根皮为主，多野生田野、路边、向阳低山坡。本品具有耐旱、耐寒、耐盐碱的特点，但喜土层深厚、排水良好的土壤。

【采收加工】春秋两季采收，以春季采收为好。此时浆液足，皮厚，易剥落，质量佳。挖出根后，趁鲜洗净，用木棒敲打外皮，使其根皮脱落，取出木心，晒干即可。

【性状鉴别】本品呈筒状或槽状。长3~10cm，宽0.5~1.5cm，厚0.1~0.3cm。外表面灰黄色至棕黄色，粗糙，有不规则纵裂纹，易成鳞片状剥落。内表面黄白色至灰黄色，较平坦，有细纵纹。体轻，质脆，易折断，断面不平坦，外层灰白色。气微，味微甘而后苦。商

品中以"糟皮白里无香气"为地骨皮的特征。（图1-217地骨皮）

【品质】 以块大、肉厚、无木心者为佳。

【贮藏】 放置通风干燥处，防生霉、变色。

【性味与归经】 甘，寒。归肺、肝、肾经。

【功能与主治】 凉血除蒸，清肺降火。用于阴虚潮热，骨蒸盗汗，肺热咳嗽，咯血衄血，内热消渴。

杜 仲

【别名】 丝棉皮（四川），丝连皮（甘肃），绵树皮（河南）。

【来源】 本品为杜仲科植物杜仲 *Eucommia ulmoides* Oliv. 的干燥树皮。

【历史】 本品始载于《神农本草经》，列为上品。《名医别录》云："杜仲生土虞山谷及上党、汉中。二月、五月、六月、九月采皮。"《本草经集注》云："上虞在豫州，虞虢之，非会稽上虞县也。今用出建平、宜都者。状如厚朴，折之多白丝为佳。"《蜀本草》云："生深山大谷，树高丈，叶似辛夷，折其皮多白绵者好。"苏颂曰："今出商周、成州、峡州近大山中。叶亦类柘，其皮折之白丝相连，江南谓之樆。"李时珍曰："昔有杜仲服此得道，因以名之。"故杜仲出自人名。据上所述，古代杜仲，其原植物与今所用的杜仲一致。

【产地】 主产于四川绵阳、青川、平武、温江、彭县、灌县，陕西西乡、宁强、凤翔、旬阳，湖北襄阳、恩施、宜昌，河南嵩县、栾川、洛宁、卢氏、南阳，贵州毕节、赤水，云南永善、镇雄等地。

【生产概况】 杜仲生长在海拔700~2500m的山地和高山，但以谷底和低山坡土层深厚的富含腐殖质的沙质土壤最适宜。阳性树种，耐寒。

【采收加工】 春季清明到夏至采收，以年久皮厚者为佳。选取粗大树干，根据一定长度将树皮周围锯开，再用刀纵切后，剥去树皮。内皮相对层叠，严密埋藏于稻草内，使之发汗。经5~7天至内皮呈黑褐色时取出，晒干。为保护资源，一般采用局部剥皮法。

【性状鉴别】 本品呈板片状或两边稍向内卷，大小不一，厚3~7mm。外表面淡棕色或灰褐色，有明显的皱纹或纵裂槽纹，有的树皮较薄，未去粗皮，可见明显的皮孔。内表面暗紫色或黑棕色，光滑。质脆，易折断，断面有细密、银白色、富弹性的橡胶丝相连，能拉至1cm以上才断。气微，味稍苦。（图1-218杜仲）

【品质】 以身干、皮厚、无粗皮、断面白丝多、内表面暗紫色者为佳。

【规格等级】 商品过去有川仲、汉仲两类。川杜仲以产于四川大巴山山脉及贵州娄山山脉者品质最优，为"地道药材"。汉杜仲以产于陕西、湖北，而集散于汉口者品质亦佳，分为特等、一等、二等、三等。

（1）特等：呈平板状，两端切齐，去净粗皮，表面呈灰褐色，质脆，断处有胶丝相连，整张长 70~80cm，宽 50cm 以上，厚 0.7cm 以上，碎片不超过 10%，味微苦。

（2）一等：整张长 40cm 以上，宽 40cm 以上，厚 0.5cm 以上，碎片不超过 10%，其余同特等。

（3）二等：呈板片状或卷曲状，内面青褐色，整张长 40cm 以上，宽 30cm 以上，厚 0.3cm 以上，碎片不超过 10%，其余同一等。

（4）三等：凡不符合特等、一等、二等标准，厚度最薄不得小于 0.2cm，包括枝皮、根皮、碎块，均属此等。

出口商品每张均须"修口"（修边）。

【贮藏】置通风干燥处，防蛀。

【性味与归经】甘，温。归肝、肾经。

【功能与主治】补肝肾，强筋骨，安胎。用于肾虚腰痛，筋骨无力，妊娠漏血，胎动不安；高血压。

【附注】

1. 红杜仲、杜仲藤 近年来，广东、广西地区将红杜仲、杜仲藤混作杜仲用。红杜仲为夹竹桃科毛杜仲藤 *Parabarium huaitingii* Chun et Tsian 的树皮，杜仲藤为夹竹桃科杜仲藤 *Parabarium micranthum*（A. DC.）Pierre 的树皮，性状为卷筒状，长短不一，厚 1~2.5mm，外表面灰棕色或灰褐色，可见横长皮孔。质硬而脆折断时有白色橡胶丝相连，但弹性差，拉之即断，内表面红棕色，有细纵纹。味涩。

2. 土杜仲 浙江、贵州、江西等地以"土杜仲"混用。土杜仲为卫矛科植物白杜 *Euonymus bungeanus* Maxim 的树皮，其性状为板块状，外表面灰黄色，折断时有白色橡胶丝，但拉之即断。

海 桐 皮

【来源】全国商品海桐皮品种很多，主要有豆科植物刺桐 *Erythria variegate* L. var. *orientalis*（L.）Merr. 或乔木刺桐 *Erythriana arborescens* Roxb；五加科植物刺楸 *Kalopanax septemlobus*（Thunb.）Koidz；芸香科植物樗叶花椒 *Zanthoxylum ailanthoides* Sieb. et Zucc. 或朵椒 *Zanthoxylum molle* Dehd. 及木棉科植物木棉 *Gassampinus malabariea*（DC.）Merr. 等的干燥树皮。其中刺桐和乔木刺桐被《中国药典》1977 年版收载，2005 年版《中国药典》未收载海桐皮。樗叶花椒和朵椒被《北京市中药炮制规范》1986 年版收载，《北京市中药材标准》1998 年版收载，在北京地区有使用习惯。

【历史】海桐皮始载于《开宝本草》。历代本草收载的海桐皮的原植物为豆科植物刺桐。有文献认为，樗叶花椒在《新修本草》、《本草纲目》中均称食茱萸，历代以果实入药。近代因其树皮有钉刺，始在华东地区作海桐皮使用。

【产地】榕叶花椒分布于浙江、福建、广东、广西；朵椒分布于江西、安徽、浙江。

【生产概况】榕叶花椒、朵椒均野生山地、山沟、山坡林中。

【采收加工】初夏剥取有钉刺的树皮，将钉刺向内，折成60cm小把，晒干。

【性状鉴别】

1. 榕叶花椒 榕叶花椒呈片状或板片状，两边略弯曲，厚0.5～3cm，外表面灰色或淡棕色，具纵裂纹及少数皮孔，并有较密的钉刺；钉刺大许多呈乳突状，少数纵扁或横扁。高1～1.5cm，顶端锐尖，锐刺在加工时多已折断，基部略圆。内表面黄色或黄棕色，光滑，在钉刺相对的皮内有卵状凹陷。质硬而韧，不易折断，断面不整齐。气微，味微涩。（图1-219海桐皮）

2. 朵椒 厚1.5～2cm，外表面灰褐色，钉刺为乳突状突起或纵扁，高0.4～1.3cm，基部直径0.7～2cm，亦可见两个钉刺合生。

【品质】具钉刺、皮薄者为佳。

【贮藏】置通风干燥处。

【性味与归经】辛、微苦，温。归肝、脾经。

【功能与主治】祛风湿，通络止痛。用于腰膝疼痛；外治湿疹。

合 欢 皮

【别名】夜合欢皮。

【来源】本品为豆科植物合欢 *Albizia julibrissin* Durazz. 的干燥树皮。

【历史】始载于《神农本草经》，列为中品。《唐本草》载："此树叶似皂荚、槐等，极细，五月花发，红白色，上有丝茸，秋实作荚，子极薄细尔。"《本草图经》云："人家多植于庭院间，木似梧桐，枝甚柔弱，叶似皂角极而繁密，相互交结。"《本草衍义》曰："合欢花，其色如今之醮晕线，上半白，下半肉红，散垂如丝，为花之异，其绿叶至夜则合。"根据上述的记载以及《本草纲目》附图，认为与今药用合欢皮相一致。

【产地】全国大部分地区均产，主产于湖北孝感，江苏无锡、苏州，浙江兰溪、长兴，安徽宣城等地。

【生产概况】喜温暖湿润和阳光充足环境，对气候和土壤适应性强，宜在排水良好、肥沃土壤中生长，但也耐瘠薄土壤和干旱气候。结合城市、庭院绿化进行培育。合欢皮主要用播种繁殖。10月采种，种子干藏至翌年春天播种。播前用60℃热水浸种，每天换水1次。第3天取出保湿，催芽1周，播后5～7天发芽。育苗期及时修剪侧枝，保证主干通直。移植宜在芽萌动前进行，但移植大树时应设支架，以防被风刮倒。冬季于树干周围开沟施肥1次。

【采收加工】春秋两季均可采收，以春季清明后采收为宜。剥去树皮，扎成把，晒干即可。

【性状鉴别】本品呈卷曲筒状或半筒状，长40～80cm，厚0.1～0.3cm。外表面灰棕色至灰褐色，老树皮稍粗糙，无裂隙，木栓层较薄，不易剥落，嫩树皮无纵向棱纹，均有明显的椭圆形横向皮孔，棕色或棕红色，偶有突起的横棱或较大的圆形枝痕，常附有地衣斑；内表面淡黄棕色或黄白色，平滑，有细密纵纹。质硬而脆，易折断，断面呈纤维性片状，淡黄棕色或黄白色。气微香，味淡、微涩，稍辣舌，而后喉头有不适感。（图1-220 合欢皮）

【品质】以身干、皮细嫩、无栓皮、皮孔明显者为佳。

【贮藏】置通风干燥处。

【性味与归经】甘，平。归心、肝、肺经。

【功能与主治】解郁安神，活血消肿。用于心神不安，忧郁失眠，肺痈疮肿，跌仆伤痛。

【附注】

山合欢：有的地区尚用豆科植物山合欢 *Albizzia kalkora* （Roxb.）Prain 的干燥树皮误当合欢皮使用。其形状亦呈卷曲筒状或半筒状，长短不等，厚0.1~0.7cm。外表面灰褐色或棕褐色或灰黑相间，较薄的树皮上可见棕色或棕黑色纵棱线，老树皮粗糙，栓皮厚，常见纵向开裂，嫩树皮上有皮孔，纵向或横长，棕色，内表面淡黄白色，具细纵纹。质坚，易折断，断面纤维状。气微，味淡，稍有辣舌感。

厚朴（附 厚朴花）

【别名】川厚朴，川朴，紫油厚朴，紫朴。

【来源】本品为木兰科植物厚朴 *Magnolia officinalis* Rehd. et Wils. 或凹叶厚朴（又称庐山厚朴）*Magnolia officinalis* Rehd. et Wils. var. *biloba* Rehd. et Wils. 的干皮、根皮和枝皮。

【历史】本品始载于《神农本草经》，列为中品。陶弘景云："出建平、宜都（今四川东部、湖北西部），极厚、肉紫色为好。"与现在四川、湖北生产的厚朴紫色而油润是一致的，是厚朴的正品。《本草图经》云："叶如槲叶。""红花而青实。"其特征似为武当玉兰 *Magnolia sprengeri*。从历代本草描述来看，可知古代的原植物除厚朴外，尚有同科其他植物的树皮也作厚朴药用。

【产地】根据来源和产地不同，商品分为"川厚朴"与"温厚朴"两大类：

1. 川厚朴（原植物为厚朴） 主产于重庆市开县、城口、巫山、巫溪、万源、通江、石柱、酉阳、黔江，四川通江、都江堰，湖北恩施、鹤峰、宣恩、巴东、建始、来凤、神农架、秭归、兴山、利川，贵州开阳、遵义、桐梓，湖南安化、慈利，以及陕西、广西等地，产品统称为"川厚朴"。以湖北恩施地区产量较大，质量亦佳，称为"地道药材"。近年来，在恩施市郊以新塘乡为中心建立了2000亩生产基地，以生产小凸尖型优质厚朴为主。

2. 温厚朴 主产浙江温州地区龙泉、景宁、云和、松阳、庆元，福建浦城、福安、尤溪、政和、松溪、建瓯。此外，安徽潜山、岳西亦有少量出产，但以浙江温州地区龙泉的八都镇、大门店所产品质量佳，且产量亦大。

【生产概况】 厚朴为落叶乔木，野生、栽培均有，喜生于 300～1700m 的土壤肥沃、土层深厚、向阳山坡、林缘处，喜凉爽湿润，光照充足，怕严寒，酷暑，积水。

栽培采用种子繁殖，分为压条繁殖和分蘖繁殖。一般移栽后要加强管理，剪去弱枝，促进主干、主根生长。

【采收加工】 立夏至夏至（5～6 月间）剥取 20 年以上树龄的树皮，此时水分多，树皮容易剥下。夏至以后浆液下降，树皮不易剥落。厚朴的加工因产地不同而有差异。主要方法是将树皮剥下放在沸水中微煮，取出，堆置阴湿处使之发汗，待内表面变紫褐色或棕褐色再蒸软，取出，卷成筒状，干燥即可。另有将树皮放在预先烧热的土坑中，上盖青草使其发汗，待水分自内部渗出后，取出卷成筒状，干燥。根据薄厚、长短、不同质地截成一定规格。一般分为筒朴、蔸朴、根朴和枝朴四类。

【性状鉴别】

1. 筒朴 筒朴为树的干皮，呈单卷筒状或双卷筒状，两端平齐，因形似如意，故有"如意卷厚朴"之称。长 40cm，厚 3～8cm。外表面灰棕色或灰褐色，粗糙，有时呈鱼鳞状，易剥落，有明显的圆形皮孔和纵皱纹。内表面较平滑，紫棕色或紫褐色，具细密皱纹，划之显油痕。质坚硬，不易折断，断面颗粒性，外层灰棕色，内层紫褐色或棕色，有油性。有的可见许多亮银星。气香，味辛辣，微苦。（图 1－221 筒朴；图 1－222 厚朴）

2. 蔸朴（靴脚朴） 蔸朴为靠近根部的干皮和根皮，又称"阳块"。上端呈卷筒状，下端展开呈喇叭口状。长 70cm，厚 3～8cm。因形似靴，故称"靴朴"、"靴脚朴"或"脑朴"。皮内外表面颜色、质地、气味均同筒朴。（图 1－223 蔸朴）

3. 枝朴 枝朴为树枝的皮，形状与筒朴略同，但较薄，厚约 2mm。外表面灰褐色，内表面黄棕色。易折断，断面纤维状。气味较上述品种为淡。（图 1－224 枝朴）

4. 根朴 根朴为主根的根皮，又称"阴块"。形状不一，有卷筒形、片块状、羊耳状等，故又称"羊耳朴"。其细小的根皮形弯曲似鸡肠者称"鸡肠朴"，厚 3～5mm。外表面灰黄色或灰褐色，内表面深紫色。质稍坚韧，易折断，断面内层纤维性。气味较上述品种为淡。（图 1－225 根朴）

此外，新中国成立前筒朴皮薄者，根据尺寸长短截成不同的段，如五寸朴、尺二朴等。还有应用较薄的筒朴，蒸软，切成圆片，形如盘香，俗称"盘香片"（温厚朴常切此规格）。

【品质】 厚朴均以皮厚肉细、油性大、断面紫棕色、有小亮星、气味浓厚者为佳。新中国成立前双如意卷优质厚朴，常在表皮上贴以红纸，印有"紫油厚朴"字样的标签。

【贮藏】 置阴凉干燥处。

【性味与归经】 苦、辛，温。归脾、胃、肺、大肠经。

【功能与主治】 燥湿导滞，下气除满。主治脘腹胀痛，食积气滞，腹泻痢疾，气逆喘咳。

【附注】

1. 云南腾冲厚朴 为木兰科植物滇缅厚朴（大叶木兰）*Magnolia rostrata* W. W. Smith 的

树皮。呈卷筒状，厚 3～6mm。外表面灰黄色或黄棕色，具横向椭圆形或类圆形皮孔，内表面暗褐色，划之显油痕。质坚硬，断面外层显颗粒状，内部显纤维性，有的可见细小发亮的小结晶，气香，味辛辣微苦。本品在上世纪五六十年代曾代替厚朴使用，并运往部分省市，北京地区也曾用过此品。

2. 厚朴花　厚朴花也药用。功能：行气宽胸，芳香化湿。产于四川、重庆、湖北者称"川朴花"；产于浙江、福建者称"温朴花"。习惯认为川朴花质优，实际二者质量无区别，同等入药。（图 1-226 厚朴花）

3. 伪品　近年来，由于厚朴货源紧缺，商品中出现了很多伪品。除有木兰科同属不同种植物的树皮外，尚有胡桃科、大戟科、樟科、杜鹃科、五加科、蔷薇科植物的树皮，多达 7 科 30 种以上。其中较常见的木兰科植物掺伪品有木兰科凹叶木兰、圆叶木兰、山玉兰、望春木兰、玉兰、四川木莲、红花木莲的树皮进行掺伪，但其性状特征均与正品厚朴有原则区别，注意区分。

黄　柏

【别名】川黄柏，黄蘗。

【来源】本品为芸香科植物落叶乔木黄皮树 *Phellodendron chinese* Schneid. 或黄蘗 *Phellodendron amurense* Rupr. 的干燥树皮。前者习称"川黄柏"，后者习称"关黄柏"。习惯认为川黄柏质量较佳，关黄柏产量较大。二者均原为野生，现多为栽培。

【历史】本品始载于《神农本草经》，原名"蘗木"，列为上品。梁代《名医别录》云："生汉中山谷及永昌。"《本草经集注》云："今出邵陵者，轻薄色深为胜，出东山者，厚而色浅。"《蜀本草图经》云："黄蘗树高数丈，叶似吴茱萸，亦如紫椿，皮黄，其根如松下茯苓。今所在有，本出房（今湖北房县）、商（今陕西商洛）、合（今四川合川）等小川山谷，皮紧，厚二三分，鲜黄者上，二月、五月采皮，日干。"宋代，《本草图经》说："今处处有之，以蜀中者佳。"以上诸家所说，论述了黄柏的产地、分布、生长环境及质量问题，均可认为与今用之川黄柏相符。至于关黄柏，为后起之药材，从目前全国黄柏的供销情况看，关黄柏已成为黄柏的主流商品，销往全国及出口。

【产地】

1. 川黄柏　主产于重庆市巫溪、城口、武隆、秀山，四川都江堰、叙永、马边、广元、青川、平武，贵州湄潭、剑河、务川、印江、赫章、镇远，陕西紫阳、镇巴，湖北鹤峰、神农架、巴东、利川等地。

2. 关黄柏　主产于东北三省及内蒙古、河北等地，如黑龙江饶河、尚志、伊春、萝北、鹤岗、穆棱、五常、密山、集贤、林口等地，吉林永吉、桦甸、蛟河、舒兰、磐石、靖宇、抚松、珲春等地，辽宁桓仁、本溪、新宾、清原、凤城、岫岩等地，河北抚宁、青龙、承德等地。但产地以东北三省为主，又称"东黄柏"。

过去川黄柏、关黄柏均为野生，由于本品为优质木材，加之药用量逐年增加，致使野生黄柏遭到大量采伐，尤其关黄柏野生资源濒于枯竭，故近年来川黄柏与关黄柏均进行大面积栽培，但生长年限较长。当前我们药用的关黄柏多由朝鲜进口。据说朝鲜黄柏资源也很少了。

【生产概况】川黄柏（黄皮树）喜生长在温和湿润的气候条件下，多在海拔 1100 ~ 1200m 的老林、灌木林中生长。关黄柏（黄菠萝树）多生长在中、低山的中下腹排水良好的河谷两岸缓地，其适应性很强，是一种喜光耐寒的树种，常分布海拔 700m 的山地上。

黄柏的繁殖用种子或根蘖繁殖，以种子繁殖为主。育苗移栽法：南方 3 月，东北 4 ~ 5 月，秋播可随采种子随播；春播，须事先用水浸泡种子，并将土地开沟，浇水，将种子均匀撒入，覆土，待苗生长到 60cm 时移栽。定植后需 15 ~ 20 年才可采收。

【采收加工】于 5 ~ 6 月间采收，此时水分充足，有黏液，容易剥下整块的皮。黄柏的加工以往多采用锯树剥皮，目前多采用环剥。其方法：用刀在树干的上下两端分别围绕树干环剥一圈，再纵割一刀，然后将皮剥下。剥皮处用塑料薄膜或防潮纸严密包裹，使分生组织有黏液，保护新皮能迅速再生，再生树皮表面光滑，两年后其厚度与原生皮相近，剥皮后仍可再生，可重复数次。去外表粗皮的方法：川黄柏将树皮剥下先压晒至全干后，再刮去粗皮；关黄柏则将树皮剥下后，趁鲜时刮去粗皮，或在树上将粗皮刮净，剥皮后，晒半干，再叠成堆，用石板压平，再晒至全干。

【性状鉴别】

1. 川黄柏　川黄柏呈板片状或浅槽状，长短不一，厚 3 ~ 7cm。外表面黄棕色或黄褐色，较平坦，有不规则的纵向浅裂纹，偶有残存的灰褐色栓皮。嫩而较薄者，栓皮常未刮去，横向皮孔明显。内表面暗黄色或淡棕色，具细密的纵棱纹。体轻，易折断，断面鲜黄色，纤维状，呈裂片状分层，气微，味极苦，有黏性，嚼之可使唾液变成黄色。（图 1 - 227 川黄柏）

2. 关黄柏　关黄柏较川黄柏稍薄，厚 2 ~ 4cm。外表面淡黄棕色或黄绿色，有不规则的纵沟纹，残存灰黄色和稍具弹性的栓皮。内表面黄色或黄棕色。体轻，质坚，断面鲜黄色或黄绿色。气微，味极苦，嚼之有黏性。（图 1 - 228 关黄柏）

【品质】以皮厚、断面鲜黄、无栓皮者为佳。

【规格等级】

1. 川黄柏　川黄柏分两等。一等：长 40cm 以上，宽 15cm 以上。二等：长宽不分，厚度不得薄于 0.2cm，间有枝皮，无粗栓皮。

2. 关黄柏　关黄柏为统货，长、宽、大小不分，无粗皮及死树的松泡皮。

【贮藏】置干燥通风处，防霉、变色。

【性味与归经】苦，寒。归肾、膀胱经。

【功能与主治】清热燥湿，泻火除蒸，解毒疗疮。用于湿热泻痢，黄疸，带下，脚气，痿躄，骨蒸劳热，盗汗，遗精，疮疡肿毒，湿疹瘙痒。

【附注】2005 年版《中国药典》将黄柏分为黄柏和关黄柏两种，但性味与归经和功能与主治相同，此两种黄柏在北京地区同等入药。

牡 丹 皮

【别名】丹皮，粉丹皮。

【来源】本品为毛茛科植物牡丹 *Paeonia suffruticosa* Andr. 的干燥根皮。

【历史】本品始载于《神农本草经》，列为中品。历代本草均有收载。梁代《名医别录》记载："牡丹生巴郡山谷及汉中，二、八月采根阴干。"又说："色赤者为好，用之去心。"宋代寇宗奭《本草衍义》谓："唯山中单叶花红者，根皮入药为佳。市人或以枝梗皮充之，尤谬。"明代李时珍《本草纲目》云："唯取红白单瓣者入药。其千叶异品，皆人巧所致，气味不纯，不可用。"当初的药用牡丹皮大许多为野生品。随着牡丹皮药用量扩大，野生采挖已不能满足供应，明末崇祯（1628～1644）年间，安徽铜陵县即进行栽培，清代同治（1862～1872）年间，牡丹皮紧俏，"凤丹市价之昂，竟至万斤稻谷易其担"。清末至民国初年，牡丹皮生产扩大到南陵，已具相当规模。铜陵、南陵二县药农都以此为生。

【产地】家种牡丹皮主产于安徽铜陵、南陵、青阳、泾县、繁昌，其中以铜陵（凤凰山、东山）产品质量最优，南陵（西山）的产品质量亦不错，均为"地道药材"。铜陵、南陵两县以往药农为生产的牡丹皮销售都建立交易场地，如凤凰山的金山场；西山的瑞瑶场，以便药农与客商看货议价。其他如四川的灌县（今都江堰）、邻水；重庆市的垫江、长寿、梁平；湖南的邵东、邵阳、祁东等，都是历史上牡丹皮的主要产地。上述产品都冠以产地之名，如产于安徽铜陵的名"凤凰丹"，产于重庆和四川的名"川丹皮"，产于湖南的名"湖丹皮"。新中国成立后牡丹皮产地发展很快，如安徽亳州、山东菏泽、河南洛阳、陕西商洛以及山西、浙江等均有栽培。尤其是近年来亳州牡丹皮种植面积很大，在亳州市郊的十九里镇、沙土镇、大杨镇、五马镇；涡阳县的周营、陶庙等产量甚丰，形成牡丹皮的主要产地。

此外，还有地方习用品，如矮牡丹，分布于山西、陕西、甘肃；粉牡丹分布于四川、陕西一带；黄牡丹分布于四川、云南、西藏；川牡丹分布于四川，均为野生。北京地区不用。

【生产概况】牡丹一般生长在气候温和、日照充足、雨量适中、四季分明、种植地以土层深厚、排水良好的中性或微酸性沙质土壤或粉沙土为主。

牡丹皮分种子繁殖和分株繁殖。安徽铜陵凤凰山牡丹（凤丹）花单瓣，结籽多，根部发达，根皮厚，产量高，质量好，多用种子繁殖。山东菏泽等地以观赏为目的，花重瓣大而美丽，多不结籽，多用无性繁殖。

种子繁殖：一般于 8 月中旬至 9 月上旬播种育苗，条播或点播。幼苗于第二年 9～10 月即可出圃移栽，大小苗要分开栽种，每穴栽大苗 1 株或小苗 2 株，壅土，轻轻压实。

分株繁殖：无性繁殖多采用分株方法，种株以 3 年生的为好。在采收时将牡丹全株挖起，抖净泥土，顺着自然生长的形状，用刀从根茎处分开。每株留芽2~3个，栽植时宜选小雨后进行，栽法同育苗移栽。摘蕾：凡用分株法定植者，为了减少养分消耗，充分供根生长，如出现花蕾应及时摘掉；在皖南地区，因用种子繁殖，在栽种第三年以后才开始开花，因需预留种子，故一般不摘去花蕾。

【采收加工】移栽后3~5年（凤丹皮3年）于7~10月采收。夏季采收者为"新货"，水分较多，容易加工，质韧色白，干得快；秋季采收者称"老货"，质地偏硬，但产量高，有效成分含量均比夏季采收者高。经凤丹皮测定：在花盛开期及枝叶枯萎期牡丹酚含量较高。采收应选择晴天，否则药材触水发红。将根部刨出，抖去泥土，结合分株，将大根和中等大小的根齐基部剪下，待加工。

牡丹皮的加工：鲜根堆放1~2天，稍失水分变软后，先用木榔头轻轻敲打，使皮与木心脱离，然后用小刀纵割根皮，抽去木心，按粗细分别晾晒，严防雨淋、夜露和触水，以免发红，甚至变质，晒干即为药材。若用水洗去泥土，用竹片或玻璃片刮去外表栓皮，再抽去木心，晒干后称"刮皮丹皮"，简称"刮丹"。其操作繁琐，且常刮去部分含有效成分组织，一般除出口外，内销不刮皮。

【性状鉴别】牡丹皮呈筒状或半筒状，有纵剖的裂缝，略向内卷曲或张开，长5~20cm，直径0.5~1.2cm，厚0.1~0.4cm。外表面呈灰褐色或黄褐色，有许多横长皮孔及细根痕，栓皮脱落处粉红色；内表面淡灰黄色或浅粉色，有明显的细皱纹，常见发亮的结晶。质硬而脆，易折断，断面较平坦，粉性，淡粉红色，气芳香，味微苦而涩。（图1-229牡丹皮）

【品质】以条粗、皮厚、断面淡粉红色、粉性足、香气浓者为佳。

【规格等级】过去商品规格很多，安徽铜陵凤凰山产者，习惯认为最优，称"凤丹皮"；安徽南陵产者亦很好，称"瑶丹皮"；四川产者称"川丹皮"，又因产地不同，分为"垫江丹皮"和"灌县丹皮"。

现今牡丹皮商品规格分为"凤丹"、"连丹"和"刮丹"三种。

1. 凤丹 一等呈圆筒形，长6cm，中部围粗2.5cm。无木心，无霉变，条均匀微弯，两端剪平，纵形隙口紧闭，皮细肉厚。表面呈褐色，断面粉白色，粉质足，有亮银星，香气浓，味苦涩。二等长5cm以上，中部围粗1.8cm以上，其他同一等。三等长4cm以上，中部围粗1cm以上，其他同一等。此外，凡不符合一二三等的细条均属于四等。

2. 连丹（瑶丹） 指安徽南陵产品，其性状与凤丹相似，唯两端剪口不齐，呈喇叭筒状，纵形刀痕多裂开呈半筒状，有亮银星，香气亦很浓。根据根条长短粗细亦分为四等。

3. 刮丹 选用连丹相同的根，刮去外皮后，表面淡棕色或粉红色，在结疤、皮孔、根痕处，偶有未去净的栓皮，形成棕褐色花斑，断面粉白色，粉性，其他同连丹。根据根条粗细长短，亦分四等。

此外，安徽亳州产品多作刮丹，其色泽较铜陵、南陵产品白，两端多呈喇叭筒状，亮银星较少，气微稍淡。

包装：新中国成立前铜陵、南陵的丹皮优质规格均用箱装，一般规格用竹篓装，但均内衬荷叶以防潮。

【贮藏】置于阴凉干燥处，防生霉、变色、走失气味。其本身固有之香气可防虫。

【性味与归经】苦、辛，微寒。归心、肝、肾经。

【功能与主治】清热凉血，活血散瘀。用于温毒发斑，吐血衄血，夜热早凉，无汗骨蒸，经闭痛经，痈肿疮毒，跌仆伤痛。

【注意事项】孕妇禁忌。

【附注】曾在 20 世纪五六十年代发现下列伪品：

1. 主要有川赤芍 *Paeonia veitchii* Lynch. 和毛叶草芍药 *Peaonia obovata* Maxim. 的根皮充牡丹皮药用。

2. 有的产白芍地区用白芍细小的支根切片后中间打孔，冒充牡丹皮片出售。

秦 皮

【别名】梣皮，蜡树皮，苦枥皮，秦白皮。

【来源】本品为木樨科植物苦枥白蜡树 *Fraxinus rhynchophylla* Hance、白蜡树 *Fraxinus chinensis* Roxb.、尖叶白蜡树 *Fraxinus szaboana* Lingelsh. 或宿柱白蜡树 *Fraxinus stylosa* Lingelsh. 的干燥枝皮或干皮。

【历史】始载于《神农本草经》，列为中品。历代本草均有记载。《新修本草》称："此树似檀，叶细，皮有白点而不粗糙。取皮水渍便碧色，书纸者皆青色者是。"根据《本草图经》记载，历史上使用的秦皮为木樨梣属植物。唐代以前，主要使用小叶白蜡树的树皮，以后有了白蜡树。近代所用者，因资源和产地变异，植物种类虽有不同，但均属于梣属，其形态和气味与本草所载相类似。

【产地】苦枥白蜡树、宿柱白蜡树主产于辽宁抚顺、本溪、丹东，吉林浑江，销全国大部分地区。尖叶白蜡树主产于陕西渭南、华县、华阴、长武，销全国大部分地区。白蜡树主产于四川峨眉、夹江，销西南地区。

【生产概况】秦皮多为野生，近年来，东北地区和北方城市绿化普遍栽种。本品喜温暖湿润气候，喜光。对土壤要求不严，黄壤、黄棕壤等土壤均能生长。

秦皮的繁殖方法分种子繁殖与扦插繁殖。种子繁殖：3 月份播种前将种子用温水浸泡 24 小时，或混拌湿沙在室内催芽，待种子萌动后，可条播于苗床内。

扦插繁殖：在春季萌芽前选择健壮无病虫害的枝条，截成 16～20cm 小段，在苗床上扦插，一年后移栽。

【采收加工】栽后 5～8 年，树干直径达 15cm 以上时春秋两季剥去枝皮或干皮，晒干。或鲜时切成丝再晒干。

【性状鉴别】

1. 枝皮 呈卷筒状或槽状，长 10～60cm，厚 1.5～3mm。外表面灰白色、灰棕色至黑棕色或相间呈斑状，平坦或稍粗糙，并有灰白色圆点状皮孔及细斜皱纹，有的具分支痕。内表面黄白色或棕色，平滑。质硬而脆，断面纤维性，黄白色。气微，味苦。（图 1－230 秦皮枝皮）

2. 干皮 为长条状块片，厚 3～6mm。外表面灰棕色，具龟裂状沟纹及红棕色圆形或横长的皮孔。质坚硬，断面纤维性较强。（图 1－231 秦皮干皮）

水浸液黄绿色，有蓝色荧光。

【品质】 以条长呈筒状、外皮薄而光滑、苦味浓者为佳。

【规格等级】 商品分为干皮和枝皮，均为统货。

【贮藏】 置通风干燥处。

【性味与归经】 苦、涩，寒。归肝、胆、大肠经。

【功能与主治】 清热燥湿，收涩明目。用于热痢泄泻，赤白带下，目赤肿痛，目生翳膜。

【附注】

1. 商品秦皮的植物来源较多，除上述 4 个主要种类外，陕西秦皮中还混有华山梣和秦岭梣的树皮，同属同组的植物，化学成分类似，树皮性状也相近。

2. 清代《本草从新》秦皮项下记载："今药，俱以此皮缚北细辛。"根据实地考证，此种秦皮为核桃楸皮，系胡桃科植物核桃楸 *Juglans mandshurica* Maxim. 的枝皮，曾经在一些地区也做秦皮用，应与纠正。此树皮外表面灰棕色，平滑，有浅棕色圆形皮孔及马蹄形叶痕，内表面暗棕色或黑褐色，有细纹。质坚韧，不易折断，味微苦。水浸液浅黄棕色，无荧光。

肉桂（附 官桂、桂枝、肉桂子、桂皮）

【别名】 紫油桂，桂心。

【来源】 本品为樟科植物肉桂 *Cinnamomum cassia* Presl 20 年以上老树的干燥树皮。

【历史】 本品始载于《神农本草经》，列为上品，并分为牡桂、菌桂两条。《新修本草》载："桂有两种，桂皮稍有不同，若菌桂老皮坚极无肉，全不堪用；其小枝薄卷及二三重者，或名菌桂，其牡桂嫩枝皮，亦名肉桂，亦名桂枝。"《本草拾遗》记载："牡桂，叶长如枇杷叶，坚硬有致锯齿，其花白色，皮多脂。菌桂叶如柿叶，而尖狭光滑……其花有黄有白，其皮薄而卷。"综上所述，牡桂、菌桂为同一物，因其皮之老嫩、薄厚、味之浓淡不同而引出不同名称。

商品上分为国产肉桂与进口肉桂两类。

一、国产肉桂

【产地】肉桂原产于越南，故有"交趾肉桂"之称。后逐渐向北移植，目前我国广西东南部及广东西南部的沟漏山、十万大山及云浮山脉间的广大山区都有桂树栽培。主产于广西防城、平南、容县、桂平、藤县、岑溪、钦州、博白、陆川、北流、苍梧，广东信宜、高安、德庆、罗定等地。广西栽培历史悠久，产量约占全国的90%。

【生产概况】桂树为亚热带特有树种，生长环境绝对低温不低于−2.5℃，忌霜雪，系半阴性树种，畏烈日。幼树喜生于其他植物荫蔽下。长大后，喜充足阳光，如果阳光不足，其皮薄，含油分少，品质差。适于较湿润的空气及土壤环境。对于山地的坡度及坡向没有严格要求，土壤以山林灰钙土为宜，红色沙壤土亦可，须含酸性。

繁殖方法分种子繁殖、萌蘖繁殖、压条繁殖和扦插繁殖。一般采用种子繁殖。其繁殖经培育1~2年便可起苗定植。

【采收加工】肉桂的采收树龄要根据商品的不同要求来确定。一般加工成企边桂、板桂、油桂的树龄需10~20年。加工桂通的只需5~6年。在一年之中剥皮分两个时间进行。4~5月间，容易剥皮，但加工成的产品质量稍次；9月剥皮称秋剥，此时不容易剥皮，但加工成的产品质量较好。剥皮时先将主干下部树皮剥下，再伐倒树干剥取上部干皮和枝皮。之后再按不同产品规格要求，加工成不同形状的产品。

【性状鉴别】

1. 企边桂（广西产品） 呈长凹槽形，左右两侧向内卷边，卷边呈半圆筒形，凹槽中心略凸起，从外皮看则略下凹，长30~45cm，宽10~13cm，厚3~5mm。外表皮灰棕色或棕褐色。两端各有5mm剥去栓皮部分，呈棕色，全体有不规则的横长皮孔和许多微凸起的小油点；偶有略突起的横皱纹及灰绿色、灰白色花斑（苔藓类植物着生后的痕迹，俗称彩皮）。内表面黄棕色或棕色，光洁，用指甲划之可显深棕油纹。质硬而脆，易折断，断面不平坦，外层棕色而显粗糙，内层红棕色而油润，两层间有一条黄棕色的浅纹。气香浓烈，味甜、微辣。（图1−232 企边桂）

2. 油桂（玉桂） 广西地区多选皮厚超过5mm，栓皮较细，含油较大，不能加工企边桂的干皮，切成长30~40cm，宽6~10cm，片块作为油桂。两边微向内卷，中部向内微弓呈弧形，外皮内色气味等均与企边桂相同。（图1−233 油桂）

3. 大板桂 呈片状，长25~40cm，宽7~10cm，厚4~6mm。外皮粗糙，多为桂树基部干皮加工而成，少油多渣，香甜，辛味较淡。质次。

4. 桂通 呈双圆筒形或圆筒形，长35cm，厚0.1~0.3cm，外皮颜色、气味略同企边桂。（图1−234 桂通）

5. 桂心 形态与桂通相同，只是外表的栓皮已刮净，内外皮均呈棕色。

【品质】以皮厚、体重、表面细致、含油量高、香气浓、甜味重而微辛者为佳。

二、进口肉桂

【产地】 主产于越南、柬埔寨，其次为斯里兰卡、印度，以往均由越南进口。品种有清化桂、企边桂、桂楠、油条桂等规格（实际都是香港药商加工的）。其外形与国产肉桂略同。品质有高山与低山之分。产于越南北圻清化省的"净挽山"、"冷精山"的肉桂系野生。品质最优，是著名的"清化桂"，但产量很少。中圻会安所产多系家种，产量颇大，品质亦佳。

【生产概况】 越南桂栽植后15年，其树干已高二三丈，始可采剥。第一次采剥称"前期"。砍伐时需留离地二尺高的树干，它仍会抽枝叶，逐年生长。再经十年后作第二次采剥，称"后期"。桂树栽于高山者品质佳，低山者品质差；后期货佳，前期货差，所以有"高山后期紫油玉桂"之称。

高山与低山性状之分：①高山桂：外表面较细致，多带有彩皮（地衣或苔藓斑），皮厚，体较重。内表面细致而润滑，质硬而脆，易折断，断面皮肉分水线明显。外层含沙量少（颗粒状石细胞），内层含油量多，气香浓郁，甜味浓，辛味淡。②低山桂：外表面粗糙，多无彩皮，皮薄，体较轻。内表面略显粗糙，断面外层含沙量多，内层含油量少。气香差，辛味浓，甜味淡。（图1-235 高山肉桂）

肉桂是一种较为贵重的药材，一向讲究质量，新中国成立前北京一些著名药店如同仁堂、永仁堂、西鹤年堂、同济堂、永安堂、万全堂等，都用优质进口肉桂。

【贮藏】 置阴凉干燥处，防走油、发汗。

【性味与归经】 辛、甘，大热。归肾、脾、心、肝经。

【功能与主治】 补火助阳，引火归元，散寒止痛，活血通经。用于阳痿宫冷，腰膝冷痛，肾虚作喘，阳虚眩晕，心腹冷痛，虚寒吐泻，寒疝奔豚，经闭痛经。

【注意事项】 有出血倾向者及孕妇慎用。不宜与赤石脂同用。

【附注】

1. 官桂 其植物来源同肉桂，系肉桂生长六七年幼树的干燥树皮，均卷成圆筒状或半槽形，长30~40cm，宽1.5~3cm，厚1~3mm。表皮深棕色有细皱纹，皮孔圆形，有横纹及花斑。内表面红棕色，光滑，有细顺纹。质硬而脆，断面红棕色或紫红色，颗粒状。内外皮之间有黄色线纹，内层棕红色，显油润，有特异香气，味甜，微辛。卷筒较粗者习称"桂尔通"，与本品同等入药。

官桂的功效：利肺气，温经通脉，散寒发汗。治伤风头痛，咳逆上气，胸腹胀痛，腹内冷气，皮肤风湿。

注意：孕妇慎用，不宜与赤石脂同用。本品根据医师处方与肉桂分别入药。

2. 桂枝 系肉桂的干燥嫩枝。呈圆柱形，长50cm左右，直径0.3~1cm。外表红棕色或紫褐色，有枝痕、叶痕、芽痕及纵棱线，质硬而脆，易折断，断面不平坦，外有棕色边，中心较深。气清香，味甜，微辛。本品以枝条细嫩均匀、色棕红、香气浓者为佳。商品中分整桂枝与桂枝片两种规格，桂枝片亦须质嫩为好。

功效：温经通阳，发汗解表，助阳化气，平冲降气。用于风寒感冒，脘腹冷痛，血虚经闭，关节痹痛，痰饮水肿，心悸奔豚。

3. 肉桂子　又称"桂丁香"、"桂丁"。本品系肉桂的果实，呈倒锥状，外层花托呈杯状，长6~11cm，顶端膨大，边缘六浅裂，表面暗棕色，有皱纹，基部带果柄，呈扁圆形，直径3~4mm。质松脆，气芳香，味甜微辛。本品药用量很少，北京市只有特色成药"康氏牛黄解毒丸"处方中配伍此药。（图1-236 肉桂子）

4. 桂皮　本品来源于樟科植物阴香 *Cinnamomum burmannii*（Nees）Blume.、细叶香桂 *Cinnamomum chigii* Metcalf.、川桂 *Cinnamomum wilsonii* Gamble.、天竺桂 *Cinnamomum japonicum* Sieb. 的干燥树皮。主产于福建、浙江、广东、广西、四川等地。本品多作香料或副食佐料（如五香粉），很少供药用，但为中药行业经营。性状：呈筒状或不规则的块状，长30~60cm，厚2~4mm。外皮灰褐色，密生不明显的小皮孔或灰白色花斑，内表面红棕色或灰红色，光滑，有不明显的细纵纹，指划之微有油痕。质硬而脆，易折断，断面不整齐，气清香，略有樟脑气，味微甜辛。具有温暖腰膝、散寒止痛的功效。主治腹内冷气，血痢肠风，血气胀痛。（图1-237 桂皮）

桑白皮（附　桑叶、桑枝、桑椹）

【**别名**】桑皮，桑根白皮。

【**来源**】本品为桑科植物桑 *Morus alba* L. 的干燥根皮。

【**历史**】本品始载于《神农本草经》，列为中品。《雷公炮炙论》云："凡使，采10年以上向东畔嫩根，铜刀刮去青黄薄皮一重，取里白皮切，焙干用。其皮中涎勿去之，药力俱在其上也。"

【**产地**】桑白皮野生、栽培均有，但以栽培为主。全国大部分地区均有生产。主产于河南商丘，安徽阜阳、涡阳、亳州，四川涪陵、南充，湖南会同、沅陵、怀化，河北涞源、易县，广东顺德、南海等地。以河南、安徽产量大，统称"亳桑皮"，为"地道药材"，行销全国并出口。

【**生产概况**】生于丘陵、山坡、村旁、田野。本品喜温暖气候，耐旱，不怕涝，耐贫瘠，对土壤适宜性强。

【**采收加工**】多在春、秋两季采收，趁新鲜时除去泥土及须根，刮去黄棕色粗皮（栓皮），纵向剖开皮部，剥取白色内皮晒干。

【**性状鉴别**】根皮呈扭曲的卷筒状、槽状或板片状，长短宽窄不一，厚1~4mm。外表面白色或淡黄白色，较平坦，有的残留橙黄色或棕黄色鳞片状粗皮。内表面黄白色或灰黄色，有细纵纹。质韧，纤维性强，难折断，易纵向撕裂，撕裂时有粉尘飞扬。气微，味微甘。（图

1 - 238 桑白皮）

【品质】 以纯根皮、色白、皮厚、质柔韧、无粗皮、嚼之有黏性、成团状丝者为佳。

【贮藏】 置通风干燥处，防潮，防虫蛀。

【性味与归经】 甘，寒。归肺经。

【功能与主治】 泻肺平喘，利水消肿。用于肺热喘咳，水肿胀满，尿少，面部浮肿。

【附注】

1. 伪品

（1）构树根皮：呈扭曲筒状，两边向内卷曲，外表面白色，有纵纹，内表面淡黄色，光滑，断面纤维性，味淡。

（2）柘树根皮：多呈片状扭曲，两边向内卷，外表面淡白色至灰白色，有横向皱纹及颗粒状突起，内表面灰白色，有细皱纹及侧根痕穿孔，断面略带纤维状，味微苦涩。

2. 桑叶　别名霜桑叶、冬桑叶。本品为桑科植物桑 *Morus alba* L. 的干燥叶。始载于《神农本草经》，列为中品。李时珍云："……又十月霜后三分、二分已落时，一分在者，名神仙叶，即采取……"

桑叶商品野生、栽培均有，但以栽培为主。全国大部分地区均有分布。以南方养蚕区产量较大，如安徽、江苏、浙江、四川、湖南等省区，主产于浙江湖州、嘉兴；江苏苏州、无锡、丹阳、镇江等地。全国多自产自销，北京地区在新中国成立前多采自大兴县安定乡野场村千亩桑园（御桑园）的桑叶，其树均为百年树龄的参天大树，其叶质量好。

桑叶多于霜降后 9 ~ 10 月间采收（故名"霜桑叶"），采收自落者或用杆子打下者，除去杂质晒干即可。

桑叶的叶多皱缩破碎，完整的叶片呈卵形或宽卵形。长 8 ~ 15cm，宽 7 ~ 13cm。先端渐尖，基部楔形，边缘有锯齿，有时呈不规则的分裂。上表面黄绿色或浅黄棕色，沿叶脉有细小茸毛，下表面色稍浅，叶脉突起呈网状，质脆，气微，味微苦、涩。（图 1 - 239 桑叶）

品质以叶大、叶厚、筋脉突出、黄绿色握之刺手者为佳。当前药材市场所售霜桑叶多为青绿色质软的青桑叶，不符合药用要求。北京地区不用。

同属植物鸡桑、华桑和蒙桑的叶片，曾伪充桑叶混售。这三种植物北京平谷、密云、怀柔、门头沟、房山、昌平等山区均有野生。鸡桑叶片呈卵圆形，先端渐尖，叶缘具钝锯齿。华桑叶片呈卵形或宽卵形，先端短尖。蒙桑叶呈椭圆状卵形，先端尾状渐尖，具粗锯齿。

3. 桑枝　别名嫩桑枝、童桑枝。本品为桑科植物桑 *Morus alba* L. 的干燥嫩枝。春夏两季采收嫩枝，趁鲜切成斜片或小段晒干即可。呈长圆柱形，少有分支，长短不一，直径 0.5 ~ 1.5cm。外表面灰黄色或黄褐色，有许多黄褐色点状皮孔及细纵纹，并有灰白色略呈半圆形的叶痕和黄棕色的叶芽。质坚，不易折断，断面纤维性。切片厚 0.2 ~ 0.5cm。皮部较薄，本部黄白色，放射状纹理，髓部白色或黄白色，气微，味淡。（图 1 - 240 桑枝）

以身干、质嫩、断面黄白色为佳。置通风干燥处贮存。性微苦，平。归肝经。功能：祛风湿，利关节。用于肩、臂、关节酸痛麻木。

4. 桑椹 别名黑桑椹、桑椹子。本品为桑科植物桑 *Morus alba* L. 的干燥果穗。野生及栽培均有，主产于四川南充、合川、涪陵；江苏南通、镇江；浙江淳安、开化；山东临朐、菏泽；安徽阜阳、芜湖、蚌埠；河南商丘、许昌等地。

春末夏初果实变红时采收，晒干，或略蒸后晒干。采收过早，果穗小，糖分少；过晚熟透不易干燥。

本品为聚花果，由许多小瘦果集合而成，呈长圆形，长 1~2cm，直径 0.5~0.8cm。棕黑色至暗紫色；有短果序梗。小瘦果卵圆形，稍扁，气微，味微酸而甜。（图 1-241 桑椹）

以个大、色暗紫、质油润、肉厚者为佳。药用桑椹均为黑色，白色者不入药。

置通风干燥处贮藏，防蛀，防尘。性甘、酸，寒。入心、肝、肾经。功能：补血滋阴，生津润燥。用于眩晕耳鸣，心悸失眠，须发早白，津伤口渴，内热消渴，血虚便秘。

五 加 皮

【别名】南五加皮。

【来源】本品为五加科植物细柱五加 *Acanthopanax gracilistylus* W. W. Smith 的干燥根皮。

【历史】始载于《神农本草经》，列为上品。历代本草均有记载，又名五茄，尚有五花、木骨、追风使、刺通、白刺等异名。《名医别录》曰："五叶者良，生汉中及冤句，五月、七月采茎，十月采根，阴干。"《本草图经》云："今江淮、湖南州郡皆有之。春生苗，茎叶俱青，作丛。赤茎又似藤蔓，高三五尺，上有黑刺，叶生五叉，作簇者良。四叶三叶者最多，为次。每一叶下生一刺。三四月开白花，结细青子，至六月渐黑色。根若荆根，皮黑黄，肉白，骨坚硬。"

根据上述产地及植物形态记述，原植物应是细柱五加及其同属植物。

【产地】主产于湖北武汉、孝感、黄冈、鄂州，河南信阳、罗山、光山、嵩县、栾川，安徽、浙江、四川等地也产。

【生产概况】落叶灌木，生于山坡、丘陵、河边、原野等较潮湿处。用种子育苗，于 10~11 月或 3~4 月条播，第二年春移栽。也可于春、秋季选一两年生枝条扦插繁殖。

【采收加工】夏、秋二季采挖根部，洗净，除去须根及地上部分，立即用刀剥皮或趁鲜用木棒敲打，使其皮与木部脱离，抽取木部，洗净后，晒干。

【性状鉴别】本品呈不规则卷筒状，长 5~15cm，直径 0.4~1.4cm，厚约 0.2cm。外表面灰褐色，有稍扭曲的纵皱纹及横长皮孔样斑痕；内表面淡黄色或灰黄色，有细纵纹。体轻，质脆，易折断，断面不整齐，灰白色。气微香，味微辣而苦。（图 1-242 五加皮）

【品质】以根皮厚、整齐、淡黄棕色、气香、无木心者为佳。

【贮藏】置通风干燥处。

【性味与归经】辛、苦，温。归肝、肾经。

【功能与主治】祛风湿，补肝肾，强筋骨。用于风湿痹痛，筋骨痿软，小儿行迟，体虚乏力，水肿，脚气。

本品在新中国成立前北京不习惯用，北京所用的五加皮即今之香加皮。

【附注】除细柱五加根皮作五加皮药用外，尚有下列同属植物的根皮在不同地区作五加皮用。

1. 白簕 Acanthopanax trifoliatus（Linn.）Merr. 及变种刚毛白簕 A. trifoliatus var. setosus 的根皮在梁代之前已与细柱五加同作五加皮用，目前我国华中及西南地区有时与五加皮混合购销。根皮厚 0.5 ~ 1mm；外表面灰红棕色，皮孔类圆形或略横向延长；内表面灰褐色。

2. 红毛五加 A. giraldii Harms 及变种毛梗红毛五加 A. giraldii var. hispidus Hoo 的根皮在甘肃、四川、青海曾作五加皮用。茎皮称红毛五加皮。主产四川阿坝、甘孜两州，主销华南并出口。

香 加 皮

【别名】北五加皮，杠柳皮。

【来源】萝藦科植物杠柳 Periploca sepium Bge. 的干燥根皮。

【历史】多年来一直被当作五加皮入药，称北五加皮，在早期本草中均未见到此名。直至《救荒本草》中才收载。云："木羊角科又名羊桃科，一名小桃花，生荒野中。紫茎，叶似初生桃叶，光俊，色微带黄，枝间开红白花，结角似豇豆角，甚细而尖，每两角并生一处，味微酸苦。"根据对木羊角科的原植物描述、图形、植物分布地区、性质及别名等方面考证，认为《救荒本草》中的木羊角科就是今日香加皮的原植物杠柳。《证类本草》载："今江淮所生，乃为真者，类地骨，清脆芳香是也。"此盖为萝藦科植物杠柳之根皮。

【产地】主产于河北、山西、河南、陕西、山东等地。主销北方各省，并出口。

【采收加工】夏、秋两季采挖根部，趁湿敲打，剥去根皮，除去木心，晒干。

【性状鉴别】本品呈卷筒状或槽状，少数呈不规则的块片状，长 3 ~ 10cm，直径 1 ~ 2cm，厚 0.2 ~ 0.4cm。外表面灰棕色或黄棕色，栓皮松软常呈鳞片状，易剥落。内表面淡黄色或淡黄棕色，较平滑，有细纵纹。体轻，质脆，易折断，断面不整齐，黄白色。有特异香气，味初苦，有辣舌感。（图 1 - 243 香加皮）

【品质】以根皮厚、色灰棕、香味浓为佳。

【贮藏】置阴凉干燥处。

【性味与归经】辛、苦，温；有毒。归肝、肾、心经。

【功能与主治】祛风湿，强筋骨。用于风寒湿痹，腰膝酸软，心悸气短，下肢浮肿。

【附注】外形类似地骨皮，但糟皮肉里无香气。香加皮有特异香气。

4. 叶 类

大 青 叶

【别名】蓝叶。

【来源】商品大青叶来源较多，全国大部分用十字花科菘蓝 *Isatis indigotica* Fortune 的干燥叶。《中国药典》2005 版也收此为正品。另外，蓼科植物蓼蓝 *Polygonum tinctorium* 的叶应用得也较为广泛，北京地区就习惯用此品种。

【历史】大青之名首见于《名医别录》。后世历代本草多有记载，但其描述并非一种，这里重点介绍菘蓝叶和蓼蓝叶。

【产地】

1. **菘蓝叶** 产地同北板蓝根。

2. **蓼蓝叶** 主产于河北、山东、山西、辽宁、黑龙江等地，多为栽培。

【采收加工】

1. **菘蓝叶** 菘蓝叶一般每年采收 3 次，6 月中旬割取称为"头刀"，7～8 月割取称为"二刀"，10～11 月与根同时起土时割取叶为"三刀"，选晴日收割，拣除黄叶、烂叶晒干即可。

2. **蓼蓝叶** 蓼蓝叶采收加工：小暑前后及白露前后采叶片晒干。天津地区割取全草，切段，晒干。

【性状鉴别】

1. **菘蓝叶** 菘蓝叶多缩卷曲，完整叶片平展后，呈长椭圆形至长圆状披针形，似牛舌状。长 3～20cm，宽 2～6cm。上表面暗灰绿色，有的可见稍突出色较深的小点，先端钝，全缘或波状，基部狭窄，下延至叶柄呈翼状；叶柄长 4～10cm。淡棕色，质脆，气微，味微酸，苦涩。（图 1-244 菘蓝叶）

2. **蓼蓝叶** 叶多，呈不规则状，或已破碎。完整叶片呈椭圆形，长 3～10cm，先端钝，基部渐窄。蓝绿色或蓝黑色，中脉浅黄棕色，叶脉于背面较突出，侧脉亦明显，叶柄扁平，基部抱茎，具膜质叶鞘。质脆，易碎。气微弱，味淡。（图 1-245 蓼蓝叶）

【品质】以身干、叶完整、色青黑者为佳。

【贮藏】 置干燥处。

【性味与归经】 苦，寒。归心、肺、肝、胃经。

【功能与主治】 清热解毒，凉血消斑。用于温热病，高热烦渴，神昏发斑，吐血衄血，黄疸泻痢，丹毒喉痹，口疮痄腮。

【附注】 爵床科植物马蓝的叶和马鞭草科落叶灌木植物大青（路边青）在我国南方不同地区分别作为大青叶入药。

淡竹叶

【别名】 竹叶。

【来源】 本品为禾本科植物淡竹叶 *Lophatherum gracile* Brongn. 的干燥茎叶。

【历史】 本品载于《本草纲目》隰草类。李时珍谓："春生苗，高数寸，细茎绿叶，俨如竹米落地所生细竹之茎叶。其根一窠数十须，须上结子（块根），与麦门冬一样，但坚硬尔。叶去烦热，利小便，根能堕胎催生。"

【产地】 淡竹叶商品均来源于野生资源。主要分布于华东、华南、中南及西南地区。主产于浙江余姚、奉化、临海、杭州、兰溪、长兴、宁波，江苏苏州、震泽，安徽霍山、歙县，湖南黔阳、邵阳、衡阳，四川温江、邛崃、雅安、乐山、洪雅，湖北孝感，广东清远、从化、阳山、增城，江西萍乡、武宁、修水、瑞昌等地。以浙江杭州一带所产茎叶长，色绿，无根"杭竹叶"为优，江苏产者茎叶短，而且带根，名"苏竹叶"质次。

【生产概况】 野生于山坡、林下或沟边阴湿处。

【采收加工】 多于夏季小暑花未开放时采收，割取全株后，晒干、扎成小把即可。

【性状鉴别】 茎叶长 25～75cm。茎呈圆柱形，有节，表面浅绿色或黄绿色，断面中空，叶鞘抱茎。叶片披针形，有的皱缩卷曲，长 5～20cm，宽 1～3.5cm，表面浅绿色或黄绿色，叶脉平行，具横行小脉，形成长方形的网络状，下表面尤为明显。叶全缘 。体轻，质柔韧。气微，味淡。（图 1－246 淡竹叶）

【品质】 以身干、色绿、梗少、不带根及花穗者为佳。

【贮藏】 置干燥处。

【性味与归经】 甘、淡，寒。归心、胃、小肠经。

【功能与主治】 清热，除烦，利尿。用于热病烦渴，小便赤涩淋痛，口舌生疮。

【附注】 此外，还有一种苦竹叶是另一种药材，其来源、性状及功效均与淡竹叶有所差异，在处方中分别入药，不可相混。

番 泻 叶

【来源】 本品为豆科植物狭叶番泻 *Cassia angustifolia* Vahl 或尖叶番泻 *Cassia acutifolia* Delile 的干燥小叶。狭叶番泻叶在开花前采收，阴干。尖叶番泻叶在果实成熟后采收，晒干。

【产地】 番泻叶商品均来源于进口，野生品或栽培品均有。

1. 狭叶番泻叶 狭叶番泻叶主产于红海以东至印度一带，现盛产于印度南端丁内未利地区，故又名印度番泻叶或丁内未利番泻叶，现埃及和苏丹亦产。

2. 尖叶番泻叶 尖叶番泻叶主产于埃及的尼罗河中上游地区，由亚历山大港输出，故产品又称埃及番泻叶或亚历山大番泻叶，现我国广东省、海南省及云南西双版纳等地均有栽培。

【采收加工】 狭叶番泻叶在开花前摘下叶片，阴干后用水压机打包。尖叶番泻叶在 9 月间果实成熟时，剪下枝条，摘取叶片晒干，按全叶与碎叶分别包装。

【性状鉴别】

1. 狭叶番泻叶 完整叶片呈披针形，长卵形、卵形或卵状披针形，长 2.5～5cm，宽 0.6～1.5cm。叶端急尖或短尖，全缘。叶基不对称，上表面黄绿色或淡绿色，下表面淡黄绿色，两面均有稀茸毛，叶脉稍隆起。革质，略具韧性，易碎。气微弱而特殊，味微苦，稍带黏性。（图 1－247 番泻叶）

2. 尖叶番泻叶 较狭叶番泻叶略短，叶端尖或微凸，茸毛稀少。

【贮藏】 避光，置通风干燥处。

【性味与归经】 甘、苦，寒。归大肠经。

【功能与主治】 泄热行滞，通便利水。用于热结积滞，便秘腹痛，水肿胀满。

【注意事项】 孕妇慎用。

【附注】 在进口番泻叶中曾发现掺有耳叶番泻 *Cassia auriculata* L. 的小叶片。本品含蒽醌苷极低，检不出泻下成分，不能供用药。其特征是叶片椭圆形或倒卵形，长 1～2.5cm。全缘，叶端钝圆或微凹，或具刺凸，上表面黄绿色，下表面灰绿气，两面均有较多茸毛，叶脉基部茸毛多而密。

苦 竹 叶

【别名】 竹卷心，卷心竹叶。

【来源】 本品为禾本科植物 *Pleioblastus amarus*（Keng）Keng F. 苦竹的干燥嫩叶。

【产地】 苦竹叶来源于南方各省产竹区。主要分布于华东、华南、中南及西南地区。主产于浙江余姚、奉化、临海、杭州、兰溪，江苏苏州、震泽，安徽霍山、歙县，湖南黔阳、邵阳，四川温江、雅安、乐山，广东清远、从化，江西萍乡、修水等地。

【采收加工】夏、秋两季将嫩叶摘下，干燥。

【性状鉴别】多呈细长卷筒形，叶片展开为披针形，长 8～20cm，宽 10～28cm。先端尖锐，基部圆形。叶柄长 6～10mm。上表面灰绿色，光滑，下表面粗糙有毛，主脉较粗，边缘一侧有细毛锯齿平行脉 8～16 条。质脆，有弹性。气微，味微苦。（图 1－248 苦竹叶）

【品质】以身干、叶嫩、色绿、呈卷状者为佳。

【贮藏】置干燥处。

【性味与归经】苦，寒。归心、胃经。

【功能与主治】清热，明目，利窍。用于热病烦躁，目赤口渴，口舌生疮。

【附注】苦竹叶虽药用量较少，但为一种奇特功效的中药。清代吴鞠通在治疗温病神昏谵语时创制的"清宫汤"就配伍此药（元参心、连翘心、竹叶卷心、连心麦冬、犀角尖）。北京"四大名医"之一的汪逢春喜用此药。

枇 杷 叶

【别名】杷叶。

【来源】本品为蔷薇科植物枇杷 *Eriobotrya japonica*（Thunb.）Lindl. 的新鲜或干燥叶。

【历史】始载于《名医别录》，列为中品。苏颂谓："叶大如驴耳，有黄毛。"寇宗奭谓："其叶形似琵琶，故名。"李时珍谓："叶微似栗，冬花春实，其子簇结有毛，四月熟，大者如鸡子，小者如龙眼。白者为上，黄者次之，无核者名焦子。"

【产地】枇杷叶多来源于栽培品。广泛栽培于华东、华中、华南等地，主产于广东连县、阳山、翁源、清远、新丰，福建惠安、贵溪、长泰，浙江永嘉、瑞安、萧山、杭州，江苏海门、启东、苏州等地。

【生产概况】常栽培于村边、平地或坡边。

【采收加工】全年均可采摘，以夏季采收为多。采下后晒至七八成干时，扎成小把，再晒干。此法所得成品不易破碎，质量好。

【性状鉴别】呈长椭圆形或倒卵形，长 12～30cm，宽 4～9cm。先端尖，基部楔形，边缘有疏锯齿，近基部全缘。上表面灰绿色、黄棕色或红棕色，较光滑；下表面残存黄色茸毛。叶边缘具疏锯齿。主脉于下表面显著突起，侧脉羽状，叶柄极短，被黄色茸毛。革质而脆。气微，味微苦。（图 1－249 枇杷叶）

【品质】以身干、叶大、色绿或红棕色、不破碎者为佳。广东、福建产者叶片大，而且厚，茸毛少，称为"广杷叶"，质优；江苏、浙江产者叶片小，且薄，茸毛多，称"苏杷叶"，质较逊。

【贮藏】置阴凉干燥处。

【性味与归经】苦，微寒。归肺、胃经。

【功能与主治】清肺止咳，降逆止呕。用于肺热咳嗽，气逆喘急，胃热呃逆，烦热口渴。

【附注】新中国成立前北京地区还有一种鲜枇杷叶，为盆栽。系木本直立小树，高约100cm，顶端生有10~15个叶片，称鲜枇杷叶。根据处方需要，随时摘取，刷净毛，洗净，剪成细丝即可。植物的叶片用完后，绝不再生新叶。此鲜药由北京市丰台区花乡鲜药经营户卢廷喜经营。现本品种北京市已绝迹。

紫苏叶（附　紫苏梗、紫苏子）

【别名】苏叶。

【来源】本品为唇形科植物紫苏 *Perilla frutescens*（L.）Britt. 的干燥叶（或带嫩枝）。

【历史】本品首载于《名医别录》。云："苏，苏叶下紫色而气甚香。其无紫色，不香似荏者，多野苏，不任用。"苏颂曰："苏，紫苏也。处处有之，以背面皆紫者为佳，夏采茎叶冬采子。"《本草纲目》曰："紫苏、白苏皆以二、三月下种，或宿子在地自生。其茎方，其叶圆而有尖，四围有锯齿……其面背皆白者，即白苏，乃荏也（现多不药用）。"

【产地】主产于江苏、浙江、河北等地，多自产自销。以河北安国栽培品种质量最优。

【生产概况】本品有野生，现多栽培。

【采收加工】夏季枝叶茂盛时采叶为紫苏叶；秋季采收茎枝为紫苏梗。如采果实，将植株下部大叶摘下，晒干入药，到果实成熟时剪下果穗，晒干，脱落果实，即为苏子。

【性状鉴别】本品叶片多皱缩卷曲、碎破，完整者展平后呈卵圆形，长4~11cm，宽2.5~9cm。先端长尖或急尖，基部圆形或宽楔形，边缘具圆锯齿。两面紫色或上表面绿色，下表面紫色，疏生灰白色毛，下表面有许多凹点状的腺鳞。叶柄长2~7cm，紫色或紫绿色。质脆。带嫩枝者，枝的直径2~5mm，紫绿色，断面中部有髓。气清香，味微辛。（图1-250紫苏叶）

【品质】紫苏叶以叶面上绿下紫、香气浓者为佳。

【贮藏】置阴凉干燥处。

【性味与归经】辛，温。归肺、脾经。

【功能与主治】解表散寒，行气和胃。用于风寒感冒，咳嗽呕恶，妊娠呕吐，鱼蟹中毒。

【附注】

1. 紫苏梗　本品为唇形科植物紫苏 *Perilla frutescens*（L.）Britt. 的干燥茎。秋季果实成熟后采割，除去杂质，晒干，或趁鲜切片，晒干。性状呈方柱形，四棱钝圆，长短不一，直径0.5~1.5cm。表面紫棕色或暗紫色，四面有纵沟及细纵纹，节部稍膨大，有对生的枝痕和叶痕。体轻，质硬，断面裂片状。切片厚2~5mm，常呈斜长方形。木部黄白色，射线细密，呈放射状。髓部白色，疏松或脱落。气微香，味淡。（图1-251紫苏梗）

紫苏梗以外皮紫棕色、有香气者为佳。置阴凉干燥处贮存。性辛，温。归肺、脾经。功能：理气宽中，止痛安胎。用于胸膈痞闷，胃脘疼痛，嗳气呕吐，胎动不安。

2. 紫苏子　本品为唇形科植物紫苏 *Perilla frutescens*（L.）Britt. 的干燥成熟果实。秋季果实成熟时采收，除去杂质，晒干。

性状呈卵圆形或类球形，直径约 1.5mm。表面灰棕色或灰褐色，有微隆起的暗紫色网纹，基部稍尖，有灰白色点状果梗痕。果皮薄而脆，易压碎。种子黄白色，种皮膜质，子叶两个，类白色，有油性。压碎有香气，味微辛。（图 1 - 252 紫苏子）

置于通风干燥处贮藏，防蛀。性辛，温。归肺经。功能：降气消痰，平喘润肠。用于痰壅气逆，咳嗽气喘，肠燥便秘。

5. 花 类

丁 香

【别名】公丁香，紫丁香。

【来源】本品为桃金娘科植物丁香 *Eugenia caryophyllata* Thunb. 的干燥花蕾。

【历史】本品始载于《药性论》。《开宝本草》云："按广州送丁香图，树高丈余，叶似栎叶，花圆细，黄色，凌冬不凋……毛如钉，长三四分，紫色。"《本草图经》云："丁香出交广南蕃，今唯广州有之，木类桂，高丈余，叶似栎，凌冬不凋，花圆细，黄色，其子出枝蕊上如钉子，长三四分，紫色二、八月采子及根。"按以上描述，丁香是一种外来药，古今来源一致，即桃金娘科植物丁香。

【产地】丁香历来为进口药品。主产于桑给巴尔、马达加斯加、斯里兰卡、印度尼西亚等地，以桑给巴尔、马达加斯加产量大，质量亦佳。

【生产概况】本品为常绿乔木，多为栽培，栽植五六年后开始开花。

【采收加工】其花蕾开始呈白色，渐次变绿色，最后呈红色时采收，除去花梗，晒干。

【性状鉴别】本品略呈研棒状，长 1～2cm。花冠圆球形，直径 0.3～0.5cm，花瓣四个，覆瓦状抱合，棕褐色至褐黄色。花瓣内为雄蕊和花柱，搓碎后可见众多黄色细粒状花药。萼筒圆柱状，略扁，有的稍弯曲，长 0.7～1.4cm，直径 0.3～0.6cm，红棕色至棕褐色，上部有四枚三角状的萼片，十字状分开。质坚实，富油性。气芳香浓烈，味辛辣，有麻舌感。（图 1－253 丁香）

【品质】以个大、饱满、鲜紫棕色、香气强烈、油多者为佳（印尼槟榔屿所产的大花丁香有此特点）。

【规格等级】新中国成立前，进口丁香按大小分为大花丁香、中花丁香和丁香渣三种规格。

【贮藏】置阴凉干燥处，防受热变色。

【性味与归经】辛，温。归脾、胃、肺、肾经。

【功能与主治】温中降逆，补肾助阳。用于脾胃虚寒，呃逆呕吐，食少吐泻，心腹冷痛，肾虚阳痿。

【附注】

1. 母丁香为丁香的干燥果实，又名"鸡舌香"，与丁香分别入药。本品呈卵圆形或长椭圆形，长 1.5～2.5cm，直径 0.5～1cm。黑棕色，有细皱纹，顶端有四个分裂的花萼向内弯曲。果皮与种皮薄壳状，内含种仁一枚，倒卵形，由两片子叶合抱而成，子叶形如鸡舌，质坚硬，中央具有一明显的纵沟；内有胚根呈细杆状。质坚硬，难破碎。气微香，味辛辣。具有温中散寒的功效。主治暴心气痛，胃冷呃逆，小儿冷疳，风冷齿痛，牙宣口臭，妇人阴冷。（图 1-254 母丁香）

2. 公丁香、母丁香均不宜与郁金同用。

3. 母丁香用量极少，北京地区生产近千种中成药只有平安丸中有此药。

合 欢 花

【别名】夜合花。

【来源】本品为豆科植物合欢 *Albizia julibrissin* Durazz. 的干燥花序或花蕾。花蕾又称"合欢米"。

【历史】本品始载于《神农本草经》，列为中品。《唐本草》载："此树叶似皂荚、槐等，极细，五月花发，红白色，上有丝茸，秋实作荚，子极薄细尔。"《本草图经》云："人家多植于庭院间，木似梧桐，枝甚柔弱，叶似皂角极而繁密，相互交结。"《本草衍义》曰："合欢花，其色如今之醮晕线，上半白，下半肉红，散垂如丝，为花之异，其绿叶至夜则合"。根据上述的记载以及《本草纲目》附图，认为与今药用合欢皮相一致。

【产地】全国大部分地区均有产，主产于湖北孝感，江苏无锡、苏州，浙江兰溪、长兴，安徽宣城等地。

【采收加工】合欢花夏季开花时择晴天采收，及时干燥；合欢米是在含苞待放时采收。

【性状鉴别】

1. 合欢花　本品为头状花序，皱缩成团。总花梗长 3～4cm，有时与花序脱离，黄绿色，有纵纹，被稀疏毛茸。花全体密被毛茸，细长而弯曲，长 0.7～1cm，淡黄色至黄褐色，无花梗或几无花梗。花萼筒状，先端有五小齿；花冠筒长约为萼筒的两倍，先端五裂，裂片披针形；有许多雄蕊，花丝细长，黄棕色至黄褐色，下部合生，上部分离，伸出花冠筒外。气微香，味淡。（图 1-255 合欢花）

2. 合欢米　为合欢花花蕾，呈米粒状，青绿色或黄绿色，有毛，下部 1/3 被萼筒包裹。

【品质】合欢花以花萼灰绿色、花丝淡黄棕色、新货淡粉色、花柄短者为佳。合欢米以花蕾完整，灰绿色，花柄少者为佳。二者虽然均作合欢花用，但习惯认为以合欢米为优。

【性味与归经】甘，平。归心、肝经。

【功能与主治】解郁安神。用于心神不安，忧郁失眠。

【附注】新中国成立前，北京地区（包括河北、东北）大许多中药店曾使用卫矛科植物南蛇藤的果实作合欢花用。其果实扁球形，果壳鲜黄色或橙色，干后为瓣，种子长卵形，六枚被红色肉质假种皮包裹，集成圆球形，气微香，味酸、甘、辛。也有用卫矛科植物明开夜合（白杜）果实作合欢花药用。以上两种果实其种子均被红色假种皮。

合欢花历史记载很清楚，为豆科植物合欢花，用花或花蕾，所以卫矛科植物南蛇藤和明开夜合的果实作合欢花者均应改正。

红 花

【别名】南红花，草红花，红蓝花。

【来源】本品为菊科植物红花 Carthamus tinctorius L. 的干燥花。

【历史】明代李时珍在《本草纲目》中引《博物传》云："张骞得种子于西域，今魏地亦种之。"说明我国栽培红花已有 2000 多年的历史。在东汉末年，我国医圣张仲景在《金匮要略》中记有以红蓝花一味制成酒剂，治疗妇女腹中血气疼痛的"红蓝花酒"。宋代《本草图经》记载："红蓝花，即红花也……今处处有之，人家场圃所种，冬而布子于熟地，至春生苗，夏乃有花，花下作梂多刺，花出梂上，圃人乘露采之，采已复出，至尽而罢，梂中结实，白颗，如小豆大。其花曝干以染真红，及作燕脂花。"其所述红花品种古今相同。

【产地】红花产区甚广，根据产量和质量一般以产区命名。"怀红花"主产于河南延津、封丘、原阳、汲县、长垣等地。"川红花"主产于四川简阳、遂宁、南充、安岳等地。"杜红花"主产于浙江慈溪、余姚，江苏南通、如皋等地。"云红花"主产于云南巍山、凤庆等地。"新疆红花"主产于新疆昌吉、吉木萨尔、莎车、奇台、呼图壁、霍城、库车、裕民、塔城等地。

上述红花产地的产品以河南怀红花色红鲜艳、质量最优，称为"地道药材"，以新疆产量最大。

新疆本来不产红花，在新中国成立前种植红花的目的是为了获取种子（白平子）用以榨油。自 20 世纪 50 年代开始红花不仅药用，而且大量应用于染料、食品、化妆品等，从而导致红花货源紧张，供不应求。由于红花对气候、土壤要求不甚严格，故在新疆沙漠地带发展迅速，现为红花主要产地。

【生产概况】红花适合栽培于气候温和、阳光充足、地势高燥、肥力中等，排水良好、土质疏松的沙质土壤，具有怕涝、怕高温、忌湿的特性，忌连作。本品用种子繁殖，北方多采用春播，3 月中下旬为宜；南方多采用秋播，宜在 10 月中旬为宜，过晚幼苗较小，难以越冬。

【采收加工】不同地区采收期有别，一般在 4 ~ 6 月采收为宜，当花由黄变红时，抓紧时间采摘。过早色黄不红，过晚色泽发暗，无油性，影响质量。提高红花质量，关键在于采收时机。采收方法应掌握时间，红花是一种草本植物。高 30~80cm，其叶边缘及顶端多具锐刺，总苞片多层，外数层上部边缘也有刺，所以采花时间多在早晨太阳未出时至露水未干前，此时花苞及叶上刺较软，不太刺手。

采收方法：用拇指、食指和中指捏紧花冠向上拽，将花拽出。采摘的花置于通风背阴处，晾干或阴干，切忌强光曝晒或烈火烘烤。晒时应用木棍轻翻，不可用手翻动，以防红花变色，影响质量。同时，也要避免摘花时露水太大，不易干燥。

【性状鉴别】花多聚集成不规则的团块。红色或红黄色，单个花长约 1.5cm。花冠筒细长，先端五裂，裂片呈狭线形，长 5~7mm。雄蕊五枚，花药聚合成筒状，黄色。柱头长圆柱形，顶端微分叉，质柔软。具特异香气（类似黄酒气味，味微苦。用水泡后，水变金黄色，花不褪色。图 1-256 红花）

【品质】以色红黄、鲜艳、质柔软者为佳。

【贮藏】置通风干燥处，防潮，防蛀。

【性味与归经】辛，温。归心、肝经。

【功能与主治】活血，散瘀，通经。用于经闭崩漏，恶露不行，腹部肿块，跌打损伤，疮疡肿痛等症。

【注意事项】孕妇慎用。

【附注】在新中国成立前，河南红花产地加工趁鲜时将红花碾碎，再用布包好压成四方形（长、宽均为 20cm），习称"红花饼"。主销北京、天津、东北、西北各地。在调剂前用清水喷润再慢慢撕开。本品呈紫红色，细丝状，柔软如绒，现已绝迹。

槐花（附　槐米、槐角、槐条）

【来源】本品为豆科植物槐 *Sophora japonica* L. 的干燥花。

【历史】本品始载于《神农本草经》，列为上品，名槐实。《日华子本草》等诸家本草另立"槐花"条。李时珍曰："其花未开时状如米粒，炒后煎水染黄甚鲜。其实作荚连珠，中有黑子，以子连多者好。"以上所述槐的特征与今用之品种相一致。

【产地】全国大部分地区均产，以华北地区为多。

【生产概况】本品为落叶乔木，北京地区多栽于庭院，也作街道两旁绿化庇荫之用。

【采收加工】本品花期为 7~8 月间，花朵开放时采收。采收前先将树周围扫净，并铺以塑料布或芦席，用竹竿将花打落，收集后晒干即可。当日晒干者色泽鲜艳，且不易变质；如淋着露水容易变黑。

【性状鉴别】花多皱缩，花瓣多散落。完整者花萼钟状，黄绿色，边缘具五小齿，内面被短柔毛。花瓣五个，乳白色。旗瓣较大，阔心形，先端微凹，基部具短爪，其余四瓣长圆形。雄蕊十个，其中九个基部连合，子房筒状，有细长毛，花柱弯曲，柱头圆形。体轻，气

香，味微苦。(图 1 - 257 槐花)

【品质】以花干燥、微开放、整齐不碎、色浅黄、无梗、无杂质者为佳。

【贮藏】置干燥处，防潮，防虫蛀。

【性味与归经】苦，微寒。归肝、大肠经。

【功能与主治】凉血止血，清肝泻火。用于便血痔血，血痢崩漏，吐血衄血，肝热目赤，头痛眩晕。

【附注】

1. 槐米　本品为豆科植物槐 *Sophora japonica* L. 的干燥花蕾。夏季花成熟而未开放前采收。方法是剪去花枝，除去枝、梗晒干即可。

花蕾呈卵形或卵圆形，长 2 ~ 6mm，直径约 2mm。花萼钟形，黄绿色，先端五个浅裂，下部有数条纵纹。萼的上方为黄白色未开放的花瓣。花梗细小，体轻，手捻即碎。无臭，味微苦涩。(图 1 - 258 槐米)

品质以身干、未开放的花蕾、色黄绿、无枝叶者为佳。

2. 槐角　本品为豆科植物槐 *Sophora japonica* L. 的干燥成熟果实，多于冬季果实成熟后采收。方法是用竹竿将成熟的槐角打落，晒至干透，呈黄绿色，除去果柄及杂质即可。

果实呈圆柱形，略弯曲，不开裂，于种子间缢缩呈念珠状，长 3 ~ 8cm。表面黄绿色或黄褐色，一侧边缘呈黄色带状。先端有残留柱基，基部有残留果柄。果肉皱缩，呈黏胶样，略透明角质状，内含种子 1 ~ 6 枚。种子扁椭圆形，似黑豆，质坚硬，破开后有子叶两片，黄绿色。果肉气微弱，有焦糖味，微苦。种子有豆腥气。(图 1 - 259 槐角)

品质以身干、个大、饱满者为佳。置干燥处贮藏，防潮，防蛀。味苦，微寒。归肝、大肠经。功能与主治与槐花基本相同，但重点治疗痔漏出血。常与地榆同用，如地榆槐角丸。

3. 槐条　为槐树的嫩枝，亦供药用。能清热，凉血，解毒。多外用，煎汤洗患处。

金 银 花（附　山银花）

【别名】忍冬，忍冬花，双花，二花，二宝花，银花。

【来源】本品为忍冬科植物忍冬 *Lonicera japonica* Thunb. 的干燥花蕾或带初开的花，均为栽培；主产河南和山东，为药用金银花之主流。

【历史】本品以忍冬之名，始载于南北朝时期的《名医别录》。明代《本草纲目》记载："忍冬在处有之，附树蔓延，茎微紫色，对节生叶。叶似薜荔而青，有涩毛，三、四月开花，长寸许，一蒂两花二瓣，一大一小，如半边状，长蕊。花初开者，蕊瓣俱色白，经二、三日则色变黄，新旧相参，黄白相映，俗呼金银花。气甚芬芳，四月采花，阴干。"又曰："忍冬，茎叶及花，功用皆同。"清代，吴其浚云："吴中暑月，以花入茶饮之，茶肆以新贩到金银花为贵，皆中州产也。"山东《费县志》记载："金银花从前间有之，不过采以代茶，至嘉庆（1796~1820年）初，商旅贩往他处，辄获厚利，不数年山角水湄栽至几。""民国"八年（1919年）《密县志》记载："金银花出口换银八万两。"由此可见，金银花最早作为代茶的高贵饮品均来自河南、山东的栽培品，并早有出口历史。金银花作为药物应用于临床，始于清代，由于本品具有清热解毒、宣散风热之功效，用于温病发热，风热感冒，热毒血痢，痈肿疔毒（包括现代医学的多种传染性和感染性疾病），故为当今的常用药。

【产地】主产于河南、山东的金银花均为栽培品。以河南黄河以南嵩山山区五指岭周围的密县（今新密市）、荥阳、巩县（今巩义市）、登封等地产者质量最优，称"密银花"或"南银花"，为著名的"地道药材"，但产量较少；以山东沂蒙山区平邑为中心的费县、苍山、蒙阴、莒南、沂水、日照、邹县、滕州等地产者，称"济银花"或"东银花"，品质略逊，但产量大，为金银花商品主要来源。当今河南新乡地区沿黄河以北的原阳、封丘、延津等地（地处平原）亦大量栽培金银花，并产量甚丰，统称"南银花"，但花蕾质软、香气淡，较密银花稍差。近年来，河北邢台地区巨鹿县在平原土地上大面积栽种金银花，且产量很大，现已形成河南、山东、河北金银花三大产区。

【生产概况】金银花生命力较强，具有耐寒、耐旱、耐盐碱、耐瘠薄的特性。叶子在－10℃以下不凋落。种子5℃左右发芽，并可在含盐量0.3%左右的不毛之地生长。

金银花对土壤、气候的选择并不严格，但栽培宜选择土壤肥沃、土层深厚、质地疏松的沙质土壤。产量较高。河南、山东多利用山坡、丘陵地带、梯田、地堰、田埂以及鱼鳞坑等空地上进行栽培。金银花根毛很多，是一种很好的固土保水植物，既能保护山坡丘陵地带水土流失，又可增加农民收入。

金银花的繁殖分为种子繁殖、分根繁殖和扦插繁殖。种子繁殖生长缓慢，除培养良种、更新复壮外多不采用。分根繁殖一旦分根时将原墩分开，次年则不开花，影响产量，故多不采用。当今山东沂蒙山区金银花生产基地多以扦插法栽培为主。扦条必须选择生长健壮的枝条，以一两年生长的成活率高，生长也快。如用生长多年的粗大枝条，成活率较低，但开花较早。扦插时间一般于雨季或初冬结合剪枝进行。栽时将枝条大部埋入土中，地上露出一对叶子，填土踏平，立即浇水即可。

【采收加工】适时采收是提高金银花的产量和质量的关键。主产于山东的金银花宜于花蕾上部膨大，青白色，俗称"大白针"、"白针"时采摘；河南采摘较山东早，当花蕾上部刚凸起白色，下部绿色长约3cm时采摘。成品颜色青白，质硬挺直。采摘宜用通风透气的提篮或条框，不用布袋。忌用塑料袋，以免受热，花蕾变色。采花时间性很强，每天应于9点前进行，此时采得花蕾骨重，色青白，香气浓，质量好，商品率高。采摘后应立即加工干燥，一般将花蕾均匀摊放在石板上或晒蓆上，晒时不要翻动，以防花蕾变黑。也可用烘房烘干。烘干金银花颜色青白鲜艳，香气浓，绿原酸含量也高。

【性状鉴别】

1. 忍冬 花蕾呈棒状，上粗下细。略弯曲，长 2 ~ 3cm，上部直径约 3mm，下部直径约 1.5mm。表面黄白色或绿白色，密被短柔毛，偶见叶状苞片。花萼绿色，先端五裂，裂片有毛长约 2mm，开放者花冠筒状，先端二唇形，雄蕊五个，附子筒壁，黄色；雌蕊 1 个，子房无毛。气清香，味淡，微苦。（图 1 – 260 金银花花蕾；图 1 – 261 金银花开放花蕾形态；图 1 – 262金银花）

2. 密银花 花蕾呈棒状无开朵，表面绿白色（俗称带 "绿影" 质稍硬），用手均匀撒下，花与花可搭成十字架。气清香质优。济银花与密银花性状相同，皆因产量大，采收时间集中，故质地较软，颜色发黄，且有开朵，故品质较近。密银花新中国成立前在北京市主销著名大药店如同仁堂、乐仁堂、怀仁堂、鹤年堂、同济堂、永安堂，其余大多中、小药店均用济银花。

【品质】 以花蕾长、饱满不开放、色黄白、鲜艳、气清香、无枝叶者为佳。

【规格等级】 一般以花蕾性状大小、颜色是否鲜艳、开放花朵多少、杂质有无分为四等。

一等：无开放花朵，破裂花蕾及黄条不超过 5%。

二等：开放花朵不超过 5%，黑头破裂花蕾及黄条不超过 10%。

三等：开放花朵，黑条不超过 30%。

四等：花蕾或开放花朵兼有，色泽不分，枝叶不超过 3%。

新中国成立前金银花多由怀庆人（今河南焦作地区）经营，其收购药农零散的金银花单行包装。南银花的包装以往是非常讲究的，均用木箱成装。此木箱系泡桐木板制作，长约 60cm，宽约 30cm，高约 40cm。装箱时，箱内先衬绿纸，再装银花，这样银花白绿相衬，分外鲜艳，并严禁用力挤压，以保持银花原形不变，上下质地相同，俗称顶顶如意。装箱后外用牛皮纸贴封，以防受潮变质。本包装还有一个特点就是皮重量准确，如注明皮重 12 市斤，绝对准确误差，以示信誉。

东银花由于产量大，外包装多用草席，内衬黄纸，并且盛装时紧密压实，常因鲜货水分过高，而出现发霉变质。

【贮藏】 置通风干燥处，防潮，防蛀。

【性味与归经】 甘，寒。归肺、心、胃经。

【功能与主治】 清热解毒，疏散风热。用于痈肿疮毒，热毒血痢，风热感冒，温病发热。

【附注】 山银花。

在 2005 年版《中国药典》收载的山银花项下共有三种，即灰黏毛忍冬、红腺忍冬和华南忍冬的干燥花蕾或带初开放的花。这些山银花在华南广大地区均有野生。如广西马山、忻州、天等、宜山、全州、田林、凌云，广东新兴、郁南，湖南溆浦、新北，四川南江、秀山、酉阳、彭水、古蔺、湄潭、凤冈、务川，陕西旬阳、山阳、柞水等地。尤以广西桂西广大贫困山区产量最大。野银花能在七分石头三分土的恶劣贫瘠环境中生长，现已有引种栽培。

1. 灰黏毛忍冬 呈棒状而稍弯曲，长 3 ~ 4.5cm，上部直径约 2mm，下部直径约 1mm。表面绿棕色至黄白色，总花梗集结成簇，开放者花冠裂片不及全长一半。质稍硬，手捏之有弹性。气清香，味微苦、甘。（图 1 – 263 山银花）

2. 红腺忍冬 长 2.5 ~ 4.5cm。直径 0.8 ~ 2mm。表面黄白色至黄棕色，无毛或疏被毛，先端五裂，裂片长三角形，被毛，开放者，花冠，下唇反转，花柱无毛。

3. 华南忍冬 长 1.6 ~ 3.5cm，直径 0.5 ~ 2cm。花筒和花冠密被，灰白色毛，子房有毛。

品质以花蕾长、花蕾饱满、不开放、色荧白鲜艳、气清香、无枝叶者为佳。截至目前，北京市在调剂汤剂配方和配置中成药中均未应用。本品过去一向用于生产配制保健品和清暑降火的饮料。据说，山银花含有效成分绿原酸较高，某些研制的中成药专用此品种。

近年来栽培的金银花用量较大，价格较贵，不法药商为了牟取暴利，竟在金银花中先喷洒糖水，再掺细沙，用以增重，在采购时应注意鉴别。山银花性甘、寒。归肺、心、胃经。功能清热解毒，凉散风热。用于痛肿疮毒，热毒血痢，风热感冒，温病发热。

菊花（附　野菊花）

【别名】白菊花，甘菊花。

【来源】本品为菊科植物菊 *Chrysanthemum morifolium* Ramat. 的干燥头状花序。

【历史】本品始载于《神农本草经》，列为上品。记有："久服利气血，轻身，耐老，延年。"菊花古代本草就有甘、苦之分，二者效用不同。叶菊花释名"苦薏"。梁代陶弘景谓："菊花有两种……一种茎青而大，作蒿艾气，味苦不堪食者，名苦薏，非真菊也，花正相似，唯以甘、苦别之。"明代，李时珍曰："苦薏处处原野极多，与菊无异，但叶片薄而多尖，花小而蕊多，如蜂窝状，气味苦，辛烈。"据此，甘、苦菊花应分别入药，不应混淆。

菊花品种繁多，产区广泛，形状有别，颜色有异。有的品种专供药用，如亳菊、怀菊、川菊、祁菊，这些品种统称"药菊"；有的品种多作饮品，少作药品，如杭菊、黄菊、贡菊、滁菊、德菊，这些品种主要是茶叶行经营。

【产地】

1. 亳菊花 主产于安徽亳州市郊（沙土镇、十九里镇、大杨镇）、太和等地。

2. 怀菊化 主产于河南武陟、博爱、温县、沁阳、修武（为"四大怀药"之一）等地。

3. 川菊花 主产于四川中江、苍溪、仪陇、南充等地。

4. 祁菊花 主产于河北安国、定州、深泽、博野、蠡县等地。

以上四大药菊以亳菊花质量优，以怀菊花产量大。

5. 杭菊花 主产于浙江桐乡（丁桥、濮琬、同福）、海宁、吴兴、湖州等地。

6. 黄菊花 主产于海宁。

7. 贡菊花　主产于安徽歙县（又称"徽菊"）、黄山、休宁等地。

8. 滁菊花　主产于安徽滁州、全椒。

9. 德菊花　主产于浙江德清。

以上五种是以饮品为主、入药次之的菊花，其中以杭菊花产量大，行销全国并大量出口；以贡菊花质量最优。

【生产概况】菊花为多年生草本植物，其生长特性：喜阳光充足、温暖湿润的气候，故宜栽培土地肥沃、排水良好、沙质土壤的平原，切忌涝洼，重盐碱地不宜栽种。

菊花的繁殖方法主要有扦插繁殖、分株繁殖和压条繁殖三种。现多采用前两种。①扦插繁殖：一般在谷雨（4月20日）前后，从越冬宿根发出的新苗中剪取枝条，进行第一次扦插；芒种（5月5日）前后再从第一次扦插获得的新株上剪取枝条进行第二次扦插。苗龄30~35天时，移至大田生长（亳菊等多用此法）。②分株繁殖：在菊花收获时，选择植株健壮、无病虫害的植株，剪去上枝，保留根部，在第二年开春发芽前，将苗拔起，割去苗头，从根茎处用刀纵向切开，每株需留2~3个芽，立即栽种即可。

扦插方法费工费时，但根系发达，产量高；分株方法虽省工省时，但根系发达较差，产量较低。

【采收加工】菊花采收一般在10月中旬至12月上旬，选晴天，露水干后进行。以舌状花瓣展平，中央的管状花有8~9成散开时采摘为佳。

干燥方法：河南怀菊化、四川川菊花、安徽亳菊花、河北祁菊花，多在花已全部开放时选择晴天将全株割下，捆成小束，在室外搭架挂起晒干，或在室内悬挂于通风处阴干后再将花朵摘下。也有根据菊花开放的具体情况分期采摘花朵，再进行干燥的。杭菊花（茶菊花）、黄菊花依据开花先后分三次（头花、二花、三花）采摘花朵，趁鲜上笼蒸制，蒸后再进行干燥包装。滁菊花、贡菊花和德菊花均采用烘干法（小黄菊花有的采用烘干法）。

菊花因产地不同，加工方法有异，新中国成立前用材均不一样，但基本形状固定，如亳菊花，高档货用箱装；怀菊花用大五幅白布包装；川菊花用竹篓装，祁菊花用苇席包装。但无论什么外包装材料，均须采取紧压方法，避免散瓣，吸潮变色。杭菊花（白茶菊），新中国成立前多采用白纸包装，即将杭菊花用纸包裹压紧封严，每包一市斤，码入石灰缸（或箱内）内，这样既可防虫防潮，又可保持原色（德菊花也用纸封，但每封半市斤，不用石灰缸贮藏）。黄菊花、贡菊花均采用木模加工，即将菊花放在预先制好的木制模型内，压缩紧实，木模内空高约9cm，长约60cm，宽约20cm。呈长方形，最后用纸封固，这样既可避免吸潮变色，又可保持芳香气味，美观整齐。

上述这些菊花的传统包装方法，虽然各具特点，但都能对药品质量起到保证作用。当前菊花包装极不统一，如杭菊花、黄菊花蒸制后多采用压制成直径25cm圆形片状后装成大箱的方法。

【性状鉴别】

1. 亳菊花 亳菊花呈圆盘状或扇形，直径1.5～3cm，离散。总苞碟状，苞片3～4层，花托半球形。外围舌状花数层，直伸，不卷曲，类白色，边缘舌状花稍呈淡紫红色，管状花多位于中央，黄色，顶端五齿裂，体轻，质柔润，气清香，味甘，微苦。

2. 怀菊花 怀菊花花大瓣长，肥厚。花为白色或黄白色，间有浅红色或红棕色。花心细小，浅棕色，质松而柔软，气清香，味淡微苦。（图1-264 怀菊花）

3. 川菊花 川菊花同怀菊化，但花朵瘦小，色较暗。

4. 杭菊花 花呈压缩状，朵大瓣宽而疏，呈蝶形或扁球形，直径2.5～4cm，舌状花少，彼此粘连，黄白色；花心较大，黄色，气清香，味甘、微苦。（图1-265 杭菊花）

5. 祁菊花 祁菊花似亳菊花，但花朵较小。

6. 黄菊花 黄菊花似杭菊花，但为深黄色。

7. 贡菊花 贡菊花的花为扁圆形，中厚边薄，花蒂绿色，直径1.5～2.5cm，舌状花白色，斜外，上部反折，边缘稍内卷缩。花心小，淡黄色，质柔软，气清香，味甘、微苦。本品特点为白花、绿蒂、黄心、气清香。（图1-266 贡菊花）

8. 滁菊花 滁菊花为不规则扁球形或不规则球形。直径1.5～2.5cm，白色或灰白色，中心略呈黄色。舌状花瓣常向花心卷曲，香气浓，味甘，微苦。

9. 德菊花 德菊花似滁菊花，但朵小。

【品质】 各种菊花均以身干、花朵整齐、不散瓣、不变色、香气浓者为优。

【贮藏】 置阴凉干燥处，密闭保存，防霉，防蛀。

【性味与归经】 甘、苦，微寒。归肺、肝经。

【功能与主治】 散风清热，平肝明目。用于风热感冒，头痛眩晕，目赤肿痛，眼目昏花。

【附注】

1. 菊花今昔应用不同情况 菊花是一种常用药，但由于品种有异、产地不同、颜色不一和产地加工方法有别，故在疗效上有所差异。如白菊花（包括亳菊花、怀菊花、川菊花、祁菊花）因采用自然干燥方法，其气味未变，故散风清热、止痛力强；杭菊花、黄菊花、贡菊花、滁菊花因系蒸制或烘干，所以长于平肝，清热明目，宣散力较弱。如宋代《太平惠民和剂局方》中的"川芎茶调散"治疗感冒头痛用的是白菊花；清代《叶天士医案》治疗中风头晕、目眩等用的是黄菊花。

北京地区一向根据临床需要，按照处方要求，将白菊花、杭菊花、黄菊花、滁菊花分别入药。自20世纪60年代以后，有些生药学家认为菊花的来源不复杂，今后无论什么颜色、什么产地加工方法都统称"菊花"，处方中无论写什么菊花，有什么，给什么。这就造成了用药混乱，临床疗效不一，也致使患者先后购买的药物颜色差别较大，如白菊花与黄菊花，因而发生疑问，甚至造成不应有的矛盾。

2. 野菊花与菊花的区别 野菊花为菊科植物野菊 *Chrysan themum indicum* L. 的干燥头状

花序。野生低山石隙中，深秋、初冬二季花初开放时采收，晒干或蒸后晒干。全国许多地区有产，但主要产于河南、陕西、山西、甘肃、河北、东北等地。本品呈类球形，直径0.3～1cm，棕黄色。总苞由4～5层苞片组成，外层苞片卵形或条形，外表面中部呈灰绿色或浅棕色，通常被白毛，总苞基部有的残留花梗。舌状花一轮，黄色或棕黄色，有许多管状花，深黄色。体轻，气芳香。味苦、辛，微寒。具有清热解毒的功效。用于疔疮肿毒，目赤肿痛，头痛眩晕。常作为煎汤外洗药，与菊花分别入药。（图1-267 野菊花）

款 冬 花

【别名】款冬，冬花，款花。

【来源】本品为菊科植物款冬 *Tussilago farfara* L. 的干燥花蕾。

【历史】本品始载于《神农本草经》，列为中品。陶弘景曰：“第一出河北，其形如宿莼，未舒者佳，其腹里有丝…… 其冬月在冰下生，十二月、正月旦取之。”苏敬谓：“叶似葵而大，丛生，花出根下。”

【产地】主产于河南嵩县、卢氏，甘肃灵台、泾川、天水，山西兴县、临县、静乐，陕西榆林、神木，以及宁夏、内蒙古等地。以河南产量大，甘肃灵台、陕西榆林所产的质量最佳。栽培品主产于重庆、巫溪、城口、广元，陕西府谷、子长、镇巴、榆林，山西忻州、兴县、静乐，甘肃政和、康乐、渭源等地。

【生产概况】款冬花野生、栽培均有。野生环境多为山谷、河溪及渠沟畔沙地或林缘、土质疏松、腐殖质较丰富的微酸性沙质土壤。栽培方法分有性繁殖和无性繁殖。有性繁殖（种子繁殖）因生长时间过长，故采用无性繁殖（根茎繁殖）。其方法分春栽和冬栽两种。冬栽则结合收花时挖去根状茎，随挖随栽种。即将根状茎剪成长10～13cm小段，每段保留2～3芽苞，穴栽，覆土，镇压即可。春栽在长花时选取根茎就地埋于土中，贮藏，翌年栽种，方法同上。

【采收加工】于每年12月或早春解冻前花尚未出土时，从土内挖出花蕾，放通风处阴干，待半干时筛去泥土，去净花梗，再晾晒至全干。严防水洗、日晒和受冻，以免变黑。

【性状鉴别】本品头状花序呈长圆棒状。单生或2～3个基部连生，有3～4个连生者，俗称“连三朵”，以5个花朵着生一起的叫“佛手”。花序长1～2.5cm，直径0.5～1cm。上端较粗，下端渐细或带有短梗，外面被有许多鱼鳞状苞片。苞片外表面紫红色或淡红色，内表面密被白色絮状茸毛。体轻，撕开后可见白色茸毛。气香，味微苦而辛。（图1-268 款冬花）

【品质】以身干、无土、朵大饱满、色泽鲜艳紫红、无花梗者佳。

【规格等级】分为紫花、黄花两种，以紫花为优。规格分为两等，以朵大、色紫红、花梗短者为优。色淡红或发黄、外表紫黑者质次。木质带梗或已开花者不可药用。

一等：花蕾肥厚，个头均匀，色泽鲜艳。表面紫红色或粉红色，体轻，撕开可见絮毛茸。气微香，味微苦。黑头不超过3%，花柄不超过0.5cm，无开头、枝杆。

二等：个头较瘦小，不均匀，表面紫褐色或暗紫色，间有绿色白头。开头、黑头均不超过10%，花柄长不超过2cm。其余同一等。

【贮藏】置干燥处，防潮，防蛀、变色。

【性味与归经】辛、微苦，温。归肺经。

【功能与主治】润肺下气，止咳化痰。用于新久咳嗽，喘咳痰多，劳嗽咯血。

玫 瑰 花

【来源】本品为蔷薇科植物玫瑰 *Rosa rugosa* Thunb. 的干燥花蕾。

【历史】玫瑰花载于《本草纲目拾遗》。云："玫瑰花有紫、白两种……茎有刺，叶如月季而多锯齿，高者三四尺，其花色紫，入药用花瓣。"《群芳谱》载："玫瑰一名徘徊草，灌生，细叶，多刺，类蔷薇，茎短，花亦类蔷薇……此花之用最广，因甚香美，或作扇坠、香囊，或以糖霜同乌梅捣烂名玫瑰糖。"以上所述其形态特征与用途符合当今玫瑰花应用情况。

【产地】本品全国各地均有栽培，主产于浙江长兴、湖州，江苏无锡、江阴、苏州，山东平阴，北京妙峰山涧沟，河南商水县周口镇及浙江吴兴等地，且各地均有野生。野生品甘肃产量大。

【生产概况】玫瑰系温带植物，耐寒，耐旱，对土壤要求不严，在微碱性土地能生长，在富含腐殖质、排水良好的中性或微酸性土壤上生长和开花最好，最喜光，在蔽荫下生长不良，开花稀少，不耐积水，受涝则下部叶片黄落，萌蘖性很强，生长迅速。

【采收加工】春末夏初花将开放时分批采收，及时低温干燥。

【性状鉴别】本品略呈半球形或不规则团状，直径1～2.5cm。花托半球形，与花萼基部合生；萼片五个，披针形，黄绿色或棕绿色，被有细茸毛；花瓣多皱缩，展平后宽卵形，呈覆瓦状排列，紫红色，有的黄棕色；有许多雄蕊，黄褐色。体轻，质脆。气芳香浓郁，味微苦涩。（图1-269 玫瑰花）

【品质】以花色紫红鲜艳、朵大不散瓣、香气浓郁者为佳。

【贮藏】密闭，置阴凉干燥处。

【性味与归经】甘、微苦，温。归肝、脾经。

【功能与主治】行气解郁，和血止痛。用于肝胃气痛，食少呕恶，月经不调，跌仆伤痛。

【附注】

1. 本品与同科植物月季花极为相似，其主要区别点见下表：

表　玫瑰花与月季花的鉴别

鉴别点	玫瑰花	月季花
花托	近球形，基部钝圆	长壶形（半长圆形），基部渐尖
花萼	卵状披针形，裂片不反卷	卵形，裂片反卷
花梗	长2.5cm以上，被茸毛	长2.5cm以上，近无毛
雄蕊	明显长于花柱	均与花柱等长
气味	芳香浓郁	清香

2. 市场销售玫瑰花常有山刺玫、美丽蔷薇、钝叶蔷薇等混充，无论是花蕾还是初开花朵均无玫瑰花的浓郁香气，注意鉴别。

3. 玫瑰花除少数作药用外，大多用于提取香料、制作食品，并出口。

蒲　黄

【来源】　本品为香蒲科植物水烛香蒲 *Typha angustifolia* L. 、东方香蒲 *T. orientalis* Presl 或同属植物的干燥花粉。

【历史】　本品始载于《神农本草经》，列为上品。《名医别录》云："生河东池泽四月采。"《本草经集注》载："此即蒲厘花上黄粉也，伺其有梗拂取之，甚疗血。"

【产地】　主产于浙江、江苏、安徽、山东、湖南、湖北、广西、四川、贵州、云南等地。

【生产概况】　多野生浅水河流两岸、水旁、沼泽等地。

【采收加工】　本品宜6～7月初采收。如采收太早花不成熟色较浅；过晚则花粉扬散。而且产期时间较短，故必须按季节及时采收。其方法：采收蒲棒上部的黄色雄花序，晒干后搓碎，过细箩除去茸毛及杂质，筛下之细粉即为"净蒲黄"。若剪去雄花后，晒干，搓碎或碾碎则成为花粉、花药、花丝的混合物，即为"草蒲黄"。

【性状鉴别】

1. **净蒲黄**　净蒲黄系纯净的花粉，为黄色粉末，体轻，放入水中则漂浮水面，捻之有滑感，易附着于指上。气微，味淡。显微镜下观察，花粉粒类圆形或椭圆形，表面有网状雕纹。（图1-270蒲黄）

2. **草蒲黄**　草蒲黄系杂有花丝的花粉，多呈棕黄色絮状，手捻之易成团。

【品质】　以纯净、粉细、体轻、色鲜黄、滑腻感强者为佳。

【贮藏】　置密封容器中贮藏，防止尘土及其他异物落入。

【性味与归经】　甘，平。归肝、心包经。

【功能与主治】　止血，化瘀，通淋。用于吐血、咯血、崩漏，外伤出血，经闭痛经，脘腹刺痛，跌仆肿痛，血淋涩痛。

【注意事项】　孕妇慎用。

【附注】本品产量甚少，资源经常出现短缺现象，药材市场发现掺伪品种有如下几种：

1. 掺关黄柏细粉，但关黄柏细粉颜色较深而味苦。

2. 掺小米细粉，但颜色较淡而体较重。

3. 掺入做木器染料"地板黄"，这是忽视人命最不道德的行为。

西 红 花

【别名】藏红花，番红花。

【来源】本品为鸢尾科植物番红花 *Crocus sativus* L. 的干燥柱头。

【历史】西红花自唐代由印度传入我国，主要作药用。元代《饮膳正要》记载了两个医方，炙羊心治心气惊悸，郁结不乐；炙羊腰治腰腿疼痛都配伍有西红花。明代，《本草纲目》列入草部，名"番红花"。李时珍说："番红花出西番回回地面及天方国，即彼地红蓝花也。"他错将红花误认为番红花。

【产地】据说本品起源于希腊，后产于西班牙、意大利、德国、伊朗、日本及印度，以往多由印度经西藏进口，故称"藏红花"。自1979年我国从日本引进种茎在上海、浙江、江苏等地引种成功。主产于上海市宝山、崇明、南汇、上海（县），浙江建德，江苏吴兴、江阴、无锡、海门等地。以上海产量最大，约占全国总产量的90%。

【采收加工】西红花自球茎萌芽至开花约50天，10月下旬开始开花。花瓣微张开时，摘下雌蕊上部深红色部分，去花瓣及雄蕊。采花应及时，否则易出现瘪花。将采摘下的鲜花用电热干燥箱烘干。

【性状鉴别】本品呈线形，三个分支，长约3cm。暗红色，上部较宽而略扁，顶端边缘显不整齐的齿状，内侧有一短裂隙，下端有时残留一小段黄色花柱。体轻质松软，无油润光泽，干燥后质脆易断。气特异，微有刺激性，味微苦，入水则柱头膨胀，呈长喇叭状，散出橙黄色色素，染水呈黄色。（图1－271 西红花）

【品质】以柱头暗红色、花柱少、无杂质为佳。

【规格等级】西红花在20世纪80年代前均系进口，多由印度转入香港，由香港药商转销国内，北京地区主要由广晋通、广升远经营。规格分为两种：

1. 干红花 干红花又称生晒品。柱头弯曲呈细丝状，暗红色，质轻松，无光泽及油润感，北京地区销售的商品是"人头牌"，铁盒装，每盒重一镑。

2. 湿红花 湿红花又称加工品。柱头为弯曲的细丝状，红褐色，油润光泽。本品系将西红花添加辅料加工而成。过去进口的有象牌和美女牌等（均系铁盒装，每盒1镑）。北京地区习惯销售象牌红花。因其掺杂物复杂、质次，自20世纪70年代不再进口。

【贮藏】放置通风干燥处，避光，密闭保存。

【性味与归经】甘，平。归心、肝经。

【功能与主治】活血化瘀，凉血解毒，解郁安神。用于经闭癥瘕，产后瘀阻，温毒发斑，忧郁痞闷，惊悸发狂。

【注意事项】孕妇慎用。

【附注】西红花常见的伪品有如下几种：

1. 鸡牛牌西红花（又名：新式货）：系用印度西萌草茵染上胶汁制成。呈条状，具紫红色粗梗，干燥，无光泽，无芳香气。

2. 以莲须、黄花菜切丝染色而成，通体均呈红色，无黄色细丝。置水中浸泡呈片状或丝状，不成喇叭状，水被染成红色。

3. 将西红花之雄蕊染成红色掺入柱头中，或将提取过西红花苷的劣品复经染色而伪充。

4. 将菊科植物红花 Carthamus tinctorius L. 的花经加工伪充西红花。

辛 夷

【别名】木笔花，望春花。

【来源】本品为木兰科植物望春花 *Magnolia biondii* Pamp. 、玉兰 *Magnolia denudata* Desr. 或武当玉兰 *Magnolia sprengeri* Pamp. 的干燥花蕾。

【历史】辛夷始载于《神农本草经》，列为木部上品。《名医别录》云："生汉中（今陕西汉中）川谷，九月采实。"《本草经集注》谓："今出丹阳（今江苏南部）近道，形如桃子。"《新修本草》曰："其树大连合抱，高数仞，叶大于柿叶，所在皆有。"《蜀本草》进一步指出："树高数仞，叶似柿叶而狭长，正月、二月花似著毛小桃，色白而带紫，花落而元子，夏杪复著花，如小笔。又有一种三月花开，四月花落。"《本草衍义》云："辛夷有红紫二本，一本如桃花色者，一本紫者，今入药当用紫色者。"

综上所述，古代辛夷来源不止一种，但均为木兰科木兰属植物。其中生汉中，叶似柿叶而狭长，正月、二月开花，花色白带紫的与望春玉兰 *Magnolia biondii* Parhp 相符。《蜀本草》所说的另一种三月开花的品种，应为开花稍迟的武当玉兰 *M. sprengeri* Pamp。陶弘景所说出丹阳一带的当为分布于江南的玉兰 *M. denudata* Desr。

【产地】望春花主产于河南南召县、嵩县、卢氏，湖北南漳、宜昌、巴东、五峰、鹤峰，陕西、甘肃也产。玉兰主产于安徽安庆、桐城、怀宁，称"安春花"。此外，浙江淳安、江西也产。武当玉兰主产于四川的北川、江油，陕西甾坝、安康等地。

【生产概况】多为栽培，喜温暖湿润气候，较耐寒、耐旱，忌积水。幼苗怕强光和干旱。以选阳光充足、肥沃、微酸性的沙质土壤栽培为宜。用种子、嫁接和扦插繁殖，亦可用压条繁殖。

【采收加工】每年 1~3 月，并花梗处剪下未开放的花蕾，白天置阳光下曝晒，晚上堆成垛发汗，使里外干湿一致。晒至五成干时，堆放 1~2 日，再晒至全干。如遇雨天，可烘干。

【性状鉴别】

1. 望春花 本品呈长卵形，似毛笔头，长 1.2~2.5cm，直径 0.8~1.5cm。基部常具短梗，长约5mm，梗上有类白色点状皮孔。苞片2~3层，每层两片，两层苞片间有小鳞芽，苞片外表面密被灰白色或灰绿色茸毛，内表面类棕色，无毛。花被片九片，类棕色。外轮花被片三片，条形，约为内两轮长的1/4，呈萼片状。内两轮花被片六片，每轮三片，轮状排列。有许多雄蕊和雌蕊，螺旋状排列。体轻，质脆。气芳香，味辛凉而稍苦。

2. 玉兰 玉兰长 1.5~3cm，直径 1~1.5cm。基部枝梗较粗壮，皮孔浅棕色。苞片外表面密被灰白色或灰绿色茸毛。花被片九片，内外轮同形。

3. 武当玉兰 武当玉兰长 2~4cm，直径 1~2cm。基部枝梗粗壮，皮孔红棕色。苞片外表面密被淡黄色或淡黄绿色茸毛，有的最外层苞片茸毛已脱落而呈黑褐色。花被片 1~1.2cm，内外轮无显著差异。（图 1-272 辛夷）

【品质】 以花蕾大、未开放、色黄绿、无枝梗杂质者为佳。

【规格等级】 按产地分为会春花（主产于河南）、安春花（主产于安徽）和杜春花（产出于浙江）。按大小分为两等。按来源分为望春花、玉兰、武当玉兰。习惯认为河南的会春花质最佳。

【贮藏】 放置阴凉干燥处。

【性味与归经】 辛，温。归肺、胃经。

【功能与主治】 散风寒，通鼻窍。用于风寒头痛，鼻塞鼻渊，鼻流浊涕。

月 季 花

【别名】 月月红。

【来源】 本品为蔷薇科植物月季 *Rosa chinensis* Jacq. 的干燥花。

【历史】 本品始载于《本草纲目》。云："处处人家多栽插之，亦蔷薇类也。青茎长蔓硬刺，叶小于蔷薇，而花深红，千叶厚瓣，逐月开放，不结子也。"考其图文，与本品一致。

【产地】 全国各地均有栽培。但主产于江苏苏州、南京、无锡，湖北襄阳，山东长清、历城、菏泽，河北沧州、保定，天津，北京丰台；其他地区亦产，以江苏产量大，质量亦佳。

【生产概况】 本品为矮小直立灌木。月季适应性强，耐寒，耐旱，耐修剪，对土壤要求不严格，以肥沃深厚、排水良好为宜。喜光，但对强烈阳光照射花蕾发育不利。栽培方法：常用扦插繁殖。花期4~9月，花的颜色很多，如紫红色，或淡紫红色、粉色、黄色、白色等。作为药用必须用紫红色或淡紫红色。

【采收加工】 夏、秋季节采摘微开花的花朵，晾干或微火烘干。

【**性状鉴别**】本品呈类球形，直径 1.5 ~ 2.5cm，花托呈长圆形，基部渐尖，与花萼基部合生。萼片五片，暗绿色、卵形。花瓣紫红色至淡紫红色，覆瓦状排列。雄蕊多，黄色，与花柱近等长。体轻，质脆。气清香，微苦。（图 1 - 273 月季花；图 1 - 274 月季花鲜花）

【**品质**】以身干、完整、色紫红、未开放的花苞、气清香者为佳。

【**贮藏**】置阴凉干燥处，防压，防蛀。

【**性味与归经**】甘，温。归肝经。

【**功能与主治**】活血调经。用于月经不调，痛经闭经。

【**附注**】本品与玫瑰花形状类似，区别点见玫瑰花项下。

6. 果实种子类

巴 豆

【别名】江子。

【来源】本品为大戟科植物巴豆 *Croton tiglium* L. 的干燥成熟果实，分为巴豆与巴米两种，带壳者称"巴豆"，去壳者称"巴米"。本品有毒，故应用时注意依法加工炮制。

【历史】本品始载于《神农本草经》，列为下品。李时珍谓："此物出巴蜀，而形如菽豆，故以名之。"《本草图经》载："木高一、二丈，叶如樱桃而厚大，初生青，后渐黄赤，至十二月叶渐凋，二月复渐生，至四月旧叶落尽新叶齐生，即花发成穗，微黄色，五、六月结实，作房生青，至八月熟而黄，类白豆蔻，渐渐自落收之。一房有三瓣，一瓣有实一粒，一房共实三粒也。"以上记述与今用之巴豆的原植物一致。

【产地】本品主产于四川宜宾专区的长宁、江安、兴文；泸州地区的合江；重庆的江津、万州、铜梁等地，其他云南、广东、广西、福建等省亦有少量出产。以四川产量大，质量优，行销全国并出口。

【生产概况】巴豆为常绿小乔木。野生于山谷、林缘、溪旁、丘陵或密林中，多为家种。本品喜温暖湿润的气候，不耐寒，怕霜冻。因此，在四川省多栽培于南部各地区和重庆地区，北部和海拔较高山地很少见。

【采收加工】当种子成熟尚未开裂时，摘下果实后阴干或堆集在一起，经 2~3 日，使其发汗变色后晒干，即为巴豆。用木板或其他工具敲开果壳，簸净杂质，收集种子即为巴米。

【性状鉴别】果实呈椭圆形或卵圆形，具三棱。长 1.8~2.2cm，直径 1.4~2cm。表面灰黄色，粗糙，具纵棱 6 条，顶端平截，基部有果柄痕。破开果皮，有三室，每室内含种子 1 粒。种子呈略扁椭圆形，长 1~1.5cm，宽 0.6~0.9cm，厚 0.3~0.6cm。表面棕色或灰棕色，有微凸起的纵纹，一端有小点状的种脐及种脊或脱落的痕迹。另端有微凹的合点，合点与种阜间有纵直隆起的种脊；外种皮薄，硬而脆，剥去后可见一层薄膜状白色内种皮；胚乳黄白色，油质，中央有非常薄的子叶两片。无臭，味辛辣。（图 1-275 巴豆）

【品质】以粒饱满、胚乳黄白色、不泛油者为佳。

【贮藏】置阴凉干燥处，防生虫、泛油。

【性味与归经】辛，热；有大毒。归胃、大肠经。

【功能与主治】巴豆霜峻下积滞，逐水消肿，豁痰利咽。用于寒积便秘，乳食停滞，下腹水肿，二便不通，喉风喉痹。

【注意事项】孕妇禁用；不宜与牵牛子同用。

【附注】巴豆的种子和种仁均不能直接内服，均必须按制霜法制霜，使脂肪油含量经精密测定为 18.0% ~ 20.0% 时方可应用。且多入丸散用。

白扁豆（附　扁豆衣、扁豆花）

【别名】净扁豆，扁豆，扁豆仁。

【来源】本品为豆科植物扁豆 *Dolichos lablab* L. 白色的干燥成熟种子。

【历史】本品始载于《名医别录》，原名藊豆，列为中品。苏颂云："人家多种于篱垣间，蔓延而上，大叶细花，花有紫白二色，荚生花下。其实亦有黑白二种，白者温而黑者小冷，入药当用白者。"《本草纲目》将藊名列入谷部菽豆类。李时珍云："……或如猪耳，刀镰，种种不同，皆累累成枝。""子有黑白赤斑四色，一种荚硬不堪食。唯豆子粗圆而色白者可入药。"《植物名实图考》亦载："白扁豆入药用，余皆供蔬。"据上所述，可知现今入药的白扁豆与古时记载相符。

【产地】白扁豆来源于栽培品，全国大许多地区均有出产。主产于安徽合肥、阜阳、临泉、太和、亳州、六安，陕西大荔、潼关、华县，湖南临湘、湘乡，河南商丘、开封、宁陵，浙江湖州、平湖、吴兴、建德，山西榆次、长治等地。

【生产概况】本品均为栽培。多种菜园篱笆下，用种子繁殖。喜温暖湿润气候，喜肥，排水良好土地为宜。

【采收加工】秋冬二季采收成熟果实，晒干，取种子，再晒至全干即可。

【性状鉴别】呈扁椭圆形或扁卵圆形，长 0.8 ~ 1.3cm，宽 0.6 ~ 0.9cm，厚约 7mm。表面淡黄白色或淡黄色，平滑，略有光泽，一侧边缘有隆起的白色半月形种阜。质坚硬，种皮薄而脆，子叶两片，肥厚，黄白色。气微，味淡，嚼之有豆腥气。（图 1 - 276 白扁豆）

【品质】以身干、粒大、饱满、色白者为佳。以浙江湖州产者洁白光亮，质量最好，以安徽产量最大。

【贮藏】置通风干燥处，防蛀。

【性味与归经】甘，微温。归脾、胃经。

【功能与主治】健脾化湿，和中消暑。用于脾胃虚弱，食欲不振，大便溏泄。

【附注】

1. 扁豆有黑、白、红、褐等颜色，入药专用白扁豆。黑色的古名"鹊豆"，其性凉，不供药用，多在豆荚幼嫩时，作蔬菜食用。

2. 扁豆衣（皮）即白扁豆干燥种皮。完整的呈囊状，破碎呈卷缩薄片状，厚约1mm。表面光滑，黄白色，功能：健脾化湿。用于治疗腹泻，痢疾，脚气，水肿。（图1－277 扁豆衣）

3. 扁豆花为白扁豆干燥花蕾及花朵。本品呈三角形，略弯曲，似虾皮。黄白色，下部钟状花萼。萼齿五个，灰绿色，被茸毛，气微香，味淡微酸。具有健脾和胃、清暑化湿功效。用于治疗痢疾、泄泻、赤白带下等症。（图1－278 扁豆花）

4. 近年来，药材市场发现一种扁豆个较大，稍扁，据说由缅甸边贸输进的，不知来源是否正确。

柏子仁（附　侧柏叶）

【来源】本品为柏科植物侧柏 *Platycladus orientalis*（L.）Franco 的干燥成熟种仁。

【历史】本品始于载于《神农本草经》，列为上品，原名"柏实"。《名医别录》谓："生太山（即今山东泰山）山谷。"《本草图经》云："柏实生泰山山谷，今处处有之，而乾州（今陕西境内）者最佳，三月开花，九月结子，候成熟收采，蒸曝干，春捣取熟子用。"所述即为本品。又云："柏实，其叶名侧柏，密州出者尤佳。虽与他柏相类，而其叶皆侧向而生，功效殊别。"《本草纲目》引陆佃《埤雅》云："柏有数种，入药唯取叶扁而侧生者，故曰侧柏。"又说："柏叶松身者，桧也。其叶尖硬，亦谓之木舌。今人名圆柏，以别侧柏。"

【产地】柏子仁分布极广，黄河流域广为栽培。主要分布长江以北各省、市、自治区（东北、新疆较少），主产于山东安丘、淄川、费县、邹县、菏泽、济宁；河南淅川、南阳、信阳、卢氏、灵宝、淇县；江苏盱眙、泗洪、新沂；河北平山、迁安、唐县、武安、承德；山西交城、原平、吉县；陕西洋县、旬阳、蓝田等地。

【生产概况】柏树为常绿乔木。侧柏为温带树种，能适应干冷及温暖气候。对土壤适应性很强，在深厚、湿润肥沃的土壤中生长良好，在干燥贫瘠的山地也能生长，但生长缓慢。常栽种于庙宇、公园及庭院。植株寿命可达千年以上。一般5～6年开始开花结果。

【采收加工】侧柏的种子在我国北方约于9月下旬开始成熟。可于种子成熟但球果未开裂前采摘，将球果晒至全干，开裂，除去果壳，收集种子，也可在初冬拣拾、扫取成熟后落在地上的球果及种子，筛簸挑拣果壳杂质，收集种子。将收集的种子簸净、水漂除去空瘪者，充分晒干，用石碾或破碎机碾去种壳（外种皮），用水漂去种壳，将仁捞出晒干，再进行扬簸干净即可。

【性状鉴别】种仁呈卵形，长4～7mm，直径1.5～3mm。表面黄白色至淡黄棕色。外有膜质种皮，顶端尖，有棕色小点，基部钝圆。质较油润，含大量油质，断面黄白色。气微，味甘香。（图1－279 柏子仁）

【品质】以粒饱满、油性大、不浸油、无杂质者为佳。

【贮藏】置阴凉干燥处。遇高热则泛油、变色，受潮则生虫、变质。宜装入坛、罐贮存。

【性味与归经】甘，平。归心、肾、大肠经。

【功能与主治】养心安神，止汗润肠。用于虚烦失眠，心悸怔忡，阴虚盗汗，肠燥便秘。

【附注】

侧柏叶为柏科植物侧柏 *Platycladus orientalis*（L.）Franco 的干燥枝梢及叶。本品始载于《名医别录》。历史上就为止血药。陶弘景云："主治吐血、衄血、血痢、崩中、赤白……"

侧柏叶枝梢中轴呈圆柱形，多分支，小枝扁平。叶细小鳞片状，交互对生，贴伏于枝上，深绿色或黄绿色，先端钝圆。质脆，易折断，断面黄白色。气清香，味苦、涩、微辛。

品质以枝嫩、色深绿者为佳。置干燥通风处贮藏。性苦、涩，寒。归肺、肝、脾经。功能：凉血止血，生发乌发。用于吐血衄血，咯血便血，崩漏下血，血热脱发，须发早白。

槟榔（附　大腹皮、枣槟榔）

【别名】大腹子。

【来源】本品为棕榈科植物槟榔 *Areca catechu* L. 的干燥成熟种子。

【历史】槟榔在《名医别录》列入中品，谓："疗寸白，生南海。"《本草纲目》载："槟榔树初生若笋竿积硬，引茎直上，茎干颇似桃榔、椰子而有节，旁无枝柯，条从心生。端顶有叶如甘蕉，条派开破，风至则如羽扇扫天之状。三月叶中肿起一房，因自拆裂，出穗凡数百颗，大如桃李，又生刺重累于下，以护其实。五月成熟，剥去其皮，煮其肉而干之，皮皆筋丝，与大腹皮同也。"以上本草所述之特征，均与今之槟榔原植物相符。

【产地】槟榔商品野生、栽培品均有，大部分来源于进口。槟榔国内主要分布于海南、广东、广西、台湾、福建，主产于海南琼海、万宁、屯昌、琼中、陵水、保亭、三亚等地。进口商品主要来自菲律宾、印度、印度尼西亚、缅甸、斯里兰卡、越南、泰国、柬埔寨等国。

【生产概况】喜高温湿润气候，耐肥，不耐寒。以土层深厚、有机质丰富的沙质土壤栽培为宜。

【采收加工】槟榔多于3~6月份果实呈黄色时采收，有的日晒数日后，捣破果皮取出种子晒干，有的则烘焙后捣破果皮取出种子晒干。

【性状鉴别】槟榔种子近圆锥形，高1.5~3.5cm，底部直径1.5~3cm。表面淡黄棕色或红棕色，有颜色较浅的网状沟纹，偶附有银白色内果皮斑片或中果皮纤维，底部中心有一圆形凹窝（珠孔），其旁有一新月形或三角形浅色疤痕（种脐）。质极坚硬，不易破碎。剖面可见大理石样花纹，系红棕色种皮向内伸入与乳白色的胚乳交错而成；纵剖面珠孔部位内侧有空隙，藏有细小干缩的胚。气微，味涩、微苦。（图1-280槟榔；图1-281槟榔断面特征）

进口槟榔多称为"大白槟"，以个大形圆、质坚、断面大理石样纹理明显清晰为上品。

有人认为进口槟榔以马来半岛及印度尼西亚所产较佳，菲律宾、柬埔寨等地所产则近似国产。

国产槟榔被称为"尖槟"，其形较长似鸡心，质地较进口优质品松，时有枯心者，横切面大理石样纹理亦不及进口者。

【品质】槟榔以个大而圆整、体重、质坚实、不枯心、断面大理石样纹理明显清晰者为佳。

【规格等级】新中国成立前进口槟榔经香港药商挑选，个大形圆坚实者称"大白"，略小者称"二白"，残损破碎者称"损白"，形如鸡心者称"鸡心槟"，比鸡心槟个小者称"四京子"。现分两等。

一等：干货，每公斤160个以内，无枯心、破碎、杂质、虫蛀、霉变。

二等：干货，每公斤160个以上，间有破碎、枯心，但不超过5％，轻度虫蛀不超过3％。无杂质、霉变。

【贮藏】置通风干燥处，防蛀。

【性味与归经】苦、辛，温。归胃、大肠经。

【功能与主治】消积驱虫，降气行水。用于食积腹痛，泻痢后重，绦虫病，蛔虫病，疟疾，水肿胀满，脚气肿痛。

【附注】

1. 大腹皮　本品为棕榈科植物槟榔 *Areca catechu* L. 的干燥成熟果皮。果皮对半纵剖呈椭圆形瓢状，长5～7cm，宽约3cm。外果皮表面灰黄色，有棕色斑点及纵裂纹；内果皮凹陷呈心脏形，黄棕色，平滑坚硬；中果皮纤维性。已捣松的全体大多松散，纤维呈淡黄色棕毛状。体轻，质柔韧，易纵向撕裂。气微，味微涩。性味辛，性微温。归脾、胃、大肠、小肠经。功能：下气宽中，行水消肿。主治胸腹胀闷，水肿脚气，小便不利。（图1-282大腹皮）

2. 枣槟榔　北京地区在新中国成立前中药店曾经营一种"枣槟粮"，本品多系用形如枣核状的嫩槟榔打碎如黄豆粒大，再用调味料煎液浸透晾干即可。百姓购后入口哈之，具有健胃消食之效。现已失传。

补 骨 脂

【别名】破故纸，故纸，破纸子。

【来源】本品为豆科植物补骨脂 *Psoralea corylifolia* L. 的干燥成熟果实。

【历史】补骨脂始载于《开宝本草》。李时珍谓："补骨脂言其功也……"苏颂谓："补骨脂生广南诸州及波斯国，今岭外山坂间多有之，不及番舶者佳。茎高三四尺，叶似薄荷，花微紫色，实如麻子，圆扁而黑，九月采。"

【产地】补骨脂多来源于栽培品，主要分布于四川、河南、陕西、安徽、江苏等地。主产于重庆江津、合川；四川金堂、广元、灌县；河南商丘、新乡、博爱、沁阳、信阳；陕西兴平；安徽阜阳、六安等地。以河南及四川所产质量最佳。

【采收加工】秋季果实成熟时采收果序，晒干，搓出果实，除去杂质。

【性状鉴别】呈肾形略扁，长 3～5mm，宽 2～4mm，厚约 1.5mm，表面黑色或黑褐色，有微细的网状皱纹，顶端圆钝，有一小突起。质坚硬。种子一枚，子叶两片，黄白色，有油性。微有香气，味辛，微苦。（图 1－283 补骨脂）

【品质】以身干、粒大、饱满、色黑者为佳。

【贮藏】置通风干燥处，防霉。

【性味与归经】辛、苦，温。归肾、脾经。

【功能与主治】温肾助阳，纳气止泻。用于阳痿遗精，遗尿尿频，腰膝冷痛，肾虚作喘，五更泄泻；外用治白癜风，斑秃。

苍耳子

【别名】苍耳。

【来源】本品为菊科植物 *Xanthium sibiricum* Patr. 苍耳的干燥成熟带总苞的果实。

【历史】本品始载于《神农本草经》，原名菜耳实，列为中品。《救荒本草》云："苍耳叶青白，类黏糊菜叶。秋间结实，比桑椹短小而多刺。"从《政和本草》、《本草纲目》所附原植物图来看，均与现今所用苍耳特征相符。

【产地】苍耳子来源于野生。在全国各地均有产，以长江以北各地为多。

【生产概况】本品为一年生草本植物，野生于平原、丘陵、低山、荒坡、路边、田边等处，广泛分布全国各地。

【采收加工】秋季果实成熟时采收，干燥，除去梗、叶等杂质。

【性状鉴别】本品呈纺锤形或卵圆形，两端尖，长 1～1.5cm，直径 4～7mm。表面黄棕色或黄绿色，密生硬钩刺，刺长 1～1.5mm。顶端有两枚较粗的刺，多合并，基部有果柄痕，质坚体轻。横切面中央有纵隔膜，两室，各有一枚瘦果。瘦果扁纺锤形，顶端有一凸起的柱头，果皮薄，灰黑色，具纵纹。种皮膜质，浅灰色，子叶两片，有油性。气微，味微苦。（图 1－284 苍耳子）

【品质】以粒大、饱满、黄绿色者为佳。

【贮藏】置通风干燥处，防鼠，防蛀。

【性味与归经】辛、苦，温；有毒。归肺经。

【功能与主治】散风湿，通鼻窍。用于风寒头痛，鼻渊流涕，风疹瘙痒，湿痹拘挛。

【附注】现市场发现有以同科植物东北苍耳 *Xanthium mongolicum* Kitag 带总苞的果实充当苍耳子药用的。其果实较大，长 1.5～3cm。直径 0.7～1.2cm。总苞棕褐色或黑褐色，密生钩刺，长2~3.5cm，顶端有两枚较粗的刺，分离。基部增粗，有果柄痕，与苍耳子明显不同，应注意鉴别。

草豆蔻

【别名】草蔻。

【来源】本品为姜科植物草豆蔻 *Alpinia katsumadai* Hayata 的干燥近成熟种子。

【历史】本品始载于《名医别录》。云："豆蔻即草豆蔻也，生南海，今岭南皆有之。苗似芦，叶似山姜、杜若辈，根似高良姜，花作穗，嫩叶卷之而生。初如芙蓉，穗头深红色，叶渐展，花渐出，而色渐淡，亦有黄白色者，南人多采以当果实。"所述可能是今之草豆蔻。在古代本草中豆蔻与草豆蔻常混淆，但豆蔻自古进口，草豆蔻多系国产，各本草记载无误。

【产地】主产于广东，海南万宁、陵水、崖县、文昌、屯昌、儋县、澄迈，云南临沧、墨江及广西玉林、钦州等地。

【生产概况】栽培、野生均有，为阴性植物，喜温暖阴湿，怕旱，不耐强烈日光直射，耐轻霜，以年平均温度18℃~22℃、年降雨量1800~2300mm为宜。草豆蔻对土壤的要求不严，一般腐殖质丰富和质地疏松的微酸性土壤最适合其生长。

草豆蔻的繁殖分为种子繁殖与分株繁殖。①种子繁殖：选择生长健壮且高产的植株丛作为采种母株，待果实充分成熟时采摘饱满且无病虫害的果实作种，宜随采随播。播种前先将果皮剥去，洗净果肉，用清水浸种10~12小时，然后用粗沙与种子充分搓擦，以擦掉假种皮；或用30%的草木灰与种子团拌和，将种子搓散，除去表面胶质层。种子可晾干保存至次年春季播种。②分株繁殖：选取1年生健壮母株，在春季新芽萌发而尚未出土之前，将根茎截成长7~8cm的小段，每段应有3个芽点。截取的芽根栽于苗圃中，待新芽出土后定植。

【采收加工】于7~8月果将熟时采收，晒成7~8成干，剥去果皮，再晒干至足干。或将鲜果用沸水煮一下，晒至半干，再剥去果皮晒至足干。海南某些地区将鲜果煮透（煮2~3小时），再剥去果皮晒干。此法加工的种子团结实，不易松散，但气味较差。

【性状鉴别】蒴果长圆形，两端稍尖，长1.5~2cm，直径1~1.5cm，表面棕红色，有纵向深沟纹。果皮易裂开，果实三室，内有类球形的种子团，直径0.5~2.7cm。表面灰褐色，中间有黄白色的隔膜，将种子团分成三瓣，每瓣有种子25~90粒，粘连紧密，种子团略光滑。

种子为卵圆状多面体，长3~5mm，直径约3mm，外被淡棕色膜质假种皮，种脊为一条纵沟，一端有种脐，质硬。将种子沿种脊纵剖两瓣，纵断面观呈斜心形，种皮沿种脊向内伸入部分约占整个表面积的1/2；胚乳灰白色。气香，味辛、微苦。（图1-285 草豆蔻种子团）

【品质】以个圆、均匀、整齐、质坚实、无散碎、饱满、香气浓者为佳。

【规格等级】商品草豆蔻一般均为筒装，习惯认为产于海南万宁者为佳。

【**贮藏**】放置阴凉干燥处。

【**性味与归经**】辛，温。归脾、胃经。

【**功能与主治**】燥湿健脾，温胃止呕。用于寒湿内阻，脘腹胀满冷痛，嗳气呕逆，不思饮食。

【**附注**】云南草蔻是本种的变种光叶云南草蔻，分布于广东、广西、云南。本品果实较小，卵圆形。商品称"小草蔻"，与草豆蔻同等入药。其种子较小，有的药商常与砂仁掺杂，伪充砂仁销售，但其种脊有条纵沟，气味淡。注意与砂仁区分。

草 果

【**别名**】草果仁，草果子。

【**来源**】本品为姜科植物草果 *Amomum tsao – ko* Crevost et Lemaire 的干燥成熟果实。

【**历史**】始载于《本草品汇精要》。其云："草果生广南及海南。形如橄榄，其皮薄，其色紫，其仁如缩砂仁而大。又云南出者，名云南草果，其形差小耳。"《本草汇言》曰："生闽广，长大如荔枝，其皮黑厚有直纹，内有大粒成团。"上述所载形态特征与现代草果相符。李时珍曰："滇、广所产草果，长大如诃子。其皮黑厚而棱密，其子粗而辛臭，正如斑蝥之气，彼人皆用笔茶及作食料，恒用之物。"此说如是，草果气味确实不好闻，俗称"臭草果"。再者，草果在少数民族生活中多作肉食佐料。

【**产地**】主产于云南西畴、马关、文山、屏边、麻栗坡，广西的靖西、睦边和贵州的罗甸等地。近年来，也有越南、老挝边贸输入部分商品。

【**生产概况**】多为栽培，少数野生，不耐强烈日光，喜生有树木的蔽荫环境。凡腐殖质多、质地疏松的沃土生长较好。

繁殖方法为用地下茎或播种法繁殖。在春季新芽已萌但尚未出土前将带芽之根茎截断分株栽植。播种繁殖是将成熟之果实采下晒干，贮藏过冬，至二、三月间将种子直接点播于山地；也可先育成苗，后移植。

【**采收加工**】8～9月果熟时摘取果实，晒干。过晚则果实开裂，种子散出影响药材质量。

【**性状鉴别**】本品呈长椭圆形，具三钝棱，长2～4cm，直径1～2.5cm。表面灰棕色至红棕色，具纵沟及棱线，顶端有圆形突起的柱基，基部有果梗或果梗痕。果皮质坚韧，易纵向撕裂。剥去外皮，中间有黄棕色隔膜，将种子团分成三瓣，每瓣有种子8～11粒。种子呈圆锥状多面体，直径约5mm；表面红棕色，外被灰白色膜质的假种皮，种脊为一条纵沟，尖端有凹状的种脐；质硬，胚乳灰白色。有特异香气，味辛、微苦。（图1–286 草果）

【**品质**】以个大、颗粒饱满、色红棕、香气浓者为佳。

【**贮藏**】放置阴凉干燥处，防潮。

【性味与归经】辛，温。归脾、胃经。

【功能与主治】燥湿温中，除痰截疟。用于寒湿内阻，脘腹胀痛，痞满呕吐，疟疾寒热。

车前子（附 车前草）

【别名】车轮菜子。

【来源】本品为车前科植物车前 *Plantago asiatica* L. 或平车前 *Plantago depressa* Willd. 的干燥成熟种子。前者商品称为"大粒车前子"，后者称为"小粒车前子"。

【历史】车前子在《神农本草经》列为上品。《本草图经》载："车前子生真定平泽（今河北省正定县）丘陵道路中，今江湖、淮甸、近京北地处处有之。春初生苗，叶布地如匙面，累年者长及尺余。中抽数茎，作长穗如鼠尾。花基细密，青色微赤。结实如葶苈，赤黑色，五月五日采，阴干。今人五月采苗，七月、八月采实。人家园圃中或种之，蜀中（四川）尤尚。"以上本草描述符合现今用的车前子。

【产地】大粒车前子既有野生又有栽培，主产于江西新干、吉水、吉安、泰和、樟树等，以新干产量最大。此外，江西、河南，东北、华北、西南及华东等地亦产，多为野生。

小粒车前子多为野生，主产于河北、辽宁、山西、四川等地。此外，黑龙江、内蒙古、吉林、青海、山东等地亦产。

【生产概况】喜温暖湿润气候，较耐寒，山区、丘陵、平原均可生长。对土壤要求不严，一般土地、田边地脚均可栽种，但以较肥沃、湿润的夹沙土生长较好。

用种子繁殖，直播或育苗移栽法。6~10月陆续采集成熟种子。春季直播，3~4月进行。育苗移栽在9~10月进行秋播，来年2~3月进行移栽。

【采收加工】多于8~9月间果实成熟时，割取果穗，晒干，搓出种子，除去杂质即可。

【性状鉴别】

1. 大粒车前 种子呈长圆形稍扁，或类三角形，边缘较薄，长1.05~2 mm，宽0.65~1.20mm。表面棕黑色至棕色，略粗糙不平。放大镜下可见背面微隆起，腹面略平坦，中央或一端有灰白色（或黑色）凹陷的点状种脐。切面可见乳白色的胚乳及胚。种子放水中，皮外有黏液释出覆盖种子。气微，嚼之稍有黏性。（图1-287 大粒车前子）

2. 小粒车前 大叶车前的种子呈类三角形或斜方形，少数卵圆形，粒小，长0.88~1.36mm，宽0.55~0.90mm。表面棕色或棕褐色，腹面隆起较高，脐点白色，多位于腹面起部的中央或一端。（图1-288 小粒车前子）

【品质】车前子以籽粒饱满、个大、质坚硬、色黑棕有光泽、种脐明显者为佳。

【贮藏】置通风干燥处，防蛀。

【性味与归经】味甘，性寒。归肝、肾、肺、小肠经。

【功能与主治】清热利尿，清肝明目，止咳化痰。用于淋病癃闭，暑湿泄泻，目赤肿痛，视物昏花，痰多咳嗽。

【附注】车前草。

车前草别名车轱辘菜。本品为车前科植物车前 *Plantago depressa* Willd. 或平车前 *Plantago asiatica* L. 的干燥全草。全国大部分地区均产。

采收时将全株连根拔出，洗净泥土，晒干即可，或在鲜时切成 1～2cm 长的小段后晒干。

性状鉴别

（1）车前：根丛生，须状。叶基生，叶片皱缩，灰绿色，展平后呈卵状椭圆形或宽卵形，长 4～13cm，宽 4～8cm，有近平行弧形主脉 5～7 条。先端钝圆或短尖，基部宽楔形，全缘或有不规则波状浅齿。叶柄与叶片近等长，基部略扩大。穗状花序数个，占花茎上端 1/3～1/2 处。蒴果盖裂，萼宿存。气微香，味微苦。

（2）平车前：主根为圆柱形，直而长。叶片较窄，呈长椭圆形或椭圆状披针形，长 4～14cm，宽 2～4cm。

品质以身干、绿色、无杂草、无泥土者为佳。性寒、味甘。归肝、肾、膀胱经。功效：清热利尿，凉血解毒。主治热陷膀胱，小便不利，淋浊带下，暑湿泻痢，衄血尿血，肝热目赤，咽喉肿痛，痈肿疮毒。

陈皮（附　青皮、橘络、橘核、橘叶、橘白）

【别名】橘皮。

【来源】陈皮又分为广陈皮和陈皮两类，两者均来源于芸香科植物橘 *Citrus reticulata* Blanco 及其栽培变种的成熟果皮（广陈皮为变种的茶枝柑果皮）。以广陈皮品质为优。

【历史】陈皮始载于《神农本草经》，原名"橘柚"，又名"橘皮"。两晋时代《名医别录》云："橘柚生江南及山南山谷。"宋代《本草图经》云："今江浙、荆襄、湖岭皆有之。"明代《本草品汇精要》云："道地广东。"陈仁山《药物出产辨》云："产广东新会为最。"

【产地】

1. 广陈皮　主产于广东的新会、江门（冈州）及四会等地。以新会产量大，质优；江门产品又称"冈州皮"，品质较逊；四会产量最少。新中国成立前均在新会集散。当时经营者为了开创本品的优质名牌曾有刘财兴、林恒利、伍合兴三牌最为著名。

2. 陈皮　主产于重庆江津、綦江、合川、永川、涪陵、江北、南川、长寿等地，称"川陈皮"；福橘主产于福建的闽侯、闽清、福清、永泰等地，称"建陈皮"。

【采收加工】茶枝柑产量甚少，果皮比果瓤贵。新中国成立前，在果摊上，小贩卖瓤不卖皮，将皮当时收回。有药材经营部门登门收购，其将果实用小刀剖成 3～4 瓣（以不伤果肉为准），果柄处连接，裂片较陈皮为大而厚，长 6~9cm，中部宽 5~8cm，厚 1~1.5cm。此为陈皮中之珍品。

本品饮片加工方法为，洗净，润软，剪块或掰块。当时广陈皮的价格比一般陈皮高 5~7 倍。主销全国各大城市著名药店，如北京的同仁堂、鹤年堂、同济堂、永安堂；杭州的湖庆余堂；上海的童涵春；天津的达仁堂；汉口的叶开泰等。并且大量出口。广陈皮产地范围很小，产量有限，近年来市场已很难寻到。

【性状鉴别】

1. 广陈皮 呈不规则片状，外表面紫红色或深红色，有皱纹，稍粗糙，有密集大而深陷的凹形油室，俗称"大棕眼"；内表面白色，略呈海绵状，附有少量黄白色筋络状的维管束（橘络），质地柔软，较油润，手握之可并拢一起，撒手后自然逐渐伸开，皮薄者质较脆。气香浓郁，味微甘、辛而不苦。（图 1-289 广陈皮）

2. 陈皮 为不规则的 3~4 个裂片，基部相连，有的呈不规则单个片状，皮层较薄，厚约 1mm。外表面深红色或橙红色，较鲜艳。有排列紧密的凹下的小油室；内表面淡黄白色，常带有线形易剥离的维管束（橘络）和薄膜残留，质脆易碎。气香不浊，味辛、微苦。（图 1-290 陈皮）

【品质】 广陈皮以外表面紫红色或深红色、"大棕眼"明显、对光视之半透明、香气浓郁者为佳。陈皮以外表面深红色鲜艳，气香者为佳。

【性味与归经】 苦、辛，温。归肺、脾经。

【功效与主治】 理气健脾，燥湿化痰。用于胸脘胀满，食少吐泻，咳嗽痰多。

【附注】

1. 青皮 青皮是一种常用药，具有疏肝破气、消积化滞之功效。本品为橘 *Citrus reticulata* Blanco 的幼果或未成熟果实的果皮。因其表面呈青绿色，故称"青皮"。明《本草纲目》收载的青橘皮即为此品。青皮又分为"个青皮"和"四花青皮"两类。个青皮主销北方，四花青皮主销南方。

（1）个青皮：个青皮系橘在 5~6 月间，采收被风打落的幼果。

个青皮幼果呈圆球形，表面褐色或黑绿色，粗糙皱缩，并有疣状突起。顶端有稍突起的花柱残基，基部有果柄痕。质坚硬，新品用重物砸之，外表皮有油样物质渗出，断面外层果皮黄白色或淡棕色，中央有 8~10 个瓤囊（俗称"花心"）。气清香，味苦、辛。（图 1-291 个青皮）

个青皮以浙江温州、福建潮州产品最著名。果实大小均匀（直径 1.5~2cm），又称"均青皮"，并且质坚肉厚，切片整齐带花心（实为柑类幼果），如个大、皮薄、光滑、体轻者，称为"泡青"，此品经浸泡切片花心多脱落，切不出完整的饮片，故认为质次。

个青皮常有甜橙（广柑）和柚的幼果混充。甜橙的幼果表面多光滑细嫩，肉质较厚。柚的幼果较大，果皮特厚，瓤囊很小，与柑橘类幼果差异很大，注意鉴别。

（2）四花青皮：四花青皮系在 7～8 月间采收未成熟的果实，在果皮上纵剖成四瓣至基部相连，除尽果瓤晒干。果皮表面黑绿色或灰黄色，内表面黄白色或附着浅黄色小丝络。质坚脆，气清香，味苦辛。（图 1－292 四花青皮）

2. 橘络　橘络系橘的中果皮与内果皮之间的维管束群，本品为少用药。橘络具有理气、化痰、通络之功效。本品由于采用橘的品种不同，产区有异，其质量是有优有劣的。曾以重庆橘品加工厂专门加工的质量为优。其规格分为"凤尾橘络"与"金丝橘络"两种。

橘络呈丝络状，粗如线，黄白色。气微香，味微苦。

（1）凤尾橘络：凤尾橘络的加工方法为将鲜橘剖开，先将蒂部撕离松动，由此连蒂带络慢慢撕下整束橘络，晒至七成干时，再整理顺直，以蒂向外，顺序排放，盛入特制的模合内，封压成长方形砖状，再炕至全干。最后再以印有出品商号的包装纸进行封固，每封约 1 斤。

（2）金丝橘络：若撕下的橘络不经顺直整理，散乱无序，亦封压成砖块形，干燥方法同上，用包装纸封固，名"金丝橘络"。

以永庆和牌颇为著名，主要销往全国各大城市著名药店，如北京同仁堂、永仁堂、鹤年堂、同济堂，天津达仁堂，杭州胡庆余堂，上海童涵春，重庆桐君阁等，并且大量出口。本品近年已少见。

此外，浙江黄岩、台州产品称"台橘络"；衢州、常山等地产品称"衢橘络"。但这些产品络丝多短碎，色泽不艳。并附有部分橘白（中果皮），又习称"铲络"，品质不及四川产品。

3. 橘核　橘核系橘的干燥成熟种子，为较常用药，具有理气、散结、止痛之功效。种子呈卵圆形，一端钝圆，一端长尖呈柄状，表面淡黄白色或灰白色，光滑，一侧有种脊棱线。外皮薄而韧，易剥离，内种皮淡绿色，子叶两片，绿色或黄绿色，含油质。气微，味苦。橘核常有很多同类果实的种子混充。如种子较大，顶端楔形，种仁白色为柑核；若种子特大而扁为柚核，均不作橘核使用，注意区别。

4. 橘叶　橘叶系多种橘类的叶，具有疏肝行气、化痰消肿毒之功效。如《本草疏经》云："橘叶……治乳岩、乳痈，用之皆效……"所以本品古今多用于乳腺疾病。本品叶多卷缩，平展后呈菱状长椭圆形，长 5～8cm，宽 3～4cm。表面灰绿色或黄绿色，光滑，叶缘有浅锯齿，叶有长柄。质厚而硬脆。气微香，味苦。饮片加工切成宽丝状。本品用量很少，不宜多备。

5. 橘白　橘白极少用药，具有理气健胃之功效。本品应该用橘皮的中果皮，但因橘的中果皮太薄，无法削掉成形的橘白，多年来所用的橘白均为柚类的中果皮。本品形如海绵，白色或黄白色，体轻。气微香，味微苦。饮片加工多切成方块形，此药用量极少，不可多备。

另外，橘红是一种较常用药，具有散寒、燥湿、利气、消痰之功效。本品分为橘皮类橘红与柚类橘红两类。以往在处方中分别入药。处方如写橘红应付橘皮类橘红，写化橘红应付柚类化州橘红，以橘皮类橘红用量大。

橘皮类橘红即橘的外果皮。加工方法系将鲜橘刮去中果皮（俗称"白瓤"，又称"橘白"），仅用外果皮。元代王好古在《汤液本草》中云："橘皮去白曰橘红也。"即指此品。加工橘红的省市很集中，如四川、重庆的川橘红，福建的建橘红，浙江的温橘红，江西的樟红皮。以重庆产品质量为优。其性状特征是：呈不规则的长条形薄片，周边向内卷曲，波浪状，似云头，故又称"川芸红"。表面深红色，有光泽，鲜艳油润，密布凹陷点状油点，俗称"棕眼"；内表面淡黄色，由于中果皮基本刮净，片张非常薄，故对光视之透明。香气浓郁，味辛、微苦，为橘皮类橘红之佳品。可惜近年来已绝迹。详见"橘红"。

川楝子（附　苦楝子、苦楝皮）

【别名】金铃子。

【来源】本品为楝科植物川楝 *Melia toosendan* Sieb. et Zucc. 的干燥成熟果实。

【历史】本品原名"楝实"，首载于《神农本草经》，列为下品，不分川楝、苦楝。《本草图经》曰："楝实，即金铃子也，生荆山山谷，今处处有之，以川蜀者为佳。木高丈余，叶密如槐而长，三四月开花，红紫色，芳香满庭间。实如弹丸，生青熟黄。"李时珍曰："其子如小铃，熟则黄色，故名金铃，象形也。"从《本草纲目》所附楝图，小叶亦全缘，此特征与川楝相似。《植物名实图考》楝图，小叶有明显锯齿，此特征与苦楝相似。可见，古代所谓楝包括川楝、苦楝两种。实际川楝与苦楝为同科同属不同种的植物。其果实的性状、成分、药效亦略有不同，应分别入药，不宜相混。

【产地】主产于四川绵阳、乐山、南充、温江；重庆地区的万州、涪陵、长寿、城口、璧山、巫山、巫溪、奉节；贵州务川、湄潭、凤冈、遵义。此外，湖南、湖北、云南等地亦产。

【生产概况】本品为落叶乔木，野生、栽培均有。野生于平坝或丘陵地带湿润处，常栽培于村旁附近或公路旁。喜阳光充足，不耐蔽荫，在土层深厚、土质疏松肥沃的条件栽培为宜。

【采收加工】10～11月果实成熟呈黄色时采收。摘下成熟果实或收集掉落下的果实晒干或烘干即可。

【性状鉴别】本品呈球形或椭圆形，直径2～3.2cm。表面棕黄色至红棕色，微有光泽，少数凹陷或皱缩，具深棕色小点。顶端有花柱残痕，基部凹陷果梗痕。果皮革质，与果肉间常有空隙，果肉松软，淡黄色。

果核球形或卵圆形，淡黄棕色，质坚硬，两端平截，有6～8条纵棱，破开后，内有黑棕色长圆形的种子6～8粒。种仁乳白色，长圆形，富油性。气特异，味酸微苦。（图1－293 川楝子）

【品质】以个大、饱满、外皮色黄、果肉色黄白者为佳。

【贮藏】置干燥处，防蛀。

【性味与归经】苦，寒；有毒。归脾、胃、肝经。

【功能与主治】舒肝行气，止痛驱虫。用于胸胁、脘腹胀痛，疝痛，虫积腹痛。

【附注】

1. 苦楝子　果实呈椭圆形，似酸枣而稍大。其形、色、臭、味与川楝子基本相同。但果实比川楝子约小1倍。功效理气，止痛，清湿热，驱虫。治疥癣、冻疮。本品在北京地区用量极少。（图1-294 苦楝子）

2. 苦楝皮　苦楝皮系楝科植物川楝 *Melia toosendan* Sieb et Zucc. 或楝树 *Melia azedarach* L. 的干燥干皮或根皮。主产于四川、湖北、安徽、江苏、河南、贵州等地。商品中两种来源的干皮及根皮性状不易区别，同作苦楝皮入药。但川楝的果实为川楝子，楝树的果实为苦楝子，是分别药用的。

根皮呈不规则片状或卷筒状，长短宽窄不一，厚约2mm。外表面赤褐色或灰褐色，粗糙。常破裂似鱼鳞状，剥去表层可见淡紫棕色或黄白色内皮。内表面淡黄白色，有纵直细纹。质坚韧，不易折断，表面纤维性呈层片状，易剥离。气弱、味苦，微辣舌。

干皮呈槽形的片状或长卷筒状。长宽不一，厚2~6mm。外表面灰棕色或灰褐色，有纵向裂纹和细横裂纹及许多棕色皮孔。质坚脆，易折断。其他同根皮。（图1-295 苦楝皮干皮）

本品具有驱虫、疗癣的功效。主治蛔虫病，蛲虫病；外治疥癣瘙痒。本品有一定毒性，不宜过量持续服用。本品主要用于配制癣药水的原料药材。

豆　蔻

【别名】白豆蔻，圆豆蔻，紫蔻。

【来源】本品为姜科植物白豆蔻 *Amomum kravanh* Pierre ex Gagnep. 或爪哇白豆蔻 *Amomum compactum* Soland ex Maton 的干燥成熟果实。

【历史】本品始载于《开宝本草》。云："白豆蔻，出伽古罗国，呼为多骨，形如芭蕉，叶似杜若，长八九尺，冬夏不凋，花浅黄色，子作朵如葡萄，其子初出微青，熟则变白，七月采。"以后历代本草均有记载，但从《本草图经》、《本草纲目》等所附的插图来看多不是砂仁属（*Amomum*）植物，而是花序顶生的山姜属（*Alpinia*）植物。又据苏颂说："今广州、宜州亦有之，不及番舶来者佳。"可见，古时豆蔻有两类，一为进口者，即本文所述的豆蔻，另一为国产者，即今之草豆蔻。

【产地】豆蔻原产柬埔寨、泰国、越南、缅甸，称为"原豆蔻"，爪哇白豆蔻原产印度尼西亚，称为"印尼白蔻"，现我国海南、云南和广西有栽培。

【生产概况】喜温暖、湿润气候，宜培植于排水及保肥性能良好的热带雨林。

【采收加工】秋季果实即将黄熟但未开裂时采集果穗，去净残留的花被、果柄，晒干。

【性状鉴别】

1. 豆蔻　豆蔻呈类球形，直径 1.2～1.8cm。表面乳白色至淡黄棕色，有三条较深的纵向槽纹及不显著的钝棱线三条，纵槽纹间有纵的隆起线五条，顶端有突起的柱基，基部有凹下的果柄痕，两端均具浅棕色茸毛。果皮木质而脆，易纵向裂开。内分三室，每室含种子 7～10 粒，纵向排列于中轴胎座上；种子呈不规则多面体，背面略隆起，直径 3～4mm，外被类白色膜状假种皮。种皮暗棕色，有细致的波纹，种脐呈圆形的凹点，位于腹面的一端。气芳香，味辛凉略似樟脑。（图 1－296 豆蔻；图 1－297 豆蔻种子团）

2. 印尼白蔻　印尼白蔻个略小，直径 1.2～1.8cm。表面黄白色，有的微显紫棕色。每一棱上的隆起线较明显；果皮木质，较薄，每室种子较少，种子瘦瘪。气味较弱。

【品质】以个大、饱满、果皮薄而完整、皮色洁白、气味浓者为佳。

【规格等级】过去有白豆蔻、原豆蔻、小豆蔻之分，药用最多的为白豆蔻。有的分豆蔻仁和豆蔻皮，一般均为统货。

【贮藏】放置阴凉干燥处，防虫蛀。

【性味与归经】辛，温。归肺、脾、胃经。

【功能与主治】化湿消痞，行气温中，开胃消食。用于湿浊中阻，不思饮食，湿温初起，胸闷不饥，寒湿呕逆，胸腹胀痛，食积不消。

【附注】

1. 豆蔻为进口品，过去在香港集散。经当地药商分选为每两 32～36 个称"加大蔻"；45～50 个称"拣蔻"；55～70 个称"十开蔻"；70 个以上称"正路小白蔻"又称"枫蔻"（为白豆蔻最瘪的一种）；较大的原豆蔻单粒种子称为"蔻仁"或"蔻米"，为调配汤剂或配制中成药中常用品种。

2. 过去曾进口一种小豆蔻，来源为姜科植物小豆蔻 *Elellaria cardamomum*（L.）Maton 的干燥果实。主产于印度、斯里兰卡。因品质较差，现已少见。其果实为长卵圆形，两端尖，具三钝棱，长 1～1.5cm，宽约 1cm，表面乳白色至淡黄棕色，具细密纵纹。质坚韧，不易开裂，种子团三瓣，每瓣 5～9 粒。气香，味辣微苦，无樟脑味。

佛手（附　佛手花）

【别名】佛手柑。

【来源】本品为芸香科植物佛手 *Citrus medica* L. var. *sarcodactylis* Swingle 的干燥果实。

【历史】本品始见于唐代陈藏器的《本草拾遗》。宋代苏颂的《本草图经》中记载："今闽广，江南皆有之。彼人呼为香橼。"明代李时珍《本草纲目》称为"佛手柑"，列于枸橼项下。谓"枸橼产闽广间……其实状如人手，有指，俗呼佛手柑……生绿熟黄体征。"上述产地、形态体征，特别是果实特征，证明所指枸橼即今之佛手柑。清代，张璐的《本经逢原》始将佛手与枸橼分开。

【产地】 主产于重庆合江、江津、綦江，四川宜宾、内江、乐山、万州、涪陵等地的称"川佛手"；产于广东肇庆、高要、云浮、四会、郁南；广西桂林灌阳者称"广佛手"。此外，云南易门、峨山、新平，浙江金华（罗店）、兰溪、东阳；福建福安、莆田、福清等地亦产。以重庆的江津和广东高要种植面积最大，产量最多，以川佛手品质最佳，为重庆地区的"地道药材"之一。

【生产概况】 佛手为常绿小乔木或小灌木，喜温暖，怕霜冻，喜湿润，怕干旱，肥沃、微酸性土壤利于生长。

一般用扦插法繁殖，栽培3~5年开始结果，果实呈长椭圆形，顶端分裂如拳或张开如手指。裂纹如拳者称"拳佛手"，张开如指者叫"开佛手"。本品无肉瓤与种子。

【采收加工】 每年9~10月，当果实表面呈浅绿色或稍带黄色，表面细孔消失，呈现发亮时采摘。摘下后晾至3~5天，待水分蒸发后，切5~10mm的纵切片。产地不同，片薄厚也不一样，四川、重庆产品较厚，广东产品较薄。切片后在烈日下曝晒，当天须晒至七八成干，次日再晒至足干，也可低温烘干。

【性状鉴别】

1. 川佛手 片小质厚，不平整。长4~16cm，宽约3cm，厚约6mm。绿皮白瓤（俗称"绿皮白肉"），稍有黄色花纹。质较坚，易折断。气清香，味甜微苦。（图1-298 川佛手）

2. 广佛手 片大质薄，多皱缩，长6~10cm，宽3~6cm，厚1~2mm。黄边白瓤（俗称"金边白肉"），花纹明显，质较柔。气味皆较淡薄。（图1-299 广佛手）

【品质】 以身干、个整、绿边白瓤、质坚、香气浓者为佳。

【贮藏】 置干燥处，防虫蛀及变色发霉。

【性味与归经】 辛、苦，温。归肝、脾、肺经。

【功能与主治】 疏肝理气，和胃化痰。主治肝气郁结之胁痛胸闷，肝胃不和，脾胃积滞，脘腹胀痛，嗳气恶心，久咳痰多。

【附注】

1. 佛手花 本品为芸香科植物佛手 *Citrus medica* L. var. *sarcodactylis* Swingle 的干燥花及花蕾。本品长约1.5cm，呈淡棕黄色，基部带有短花梗；花萼杯状，略有皱纹；花瓣四枚，呈线状矩圆形，外表可见众多的凹窝，质厚，两边向内卷曲；有许多雄蕊，着生于花盘的周围；子房上部较尖。气微、味微苦。具有疏肝理气、和胃止痛作用。（图1-300 佛手花）

2. 混淆品

（1）枸橼：完整果实呈长椭圆形或卵圆形，表面黄色或黄绿色，商品多横切成片。切片厚 2 ~ 3mm，直径 5 ~ 10cm。切开面灰黄色，中央有瓤 12 ~ 16 室，室内有时残留种子 1 ~ 2 枚。质柔软，气芳香，味初甜而后酸苦。

（2）香圆：果实呈球形，直径 5 ~ 6.5cm。表面黄棕色或黄绿色，具黄白色斑块，顶端凹入，基部呈环状，横断面果皮呈黄白色，中央有瓤囊。气香，味酸微苦。

（3）柚：用成熟果实纵切片，呈不规则的长条状。外果皮黄棕色或红棕色，皱缩有许多突起或凹陷的油室，中果皮黄白色。质脆，有香气，味苦。

3. 伪品佛手瓜 系葫芦科植物佛手瓜果实（蔬菜）纵切片晒干，伪充真佛手片。在佛手短缺时，药材市场常有此伪品出现，注意鉴别。

枸　杞

【别名】枸杞子，杞子。

【来源】本品为茄科植物宁夏枸杞 *Lycium barbarum* L. 的干燥成熟果实。

【历史】本品始载于《神农本草经》，列为上品。《本草纲目》云："枸杞，树名，此物棘如枸之刺，茎如杞之条，故兼名之。"又谓："后世唯取陕西者良，而又以甘州者为绝品。"此甘州者，即指宁夏枸杞而言。明代，《弘治宁夏新志》有枸杞作为"贡品"的记载。说明当时宁夏枸杞数量多，质量好，闻名全国。清代，《中卫县志》中有"枸杞宁安一带家种杞园，各省入药甘枸杞皆宁产者也。""宁安"（原名宁安堡）即今宁夏中宁县，表明当地群众种植枸杞已形成专业性的"杞园"。现今全国枸杞药材仍以宁夏枸杞为佳。

【产地】主产于宁夏中宁、中卫。该地区栽培枸杞历史悠久，品质优良，畅销国内外，为"地道药材"。现扩种到宁夏银川、固原、平罗、惠农；内蒙古乌拉特前旗、土默特左旗、托克托旗，以及巴彦淖尔盟的磴口；新疆精河；陕西靖边；甘肃庄浪等地。

【生产概况】宁夏枸杞多为栽培。本品喜气候凉爽，具有喜阳光、耐旱、耐寒、耐盐碱的特性。枸杞对气温适应性很广，零下 25℃ 下越冬无冻害；在年降雨量 251.5mm 的干旱荒漠地上仍能生长。在阳光下生长迅速，发育健壮；在蔽荫下生长不良，怕水渍。对土壤要求不严格，以肥沃、排水良好的中性或微酸性矿壤土栽培为宜。

种植方法：一般分为播种育苗、扦插繁殖和移栽，一般多采用移苗方法。这种方法结果早，省工、省时而且经济。家种枸杞分软条和硬架两种。软条枝密长而下垂，顶端似圆锥形，一般分三层，俗称"三层楼"。硬架顶似伞状，枝条短而较稀，俗称"霸王乱点头"。5 ~ 15 年所结的果实最多，以后逐年衰老，结果渐少。

【采收加工】宁夏枸杞采果期在 6 ~ 8 月，通常 5 ~ 7 天采摘 1 次，采摘过早或过迟，果实干燥后色泽均不佳，并忌在有晨露和雨水未干时采摘。

加工方法：采摘果实时，要轻摘、轻放、轻拿，否则果实受伤变黑。置阴凉处摊开晾至果皮起皱时再移至太阳光下，晒至外皮干硬，果肉柔软即可。晒时不宜用手翻动，以免变黑。

如遇雨天可用文火烘干。

【性状鉴别】 果实呈长卵形或类纺锤形，略扁，长 6～10mm，直径 3～8mm。中部略膨大，表面鲜红色（陈久则变黑），具不规则皱纹，略带光泽。顶端有凸起的花柱痕，基部有稍小凹的白色果梗痕。横切面类圆形，可见果皮柔韧，果肉柔软滋润。中间由横隔分成两室，中轴胎座，着生扁肾形种子 20～50 粒。种子长 1.2～2mm，宽 0.4～7mm，黄色，有细微凹点，凹侧有明显的种脐。无臭，味甜微酸。（图 1－301 枸杞果枝；图 1－302 枸杞）

【品质】 以粒大、肉厚、子少、色红、质柔润、味甜者为佳。

【规格等级】 宁夏枸杞分为四等。一等：每 50 克 370 粒；二等：每 50 克 580 粒；三等：每 50 克 900 粒；四等：每 50 克 1100 粒。新中国成立前，枸杞的规格按果实大小分为贡果王、超王、枣王、奎杞等。出口品种均以精制小木箱盛装（1kg 一箱）。

【贮藏】 置阴凉干燥处。防闷热，防潮，防蛀。

【性味与归经】 甘，平。归肝、肾经。

【功能与主治】 滋补肝肾，益精明目。用于虚劳精亏，腰膝酸痛，眩晕耳鸣，内热消渴，血虚萎黄，目昏不明。

【附注】 地方习用品：

分布于河北、天津、山西等地，主产于河北巨鹿、大城、深县；山西徐清；天津静海等地，习称"血枸杞"。本品具有颗粒均匀，皮薄，子多，糖分较少，颜色鲜红，味甜，酸味重，质量较宁夏枸杞为次。北京不习惯用此品。

瓜蒌（附　瓜蒌皮、瓜蒌子）

【别名】 瓜楼，栝蒌，栝楼。

【来源】 本品为葫芦科植物栝楼 *Trichosanthes kirilowii* Maxim. 或双边栝楼 *Trichosanthes rosthornii* Harms 的干燥成熟果实。前者称"皱皮瓜蒌"，后者称"光皮瓜蒌"。

【历史】 本品始载于《神农本草经》，列为中品。《本草图经》云："栝楼生洪农山谷及山阴地，今所在有之……三四月生苗，引藤蔓，叶如甜瓜叶，作叉，有细毛，七月开花，似葫芦花，浅黄色，实在花下，大如拳，色青，至九月熟，赤黄色。"以上所述形态特征与今用之瓜蒌相符。

【产地】 主产于山东、河南、河北，以山东肥城、长清、淄博所产质量最佳。

【生产概况】 喜温暖潮湿气候，较耐寒，不耐干旱。栽培时应选择向阳、土层深厚、疏松肥沃的沙质土壤为宜，不宜在低洼及盐碱地栽培。

种植方法有种子繁殖、分根繁殖和压条繁殖三种。①种子繁殖：9～10 月选橙黄色短柄的成熟果实，翌春于 3～4 月间，将种子用 40℃～50℃温水浸泡一昼夜，取出晾干，并经用湿沙催芽，按穴距 2m 下种，上覆土 3～4cm。播后 15～20 日出苗。

②分根繁殖：北方在 3～4 月份，南方在 10～12 月份，将块根和芦头全部挖出，选择无病虫、新鲜的作种，分成 7～10cm 的小段。注意雌、雄株的根要适当搭配，以利授粉。按行株距 2m×0.3m 挖穴播种，1 个月左右即可出苗。

③压条繁殖：在夏秋季将健壮茎蔓拉于地面，在叶的基部压土，待根长出，剪断茎部，长出新茎，成为新株。翌年可移栽。

【采收加工】按成熟情况，成熟一批采摘一批。采时用剪刀在距果实 15cm 处连茎剪下，悬挂通风干燥处，即成全瓜蒌。

【性状鉴别】

1. 皱皮瓜蒌 卵圆形至球形，长 7～10cm，直径 6～8cm。表面深橙色至橙红色，顶端有残存柱基，另端有果梗残迹。果皮稍厚，多皱缩。果瓤橙黄色，黏结许多种子成团。种子卵状椭圆形且扁平，1.1～1.6cm，深棕色至棕褐色。具焦糖气，味微酸、甜。

2. 光皮瓜蒌 类圆球形，外果皮色黄或棕黄色，有光泽，果皮略薄，糖性少，余同皱皮瓜蒌。（图 1-303 瓜蒌）

【品质】以个整齐、皮厚柔韧、皱缩、色杏黄或红黄、糖性足、不破碎者为佳。

【贮藏】放置干燥处，防霉，防蛀。

【性味与归经】甘、苦，寒。归肺、胃、大肠经。

【功效与主治】宽胸散结，清化热痰，润肺滑肠，通乳消肿。用于痰热咳嗽，心胸闷痛，胁痛，黄疸，消渴，便秘，乳腺炎，痈肿创毒。

【注意事项】不宜与乌头类药材同用。

【附注】

1. 瓜蒌皮 来源与葫芦科植物瓜蒌 *Trichosanthes kirilowii* Maxim. 或双边瓜蒌 *Trichosanthes rosthornii* Harms 的干燥成熟果皮。瓜蒌皮（皱皮瓜蒌）常剖成两瓣，边缘向内卷曲，呈半圆形瓢壳状。外表面橙红色或橙黄色，皱缩；内表面有红黄色筋络。质较脆，具焦糖气，味淡微酸。双边瓜蒌皮（光皮瓜蒌）外皮颜色较浅，光滑不皱。（图 1-304 瓜蒌皮饮片）

性甘，寒。归肺、胃经。功能：清热化痰，利气宽胸。用于痰热咳嗽，胸闷胁痛。

2. 瓜蒌子 习称"瓜蒌仁"。来源于葫芦科植物瓜蒌 *Trichosanthes kirilowii* Maxim. 或双边瓜蒌 *Trichosanthes rosthornii* Harms 的干燥成熟果皮。

瓜蒌子（皱皮瓜蒌子）呈扁椭圆形，长 1.2～1.5cm，宽 0.6～1cm，厚约 0.2cm。表面黄棕色或灰棕色，平滑，沿边缘有一圈沟纹。一端较尖，有种脐，另一端较钝圆，种皮坚硬。破开后可见子叶两片，黄白色，富油性。外皮被灰绿色薄膜，气微，味特异。双边瓜蒌子（光皮瓜蒌子）较皱皮瓜蒌子略大而扁，表面棕褐色，沟纹明显靠内。（图 1-305 瓜蒌子）

性甘，寒。归脾、胃、大肠经。功能：清热化痰，润肠通便。用于燥咳痰稠，肠燥便秘。

注意：瓜蒌、瓜蒌皮、瓜蒌子均不宜与乌头类药材同用。

此外，除上述两种瓜蒌子外，尚有几种同属植物的种子在部分省区作瓜蒌子使用。①日本瓜蒌子：性状较上述两种稍小，扁平，表面棕褐色或茶棕色。②大瓜蒌子：性状与上述瓜蒌子相似，唯个较大，习称"广西大蒌仁"。椭圆形，稍不对称，长2~3cm，宽1~1.6cm，厚约3mm。表面棕褐色光滑，近边缘处有一圈沟纹，气微，味苦。这种大瓜蒌仁曾销往各地，误作瓜蒌子使用，近年已少见。

近年来瓜蒌子大量用于副食，据说炒食有美容作用。

诃子（附　藏青果、青果）

【别名】诃子肉。

【来源】本品为使君子科植物诃子 *Terminalia chebula* Retz. 或绒毛诃子 *Terminalia chebula* Retz. var. *tomentella* Kurt. 的干燥成熟果实。

【历史】本品原名诃黎勒。最早应用本品应为东汉。张仲景在其著作《金匮要略》中治疗气滞滑泻病创制了"诃黎勒散"。作为本草记载，始见于唐代《新修本草》。云："树似木梡，花白，子形似栀子，青黄色……味苦，温，无毒，主治冷气心腹满下宿物。"宋代《本草图经》载："诃黎勒生交爱州，今岭南皆有，而广州最盛。七月、八月实熟时采，六路者佳。"明代，《本草纲目》记述："诃子来源于波斯舶上。"即由国外运来。《岭南异物志》载："广州有四五十株，子极小，而味不涩，皆是六路。"六路即六棱也。上述记载与今用之诃子相符合。

【产地】新中国成立前诃子多靠进口，原产印度、斯里兰卡、缅甸等国。新中国成立后发现我国有产，并能满足需要，已停止进口。国产主要分布于云南施甸、腾冲、昌宁、龙陵、保山、临沧、永德、云县、德宏、潞西、瑞丽。广东市郊及增城县、广西南宁市邕县亦有少量分布。绒毛诃子主要分布于云南永德、镇康等地。

【生产概况】诃子野生、栽培均有。本品为落叶乔木，生长在亚热带地区，海拔500~2000m，在温暖、向阳、丘陵坡地及稀疏林缘中均可生长。播种繁殖者7~10年结果，质量较差，嫁接的2~3年结果，质量好。每年可收三批，分别于9、10、11月果实成熟时采收。

【采收加工】摘取成熟果实，晒干即可，或置沸水中烫5分钟左右取出晒干。晒时注意轻翻，避免发黑。

【性状鉴别】果实呈长圆形或卵圆形，较皱缩。长2~4cm，直径2~2.5cm。表面黄棕色或暗棕色，略具光泽，有5~6条明显的纵棱线，在纵棱线之间有1~2条明显或不明显的纵向突起，并可见细密的横向纹理。基部有圆形果梗痕。破开后果肉厚2~4mm，黄棕色或黄褐色。果核长1.5~2.5cm，直径0.8~1.5cm，浅黄色，粗糙，坚硬。种子1粒，狭长纺锤形，长约1cm，直径0.2~0.4cm；膜质种皮黄棕色，子叶两片，白色，相互重叠卷旋。无臭，味酸涩后甜。（图1-306 诃子）

【品质】以身干、表面黄棕色、微皱、有光泽、肉厚者为佳。

【贮藏】置干燥处。

【性味与归经】酸、涩，平。归肺、大肠经。

【功能与主治】涩肠敛肺，降火利咽。用于久泻久痢，便血脱肛，肺虚喘咳，久嗽不止，咽痛音哑。

【附注】

1. 藏青果 又名西青果，本品系诃子的干燥幼果。以往多由西藏出产，故名"藏青果"。本品原名随风子。宋代《本草图经》云："诃子未熟时风飘坠者，谓之随风子，曝晒干后收之益小者佳，彼人尤珍贵之。"藏青果之名始见于《中药材手册》。

本品幼果呈长圆形，略扁。一端较大，另一端略小，钝尖，下部有一果柄痕，有的稍弯曲。长 1.5~3cm，直径 0.5~1.25cm。表面黑褐色，具明显的纵皱纹，皮坚硬。断面褐色，有胶质样光泽，核不明显，一般有空心，小者黑褐色无空心。无臭，味苦涩、微甘。

品质以身干、个均匀、质坚实、无空心者为佳。性味与归经同诃子。功能：清热生津，利咽解毒。治白喉，扁桃体炎，菌痢。

2. 青果 青果为橄榄科植物橄榄 *Canarium album* Raeusch. 的干燥成熟果实。果实呈纺锤形，两端钝尖，长 2.5~4cm，直径 1~1.5cm。表面灰绿色或灰黄色，有不规则皱纹。果肉灰棕色，果核菱形，有三条纵棱，质坚硬。破开后，内分三室，每室各有一粒种子。无臭，果肉味涩，回甜。（图 1 - 307 青果）

功能清热利咽，生津解毒。用于咽喉肿痛，咳嗽烦渴，鱼蟹中毒。

藏青果与青果在处方中药用量都很小，在处方调配时容易出现差错。北京市《中药调剂规程》规定：处方写青果即予橄榄科植物青果，只有写藏青果或西青果时才予藏青果。

笔者曾在农村基层医疗单位发现，诃子在调配处方中使用未去核的整诃子，这是用药错误，北京市调配处方中所用的诃子必须去核，应用诃子肉，其有效成分在果肉，况且果核质重约占整个果实的 70%。

金 樱 子

【来源】本品为蔷薇科植物 *Rosa laevigata* Michx. 金樱子的干燥成熟果实。

【历史】金樱子始载于《蜀本草》。云："金樱子处处有之。花白，子形似榅桲而小，色黄有刺。"《本草图经》云："今南中州郡多有，而以江西、剑南、岭外者为胜。丛生郊野中，大类蔷薇，有刺，四月开白花。夏秋结实，亦有刺，黄赤色，形似小石榴。"李时珍曰："山林间甚多。花最白腻。其实大如指头，状如石榴而长，其核细碎而有毛，如营实之核而味甚涩。"根据上述本草描述的植物特征与今用之金樱子相符。

【产地】金樱子分布很广，主产于江苏、浙江、湖北、安徽、福建、湖南、广东、广西等地；河南、四川、贵州亦产。

【生产概况】本品多野生于海拔 100～1600m 的向阳山野、田边、溪畔、灌木丛中，喜温暖干燥气候，沙质土壤长势良好。

【采收加工】每年 10～11 月间，果实红熟时采摘。分为金樱子和金樱子肉两种，分别加工。

①金樱子：晒至近干时，放入桶内，用棍棒搅动，擦去毛刺，再晒至全干。②金樱子肉：将去刺后的金樱子，置水中浸透，纵切成两瓣，除去毛及核晒干。

【性状鉴别】本品为花托发育而成的假果，呈倒卵形，略似花瓶，又如山栀子而无棱。长 2.5～3.5cm，直径 1.2～1.8cm。表面红黄色或红棕色，有突起的棕色小点。顶端有宿存的花萼如盘状，基部渐尖，间有残留的果柄。质硬，切开后可见花托筒，厚 1～2mm。内有许多坚实的瘦果，形似石榴子。花托内壁及瘦果均有淡黄色茸毛。无臭，味甜，微涩。（图 1-308 金樱子肉）

【品质】以个大、肥实、色红黄者为佳。

【贮藏】置通风干燥处，防虫蛀。

【性味与归经】酸、甘、涩，平。归肾、膀胱、大肠经。

【功能与主治】益肾，涩精，止泻。用于滑精，尿频，遗尿，久泻。

橘 红

橘红是一种常用中药，具有散寒燥湿、利气消痰之功效。本品通过历代医家不断发展和补充，早已形成橘皮类橘红和柚类皮橘红两类。这两类橘红由于植物来源有别，其性状、功效也有所差异，故新中国成立前在中医处方中就分别入药，如处方写橘红，即付橘皮类橘红；写化橘红付柚类皮橘红（2005 年版《中国药典》就将橘红与化橘红分别收载）。后因橘皮类橘红加工费时，产量低，自 20 世纪 50 年代起产量逐渐减少，到 60 年代本品已基本绝迹，被柚类皮橘红所代替。当前无论调配汤剂或配制成药一律配付柚类皮橘红。

一、橘皮类橘红（原名"橘红"）

【来源】本品为芸香科植物橘 *Citrus reticulata* Blanco 及其栽培变种的干燥成熟的外层果皮。栽培变种主要有大红袍、福橘、朱橘等。

【历史】按橘红之名，作为本草收入，首见于元《汤液本草》。王好古云："橘皮，去白者曰橘红也。"由此可知，古人所指的橘红为橘皮类橘红，并且说明橘红的药用部位，即橘的外果皮。实际上，橘红早在宋代医家就已应用，如《太平惠民和剂局方·痰饮》中，燥湿化痰的名方"二陈汤"（二陈丸），即用橘红（2005 年版《中国药典》已改用陈皮）。

关于陈皮与橘红的功效，古人早有论及。据明《本草纲目》引《圣济经》云："凡橘皮入和中理胃药则留白，入下气消痰药则去白。"这是古代医家在长期应用橘皮过程中总结出来的用药经验。今《中国药典》（2005 年版）将陈皮和橘红分别收载，并将二药的功效加以区分："陈皮，理气健脾，燥湿化痰。用于胸脘胀满，食少呕吐，咳嗽痰多。""橘红，散寒燥湿，利气消痰。用于风寒咳嗽，喉痒痰多，食积伤酒，呕恶痞闷。"这样收载是正确的，将此品种保留下来，以流传后世。但现今《中药鉴定学》（高等医药院校统编教材）及其某些中药书籍，在陈皮项下仅附青皮（橘的幼果）、橘核（橘的种子）及橘络（橘的维管束），唯独不收载"橘红"，即使有的书籍收载，也是轻描淡写，叙述不清。这对继承祖国医药遗产是欠妥的。如此下去，久而久之，橘皮类橘红就要失传了。

新中国成立前，橘皮类橘红与柚类皮橘红无论其品种、产地、产地加工、性状特征及规格质量方面，都非常讲究。

【产地】橘皮类橘红正名"橘红"。按其产地和品种来讲，基本是固定的，并非产橘地区都产橘红。橘在长江以南虽多有栽培，但加工橘红主要有四川的江津、泸州及重庆等地的"大红袍"（称"川芸皮"），江西樟树（清江）新余等地的朱橘（称"樟红皮"）、浙江黄岩、衢州等地的衢橘，温州的蜜柑（称"温橘红"），福建漳州、闽侯等地的福橘（称"建橘红"）

【采收加工】各地的加工方法基本相同，均将鲜橘皮刮去中果皮，仅留外果皮。这种商品多为食品厂和柑橘罐头厂的副产品。由于所用橘的品种不同，加工粗细有别，其性状、质量有很大差异。

【性状鉴别】

1. 川芸皮　性状呈长条形薄片，周边向内卷曲，波浪状，似云头，故又称"川芸红"。外表面深红色，有光泽，鲜艳油润，密布点状凹下或凸起的油点，俗称"棕眼"。内表面淡黄色，亦有明显的油点。由于中果皮基本刮净，故对光视之透明，香气浓郁，此为橘皮类橘红中的佳品。

2. 樟红皮　外表面呈红黄色，中果皮残留过多，故内表面呈白色，质地较厚，其品质较逊。

3. 温橘红　虽然质地薄，但呈橙黄色或青色，片小而碎，常卷曲，一般视为质次。

4. 建橘红　多呈长条形薄片，外表面呈紫色或紫褐色，常带霉点，其品质远不及"川芸皮"。（图 1 - 309 橘皮类橘红）

二、柚类皮橘红

【来源】本品为芸香科植物化州柚 *Citrus grandis* 'Tomentosa' 或柚 *Citrus grandis*（L.）Osbeck 的未成熟或近成熟的干燥外果皮。

【历史】本品首见于清《本草纲目拾遗》，原名"化州橘红"。著名医家叶天士等早已普遍应用。关于化橘红的功效，据《本草纲目拾遗》记载："治痰证如神，消油腻谷食积，醒酒宽中。气虚者忌服，解蟹毒。"足见其与橘皮类橘红的效用不尽相同。

二者的质地、性状和气味也有区别。如李时珍云:"橘皮纹细色红而厚,内多筋脉,其味苦辛;柑皮纹粗色黄而厚,内多白膜,其味辛甘;柚皮最厚而虚,纹更粗,色黄,内多膜无筋,其味甘多辛少。但以此别之,即不差矣。"在药性方面,他又说:"橘皮性温,柑、柚性冷,不可不知。"

综观上述,橘皮类橘红与柚类皮橘红,无论从品种、性状、气味还是功能与主治方面都有所不同,不应混用。

【产地】化州柚主产于广东茂名地区的化州、电白、廉江,但以化州为主,尤以赖家园产品最为著名(因茸毛细密)。其毗邻的广西陆州、博白等地也有少量出产,但茸毛稀疏或极少,质次。柚主产广西浦北、陆川、博白、北流,广东电白、遂溪等地,湖南亦产。

【采收加工】

1. 化州柚 摘取果实置沸水中略烫,捞起后晾干,用刀均匀的把果皮划成七裂,使基部相连,将果皮剥开,削去部分中果皮,晒干或烘干,再以水湿润后,对折,用木板压平,烘干。由于果实采收时间不同,如采收未成熟果实,外表皮青绿色,称"绿毛七爪";采收近成熟果实,外表皮呈黄色,称"黄毛七爪"。如将未成熟较小的果实切成六裂,基部相连,不去内果皮,将尖头折进,压平,烘干,每10片扎成一把,称"毛六爪"。此为毛橘红中之次品。

2. 柚 取材于多种柚的果皮,产地加工方法基本同化橘红,其规格亦仿制"七爪红"形状,并也分青、黄两种。因其表面光滑无毛,故称"光青七爪"和"光黄七爪"。当前所用的大宗商品为"大五爪"。采用多种柚的成熟果皮,趁鲜时切成五裂,基部相连,剥开果皮削去中果皮,将边缘及尖部折进,压平,烘干。

【性状鉴别】

1. 化州柚 "青毛七爪"和"黄毛七爪"呈曲牙状扇面形。外表皮青绿色或黄色,被有细密茸毛,内表面黄白色。"毛六爪"果实切成六裂,基部相连,内果皮较厚,尖头折进。化州柚的干燥幼果称为"橘红胎",呈圆球形,表面黄绿色,密被茸毛。香气浓郁。(图1-310绿毛七爪;图1-311毛六爪;图1-312橘红胎)

2. 柚 "光青七爪"和"光黄七爪"性状与化州柚近似,但其表面光滑无毛。"大五爪"呈五角星状,外表面呈黄色或黄棕色,有密集凹下小油点,表皮无毛。新品对纸折断时,可见油点溅出,并且纸上显油迹。质量以新品为优,香气浓郁。(图1-313光青七爪;图1-314大五爪)

【贮藏】置通风干燥处,防虫蛀。

【性味与归经】辛、苦,温。归肺、脾经。

【功能与主治】散寒燥湿,利气消痰。用于风寒咳嗽,喉痒痰多,食积伤酒,呕恶痞闷。

【附注】

1. 正品化州毛橘红因培育容易变种、退化，致使表皮无毛，所以受到地域性限制，故产量甚微，价格较贵，新中国成立前仅销往几个大城市的著名药店，如北京同仁堂、西鹤年堂，天津达仁堂，杭州胡庆余堂，上海童涵春，汉口叶开泰等等。一般中小药店及广大农村多用柚皮橘红（亦称"化橘红"）。

2. 目前，橘皮橘红已绝迹，正品化州毛橘红产量极少，所以配方调剂和配制中成药中无论写橘红（橘皮橘红）还是化橘红（毛橘红）均以柚皮加工的"大五爪"所代替，这种用药方法值得探讨。

3. 鉴于橘红的药用历史、植物来源、性味及功效等方面有所不同，应当将橘皮类橘红与柚类皮橘红分别入药。建议药材主管部门与产地农林部门等有关单位协作，共同采取措施，根据新中国成立前的橘皮橘红的生产基地恢复橘红的生产；加强科学研究，扩大化州橘红的培育。虽有难度，但对于继承祖国医药遗产，保证用药准确，避免古人留下的传统药材失传实有重要意义。

4. 《中国药典》（2000 年版）虽将两类橘红分别收载，然而在功能与主治上确是相同的，这显然欠妥，值得商榷。

决 明 子

【别名】草决明，马蹄决明。

【来源】本品为豆科植物决明 *Cassia obtusifolia* L. 或小决明 *Cassia tora* L. 的干燥成熟种子。

【历史】决明子始载于《神农本草经》，列为上品。《名医别录》载："决明生龙门川泽，十月十日采，阴干百日。"陶弘景谓："龙门在长安北，今处处有之，形似马蹄，呼之为马蹄决明，用之当捣碎。"苏颂称："今处处人家园圃所莳，夏初生苗，高三四尺许。根带紫色，叶似苜蓿而大，七月开黄花结角。其子如青绿豆而锐，十月采之。"上述记载与今用之决明子植物形态基本一致。

【产地】决明和小决明在全国大部分地区均有分布，主产于安徽蚌埠、亳州、芜湖、安庆、合肥，四川温江、金堂、什邡，广东清远、高要、德庆，浙江笕桥，河北安国，湖北襄樊等地。

【生产概况】决明子栽培、野生均有，但以栽培为主。栽培方法：本品喜高温、湿润气候，用种子繁殖，宜在 4 月中下旬条播。

【采收加工】秋季果实成熟时采收，晒干，打下种子，除去杂质。

【性状鉴别】

1. 决明子 略呈方菱形，两端平行倾斜，形似马蹄，长 3～7mm，宽 2～4mm，表面绿棕色或暗棕色，平滑有光泽，背腹面各有一条突起的棱线，棱线两侧有线形凹纹。质坚硬，种皮薄，子叶两片，黄色。气微，味微苦，微有豆腥味。（图1-315决明子）

2. 小决明 呈短圆柱形，较小，长3~5mm，宽2~3mm。表面棱线两侧有浅黄棕色带。（图1-316小决明）

【品质】以身干、颗粒均匀、饱满、绿棕色者为佳。

【贮藏】置干燥处。

【性味与归经】甘、苦、咸，微寒。归肝、大肠经。

【功能与主治】清热明目，润肠通便。用于目赤涩痛，羞明多泪，头痛、晕眩，目暗不明，大便秘结。

【附注】

同属植物望江南 *Cassia occidentalis* L. 的种子。种子呈扁圆形，一端果实尖，长3~5mm，宽2.3~4mm，厚1~2mm。表面绿色至灰棕色。四周有薄膜包裹，两面平，中央有一凹斑，质硬，不易破碎，两片子叶。无臭，味淡。此为决明子伪品，不可做决明子入药。

苦 杏 仁（附 甜杏仁）

【来源】本品为蔷薇科植物山杏 *Prunus armeniaca* L. var. *ansu* Maxim.、西伯利亚杏 *Prunus sibirica* L.、东北杏 *Prunus mandshurica*（Maxim.）Koehne 或杏 *Prunus armeniaca* L. 的干燥成熟种子。

【历史】本品始载于《名医别录》。云："杏生晋山川谷，五月采之。"《本草图经》去："杏核仁生晋川山谷，今处处有之……今以东来者为胜，仍用家园种者，山杏不堪药。"从上所述可知，古时所用的杏仁，多以家杏为主，而无甜苦之分。今药用杏仁以苦杏仁为主。因此无论家杏还是野杏，凡是味苦的均可作苦杏仁药用。

【产地】主产于河北保定、石家庄、承德、唐山、张家口；山西长治、晋城、朔州、吕梁；陕西渭南、延安；河南洛阳、三门峡；北京延庆、密云、怀柔、昌平、门头沟、房山；以及辽宁、吉林等省。以河北、山西产量大质优，行销全国并出口。

【生产概况】山杏、西伯利亚杏、东北杏多为野生，生于向阳山坡，耐寒性强，耐瘠土，耐干旱，可作为杏的砧木。果实味苦，不能食用。可作苦杏仁入药。

【采收加工】夏季果实成熟时采收，除去果肉及硬壳，取出种子，晒干即可。北京地区的加工方法：系将果实趁鲜堆放成大堆，上糊黄土泥，使其果肉腐烂，装入荆条筐内，置流水处将果肉冲洗干净，再将果核放入破核机内打碎果核，取仁即可。

【性状鉴别】本品呈扁心形，长1~1.9cm，宽0.8~1.5cm，厚0.5~0.8cm。表面黄棕色至深棕色，一端尖，另端钝圆，肥厚，左右不对称。尖端一侧有短线形种脐，圆端合点处向上具许多深棕色的脉纹。种皮薄，子叶两片，乳白色，富油性。无臭，味苦。（图1-317

苦杏仁）

【品质】以颗粒饱满、完整、味苦者为佳。

【贮藏】置阴凉干燥处，防蛀。

【性味与归经】苦，微温；有小毒。归肺、大肠经。

【功能与主治】降气止咳平喘，润肠通便。用于咳嗽气喘，胸满痰多，血虚津枯，肠燥便秘。

【附注】甜杏仁。

甜杏仁系栽培品种杏的种子。形状较苦杏仁大，又称"大扁"，其味不苦。本品药用较少，多作副食品用。

连翘（附　连翘心）

【别名】青连翘，青翘，老连翘，老翘。

【来源】本品为木樨科植物连翘 *Forsythia suspense* （Thunb.） Vanl 的干燥果实。

【历史】本品始载于《神农本草经》，列为下品。宋代《本草图经》云："连翘盖有两种，一种似椿实之未开者，壳小坚而外完，无时萼。剖之则中解，气甚芳馥，其实才干，振之皆落，不著茎也。"《本草衍义》载："连翘亦不至翘出众草，下湿地亦无，太山山谷间甚多，今只用其子，折之，其间片片相比如翘，应以此得名尔。"此两段论述及《植物名实图考》之附图，与今用之连翘吻合。

【产地】主产于山西陵川、沁水、安泽、晋城、沁源、古县、吉县、夏县、浮山县，河南卢氏、灵宝、渑池、陕县、洛宁、嵩县、修武、西峡、栾川、南召，陕西黄龙、韩城、商南、丹凤等地。以山西产量最大，质量亦好，称为"地道药材"。

【生产概况】本品为落叶灌木，多为野生，喜生在 800~2000m 山坡及稀疏灌木丛中，贫瘠土地、悬崖、陡壁、石隙中均有生长。具有耐寒、耐旱、喜阳光的特性，对土壤要求不严格。种植方法：分为有性繁殖（种子繁殖）和无性繁殖（扦插和压条）。无论何种方法繁殖均须 3 年后开花结果。但本品平原栽培基本不结果。

【采收加工】因采收时间和加工方法不同，有青翘和老翘（黄翘）之分。

青翘于白露前 8~9 天采收尚未成熟的青绿的果实，用沸水煮片刻或笼蒸 30 分钟后，取出晒干。加工成的果实为青色，不开裂。

老翘于 10 月霜降后果实成熟，果皮变黄褐色，果实开裂时摘下、打下或捋下，去净枝叶，除去种子，晒干。

【性状鉴别】连翘果实呈长卵形至卵形，长 1.5~2cm，直径 0.5~1.3cm。表面有不规则的纵皱纹及许多凸起的小斑点，两面各有一条明显的纵沟。顶端锐尖，基部有小果柄或已脱落。青翘多不开裂，表面绿褐色，凸起的灰白色小斑点较少，质硬，种子多，黄绿色，细长，一侧有翅。老翘（黄翘）自顶端开裂或裂成两瓣，表面黄棕色或红棕色，内表面多为淡黄棕色，平滑，具一纵隔。质脆，种子棕色，多已脱落。气微香，味苦。（图1-318青连翘；图1-319老翘）

【品质】青翘以干燥、色黑绿、不裂口者为佳。老翘以色棕黄、壳厚、显光泽者为佳。青翘主销北京、天津、上海、四川、浙江等地；老翘行销全国，并出口。

【贮藏】置干燥通风处，防生霉、变黑。

【性味与归经】苦，微寒。归心、肺、小肠经。

【功能与主治】清热解毒，消肿散结。用于痈疽瘰疬，乳痈丹毒，风热感冒，瘟病初起，温热入营，高热烦渴，神昏发斑，热淋尿闭。

【附注】连翘心。

连翘心为连翘的干燥种子。其功能长于清心泻火，为治热邪陷入心包，出现高热、烦躁、神昏谵语者。《温病条辨》之清宫汤即连翘心配伍莲子心、玄参、竹叶卷心、连心麦冬、犀角，效果颇佳。

莲子（附　莲子心、莲花、莲须、莲房、荷叶、荷梗、藕节、石莲子、苦石莲）

【别名】莲蓬子，莲子肉，莲肉，建莲肉，湖莲肉，湘莲肉。

【来源】本品为睡莲科植物莲 *Nelumbo nucifera* Gaertn. 的干燥成熟种子。秋季果实成熟时采割莲房，取出果实，除去果皮，干燥。

【历史】藕实茎始载于《神农本草经》，列为上品。《名医别录》载："藕实茎生汝南池泽，八月采。"李时珍谓："以莲子种者生迟，藕芽种者最易发……节生二茎，一为藕荷，其叶贴水，其下旁则生藕也；一为芰荷，其叶出水，其旁茎生花也，其叶清明后生，六七月开花，花有红、白、粉红三色。花心有黄须，蕊寸余，须内即莲也。花褪莲房成菂，菂在房如蜂子在窠之状。"上述与现今莲子的原植物一致。

【产地】莲子均来自人工栽培品。莲主要分布于我国华东、华中、华南水域，主产于湖南常德、汉寿、衡阳、衡南、湘阴、华容、沅江、岳阳、津市、汨罗，湖北江陵、潜江、公安、洪湖、监利、阳江，浙江金华、武义，安徽芜湖、安庆、肥西、肥东、长丰，福建建瓯、建阳、建宁、浦城、宁化，江西广昌、石城，江苏宝应、镇江，以及江浙之间的太湖，苏皖之间的洪泽湖，苏鲁之间的微山湖等地。产于湖南者称"湘莲子"，产于福建者称"建莲子"，产于湖北者称"湖莲子"。习惯认为建莲子质量较佳。

【生产概况】本品系用根茎繁殖。根茎应选择小的芽心饱满，有两节的藕作种栽，每穴1~2支。栽时茎芽向上，栽深15~20cm，将藕固定即可。

【采收加工】一般于秋季果实成熟时，采割莲房，取出果实，除果壳，取种子晒干即得红莲。若采收除去果壳后趁鲜除去种皮，有的地区还捅去种胚，即得白莲子。

【性状鉴别】 呈椭圆形或类球形，长 1.2～1.8cm，直径 0.8～1.4cm。表面浅黄棕色至红棕色，有细纵纹和较宽的脉纹。一端中心呈乳头状突起，深棕色，多有裂口，其周边略下陷。质硬。种皮薄，不易剥离。子叶两片，白色肥厚，中有空隙，具绿色莲子心。气微，莲子肉味甘微涩；莲子心味苦。（图 1－320 建莲子；图 1－321 湖莲子）

按产地不同可分为如下规格：

1. 建莲子 类圆形，直径约 1.5cm，长约 1.7cm。表面淡黄白色或稍带粉色，顶作凸形突，正中常有裂隙，质坚实。味甘淡，微涩。北京地区习惯用建莲子。

2. 湘莲子 形似建莲子，但略小，纵横径均 1.2cm。表面灰棕色，显细密纵顺纹。

3. 湖莲子 多为湖泊自生品，形体略显细瘦，面深红棕色。

【品质】 以个大、饱满、无碎粒者为佳。

【贮藏】 置通风干燥处，防霉，防蛀。

【性味与归经】 甘、涩，平。归脾、肾、心经。

【功能与主治】 补脾止泻，益肾涩精，养心安神。用于脾虚久泻，遗精带下，心悸失眠。

【附注】

1. 莲子心 别名莲心。本品为睡莲科植物莲 Nelumbo nucifera Gaertn. 的成熟种子中的幼叶及胚根。取出，晒干。以往多在制糖莲子时抽出莲子心。本品有熟抽与生抽两种，熟抽的色深绿，生抽的色嫩绿，以生抽的为佳。

本品略呈细圆柱形，长 1～1.4cm，直径约 0.2cm。幼叶绿色，一长一短，卷成箭形，先端向下反折，两幼叶间可见细小胚芽，胚根圆柱形，长 3mm，黄白色。质脆，易折断，断面有数个小孔。气微，味苦。（图 1－322 莲子心）品质以身干、色绿、无杂质者为佳。置通风干燥处贮藏，防潮，防蛀。

性苦，寒。归心、肾经。功能：清心安神，交通心肾，涩精止血。用于热入心包，神昏谵语，心肾不交，失眠遗精，血热吐血。

本品具有清心热、除烦的功效，主治邪热内陷引起的神昏谵语、烦躁不安之症。清代吴鞠通《温病条辨》中的"清宫汤"配伍本品。新中国成立前，北京"四大名医"之一孔伯华擅用此药。

2. 莲花 别名荷花。本品为睡莲科植物莲 Nelumbo nucifera Gaertn. 的干燥花蕾。花有红、白两色，均可药用。多在盛暑 6～7 月间采收。采含苞待放的大花蕾或散落花瓣，阴干即可。

莲花花蕾呈圆锥形，长 2.5～5cm，直径 2～3cm。表面灰棕色，花瓣多呈螺旋状排列，散落花瓣呈卵圆形，表面有许多细筋脉，光滑柔软。微有香气，味苦涩。（图 1－323 莲花）

品质以花未开放、瓣整齐、洁净、淡红色、有清香气者为佳。置通风处贮藏，防尘，防蛀。

味苦、甘，温。归心、肝经。功能：通血脉，活血止血，祛湿消风，镇心安神。用于血虚心腹痛，月经不调，血崩。

3. 莲须 别名白莲须，莲花蕊。本品为睡莲科植物莲 *Nelumbo nucifera* Gaertn. 的干燥雄蕊。6～8月当花初开放时采收。此时花蕊长，色鲜艳，花粉多，品质好。采收后阴干，不宜烈日久晒，以免褪色。

雄蕊绒形，花蕊长1.2～1.6cm，直径约1.5mm，扭曲纵裂，淡黄棕色，内有黄色花粉，有一较阔而延伸的花隔。花隔先端有一棒状附属物；花丝呈丝状而微扁，长1.5～1.8cm，纤细而弯曲，淡紫色。气微香，味微涩。（图1-324 莲须）

品质以身干、质软、完整者，色鲜黄、花粉多、无杂质者为佳。置低温干燥处贮藏，防生霉、虫蛀及变色。

性甘、涩，平。归心、肾经。功能：固肾涩精。用于遗精滑精，带下尿频。

4. 莲房（莲蓬壳） 本品为睡莲科植物莲 *Nelumbo nucifera* Gaertn. 的干燥花托。秋季种子成熟时采收。割下莲蓬，剪下梗，剥去种子后，晒干。

花托为倒圆锥状或漏斗状，直径5～10cm，高4～7cm。表面灰棕色至紫棕色，侧面具细纹及皱纹，或局部表面破裂呈纤维状，上面圆而平，有20～30个圆形小孔穴，为果实着生处，向下渐收缩。基部有花柄残迹或残留花柄，体轻，质疏松，纵向破开多裂隙似海绵，棕色，气微味微涩。（图1-325 莲房）

品质以身干、个大、表紫棕色者为佳。置干燥处贮藏，防生霉。

性苦、涩，平。归肝经。功能：散瘀止血。主治崩漏，月经过多，便血，尿血。

5. 荷叶 别名青荷叶、莲叶。本品为睡莲科植物莲 *Nelumbo nucifera* Gaertn. 的干燥叶，也有以"荷叶蒂"（又称"荷叶鼻"）作药用。北京在夏秋季节采收，中医师处方常习用鲜荷叶。

6～8月当花开放时采收。将叶采下后，晒至七八成干时，去梗，对折叠成半圆形，再晒至全干，捆成捆即可。北京市地区常将鲜荷叶切丝后晒干，这样容易干燥，也可保证颜色和质量。

叶呈半圆或折扇形，展开后呈类圆盾形。直径20～50cm。全缘或呈波状，上表面深绿色或黄绿色，较粗糙；下表面淡灰棕色，较光滑，有粗脉21～22条，由中心向四周射出，中心有突起的叶柄基。质脆，易破碎。稍有清香气，味微苦。（图1-326 荷叶）

品质以身干、叶大、色绿、无霉点、无破碎者为佳。置干燥通风处贮藏。

味苦，性平。归肝、脾、胃经。功能：清热解暑，升发清阳，凉血止血。用于暑热烦渴，暑湿泄泻，脾虚泄泻，血热吐衄，便血崩漏。

6. 荷梗 本品为睡莲科植物莲 *Nelumbo nucifera* Gaertn. 的干燥叶柄。6～9月与叶同时采收，晒干即可。本品不用花柄，花柄太细。叶柄呈长圆柱形，长约30cm。表面棕黄色或黄褐色，有2～10条纵向抽沟及许多颜色稍淡的细小刺状突起。质脆，易折断，断面有数个孔道。稍有清香气，味微苦。（图1-327 荷梗）

品质以身干、条长、茎粗、黄褐色者为佳。置干燥通风处贮藏。

味微苦，性平。入肝、脾、胃经。功能：清暑，宽中，理气。用于中暑头昏，胸闷气滞。

7. 藕节　别名光藕节。为睡莲科植物莲 *Nelumbo nucifera* Gaertn. 的根茎的节部。秋冬二季挖取根茎（藕），切下节部，洗净，晒干，除去须根即可。

呈短圆柱形，长 2~4cm，直径约 2cm。表面黄棕色或灰棕色，节部有许多残留的须根或须根脱落后的圆疤痕，节两端有残留的根茎（藕）；抽皱有顺纹。体轻质硬，难折断，断面中央有一圆孔，周围有 7~9 个较小的圆孔。无臭，味微甜。（图 1-328 藕节）

品质以身干、体重、无须根及泥土者为佳。置干燥处贮藏，防蛀。

性味甘、涩，平，归肝、肺、胃经。功能：止血消瘀。用于吐血，咯血，衄血，尿血，崩漏。

8. 石莲子（甜石莲子）　为睡莲科植物莲 *Nelumbo nucifera* Gaertn. 的干燥成熟果实。在挖取莲藕或收拾藕塘时，拣拾落入水中的果实。

果实卵圆形或椭圆形，两端略尖，长 1.5~1.8cm，直径 0.8~1.3cm。表面灰棕色至灰黑色，平滑，有白色霜粉，先端有圆孔状柱迹或有残留柱基，基部有果柄痕。质坚硬，不易破开。破开后内有 1 颗种子，种皮黄棕色或红棕色，不易剥离，子叶两枚，淡黄白色，显粉性，中心有一暗绿色的胚芽，即莲心。气弱，子叶味微甜，胚芽味苦，果皮味涩。（图 1-329 石莲子）

品质以色黑、饱满、质重者为佳。

性味甘、涩，平；归脾、肾、心经。功能：补益脾胃，祛热毒，清心除烦。用于噤口痢，冷热呕吐，食物不下，淋浊。

9. 苦石莲　为豆科植物喙荚云实（南蛇勒）*Caesalpinia minax* Hance 的种子，别名老鸦枕头。主产云南、广西、广东、四川、江西、福建等地。种子呈柱形或长圆形，两端钝圆，长 1.2~2.2cm，直径 0.7~1.2cm，表面乌黑光滑，具细密的环状横裂纹，质极坚硬，不易破开。子叶两瓣，黄白色，内有一个黄白色胚芽。

气微弱，味极苦，并麻舌刺喉，令人呕。具有泻火解毒作用，不可代替甜石莲药用。

马 钱 子

【原名】番木鳖。

【来源】本品为马钱科植物马钱 *Strychnos nux-vomica* L. 的干燥成熟种子。

【历史】本品以番木鳖之名始载于《本草纲目》。李时珍释其名曰："状如马之连钱，故名马钱。"并云："生回回国，今西土邛州诸处皆有之。蔓生，夏开黄花，七八月结实如栝楼，生青熟赤，亦如木鳖。其核小于木鳖而色白。"李时珍所言："蔓生，夏开黄花，七八月结实如栝楼"等特征与葫芦科植物木鳖子相似，但所言"其核小于木鳖而色白"这一特征却与马钱子相符。可见当时李时珍未能在形态上将木鳖子与马钱子区别开来。《本草纲目》记载："以豆腐制过用之良。""或云能毒至死。"由此说明，我国在明代已知马钱子有毒性。

【产地】 本品主要为进口商品，主产东印度，分布于斯里兰卡、泰国、越南、柬埔寨、缅甸、印度尼西亚、菲律宾等国。

【生产概况】 进口马钱子原植物常绿乔木，野生、栽培均有。我国海南、云南出产，但因植物来源不同（长籽马钱），其外观及生物碱含量均有很大差异，故仍以进口为主。

【采收加工】 秋季果实成熟时采摘，取出种子洗净附着果肉晒干。

【性状鉴别】 本品呈纽扣状，圆板形，常一面隆起，一面稍凹下，直径 1.5 ~ 3cm，厚 0.3 ~ 0.6cm。表面密被灰棕或灰绿色绢状茸毛，自中间向四周呈辐射状排列，有丝样光泽。边缘稍隆起，较厚，有突起的珠孔，底面中心有突起的圆点状种脐。质坚硬，平行剖面可见淡黄白色胚乳，角质状，子叶心形，叶脉 5 ~ 7 条。气微，味极苦。（图 1 - 330 马钱子）

【品质】 以个大、质坚、肉厚者为佳。

【贮藏】 应按毒性中药材管理，置干燥处。

【性味与归经】 苦，温；有大毒。归肝、脾经。

【功能与主治】 通络止痛，散结消肿。用于风湿顽痹，麻木瘫痪，跌打损伤，痈疽肿痛；小儿麻痹后遗症，类风湿性关节痛。

【注意事项】

1. 本品不宜生用，必须炮制后入丸散用。
2. 本品不宜多服久服，孕妇禁用。
3. 用法用量上要严格控制在 0.3 ~ 0.6g。

蔓荆子（附 黄荆子）

【来源】 本品为马鞭草科植物单叶蔓荆 *Vitex trifolia* L. var. *simplicifolia* Cham. 或蔓荆 *Vitex trifolia* L. 的干燥成熟果实。

【历史】 本品始载于《神农本草经》，原名荆实，列为上品。《新修本草》云："蔓荆，苗蔓生，故名蔓荆。生水滨，叶似杏叶而细茎，长丈余，花红白色。"所云即指本品。又云："今人误以小荆为蔓荆，遂将蔓荆子为牡荆子也。"可见，古代蔓荆子与牡荆子两者常混淆。当今药材市场仍有在蔓荆子中掺入牡荆子出售的违法现象。

【产地】 主产于山东牟平、文登、荣成、蓬莱、威海、福山、乳山、即墨，江西都昌、星子、湖口、鄱阳、新建、永修，浙江青田、乐清、象山，福建莆田、晋江、漳浦。云南临沧，以及广东、广西、海南沿海地区也有分布。

【生产概况】 本品为落叶灌木，多为野生，亦有栽培。野生多生长在海滨、湖泽、江河的沙滩上。栽培于靠近水源的荒坡地、平原及溪边。蔓荆具有喜光、耐寒、耐碱、怕涝的特性，适宜在土质疏松、排水良好的沙质土壤生长。

【采收加工】秋季果实成熟时采收，除去杂质，晒干即可。

【性状鉴别】果实呈球形，直径4～6mm。表面灰黑色或灰褐色，被灰白色粉霜状毛茸，有纵向沟4条。顶端微凹，基部有灰白色宿萼及短小果柄。萼长为果实的1/3～1/2，五齿裂，其中两裂较深，形成两瓣，密被茸毛。体轻，质坚韧，不易破碎，横切面果皮外层呈灰黑色，内层黄白色，两层之间有棕褐色油点排列成环。内分四室，每室有种子一枚。气特异芳香，味淡，微辛。（图1-331 蔓荆子）

【品质】以粒大、饱满、气味浓者为佳。

【贮藏】置通风干燥处。

【性味与归经】辛、苦，微寒。归膀胱、肝、胃经。

【功能与主治】疏散风热，清利头目。用于风热感冒头痛，齿龈肿痛，目赤多泪，目暗不明，头晕目眩。

【附注】

1. 近年来，笔者在亳州和安国药市发现，有的药商以同科植物牡荆的果实掺入蔓荆子内伪充蔓荆子销售，其两种果实虽外形相似，但大小相差悬殊，牡荆果实小得多，仅为蔓荆子的1/3。应注意鉴别。

2. 牡荆的果实也为一种中药，名黄荆子（俗称"荆条子"），本品用量很少。具有散风祛痰、止咳平喘的功效。

木 瓜

【别名】宣木瓜。

【来源】本品为蔷薇科植物贴梗海棠 *Chaenomeles speciosa*（Sweet）Nakai 的干燥近成熟果实。

【历史】本品始载于《名医别录》，原名木瓜实。《本草图经》谓："今处处有之，而宣城者为佳。其木状若李，花生于春末而深红色。其实大者如瓜，小者如拳。"据此描述，与今宣城产的宣木瓜（皱皮木瓜）一致。《本草图经》还说："又有一种榠楂，木、叶、花、实酷似木瓜，陶云大而黄，可进酒去痰是也。欲辨之，看蒂间，另有重蒂如乳者为木瓜，无此者为榠楂也。"这里的榠楂即药材中的光皮木瓜。宣木瓜自宋代（公元420年）就已作为贡品供给朝廷皇族享用，并历代沿袭，至明代嘉庆年间，据《宁国府志》记载："宣城县岁贡木瓜上等一千个。"

【产地】主产于安徽宣城、宁国、广德，浙江淳安、开化，湖北长阳、资丘、巴东、五峰、鹤峰，四川江津，重庆綦江、铜梁，湖南桑植、慈利。云南、贵州也有少量出产。以安徽"宣木瓜"、浙江"淳木瓜"、湖北"资丘木瓜"品质最佳。

【生产概况】本品为落叶灌木，均为栽培，多采用无性繁殖，扦插压条、分蘖均可。对土壤要求不严格，宜在气候温和、阳光充足、雨量充沛的自然环境中生长最佳。移栽定植后3～5年开花结果，5年后进入盛果期。

【采收加工】采收期为6～8月，当果皮呈青黄色稍带紫色时即可采摘。采摘过早，水分多，味淡，肉薄；过晚果实松泡，品质较差。将采摘的鲜果纵剖成两瓣，放入沸水中浸烫5分钟左右或放入蒸笼中蒸10分钟取出晒干或炕干即可。

【性状鉴别】本品为长圆形，多纵剖两瓣，两端微翘，长5～9cm，宽2～5cm，厚1～2.5cm。表面红棕色或紫棕色，具不规则的深皱纹（俗称"皱皮木瓜"）。剖面边缘向内卷曲，顶端有凹窝。基部有果梗痕。果肉红棕色，中央有凹陷的子房及隔壁，种子呈扁长三角形。常已脱落，脱落处平滑光亮，质坚实。气微、清香，味微酸。（图1-332 木瓜）

【品质】以外皮抽皱、颜色紫红、质坚实、味酸者为佳。新中国成立前称此为"绣鞋底"，意思是小而坚实。重庆江津、綦江产者称"川木瓜"，个较大，质地松泡，略逊。

【贮藏】置阴凉干燥处，防潮，防蛀。

【性味与归经】酸，温。归肝、脾经。

【功能与主治】平肝舒筋，和胃化湿。用于风痹拘挛，腰膝关节，酸重疼痛，吐泻转筋，脚气水肿。

【附注】

1. 地方用品　为同属植物木瓜的干燥成熟果实，商品称"光皮木瓜"。呈半卵形或橘瓣形，长4～9cm，宽3.5～4.5cm。表面红棕色，平滑无皱褶，剖面平坦，果肉呈颗粒性。种子多且密集，呈扁平三角形。质紧硬而重，气微，味微酸涩，嚼之有沙粒感。北京地区一向不用此品，但全国药材市场光皮木瓜的整品及饮片均有出售，注意鉴别。

2. 伪品　同科植物榠楂的果实伪充木瓜入药，于上世纪60年代曾流入北京，后作为伪品处理。其果实外形似皱皮木瓜，但个很小，果梗基部有黄色茸毛，种子扁小而窄。味酸、涩、微甜。注意鉴别。

木 蝴 蝶

【别名】玉蝴蝶，千张纸。

【来源】本品为紫葳科植物木蝴蝶 Oroxylunm indicum（L.）Vent. 的干燥成熟种子。

【历史】本品始载于《滇南本草》，以千张纸为名。云："千张纸，此木实似扁豆而大，中实如积纸，薄似蝉翼、片片满中，故有兜铃、千张纸之名。"木蝴蝶之名，则见于《本草纲目拾遗》。云："木实也，出云南广南府，形似扁豆，其中片片如蝉翼。"又云："出广中，乃树实也。片片轻如芦中衣膜，色白似蝴蝶形。"《植物名实图考》云："千张纸生广西、云南、景东、广南皆有之。大树对叶如枇杷叶，亦有毛，而绿皆微紫。结角长二尺许，挺直，有脊如剑，色紫黑，老则迸裂，子薄如榆荚而大，白色，形如猪腰，层叠甚厚，与风飘荡、无虑万千。"以上所述，与现今所用的木蝴蝶植物形态相一致。

【产地】主产于云南思茅、普洱、腾冲、墨江，贵州册亨、望谟、罗甸，广西宜山、百色、桂林、平乐、容县。广东、海南、台湾均有分布。

【生产概况】木蝴蝶原植物为大乔木，均为野生。多生于1000m以下山坡、溪边、山谷或灌木丛中。其蒴果木质，扁平，阔线形，很长，长40～120cm，宽5～8.5cm。成熟时沿腹线自然开裂，其种子多，全被白色半透明薄翅包围，形如蝴蝶。开裂后，满天飞舞，蔚为壮观，故名"木蝴蝶"。

【采收加工】秋、冬两季果实成熟变黑褐色时采收。摘下成熟果实后，在日光下曝晒，或用微火烘之，使其荚自行开裂，剥取种子，再行晒干即可。

【性状鉴别】种子呈蝶形薄片状，种皮三面延长成宽大而薄的翅。长5～8cm，宽3.5～4.5cm。翅黄白色，半透明，具绢丝样光泽。其上有花纹，形成透明的小孔，边缘多破裂。一侧中部略厚，椭圆形，淡黄棕色。剥开种皮，可见一层薄膜状胚乳，紧包有两瓣似肾形的子叶，淡黄色，长约1.5cm，宽约1cm。气无，味苦。（图1-333 木蝴蝶）

【品质】以身干、个大、色白、翅柔软如绢者为佳。

【贮藏】置干燥通风处。

【性味与归经】苦、甘，凉。归肺、肝、胃经。

【功能与主治】清肺利咽，疏肝和胃。用于肺热咳嗽，喉痹音哑，肝胃气滞。

牛蒡子（附 大夫叶）

【别名】鼠粘子，大力子，牛子。

【来源】本品为菊科植物牛蒡 *Arctium lappa* L. 的干燥成熟果实。

【历史】牛蒡子原名恶实，始载于《名医别录》，列为中品。谓："生鲁山（在河南省）平泽。"《新修本草》注云："其草叶大如芋，子壳似栗状，实细长如茺蔚子。"《本草图经》云："恶实即牛蒡子也。生鲁山平泽，今处处有之。叶如芋而长，实似葡萄核而褐色，外壳如栗球，小而多刺，鼠过之则缀惹不可脱，故谓之鼠粘子。"李时珍曰："其根叶皆可食，人呼为牛菜，术人隐之，呼为大力也。"以上所述之植物形态与今用之牛蒡子一致。

【产地】本品野生、栽培均有。野生品分布甚广，主产于东北三省，如吉林桦甸、蛟河、敦化、延吉；辽宁本溪、清原、凤城、桓仁；黑龙江五常、尚志、富锦、阿城；河北易县、涞源、隆化、兴隆、平山、迁安、滦平、蔚县、怀来；北京怀柔、密云、昌平、延庆，以及山西、内蒙古、宁夏、甘肃、安徽、浙江等地。野生品以东北三省产量最大，称"关大力"，行销全国并出口。

栽培品主产于四川绵阳、南充，重庆万州、达州（亦有野生）。河北安国、浙江桐乡、嘉兴所产称"杜大力"，主销浙江、江苏两省，其他各地产者多自产自销。

【生产概况】野生品多生长在山野路旁、沟边、荒地、向阳山坡草地、林缘及村镇附近。栽培品牛蒡为两年生草本植物。喜温暖湿润气候，耐寒、耐旱、怕涝。种植宜以土层深厚、疏松肥沃、排水良好、沙质土壤为宜。

【采收加工】秋季果实成熟时采收，有时果实成熟不一致，亦可分期采收。一般将果实晒干后，搓落种子，除净泥土，簸净杂质（收取种子时须戴风镜，以免苞片上的钩毛飞入眼内致病），再晒干即可。

【性状鉴别】瘦果呈倒卵圆形，两端平截，稍弯曲。长5～7mm，宽2～3mm。表面灰褐色，有数条微突起的纵脉，并散有稀疏紫黑色斑点。顶端钝圆稍宽，有一圆环。中间有点状花柱残基。基部略窄，有圆形果柄痕。果皮坚脆，破开后内有子叶两片，淡黄白色，捻之有油渗出。无臭，味苦微辛。久嚼稍麻舌。（图1-334 牛蒡子）

【品质】以粒大饱满、灰褐色、无杂质者为佳。

【贮藏】置干燥通风处，防热，防虫，防鼠。

【性味与归经】辛、苦，寒。归肺、胃经。

【功能与主治】疏散风热，宣肺透疹，解毒利咽。用于风热感冒，咳嗽痰多，麻疹风疹，咽喉肿痛，痄腮丹毒，痈肿疮毒。

【附注】

1. 大夫叶 牛蒡子的叶片北京称"大夫叶"，具有散风止痒、消肿解毒功效。对早期未化脓的急性乳腺炎有良好的疗效。北京著名皮科专家赵炳南临床常用此药。

2. 伪品 北京、山东、新疆等地发现有将同科植物大鳍蓟 *Onopordon acanthium* L. 的种子充当牛蒡子使用的情况。大鳍蓟的种子形状、颜色及气味与牛蒡子极相似，唯表面纵脉间有明显细密的横皱纹，为主要不同点，应注意区别，不可混淆。

女 贞 子

【来源】本品为木樨科植物女贞 *Ligustrum lucidum* Ait. 的干燥成熟果实。

【历史】本品始载于《神农本草经》，列为上品。《本草纲目》记载："此木凌冬青翠，有贞守之操，故以女贞状之……近时以放蜡虫，故俗称为蜡树。"《本草经疏》云："女贞子，气味俱阴，正入肾除热补精之要品。肾得补，则五脏自安，精神自足，百病去而身肥健矣。"根据《本草纲目》、《植物名实图考》等书中所载女贞及附图均指本种，说明古今用药是一致的。

【产地】女贞子在我国分布很广，主要产于湖南永州、浏阳、桃源、邵阳，湖北罗田、黄陵、老河口、襄阳、荆门、郧西，浙江嘉兴、德清、桐乡、湖州、杭州、兰溪、温州、海宁、奉化，江苏南京、无锡、镇江、南通、海门、苏州、靖江，安徽肥西、肥东、祁门、桐城、舒城、霍山、金寨，江西永修、修水、玉山、上饶、铅山、宜春、泰和，四川仪陇、喜德、涪陵、雷波、夹江、乐山，贵州纳雍、务川、黔西、习水，云南文山、西畴、广南、丽江，陕西安康、旬阳、平利、汉中、镇巴等地。产品主销上海、天津、北京及东北等省市。

【生产概况】本品为常绿大灌木或小乔木。野生的多分布于海拔 200 ~ 2900m 的山坡、丘陵向阳处疏林中；家种多栽培在庭园、路边。女贞子适应性强，适宜在温暖湿润气候条件下生长，具有喜温、喜光、耐寒的特性。在土质肥沃、土层深厚、排水良好的微酸性土壤中栽培为宜。

【采收加工】一般于冬季果实成熟时采收，除去枝叶，稍蒸或置于沸水中略烫后，晒干。也可直接晒干。

【性状鉴别】女贞子呈倒卵形、肾形或椭圆形，长 6 ~ 8.5mm，直径 4 ~ 5.5mm。表面黑紫色或灰黑色，皱缩不平，基部有宿萼和果柄痕。外果皮薄，果肉较松软，易剥离。果核（内果皮）木质，黄棕色，具纵棱。果皮破开后，内含 1 粒种子（很少有 2 粒，中间隔瓤分开）。种子肾形，外皮紫黑色，内面灰白色，含油性。味甘，微苦涩。（图 1 – 335 女贞子）

【品质】以粒大、饱满、色黑紫者为佳。

【贮藏】置干燥处，防霉及虫蛀。

【性味与归经】甘、苦，凉。入肝、肾经。

【功能与主治】滋补肝肾，明目乌发。用于头晕耳鸣，腰膝酸软，须发早白，目暗不明。

【附注】

1. 女贞子有胖瘦两型，以瘦型者居多。二者出于同一植株，胖型者多长在向阳一面枝条上。解剖发现，瘦型者仅 1 枚种子发育，胖型者两枚种子全发育。

2. 木樨科植物女贞子，北京曾用别名"冬青子"，在处方调配中曾写冬青子，即付女贞子，但冬青子为冬青科植物冬青的果实（北京市一向无此品种），两者植物来源不同，功效有别。

3. 女贞子、冬青子、鸦胆子三种药材性状有些类似，区别如下：

（1）女贞子：卵形、肾形、椭圆形，表面皱缩不平，种子多为 1 粒（很少有两粒），味甘微苦涩。

（2）冬青子：椭圆形，上部有凹窝，种子 4 ~ 5 粒，味苦涩。

（3）鸦胆子：长圆形，两头尖，有网状皱纹，种子 1 粒，味极苦。

4. 女贞子以往用量很少，清代《医方集解》中二至丸由女贞子、旱莲草组成，因善治肝肾虚弱所致的头目昏花、须发早白等症，致近年来女贞子用量猛增。

胖 大 海

【别名】大海，大海子，安南子，蓬大海。

【来源】本品为梧桐科植物胖大海 *Sterculia lychnophora* Hance 的干燥成熟种子。

【历史】胖大海之名始见于《本草纲目拾遗》。云："出安南大洞山。土人名曰安南子，又名大洞果。"又载：其种子"形似干青果，皮色黑黄，起皱纹，以水泡之，层层胀大，如浮藻然，中有软壳，核壳内有仁两瓣。"安南大洞山位于越南境内，本品从古至今确系从越南等国进口。

【产地】胖大海均为进口，主产于越南、泰国、印度尼西亚等国，以产于马来半岛之"新州子"最佳。我国广东湛江、东兴，以及海南、云南西双版纳已有种植，又名红胖大海（见《西双版纳植物名录》）。

【采收加工】4~6月采摘成熟果实，取出种子，晒干。

【性状鉴别】呈椭圆形或纺锤形，长 2~3cm，直径 1~1.5cm。先端钝圆，基部略尖而歪。具浅色圆形种脐，表面棕色或暗棕色，微有光泽，具不规则细皱纹。外层种皮极薄，质脆，易脱落。中层种皮较厚，黑褐色，质松易碎，遇水膨胀成海绵状，能达原体 4 倍。内层种皮可与中层种皮剥离，稍革质，内有两片肥厚胚乳，广卵形；子叶两片，非常薄，紧贴于胚乳内侧，与胚乳等大。气微，味淡，嚼之有黏性。种仁味极麻辣。手摇之无响动声。（图 1-336胖大海）

【品质】以个大、外皮细、淡黄棕色、有细皱纹及光泽、无破皮者为佳。

【贮藏】置干燥处，防霉，防蛀。

【性味与归经】甘，寒。归肺、大肠经。

【功能与主治】清热润肺，利咽解毒，润肠通便。用于肺热音哑，干咳无痰，咽喉干痛，热结便秘，头痛目赤。

【附注】在进口胖大海中时有混入梧桐科植物圆粒苹婆 *Sterculias cophiera* Wall 的种子作胖大海的情况。本品在我国不作药用，应取缔。本品呈圆球形或近球形，长 1.8~2.5cm，直径 1.6~2.3cm。表面皱纹紧密，入水膨胀较慢，仅能达原体两倍，种子无胚乳，子叶两枚肥厚，手摇之有滚动声。

肉豆蔻（附　肉豆蔻花）

【别名】肉果，玉果。

【来源】本品为肉豆蔻科植物肉豆蔻 *Myristica fragrans* Houtt. 的干燥种仁。

【历史】本品始载于《开宝本草》。陈藏器曰："肉豆蔻生胡国……其形圆小皮紧、紫薄，中肉辛辣。"李时珍曰："外有皱纹，而内有斑，纹如槟榔纹。"上述记载与今用之肉豆蔻相符。

【产地】主产于马来西亚、印尼、斯里兰卡等国。

【生产概况】本品为进口药材，其原植物为常绿高大乔木。栽培七年，开始结果。成熟果实每年采收两次，将果皮剖开，剥下假种皮，干燥（药材称"肉豆蔻衣"或"肉果花"，现已基本不用）。打破壳状种皮，取出种仁，为防虫蛀浸入石灰水中一天，取出低温干燥，或不浸入石灰水中直接干燥（须在温度60℃以下）。

【采收加工】5～7月及10～12月采摘成熟果实，除去果肉，剥去假种皮，将种仁用45℃低温慢慢烤干，即可。

【性状鉴别】本品呈卵圆形或椭圆形，长2～3cm，直径1.5～2.5cm。表面灰棕色或灰黄色，有时外被白粉（石灰粉末）。全体有浅色纵行沟纹及不规则网状沟纹。种脐位于宽端，呈浅色圆形突起，合点呈暗凹陷。种脊呈纵沟状，连接两端。质坚，断面显棕黄色相杂的大理石花纹，宽端可见干燥皱缩的胚，富油性。气香浓烈，味辛。（图1-337肉豆蔻；图1-338肉豆蔻断面）

【品质】以个大、体重、质坚实、油性足、破开后香气浓郁者为佳。

【贮藏】置阴凉干燥处，防蛀。

【性味与归经】辛，温。归脾、胃、大肠经。

【功能与主治】温中行气，涩肠止泻。用于脾胃虚寒，久泻不止，脘腹胀痛，食少呕吐。

【附注】肉豆蔻花。

肉豆蔻花别名玉果花，为肉豆蔻的假种皮。现用量很少。本品呈折合压扁分支状，棕红色，质脆易碎，气芳香。功效同肉豆蔻。

沙 苑 子

【别名】潼蒺藜，沙苑蒺藜。

【来源】本品为豆科植物扁茎黄芪 Astragalus complanatus R. Br. 的干燥成熟种子。

【历史】沙苑子之名见于《临证指南医案》。《药性本草》在蒺藜项下叙述了白蒺藜，谓："白蒺藜形如羊肾，圆而细，色如绿豆，嚼之作绿豆腥气，为末煎之，则香同新茶者真。"《本草图经》载："又有一种白蒺藜，今生同州沙苑，牧马草地最多，而近道亦有之。绿叶细蔓，绵布沙上，七月开花黄紫色，如豌豆花而小，九月结实作荚，子便可采。"李时珍谓："其白蒺藜结荚长寸许，内子大如芝麻，状如羊肾而带绿色，今人为之沙苑蒺藜。"《增订伪药条辨》云："按沙蒺藜七月出新，陕西潼关外出者名潼蒺藜。"上述特征与今用扁茎黄芪的种子相符。

【产地】沙苑子在20世纪50年代以前主要来源于野生资源，60年代后，栽培品逐渐成为主要来源。扁茎黄芪主要分布于陕西、河北、辽宁、吉林、山西、内蒙古、宁夏、四川、甘肃，主产于陕西临潼、高陵、周至、泾阳、三原、渭南、大荔、兴平，河北井陉、辛集、行唐、晋州、藁城、高邑、深泽、无极、元氏、正定、定州、安国，四川广汉、什邡、仁寿、双流、新都、崇庆、古蔺、郫县、浦江、金堂、中江、彭县，天津蓟县及北京怀柔等地。

【生产概况】沙苑子多野生于山坡、路旁河边、草地等向阳处；栽培适于在质地疏松、排水良好的沙质土壤生长。多采用种子繁殖，分春播或秋播，多采取条播。

【采收加工】沙苑子一般于秋末冬初果实成熟尚未开裂时采割植株，晒干，打下种子，晒至全干，除去杂质即可。

【性状鉴别】种子略呈肾形而稍扁，长 2 ~ 2.5mm，宽 1.5 ~ 2mm，厚约 1mm。绿褐色或灰褐色，光滑，脐部微向内凹陷。质坚硬，破开内为浅黄色。气微，味淡，嚼之有豆腥味。（图 1 - 339 沙苑子）

【品质】以种子饱满、绿褐者为佳。

【贮藏】置通风干燥处。

【性味与归经】甘，温。归脾、肾经。

【功能与主治】温补肝肾，固精缩尿明目。用于肾虚腰痛，遗精早泄，白浊带下，小便余沥，眩晕目昏。

【附注】

1. 白蒺藜 沙苑子又名沙蒺藜，潼蒺藜，其名称易与蒺藜科植物白蒺藜（刺蒺藜）相混，应注意区别。

2. 伪品

（1）同科同属植物紫云英 Astragalus sinicus L. 的干燥种子。本品斜方状，肾形，两侧压扁，长 3 ~ 5mm，宽 1.5 ~ 2mm。表面黄绿毛或棕黄色，种脐长条形。

（2）同科同属植物华黄芪 Astragalus chinensis L. 的干燥种子。本品肾形饱满，长 2 ~ 2.8mm，宽 1.8 ~ 2mm。表面暗绿色或棕绿色，种脐长条形。

（3）同科植物猪屎豆 Crotalaria mucronata Desv. 的干燥种子。本品三角状，肾形，一端较宽，圆截形而下弯或钩状，长 2.5 ~ 3.5mm，宽 2 ~ 2.5mm。表面黄绿色或淡黄绿色，种脐三角形。

（4）同科植物凹叶野百合 Crotalaria retusa L. 的干燥种子。本品三角状，肾形，两端钝圆饱满，长 3 ~ 6mm，宽 3 ~ 5 mm。表面黄色或黄棕色，种脐长圆形。

（5）同科植物崖州野百合 Crotalaria yaihsienensis T. Chen 的干燥种子。本品三角状，肾形，两端钝圆饱满，长 2.5 ~ 3.5mm，宽 2 ~ 2.5 mm。表面紫黑色，种脐类圆形。

（6）同科植物田皂角 Aeschynomene indica L. 的干燥种子。本品肾形或长椭圆形，长 3 ~ 3.5mm，宽 2 ~ 2.5mm。表面棕黑色或黑色，种脐长圆形。

砂 仁

【别名】缩砂密。

【来源】本品为姜科植物阳春砂 *Amomum villosum* Lour. 、绿壳砂 *Amomum villosum* Lour. var. *xanthioides* T. L. Wu et Senjen 或海南砂 *Amomum longiligulare* T. L. Wu 的干燥成熟果实。

【历史】本品原名"缩砂密"，始载于唐·甄权《药性本草》。以后诸本草亦有记述。李珣《海药本草》谓："缩砂密生西海及西域诸国，多从安东道来。"宋《本草图经》云："缩砂密生南地，今唯岭南山泽间有之，苗茎似高良姜，高三四尺，叶青，长八九寸，阔半寸已来，三月、四月开花在根下，五月成实，五七十枚作一穗，状似益智。皮紧厚而皱如栗纹，外有刺黄赤色，皮间细子一团，八漏可四十余粒，如黍米大，微黑色，七八月采。"宋代《证类本草》附有新州（今广东新兴县）缩砂密图，与上述一致。说明古代之缩砂密系姜科砂仁属植物。

今药用砂仁有国产和进口两类，均为姜科砂仁属植物成熟的干燥果实，前者以阳春砂为主，后者多系缩砂密，其品质以阳春砂仁最佳。

【产地】

1. 阳春砂仁　主产于广东阳春、阳江、高州、信宜、罗定、恩平、云浮、封开、新兴、丰顺、佛风等地。其中以阳春县蟠龙金花坑产品质最优，为久负盛名的地道药材，但产量甚少，不敷应用，现高州、信宜产量较大，质量亦佳，广西东兴、龙津、宁明、龙州等地亦有栽培。

2. 绿壳砂仁　主产于云南西双版纳、景洪、思茅、临沧、勐腊、勐海、红河。此外德宏州的潞西、瑞丽已有引种。

3. 海南砂仁　主产于海南登迈、崖县、儋县，广西忡白、陆川，本品野生、家种均有。

4. 进口砂仁　主产于越南、泰国、缅甸、印尼。

【生产概况】砂仁分种子繁殖和分株繁殖两种，定植后，3 年可开花结果，雌雄异株，为热带亚热带雨林植物，多栽培或野生海拔 100～500m 有一定蔽荫山谷或溪流旁，以土层深厚疏松、腐殖质丰富为宜。本品为穗状花序，花葶从地下横生根茎抽出，开花结果。新中国成立前，国产砂仁产量很少，货源主要靠进口。均经香港药商加工分档后，运销国内。

【采收加工】一般在 8 月中、下旬，当果实表面颜色由红紫变为红褐色时，嚼之有浓烈辛辣味时采收。用小刀或剪刀剪下果穗，再进行焙干和晒干，两道工序分次进行，至干燥为止。但应注意：采收果穗时切勿手扯果穗，以防扯伤匍匐茎表皮，影响来年产量。

【性状鉴别】

1. 阳春砂仁　果实呈椭圆形或卵圆形，有不明显的三棱。长 1.5～2cm，直径 1～1.5cm，表面棕褐色，密生刺状突起，顶端有花被残基，基部有果梗，果皮薄而软。种子集结成团，具三钝棱，中有白色隔膜，将种子团分成三瓣，每瓣有种子 6～15 粒。种子为不规则多面体，直径 2～3mm，表面棕红色或暗褐色，有细皱纹，外被淡棕色膜质的假种皮；质硬，破开后胚乳灰白色。气香浓烈，味辛凉，微苦。（图 1－340 阳春砂仁）

2. 绿壳砂仁 果实性状与阳春砂仁类同，唯表面呈棕色或黑棕色，有的外面被一层白粉，果皮片状突起较多。（图 1－341 绿壳砂仁）

3. 海南砂仁 果实呈长椭圆形或卵圆形，有明显的三棱。长 1.5～2cm，直径 0.8～1.2cm，表面被片状分支的短软刺，多倒伏。可见纵向棱线，基部具果梗痕，果皮较厚而硬。种子团较小，每瓣有种子 5～17 粒，易剥离。种子直径 1.5～2mm，气味较淡。（图 1－342 海南砂仁）

上述各种砂仁的果皮亦入药，称"砂壳"或"砂壳皮"。

4. 缩砂仁（进口砂仁） 又称"缩砂仁"、"西砂仁"，带果皮的称"壳砂"。本品多为除去果皮的种子团，形状较圆，长 1～1.5cm，直径 0.7～1cm。表面暗棕色或灰棕色，多被有一层白色粉霜（蛤粉）。筛选较大的种子团称"砂王"，较小的称"砂头"，散粒种子称"砂米"。种子破开亦为白色。气味不及阳春砂仁浓。（图 1－343 缩砂仁）

【品质】 上述各种砂仁，均以个大、种仁饱满、气味浓者为佳。

【性味与归经】 辛，温。归脾、胃、肾经。

【功能与主治】 化湿开胃，温脾止泻，理气安胎。用于湿阻中焦，脘痞不饥，脾胃虚寒，呕吐泄泻，妊娠恶阻，胎动不安。

【附注】 砂仁伪品。近年来，砂仁货源一度紧缺，故药材市场上先后出现很多伪品，冒充砂仁销售，常见的伪品有：

1. 山姜 来源于姜科植物山姜 *Alpinia japonica*（Thunb.）Mip. 的干燥种子团。果皮多已除去，残留果皮光滑，革质，无刺状突起。种子团呈椭圆形或卵圆形，表面棕色或灰棕色，被隔膜分成三瓣，每瓣有种子 3～8 粒。种子表面有细微皱纹。质硬，气微香，味辛辣。

2. 华山姜 来源于姜科植物华山姜 *Aplinia chinensis* Rosc. 的干燥种子团。果皮多已除去，残留果皮光滑，革质，无刺状突起。种子团类圆球形，每瓣有种子 2～5 粒。种子表面呈灰棕色或褐色。气微香，味辛涩。

3. 艳山姜 来源于姜科植物艳山姜 *Aplinia zerumbet*（Pers.）Burtt et Smith. 的干燥成熟果实。呈椭圆形、卵圆形或橄榄形。长 1.5～3cm，直径 1～2cm。表面黄棕色或红棕色，两端突出稍尖，果皮革质，无刺，具明显纵棱线，常纵向裂开，露出种子。种子团较松散，不集结成团，单粒种子呈不规则的多面体，灰棕色或棕褐色。外被白色膜质假种皮，较光滑，质硬。气微香，味微辛。

4. 海南假砂仁 来源于姜科植物海南假砂 *Amomum chinense* Chen ex T. L. Wu 的干燥成熟果实。呈椭圆形或类长卵形，长 1～3cm，直径 0.8～1.5cm。表面棕褐色或黄棕色，密被片状分支的柔刺，多倒伏，具明显的纵棱线，有果梗，果皮厚。种子团长椭圆形，红棕色或暗棕色，种子表面有细皱纹。气微香，味微辛。

5. 红壳砂　来源于姜科植物红壳砂 *Amomum aurantiacum* H. T. Tsaiet S. W. Zhao. 的干燥果实。呈椭圆形或卵圆形，长 1~1.7cm，直径 0.8~1.5cm。表面红棕色或黄棕色，三棱明显，疏生刺状突起，顶端有明显的花被残基，基部有果梗。种子团红棕色或棕色，呈卵圆形，每瓣种子 6~17 粒，种子直径 1.5~4mm。质硬，气微香，味辛凉。

山　楂

【**别名**】北山楂，东山楂，山楂片。

【**来源**】本品为蔷薇科植物山里红 *Crataegus pinnatifida* Bge. var. *major* N. E. Br.、山楂 *Crataegus pinnatifida* Bge. 或野山楂 *Crataegus cuneata* Sieb. Et Zucc. 的成熟果实。前两种称"北山楂"；后者称"南山楂"。北京地区在处方中分别入药，凡处方写山楂、北山楂、东山楂、山楂片，皆付北山楂，只有写南山楂时才付南山楂，所以南山楂用量极少。

【**历史**】山楂之名始见于《本草衍文补遗》。《新修本草》载有赤爪木。云："小树生高五六尺，叶似香荽，子似虎掌爪大，如小林檎，赤色。出山南申州、安州、随州。出山南中（今河南信阳）、安（今湖北安陆）、随（今湖北随州）等州。"《本草纲目》云："其类有两种，皆生山中：一种小者，山人呼为棠仇子、茅楂、猴楂，可入药用。树高数尺，叶有五尖，桠间有刺。三月开五出小白花，实有赤、黄二色。肥者如小林檎，小者如指头，九月乃熟。一种大者树高丈余，花叶皆同，但实稍大而黄绿，皮涩肉虚为异尔。"上述形态特征与今用之多种山楂属植物一致。

【**产地**】

1. 北山楂　分布于河南、河北、山东、辽宁、山西等地。如河南林县、辉县、新乡；河北兴隆、保定、唐山、沧州；山东青州、潍坊、泰安、临朐、沂水、安丘、莱芜；辽宁鞍山、营口；北京密云、怀柔等地。其中以山东青州产品片薄，粉白色，皮红肉厚，质量为佳，习称青州石板山楂片，为优品。山东临朐、沂水；河南林县产量大，品质也佳。山楂除部分药用外，大多作为副食果品应用。

2. 南山楂　主产于湖北、江西、安徽、江苏、浙江等省，四川、云南亦产。

【**生产概况**】北山楂（包括山楂和山里红），均系栽培。本品具有耐寒、抗风特性，平地、山坡均可栽培，对土壤要求以沙性为好。黏重土生长较差。山楂和山里红统称"北山楂"，论质量以山里红片大，肉厚为佳，但是山里红均系山楂嫁接。

【**采收加工**】北山楂 9~10 月果实成熟后采收，山里红和山楂均须趁鲜横切或纵切成片（以横切片为好，果核多脱落）。当前多用切片机切成薄片，多烘干。

南山楂均系野生，秋后成熟时，将果实采下晒干或压成饼状（又称"南楂饼"）晒干。

【性状鉴别】

1. 北山楂 山里红新鲜果实近球形，直径 1.5～2.5cm。表面鲜红或紫红色，有光泽，密布灰白色斑点。顶端有宿存花萼，基部有凹入的果柄痕或尚留果柄。药材均已切成片，但切片薄厚不一，有 2～3 刀或 5 刀之分，片多皱缩不平。果肉深黄色或淡棕色，内含种子 5～6 粒。种子略呈橘瓣形，质极坚硬。两刀的种子多集结于果肉中心，3～5 刀的果核多已脱落。肉果微清香，味酸微甜。山楂与山里红很相似，仅山楂果实较小，基部常带细长果柄。（图 1－344 北山楂）

2. 南山楂 果实呈类圆球形或扁球形，个较小，直径 0.8～1.2cm。表面黄色或棕红色，有细皱纹及小斑点。顶端有宿存花萼，基部有果柄痕。皮坚硬，不易破碎，果肉薄，棕红色，有 3～5 粒种子，种子内侧两面平滑。气微，味酸涩。药材常切成半圆形或压成扁平破裂状。（图 1－345 南山楂）

【品质】 北山楂以片大、肉厚、皮红、核少者为佳。一般种子不得超过 20%。南山楂以个均匀或饼圆肉厚者为佳。

【贮藏】 置阴凉干燥处，防霉，防虫。

【性味与归经】 酸、甘，微温。归脾、胃、肝经。

【功能与主治】 消食健胃，行气散瘀。用于肉食积滞，胃脘胀满，泻痢腹痛，瘀血经闭，产后瘀阻，心腹刺痛，疝气疼痛；高脂血症。

【附注】

1. 山楂的地区习惯用药

（1）湖北山楂：与山楂为同科同属植物 *Crataegus hupensis* Sarg 果实，在湖北、河南部分地区作山楂使用。

（2）尖嘴林檎：与山楂为同科植物 *Malus mellinan*（Hand－Mazz.）Rehd.，主产于广西并自产自销作山楂使用。

2. 伪品 栘核为同科植物栘核 *Docynisdeavayi*（Franch）Schneid 的果实，主产于云南，当地作山楂使用。上述品种与正品山楂性状有较大区别，在采购时应注意鉴别。

山茱萸

【别名】 杭山萸，杭萸肉，萸肉。

【来源】 本品为山茱萸科植物山茱萸 *Cornus officinalis* Sieb. et Zucc. 的干燥成熟果肉。

【历史】 本品始载于《神农本草经》，列为中品。《本草经集注》称："出近道诸山中，大树，子初熟未干赤色，如胡颓子，亦可咽。既干，皮甚薄。"《本草图经》载："今海州、兖州亦有之，木高丈余，叶似榆，花白。"《本草图经》、《本草纲目》及《植物名实图考》所附图文与今用之山茱萸相吻合。

【产地】 主产于浙江天目山的淳安、桐庐、临安、建德，河南伏旱牛山的西峡、内乡、南召、嵩县、栾川、淅川、桐柏，陕西秦岭南坡的佛坪、洋县，商洛地区的商南、丹凤、山阳，安徽石台、歙县、岳西。此外，山西、山东亦有少量出产。以浙江产品个大、肉厚、色红，品质为优，为浙江的著名"地道药材"之一；以河南产量最大，尤以西峡的二郎坪、栗平、桑平、太平镇等产量甚丰，质量也很好，如近年培育的石滚枣、大红袍、珍珠红品质颇佳。

【生产概况】 山茱萸原系野生，为落叶乔木或灌木，适宜温暖湿润气候，多生长海拔在600~1000m阴凉、湿润、背风的深山区，常见于山沟、溪边、路旁等腐质土层厚的地方。

山茱萸的结果率，一向分为大年（丰收年）、小年（歉收年）。原因是山茱萸结果与花芽分化是同时进行的，当年果实还未成熟，供翌年开花的花芽已经明显可辨。果实生长和花芽的分化在营养分配上存在着矛盾，当树体生长健壮、营养条件充足时，既能满足当年果实生长所需的养分，又能促进形成大量的花芽。如养分供给不足，花芽形成减少，致使第二年称为小年。小年时由于开花结果少，树体负担轻，树势又会转旺，从而形成大量花芽，则第三年结果多，就称为大年。所以，对于山茱萸树应加强管理，注意除草、施肥、剪枝、通风等，促进苗壮生长。

【采收加工】 山茱萸果实于霜降至冬至间采收为宜。采摘过早，肉薄颜色不鲜，品质差，不易加工，过晚易被鸟啄鼠盗。采摘时要保护花芽和枝条，以免造成翌年减产。

加工时需除去核和干燥。去核方法有三种，即水煮、水蒸和火烘。①水煮法：将果实放入沸水中烫5~10分钟，见锅内有泡时捞出，放入冷水中捏出果核。②蒸法：将果实放入笼内蒸5分钟，放凉，捏出果核。③烘法：将果实放入烘笼内，用文火烘，使果实膨胀变软（防止烘焦），取出放凉，捏出果核。烘法色泽鲜艳，质量好（浙江多用此法）。

【性状鉴别】 山茱萸果肉呈不规则的片状或囊状，长1~1.5cm，宽0.5~1cm，新鲜品多紫红色，陈旧者则近紫黑色。皱缩，有光泽，顶端有圆形宿萼痕，基部有果梗痕。质柔软。气微，味酸涩。（图1-346 山茱萸鲜果；图1-347 山茱萸）

【品质】 以身干、无核、皮肉肥厚、色红油润（俗称"枣皮"）者为佳，本品含果梗，果核不得超过3%。在炮制时必须将核去净，因果核具有滑精作用。

【性味与归经】 酸、涩，微温。归肝、肾经。

【功能与主治】 补益肝肾，涩精固脱。用于眩晕耳鸣，腰膝酸痛，阳痿遗精，崩漏带下，大汗虚脱，内热消渴等症。

【贮藏】 置阴凉干燥处。

【附注】 伪品山茱萸。

滇枣皮为鼠李科植物滇刺枣的干燥成熟果皮，果皮呈不规则片状，稍卷缩。长2~3cm，厚2~3mm。表面红棕色或棕黑色，质硬而脆。气微弱，味酸。

丝 瓜 络

【来源】 本品为葫芦科植物丝瓜 *Luffa cylindrica*（L.） Roem. 的干燥成熟果实的维管束。

【历史】 丝瓜始载于《本草纲目》，列入菜部、瓜类。李时珍说："此瓜老则筋丝罗织，故有丝络之名。""丝瓜老者，筋络贯串，房隔连属，故能通入脉络脏腑，而去风毒，消肿化痰，祛痛杀虫及治诸血病也。"又说："丝瓜，唐宋以前无闻，今南北皆有之，以为常蔬。二月下种，生苗引蔓，延树竹，或作棚架。其叶大如蜀葵而多丫尖，有细毛刺，取汁，可染绿。其有棱，六七月开黄花，五出，微似胡瓜花，蕊瓣俱黄。其瓜大寸许，长则一二尺，甚则三四尺，深绿色，有皱点，瓜头如鳖首。老则大如杵，筋络缠纽如织成，茎乃枯。内有隔，子在隔中，状如瓜蒌子，黑色而扁。"综上所述，古今药用丝瓜品种基本一致。

【产地】 丝瓜在全国大部分地区均有栽培，尤以江苏、浙江一带丝瓜产量大，主产于江苏南通、苏州、启东、海门；浙江慈溪、海宁、余姚等地，以浙江、江苏所产者最佳。

【生产概况】 本品为一年生攀缘草本植物，均为栽培。其幼果供蔬菜食用，其果实成熟的维管束供药用。

【采收加工】 一般于老丝瓜变黄时采摘。采摘后，剥去外皮，置于河里或池里数日，待黑肉腐烂后，在清水中洗去果肉及种子，晒干即可。秋季果实成熟。

【性状鉴别】 本品为丝状的维管束交织而成，多呈长菱形或长圆筒形，略弯曲，长 30 ~ 70cm，直径 7 ~ 10cm。表面淡黄白色。体轻，质韧，有弹性，不能折断。横切面可见子房三室，呈空洞状。气微，味淡。（图 1 - 348 丝瓜络）

【品质】 以身干，洁白，无残留果皮、果肉及种子，质柔韧者为佳。

【规格等级】 分老丝瓜络与小丝瓜络两种。老丝瓜络主产浙江余姚、上虞、慈溪等地。其产品个大，络粗而强韧，过去多用于擦机器使用；产于江苏南通、海门等地的称"苏北货"（又称"小丝瓜"），具有色白、络细、条瘦、质较软的特点，适宜药用。北京地区习惯应用此品。

【贮藏】 置通风干燥处，防潮。

【性味与归经】 甘，平。归肺、胃、肝经。

【功能与主治】 通络，活血，祛风。用于痹痛拘挛，胸胁胀痛，乳汁不通。

酸 枣 仁

【别名】 枣仁。

【来源】 本品为鼠李科植物酸枣 *Ziziphus jujuba* Mill. var. *spinosa*（Bunge） Hu ex F. Chou 的干燥成熟种子。

【历史】酸枣始载于《神农本草经》，列为上品。唐宋之际，对酸枣来源的认识曾发生过混乱，但宋代马志对酸枣的描述是非常确切的。他说："酸枣即棘实，更非他物。若云是大枣味酸者，全非也。酸枣小而圆，其核中仁微扁，大枣仁大而长，不相类也。"上述之植物形态与今用之酸枣仁是一致的。

【产地】分布于河北、山西、河南、内蒙古、陕西、甘肃、山东等地。主产于河北邢台、内丘、沙河、临城、平山、赞皇、平泉、宽城、兴隆、遵化，北京昌平、延庆、怀柔、密云、平谷，河南林县、浚县、鹤壁，山西襄垣、沁县、吉县、交城，内蒙古宁城、赤峰、翁牛特旗，陕西延安、延长、宜川、黄龙、黄陵，山东沂源、莒南等地。以河北邢台（旧称"顺德府"）产量大，质量优，又以内丘加工精细，所以为著名的顺德枣仁，属驰名的"地道药材"。

【生产概况】过去酸枣仁均为野生。喜生于气候较温暖的向阳干燥山坡、丘陵、山谷、路旁及荒地，在海拔 200～500m 均可生长，具有耐旱、耐寒、怕涝的特性。自然繁殖能力很强，且可成片生长。现陕西、山西、河北等地，采用野生酸枣进行嫁接，已取得成功。

【采收加工】秋末冬初采收成熟果实，过早采收，种仁偏瘦，质量差，出仁率低。采收成熟果实，可趁鲜去净皮肉，将枣核洗净晒干，用机械碾碎硬壳，簸取枣仁晒干。

【性状鉴别】本品呈扁圆形或扁椭圆形。长 0.5～0.9cm，宽 0.5～0.7cm，厚约 0.3cm。种皮较脆，表面紫红色或紫褐色，平滑有光泽，有的有裂纹。一面较平坦，中间有 1 条隆起的纵线或纵纹；另一面稍隆起。顶端有细小凸起的合点，下端有略凹陷的种脐。胚乳白色，子叶两片，浅黄色，基部可见短小的胚根，富油性。气微，味淡。（图 1-349 酸枣仁）

【品质】以粒大、饱满、外皮色紫红、无杂质者为佳。

【贮藏】放置干燥通风处，防蛀。

【性味与归经】甘、酸，平。归肝、胆、心经。

【功能与主治】补肝，宁心，敛汗。用于虚烦不眠，惊悸多梦，体虚多汗，津伤口渴。

【附注】混淆品种。

近年来，发现在药材市场上以滇枣仁混充药用，应注意鉴别。滇枣仁来源于鼠李科植物滇刺枣 *Zizyphus mauritiana* Lam. 的成熟种子。区别点是滇枣仁表面黄棕色，中央有无明显的纵棱，种皮较薄，种子外形近桃形；酸枣仁表面红棕色或紫红色，中央可见明显纵棱，种皮较厚，呈椭圆形或长圆形。

桃 仁

【来源】本品为蔷薇科植物桃 *Prunus persica*（L.）Batsch 或山桃 *Prunus davidiana*（Carr.）Franch. 的干燥成熟种子。

【历史】本品始载于《神农本草经》，收载桃，列为下品。陶弘景曰："今处处有之，桃仁入药……"《本草衍义》曰："桃品亦多……山中一种正是《月令》中……但花多子少，不堪唉，唯堪取仁……入药唯山中自生者为正。"李时珍曰："唯山中毛桃……小而多毛，核黏味恶，其仁充满多脂，可入药用。"综上所述可知，古代桃仁来源于桃属多种植物的种子，但以山桃为好，与今用之商品一致。

【产地】桃全国大部分地区均产，山桃主产于辽宁、河北、河南、陕西、山西、山东、四川，以及北京怀柔、密云等地。

【生产概况】桃仁分为桃仁和山桃仁。桃仁市场习称大桃仁或家桃仁，其原植物北方各地多有栽培，由于品种不同，只有部分品种的桃能够生产桃仁；另一种山桃仁，原植物为山桃，又称毛桃，山区多有野生，城市常作为观赏植物。

【采收加工】秋季果实成熟后采收，除去果肉及核壳，取出种子，晒干。

【性状鉴别】

1. 桃仁　种子呈扁长卵形，长 1.2～1.8cm，宽 0.8～1.2cm，厚 0.2～0.4cm。表面黄棕色至红棕色，密布颗粒状突起。一端尖，中部膨大，另端钝圆稍扁斜，边缘较薄。尖端一侧有短线形种脐，圆端有颜色略深不甚明显的合点，自合点处散出许多纵向维管束。种皮薄，子叶两片，类白色，富油性。气微，味微苦。（图 1－350 桃仁）

2. 山桃仁　呈类卵圆形，较小而肥厚，长约 0.9cm，宽约 0.7cm，厚约 0.5cm。边缘不薄。（图 1－351 山桃仁）

【贮藏】置阴凉干燥处，防蛀。

【性味与归经】苦、甘，平。归心、肝、大肠经。

【功能与主治】活血化瘀，润肠通便。用于经闭痛经，癥瘕痞块，跌仆损伤，肠燥便秘。

【注意事项】孕妇慎用。

【附注】

1. 外形类似品苦杏仁　心脏形，底部边缘均较厚，顶端略尖。种子外皮也稍厚，纵皱纹亦多，油性较少，味很苦。近年来桃仁货源较少，价钱较贵，药材市场有些药商常掺以苦杏仁混充出售，注意鉴别。

2. 未成熟被风吹落的毛桃　干燥后称"碧桃干"。中药作为固涩药，治盗汗，呕血，妊娠下血等症。

葶 苈 子

【别名】甜葶苈，苦葶苈。

【来源】本品为十字花科植物独行菜 *Lepidium apetalum* Willd. 或播娘蒿 *Descurainia sophia* (L.) Webb ex prantl 的干燥成熟种子。前者习称"北葶苈子或苦葶苈"，后者习称"南葶苈子或甜葶苈"。

【历史】葶苈始载于《神农本草经》，列为下品。《本草图经》载："葶苈生藁城平泽及田野，今京东、陕西、河北州郡皆有之，曹州者尤胜。初春生苗叶，高六七寸，叶似芥，根白，枝茎俱青，三月开花，微黄，结角，子扁小如黍粒微长，黄色，立夏后采实，曝干。"

【产地】葶苈子来源于野生资源。播娘蒿主要分布于华东、中南一带。主产于江苏灌云、邳县、淮阴、南通，山东聊城，安徽滁县、嘉山等地。独行菜主要分布于华北、东北地区。主产于河北沧州、保定、承德，北京郊区，辽宁海城、凤城，内蒙古乌兰浩特等地。

【生产概况】独行菜和播娘蒿均系野生，独行菜多生于路旁、荒地及田野；播娘蒿多生于山坡，田野和农田。

【采收加工】均为夏秋果实成熟转黄时，采收全株，晒干，打下种子，清除杂质、灰屑即可。

【性状鉴别】

1. 北葶苈子 呈扁卵形，长 1～1.5mm，宽 0.5～1mm。表面棕色或棕红色，微有光泽，具纵沟两条，其中一条明显，一端钝圆。另端尖而微凹，类白色，种脐位于凹入端。气微，味微辛辣，黏性较强。（图 1－352 北葶苈子）

2. 南葶苈子 呈长圆形略扁，长约 1mm，宽约 0.5mm。表面黄棕色至红棕色，一端钝圆，另端微凹或较平截。两面常不对称，种脐位于平截或微凹入一端，种子表面具细密网纹及两条纵列的浅槽。味微辛、苦，略带黏性。（图 1－353 南葶苈子）

【贮藏】置通风干燥处，防蛀。

【性味与归经】辛、苦，大寒。归肺、膀胱经。

【功能与主治】泻肺平喘，行水消肿。用于痰涎壅肺，喘咳痰多，胸胁胀满，不得平卧，胸腹水肿，小便不利；肺源性心脏病水肿。

菟 丝 子

【来源】本品为旋花科植物南方菟丝子 *Cuscuta australis* R. Br. 或菟丝子 *Cuscuta chinensis* Lam. 的干燥成熟种子。

【历史】本品始载于《神农本草经》，列为上品。《本草图经》云："夏生苗如丝综，蔓延草木之上，或云无根假气而生。六七月结实，极细如蚕子，土黄色，九月采收曝干。"李时珍说："多生荒园古道，其子入地。初生有根，及长延草物，其根自断，无叶有花，白色微红，香亦袭人，结实如秕豆而细，色黄，生于梗上尤佳，唯怀孟林中多有之，入药更良。"根据这些记载，证明本草所记菟丝子与现今使用的菟丝子，原植物相一致。

【产地】主产于山东、河北、山西、陕西、江苏、吉林、辽宁、黑龙江、内蒙古、云南、青海等地。

【生产概况】菟丝子为旋花科一年生缠绕性寄生植物。多寄生在豆科、菊科、藜科等草本植物上，其本身无根叶，均为野生于田边、荒地及灌木丛中。主要分布北方各地。

【采收加工】多在秋末大豆或绿豆收割时采收。与寄主一起割下、晒干，打下种子，用细眼筛子将菟丝子筛出，去净皮壳或其他杂质，即可。

【性状鉴别】本品呈类球形，直径1～2mm，表面灰棕色至棕褐色，粗糙，种脐线形或扁圆形。质坚实，不易以指甲压碎。水浸液棕黄色，沸水煮之种皮易破裂，露出黄白色卷须形的胚。无臭，味淡。（图1－354菟丝子）

【品质】以颗粒饱满、无杂质者为佳。

【贮藏】置干燥通风处。

【性味与归经】甘，温。归肝、肾、脾经。

【功能与主治】滋补肝肾，固精缩尿，安胎，明目，止泻。用于阳痿遗精，尿有余沥，遗尿尿频，腰膝酸软，目昏耳鸣，肾虚胎漏，胎动不安，脾肾虚泻，外治白癜风。

【附注】

1. 地区习惯用药　大菟丝子（日本菟丝子）为同科植物金灯藤 Cuscuta japonica Choisy 的干燥成熟种子。本品南北方均有野生，在湖北、四川、贵州等部分地区作菟丝子药用。北京地区不用此药，但在药材市场时有出现，注意鉴别。其种子形体较上述正品较大，直径2～3mm。表面黄棕色，在放大镜下观察可见不整齐的短线状斑纹。味淡。沸水中煮之不易破裂。

2. 伪品

（1）同科同属植物南菟丝子（又称欧洲菟丝子）C. europaea L. 的种子，野生于云南。形状为两粒黏结一起，呈类半球形，表面绿褐色。单粒种子呈三角状卵圆形，直径约1mm。水浸液为草绿色，沸水煮之不易破裂，味微苦，与正品菟丝子显然不同。

（2）近年发现以油菜子（芸薹子）裹上泥土，伪充菟丝子。区别点：油菜子圆球形，表面红棕色，种子一侧有一浅沟，手捻有油质渗出，香气，具油菜味。

乌　梅

【别名】酸梅。

【来源】本品为蔷薇科植物梅 Prunus mume（Sieb.）Sieb. et Zucc. 的干燥近成熟果实。

【历史】本品始载于《神农本草经》，列为中品。《名医别录》云："梅实，生汉中（今陕西南部，四川北部）川谷，五月采，火干。"《本草经集注》谓："此亦是今乌梅也。"《本草图经》云："今襄汉、川蜀、江湖、岭南皆有之。"《本草衍义》曰："熏之为乌梅，曝干藏密器中为白梅。"综上所述，与今用之乌梅相符。

【产地】主产于浙江长兴、安吉、萧山，四川江津、綦江、合川，福建永泰、上杭，湖北襄阳、房县，广东番禺、增城，其他安徽、江苏、江西、贵州、湖南亦产，以浙江长兴产品质量最佳，习称"合溪梅"或"安吉梅"。以四川产量较大，因其色红，又称"红梅"，但个较小，品质不及浙江产品。

【生产概况】乌梅为落叶乔木，多为栽培，喜温暖湿润气候，对土壤要求不严格，但以疏松肥沃、土层深厚、排水良好为宜。本品繁殖以嫁接为主，移栽后 5 年即可开花结果。

【采收加工】5~6 月间，当果实呈黄白或青黄色，尚未完全成熟时采摘。大小分开，分别焙炕。当梅子至六成干时，需翻动 1 次，一般焙炕 2~3 昼夜，至果肉黄褐色，果皮起皱时，再闷 2~3 天，待变成黑色即可。

【性状鉴别】本品呈球形或扁球形，直径 1.5~3cm，表面乌黑色或棕黑色，皱缩不平，具黄毛，基部有圆形果梗痕。果肉质柔软，易剥离。果核坚硬，椭圆形，表面有众多凹点及网状纹理。种子扁卵形，淡黄色。具酸气，味极酸。（图 1-355 乌梅；图 1-356 乌梅核表面特征）

【品质】以个大、肉厚、柔润、外皮乌黑、味酸者为佳。

【贮藏】置阴凉干燥处，防霉。

【性味与归经】酸、涩，平。归肝、脾、肺、大肠经。

【功能与主治】敛肺涩肠，生津安蛔。用于肺虚久咳，久痢滑肠，虚热消渴，蛔厥呕吐；胆道蛔虫症。

【附注】伪品乌梅。

在全国药材市场发现乌梅的伪品很多，常见的有同科植物的果实，如杏、山杏、李、桃进行加工染色伪充之，主要区别见下表。

表　杏、山杏、李、桃加工染色伪充乌梅鉴别

项目	乌梅	杏	山杏	李	桃
果实颜色	棕黑色至乌黑色	灰棕色至棕黑色	灰棕色	棕黑色	灰棕色至灰黑色
果肉与果核	易分离	易分离	不易分离	不易分离	易分离
果核	表面有众多凹点及网状纹理	表面光滑边缘厚而有沟	表面略平滑，边缘锋利	表面网状纹理无凹点	表面具凹沟及皱纹
味	极酸	酸	酸涩	酸涩	淡
果实表面毛茸	较多	有	有	无	有

吴茱萸

【别名】吴萸。

【来源】本品为芸香科植物吴茱萸 *Evodia rutaecarpa*（Juss.）Benth.、石虎 *Evodia rutaecarpa*（Juss.）Benth. var. *officinalis*（Dode）Huang 或疏毛吴茱萸 *Evodia rutaecarpa*（Juss.）Benth. var. *bodinieri*（Dode）Huang 的干燥近成熟果实。

【历史】吴茱萸始载于《神农本草经》，列为中品。《名医别录》谓："吴茱萸生上谷、川谷及冤句九月九日采，阴干。陈久者良"。陈藏器说："茱萸南北总有，入药以吴地者为好，所以有吴之名也。"苏颂说："今处处有之，江浙、蜀汉尤多，木高丈余，皮青绿色，叶

似椿而阔厚，紫色，三月开红紫细花，七月、八月结实似椒子，嫩时微黄，至熟则深紫，或去颗粒紧小，经久色青绿者是吴茱萸，颗粒大，经久色黄黑者是食茱萸。"李时珍曰："茱萸枝柔而肥，叶长而皱，其实结于梢头，垒垒成簇而无核，与椒不同，一种粒大，一种粒小，小者入药为胜"。由以上产地和记述来看，与现今所用吴茱萸及其几个变种基本相似。所指粒大的原植物可能是吴茱萸，粒小的原植物可能是石虎。唯"三月开红紫紫细花"与实际不符，可能系将幼果误认为花所致。

【产地】吴茱萸主要来源于栽培品，亦有少量来源于野生资源。吴茱萸在我国主要分布于贵州、四川、云南、湖北、湖南、浙江、福建，石虎主要分布于贵州、四川、湖北、湖南、浙江、江西及广西，疏毛吴茱萸主要分布于贵州、江西、湖南、广东及广西。吴茱萸商品主产于贵州铜仁、松桃、印江、德江、沿河、江口、务川、凤岗、习水、遵义、镇远、施秉、安顺、清镇、关岭，重庆酉阳、秀山、彭水、石柱、黔江、开县、忠县，湖北利川、新阳、云南富宁、广南、丽江、云龙，湖南新晃、保靖、湘阴，广东怀集，广西百色、龙津，福建泰宁，浙江缙云，安徽广德、贵池，江西波阳、靖安，陕西洋县、石泉、城固、南郑、镇巴等地。以贵州、湖南所产量大质优，过去由于交通不便，贵州、湖南产品多集中在湖南常德集散，故有常吴萸之称，为地道药材。

【生产概况】吴茱萸多栽培于海拔 300～500m 的村旁、路边、低山、丘陵空地上，喜温暖、阳光充足、土质疏松、排水良好的酸性土壤。

【采收加工】栽后 3 年 7～8 月，待果实呈茶绿色而心皮未分离时采收，在露水未干前采摘整串果穗，切勿折断果枝。晒干，用手揉搓使果柄脱落，扬净。如遇雨天用微火炕干。

【性状鉴别】呈球形或略带五棱的扁球形，直径 2～5mm。表面暗黄绿色至褐色，粗糙，有众多点状突起或凹下的油点。上端有五角星状的裂隙，基部残留被有黄色茸毛的果梗。横切面可见子房五室，每室有种子 1～2 粒。质硬而脆。气香浓烈，味辛辣而微苦。（图 1－357 吴茱萸）

【品质】以饱满、色绿、香气浓烈者为佳。

【规格等级】有大花吴茱萸与小花吴茱萸之分。大花者，来源于吴茱萸，其果实单个或数个集结在一起，有时果实开口，以不开口者为好；小花吴茱萸来源于石虎或疏毛吴茱萸，果实较小，表面呈绿豆色，质量较优。此为北京地区习用药材。

【性味与归经】辛、苦，热；有小毒。归肝、脾、胃、肾经。

【功能与主治】散寒止痛，降逆止呕，助阳止泻。用于厥阴头痛，寒疝腹痛，寒湿脚气，行经腹痛，呕吐吞酸，五更泄泻；高血压症。外治口疮。

【附注】伪品吴茱萸。

同科植物臭辣子，骨突果 4～5 个上部离生，直径 4～7mm。外表面红棕色至暗棕色，有许多点状突起的油点，内表面类白色，密被细毛。内果皮常与果皮分离脱出，呈翼状，表面黑色，有光泽。有不适的臭气，味辛而麻。本品为吴茱萸伪品，不可作为吴茱萸入药。

五 味 子

【别名】辽五味，北五味。

【来源】本品为木兰科植物五味子 *Schisandra chinensis*（Turcz.）Baill.（习称"北五味子"）、或华中五味子 *Schisandra sphenanthera* Rehd. et Wils.（习称"南五味子"）的干燥成熟果实。

【历史】本品始载于《神农本草经》，列为上品。历代本草均有记载。南北朝时期《本草经集注》载："今第一出高丽，多肉而酸甜。次出青州、冀州（今山东、河北境内），味过酸，其核并似猪肾。"唐代，《新修本草》载："其叶似杏而大，蔓生木上，子作房如落葵，大如樱子。一出蒲州（今山西永济县）及蓝田（今陕西蓝田县）山中。"宋代，《本草图经》云："今河东、陕西州郡尤多，而杭越间亦有七月成实，如豌豆许大，生青熟红紫。"依据上述植物形态、药物滋味及《本草图经》所附的越州五味子图可以确认为木兰科五味子属植物。其中分布于青州、冀州、高丽者，为"北五味子"；分布于蒲州、蓝田、河东、杭越者，为"南五味子"。明代《本草纲目》云："五味子今有南北之分，南产者色红，北产者色黑，入滋补药必用北产者乃良。"这说明药材质量和疗效与产地的关系。北五味子为北京地区历史上喜用品种。

【产地】

1. 五味子（北五味子）　主产东北三省，各省山区均有分布，如长白山、完达山、张广才岭、老爷岭、大小兴安岭等均为野生。近年来东北三省都有引种，并已引种成功。如辽宁凤城、本溪、桓仁、宽甸等地，吉林桦甸、蛟河、通化、临江、抚松、长白等地，黑龙江林口、尚志、五常、依兰、伊春等地，其他如内蒙古牙克石、莫力达瓦、扎兰屯等地，河北围场、承德、平泉、宽城等地也有野生，北京地区的怀柔、密云、平谷、延庆、门头沟、房山等深山区都有少数野生，但产量甚少，未形成商品。近年在怀柔区汤河口乡北部山区有近千亩五味子栽培，且长势甚好。

2. 华中五味子（南五味子、西五味子、山五味子）　主要分布于陕西丹凤、山阳、商南、安康、紫阳、旬阳、留坝、佛坪、渭南、华阴，河南西峡、栾川、南召、林县、修武，湖北恩施、利川、鹤峰、建始，重庆巫溪、巫山、城口、南川、武隆，四川北川、青川、平武，湖南龙山、武冈、新宁、永顺。此外，云南、贵州、安徽、浙江等地广大山区均有野生，以陕西、湖北、河南产量大。

【生产概况】北五味子和南五味子均为多年生藤本植物，原来都是野生，近年来北五味子已有种植。北五味子生长特性：喜光，喜湿润，喜肥，对土壤要求不严格，一般选两年生苗进行移栽，生长两年即开花结果，三年有一定产量，四五年则大量结果。如水、肥和管理不好，即使开花结果，也会大部分脱落。

【采收加工】秋季果实紫红色成熟时采收。五味子（北五味子）多在霜降后采收，此时果实已熟定浆。过早采收（抢青），果实未成熟，干后抽皱，油性小，过晚则果实脱落。华中五味子（南五味子）果实呈穗状，尚未成熟时表面粉红色，陕西习惯当水果吃。作为药用必须成熟后，显红色时摘采。

将果实摘下后，除去果柄及杂质晒干即可。河南、陕西等省将采下的果实蒸后晒干。

【性状鉴别】

1. 北五味子 果实呈不规则球形，直径 5 ~ 8mm。表面红色、紫红色或暗红色，皱缩，显油润，有时可见"白霜"。果肉柔软，内含种子 1 ~ 2 粒。种子肾形，长 4 ~ 5mm，宽 3mm；表面黄棕色，有光泽；种皮坚硬而脆，内有淡黄色胚乳，富油性。果肉气微，味酸。种子破碎后有香气，味辛，微苦。（图 1 - 358 北五味子）

2. 南五味子（华中五味子） 果实较小，直径 4 ~ 8mm。表面红棕色至暗棕色，干瘪皱缩，果肉较薄，有时有白色粉霜，果肉常紧贴种子上。果肉微酸，略带微涩。种子较北五味子略小，直径 3 ~ 4mm。表面黄棕色，微粗糙，种背部有疣状突起。（图 1 - 359 南五味子）

【品质】以色红粒大、肉厚、有油性者为佳。北京地区一向习用北五味子，南五味子不用。

【贮藏】置通风干燥处，防霉。

【性味与归经】酸、甘，温。归肺、心、肾经。

【功能与主治】收敛固涩，益气生津，补气宁心。主治久嗽虚喘，梦遗滑精，遗尿尿频，久泻不止，自汗盗汗，津伤口渴，气短脉虚，内热消渴，心悸失眠。

【附注】除以上两种南、北五味子外，尚有以下五味子属植物在个别地区将其果实亦作南五味子用，自产自销。

1. 四川部分地区以同科同属植物翼梗五味子 *Schisandra henryi* C. B. clark 的果实作南五味子用。

2. 云南将同科同属植物铁箍散 *Schisandra propinqna*（Wall）Baill var. *sinensis* Oliv 的果实作南五味子用。

3. 四川、云南两地尚有用同科同属植物红花五味子 *Schisandra rehd* et Wils 的果实作南五味子用。

夏 枯 草

【来源】本品为唇形科植物夏枯草 *Prunella vulgaris* L. 的干燥果穗。

【历史】本品始载于《神农本草经》，列为下品。因"此草夏至后即枯"故名。《唐本草》载："此草生平泽，叶似旋覆，首春即生，四月穗出，其花紫白，似丹参花。五月便枯，处处有之。"李时珍说："原野间甚多，苗高一二尺许，其茎微方，叶对节生，似旋覆叶而长大，有细齿，背白多纹，茎端作穗，长一二寸，穗中开淡紫色小花，一穗有细子四粒。"以上记述与现今全国大多数地区用的夏枯草品种相符。

【产地】 主产于江苏南京、溧水、溧阳、高淳、句容、苏州、镇江，安徽滁州、全椒、安庆、铜陵、池州，浙江金华、湖州、嘉兴、台州、杭州等地。此外，湖北、湖南、四川等省均有产。一般认为南京地区所产的穗长、柄短、棕红色质量较佳。

【生产概况】 夏枯草以往均为野生，常见路旁、荒地、山坡草丛中。近年来发现本品有降血压、降血糖作用，故用量猛增，野生品出现供不应求现象。故此有地区进行家种，如安徽亳州已种多年，品质很好。

本品种植系用种子繁殖。喜温暖湿润气候，对土壤要求不严格，但不宜频繁连作，应在种植 3~4 年后，换地另种。

【采收加工】 在每年 5~6 月，当果穗变成棕红色时采摘。过早采收则晒干后体小而变绿；太迟则已全枯。

【性状鉴别】 本品呈圆柱形，略扁，长 1.5~8cm，直径 0.8~1.5cm，淡棕色至棕红色。全穗由数轮至十数轮宿萼与苞片组成，每轮有对生苞片两片，呈扇形，先端尖尾状，脉纹明显，外表面有白毛。每一苞片内有花 3 朵，花冠多已脱落，宿萼二唇形，内有小坚果四枚，卵圆形，棕色，尖端有白色突起。体轻，气微，味淡。（图 1-360 夏枯草）

【品质】 以身干，穗粗长，红棕色，无叶、梗者为佳。

【贮藏】 置干燥通风处。

【性味与归经】 辛，苦，寒。归肝、胆经。

【功能与主治】 清火明目，散结消肿。用于目赤肿痛，目珠夜痛，头痛眩晕，瘰疬瘿瘤，乳痈肿痛；甲状腺肿大，淋巴结核，乳腺增生，高血压。

香　橼

【别名】 陈香橼。

【来源】 本品为芸香科植物枸橼 Citrus medica L. 及香圆 Citrus wilsonii Tanaka 的干燥成熟果实。二者同等入药。北京习用香圆。

【历史】 本品原名枸橼，始载于《本草经集注》。陶弘景在豆蔻项下言及枸橼时称："枸橼，温，甘。"唐·陈藏器在讨论豆蔻时曾说："枸橼生岭，柑、橘之属也。子大如盏。"宋《本草图经》在橘柚项下载："枸橼如小瓜，皮若橙而光泽可爱，肉甚厚，切如萝卜，味虽短而香氛大胜柑橘之类。置衣笥中，则数日香不歇。今闽、广、江西皆有，彼人但谓之香橼子。"按上述形态特征与今日之枸橼相符。《本草纲目》将枸橼单独列为一条。并云："又名香橼、佛手柑。"按其描述实为佛手柑，并非枸橼。

【产地】 枸橼主产于云南玉溪、易门、思茅、丽江、大理、楚雄、临沧，四川合江、泸州，重庆津江、綦江，广西柳州等地。香圆主产于浙江桐乡、龙游、嵊州、慈溪、衢县，江苏苏州、南通、常州、泰州，福建、安徽、江西、湖北亦产。

【生产概况】枸橼与香圆均为常绿小乔木或灌木。喜温暖湿润气候，怕严霜。以土层深厚、疏松肥沃、富含腐殖质、排水良好的沙质土壤为宜。本品分种子繁殖与扦插繁殖，商品生产多用扦插繁殖，均须定植后 4~5 年结果。

【采收加工】8~10 月果实成熟时采收。枸橼采摘后趁鲜切成 2~3mm 的薄片，晾干或烘干。晾干颜色好看，但晾干者存留水分较多，不易保存，故晾干后再用低温烘干最好。香圆采摘后亦可整个或对剖两瓣后晒干或低温干燥。

【性状鉴别】

1. 枸橼 枸橼为圆形或长圆形片，直径 4~10cm，厚 0.2~0.5cm。横切片外果皮黄色或黄绿色，边缘呈波状，散有凹入的油点；中果皮厚 1~3cm，黄白色，有不规则的网状突起的维管束；瓤囊 10~17 室。纵切片中心柱较粗壮。质柔韧。气清香，味微甜而苦辛。（图 1-361 香橼）

2. 香圆 香圆为类球形、半球形或圆片，直径 4~7cm。表面黑绿色或黄棕色，密被凹陷的小油点及网状隆起的粗皱纹，顶端有花柱残痕及隆起的环圈，习称"金钱圈"。基部有果柄痕基。质坚硬。剖面或横切薄片，边缘油点明显；中果皮厚约 0.5cm，瓤囊 9~11 室，棕色或淡红棕色，间或有黄白色种子。气香，味酸微苦。

【品质】枸橼以片色黄白、香气浓者为佳；香圆以个大、色黑绿、带金钱圈香气浓者为佳。

【贮藏】置干燥处，防虫。

【性味与归经】辛、苦、酸，温。归肝、脾、肺经。

【功能与主治】疏肝理气，宽中化痰。用于肝胃气滞，胸肋胀痛，脘腹痞满，呕吐噫气，痰多咳嗽。

益　智

【别名】益智仁。

【来源】本品为姜科植物益智 Alpinia oxyphylla Miq. 的干燥成熟果实。

【历史】本品以益智子之名载于《南方草木状》。云："益智子，如笔毫，长七八分，二月花，色如莲，着实，五六月熟。味辛，杂五味中，芬芳，亦可盐曝。出交趾、合浦。"《本草拾遗》引《广志》云："叶似襄荷，长丈余。其根上有小枝，高八九尺，无叶萼。子丛生，大如枣。中瓣黑，皮白。核小者名益智，含之摄涎秽，出交趾。"《本草图经》说："益智似翘子头未开者，苗叶花根与豆蔻无别，唯子小耳"。《本草纲目》载："今之益智子形如枣核，而皮及仁皆似草豆蔻云。"综上所述，古代使用的益智子特征与现今所用益智仁基本符合。

【产地】主产于海南省的屯昌、澄迈、陵水、儋县、保亭、琼山、崖县等地。广东省的湛江、肇庆、阳江及雷州半岛也产。

【生产概况】野生、栽培均有。野生多生长于气候温暖、海拔 100~800m，有隐蔽、湿润、土壤肥沃的山谷或山沟边。多栽于橡胶林或杂木下。

种子繁殖选穗长、果大、产量高的珠丛为留种母株。将熟果堆放 3~5 天剥去果皮。用 30% 草木灰溶液搓去果肉，除去黏液质，晾干后即可条播。育苗一年后可定植。

分株繁殖：6~8 月，选择阴天，在清晨或傍晚，挖起完整健壮的根状茎，适当剪去部分叶片，分株穴栽。定植时间春植（2~3 月）或秋植（7~8 月）均可。

【采收加工】5~6 月果实呈黄绿色时采摘，铺于水泥地或竹帘上晒干，或微火烘干。以晒干的品质为佳。

【性状鉴别】本品呈椭圆形，两端略尖，长 1.2~2cm，直径 1~1.3cm。表面棕色或灰棕色，有纵向凹凸不平的突起棱线 13~20 条。顶端有花被残基，基部常残存果梗。果皮薄而稍韧，与种子紧贴。种子集结成团，中有隔膜将种子团分为三瓣，每瓣有种子 6~11 粒。种子呈不规则的扁圆形，略有钝棱，直径约 3mm，表面灰褐色或灰黄色，外被淡棕色膜质的假种皮，背面平坦微凹，中央为合点；腹面中央凹陷即脐点，自脐点起有一条沟经侧面终于合点为种脊，质硬，断面类白，粉性。有特异香气，味辛、微苦。（图 1-362 益智）

【品质】以身干、粒大、饱满、显油性、香气窜为佳。

【规格等级】不分等级，均为统货。

【贮藏】放置阴凉干燥处。

【性味与归经】辛，温。归脾、肾经。

【功能与主治】温脾止泻，摄涎暖肾，固精缩尿。用于脾寒泄泻，腹中冷痛，口多唾涎，肾虚遗尿，小便频数，遗精白浊。

薏 苡 仁

【别名】薏米，薏仁米，苡仁，苡米。

【来源】本品为禾本科植物薏苡 Coix lacryma-jobi L. var. mayuen（Roman.）Stapf 的干燥成熟种仁。

【历史】本品始载于《神农本草经》，列为上品。历代本草均有收载。陶弘景说："近道处处多有，人家种之。"李时珍云："薏苡人多种之，二三月宿根自生，叶如初生芭茅，五六月抽茎开花结实，有两种。一种黏牙者，尖而壳薄，即薏苡也，其米白色如糯米，可作粥饭及磨面食，亦可同米酿酒。"其述即指本品而言。

【产地】薏苡仁商品均来源于栽培品。全国大部分地区均有出产。主要分布于福建、浙江、河北、辽宁、江苏等省区。以福建浦城产者名"浦薏米"；河北安国（祁州）产者名"祁薏米"；辽宁产者名"关薏米"，最为著名。

【生产概况】本品为一年生草本植物，喜温暖湿润气候，怕干旱，各类土壤均可种植。用种子繁殖，一般不与其他禾本科植物轮作，以免发生病虫害。

【采收加工】秋季果实成熟时采割植株，晒干，打下果实，再晒干，除去外壳、黄褐色种皮及杂质，收集种仁。

【性状鉴别】呈宽卵形或长椭圆形，长 4~8mm，宽 3~6mm。表面乳白色，光滑，偶有残存的红棕色种皮。一端钝圆，另端较宽而微凹，有一淡棕色点状种脐。背面圆凸，腹面有一条较宽而深的纵沟。质坚实，断面白色，粉性。气微，味微甜。（图 1-363 薏苡仁）

【品质】以身干、粒大、饱满、色白、无破碎者为佳。

【贮藏】置通风干燥处，防蛀。

【性味与归经】甘、淡，凉。归脾、胃、肺经。

【功能与主治】健脾渗湿，除痹止泻，清热排脓。用于水肿脚气，小便不利，湿痹拘挛，脾虚泄泻，肺痈肠痈；扁平疣。

栀 子

【别名】山栀子，枝子。

【来源】本品为茜草科植物栀子 *Gardenia jasminoides* Ellis 的干燥果实。

【历史】本品始载于《神农本草经》，列为中品。宋代《本草图经》云："入药者山栀子，方书所谓越桃也，皮薄而圆小，刻房七棱至九棱者为佳。其大而长者，乃做染色，又谓之伏尸卮子，入药无力。"这里记载的其大而长者，原植物所指为水栀子，不入药。

【产地】栀子主要分布长江以南，各省均有野生，现家种、野生均有，以家种产量大。家种主要有湖南益阳、攸县、衡阳、华容；江西丰城、宜春、临川、乐安；四川宜宾、泸县；湖北咸宁、公安、长阳；浙江平阳、温岭；广西、贵州亦有产。

【生产概况】栀子具有喜光、怕严寒的特性，宜选择阳光充足、温暖湿润、土层深厚土地上栽种。一般用种子育苗，繁殖定植后 3~4 年可开花结果，扦插繁殖 2~3 年开始结果。

【采收加工】每年霜降后果实由青变黄绿色、红黄色时可进行采摘，采收时间不宜过早，过早果实尚未成熟，加工出来的商品呈黑色，过晚采收不仅被鸟类吃食，而且变软脱落。果实采收后，一般放入沸水中烫一下（水中加少量明矾），或放蒸笼内蒸约半小时，取出曝晒数天。再放置通风处晾 1~2 天，使水分散失，再晒至全干。

【性状鉴别】果实呈长卵圆形或椭圆形，长 1.5~3.5cm，直径 1~1.5cm。表面橙红色或棕红色，略有光泽，具六条翅状纵棱，棱间有一条明显的分支状纵脉纹。顶端残存宿萼片（如布袋之抽口），基部稍尖，有残留果柄。果皮薄而脆，革质；破开后内表面色稍浅，具 2~3 条隆起的假隔膜。种子许多集结成团，种子扁卵圆形，红黄色或深红色，密具细小疣状突起。气微，味微酸而苦。放入水中，可使水染成黄色。（图 1-364 栀子）

产于浙江温州地区平阳及福建福鼎的果实较大，其加工方法是用火焙干。性状较一般栀子个大，呈圆形，壳坚硬，色暗红，北京称"温栀子"，认为质次。

【品质】 以个小、皮薄、饱满、色红者为优。

【贮藏】 置通风干燥处。

【性味与归经】 苦，寒。归心、肺、三焦经。

【功能与主治】 泻火除烦，清热利湿，凉血散瘀。用于热病心烦，黄疸目赤，衄血，吐血，尿血，热毒疮疡；外治扭挫伤，瘀血肿痛。

【附注】

1. 大果和小果 栀子有大果和小果两种，传统认为以皮薄、个圆的小红栀质量最佳，浙江产小红栀有此特征。

2. 黑山栀 系采收期过早，外皮尚绿，用沸水烫后，表面呈灰黑色，质地轻泡，质次。

3. 水栀子 主产于浙江、福建、广西、四川、湖北等地，本品系同科植物大花栀子 *Gardenia jasminoides* Ellis var. *grandiflora* Nakai 的干燥果实。本品较长，长 2 ~ 7cm，直径 1 ~ 1.5cm。纵棱较高，味不甚苦，多作染色原料用。

枳　壳

【别名】 江枳壳，川枳壳。

【来源】 本品为芸香科植物酸橙 *Citrus aurantium* L. 及其栽培变种黄皮酸橙 *Citrus aurantium* 'Huang pi' 的干燥未成熟果实。原植物系常绿小乔木，均为栽培。其幼果为枳实亦供药用（详见枳实项下）。

【历史】 本品始载于唐代甄权的《药性论》。宋代《本草图经》云："今医家以皮厚而小者为枳实，完大者为壳，皆以翻肚如盆口状。"《本草衍义》曰："枳实、枳壳一物也，小则其性酷而速，大则其性平而缓。"明代《本草纲目》将枳实、枳壳合并于"枳"条下，云："枳实、枳壳气味、功用俱同，上世亦无分别。魏晋以来，始分实、壳之用。"综上所述，历代本草均以枳实、枳壳为同一来源，以果实大小及成熟程度来区分，其原植物主要为酸橙，与今药用情况相同。

【产地】 商品常以产地或品质差异进行划分，如四川产者皮细，青绿色，个大，肉厚，质坚而细腻，习称"川枳壳"；江西产者皮略粗，黑绿色，肉质亦厚，习称"江枳壳"；湖南产者皮棕褐色而粗，习称"湘枳壳"；产于江苏、浙江者品质与湘枳壳相似，习称"苏枳壳"。此外还有同科植物未成熟果实在部分地区亦作枳壳入药。如代代花香圆 *C. wilsonii* Tanaka、枸橘 *Poncirus trifoliata* (L.) Raf。

1. 川枳壳 主产于重庆江津、綦江、万州、云阳、酉阳、秀山、铜梁、合川、永州；四川蓬溪、遂宁、南充等地。

2. 江枳壳　主产于江西樟树（清江）、新干、新余、丰城、吉安、弋阳、都昌、贵谿、抚州等地。

3. 湘枳壳　主产于湖南沅江、益阳、辰溪、麻阳、龙山、汉寿、常宁等地。

上述枳壳以湖南产量最大，占全国总产量的40%；以重庆江津、綦江；江西樟树的黄冈和新干三湖州的产品质量最优。

【生产概况】酸橙为常绿小乔木，均系栽培。喜温暖、湿润、阳光充足的山地或丘陵的向阳坡地种植。繁殖方法：分种子育苗、压条或嫁接方法进行栽培。压条、嫁接成活后4~5年结果；种子繁殖移栽后需8~10年结果。

【采收加工】枳壳多在大暑前采收，因品种有差别，按产地的具体条件亦可推迟到秋分，过迟则果肉成熟，皮薄瓤多，气味不佳，影响品质。果实未成熟或近成熟时自树上摘下，从中间横切成两瓣，仰面晒干（为使皮绿色）或用微火烘干，所以川枳壳分为炕货与晒货两种。炕货青皮白肉，边缘为肉包皮，俗称"翻肚枳壳"，品质为佳。

【性状鉴别】本品呈半球形，直径3.5~6cm，表皮青绿色、绿褐色或棕褐色，有无数颗粒状突起，突起的顶端又有凹陷的小油点；果顶有明显的花柱基痕，基部有花盘残留或果梗脱落的痕迹。切面光润而稍隆起，黄白色，厚3~7mm，边缘有1~2列油点。瓤囊7~12瓣，囊内干缩呈褐色，质坚硬，不易折断。气清香，味苦微酸。（图1-365 枳壳）

【品质】以个大、外果皮绿褐色、果肉厚、质坚色白、气清香者为佳。

【贮藏】置干燥处，防霉及虫蛀。

【性味与归经】辛、苦，微寒。归脾、胃、大肠经。

【功能与主治】舒气化滞宽中，利肠胃，消胀止痛。用于气滞胸满，肠胃食积，呕吐，脘腹胀满。

【附注】除上述品种外，枳壳还有如下几种在个别地区使用：

1. 香圆　本品与枳壳为同种同属植物，香圆的未成熟的果实，在江西、浙江、湖北个别地区作枳壳使用。其果实亦切成半球形，直径3.5~7cm，外果皮黄棕色或棕褐色，略粗糙，散有许多小油点。果顶花柱基痕周围有一圆圈式环纹，俗称"金钱环"，基部有果柄痕。切面果肉黄白色，厚7~13mm，瓤囊10~12瓣，中心柱坚实。气香，味酸而辛苦。（图1-366 香圆枳壳）

2. 枸橘　系同科同属植物，枳的成熟果实作枳壳用，名"绿衣枳壳"，主产于福建。本品果实较小，直径2.5~3.5cm，外果皮淡黄色或黄绿色，被有白色茸毛，切面果肉薄，黄白色。瓤囊6~8瓣，棕褐色。香气，味淡微酸苦，主销华南、台湾及出口。

枳　实

【别名】小枳实，鹅眼枳实，鹅枳实。

【来源】本品为芸香科植物酸橙 *Citrus aurantium* L. 及其栽培变种与甜橙 *Citrus sinensis* Osbeck 的干燥幼果。原植物系常绿小乔木，均为栽培。商品中以圆球形、个小者称"鹅眼枳实"；个稍大，切成小瓣者称"片子枳实"。一般认为前者品质较佳，酸橙的未成熟果实为枳壳（相见枳壳项下）。有的地区尚将同科同属植物香圆或枸橘的幼果作枳实入药。枸橘的幼果因色灰绿，故称"绿衣枳实"。

【历史】与枳壳同。

【产地】同枳壳。

【生产概况】同枳壳。

【采收加工】小暑节气前后每日清晨到树下捡取自落幼果，除去杂质，按大小分开。大者横切两瓣，先仰晒，后复晒至全干；小者直接晒干，为鹅眼枳实。

【性状鉴别】

1. 酸橙枳实 呈半球形、球形或卵圆形，直径 0.5～2.5cm。外果皮黑绿色或暗棕绿色，具颗粒状突起和皱纹。果顶有明显的花柱基痕，基部有花盘残留或果梗脱落的痕迹。切断面光润而稍隆起，灰白色，厚 3～7mm。边缘散有 1～2 列油点，瓤囊 7～12 瓣，中心有棕褐色的囊，呈车轮纹，质坚硬。气清香，味苦，微酸。（图 1－367 枳实）

2. 甜橙枳实 与酸橙枳实不同点为外皮黑褐色，较平滑，具微小颗粒状突起。切面类白色，厚 3～5mm，瓤囊 8～13 瓣，味酸甘苦。

【品质】以外果皮绿褐色、果肉厚、白色、瓤小、质坚实、气香浓者为佳。

【贮藏】置干燥处，防霉及虫蛀。

【性味与归经】苦、辛，微寒。归脾、胃、大肠经。

【功能与主治】破气消食积，行痰逐水，除胀满。用于寒热结气，胸膈胀满，痰癖，气痛血瘀，泻痢。

【附注】

1. 香圆幼果作枳实，其特征是果顶略显"金钱环"。

2. 枸橘幼果作枳实其特征是表面密被茸毛。

猪牙皂（附 大皂角、皂角刺、皂角子）

【别名】牙皂，小皂角。

【来源】本品为豆科植物皂荚 *Gleditsia sinensis* Lam. 因受外伤等影响而结出的畸形干燥果实。

【历史】本品始载于《神农本草经》，列为下品。《名医别录》曰："生雍州川谷及鲁邹县，如猪牙者良。"《本草图经》云："皂荚，今所在有之，以怀孟州者为胜。木极有高大者，此有三种今医家作疏风气丸煎，多用长皂荚；治齿及取积药，多用猪牙皂荚，所用虽殊，大抵性味不相远。"《本草纲目》谓："皂树高大，叶如槐叶，瘦长而尖。枝间多刺，夏开黄花。结实有三种，一种小如猪牙；一种长而肥厚，多脂而黏；一种长而瘦薄，枯燥不黏，以多脂者为佳。"以上记载与今之豆科植物皂荚的特征一致。今供药用者主要为猪牙皂。

【产地】 以山东邹县产者品质优良，为本省历史上的"地道药材。"此外，该省的历城、肥城、汶上、泰安亦少量出产。四川绵阳、雅安、西昌；陕西安康均产量亦丰。其他如河南、湖北、贵州、云南等地皆有分布。北京海淀、房山、门头沟等区也有产。

【生产概况】 本品为豆科植物落叶乔木。多为野生，少数栽培。

猪牙皂与大皂荚的生长关系：猪牙皂的繁殖方法是先以大皂荚种子进行育苗，到第二年秋后再行移栽，再与猪牙皂的树靠接。靠接成活后原有的皂刺即自动脱落，不再生长。第一年初结实时，一部分为猪牙皂（小皂荚），仍有一部分为大皂荚，应及时用竿顶端捆一铁钩，钩去大皂荚，以利猪牙皂的生长。第二年大皂荚结果较少，但还要用前法除去，否则不但猪牙皂不能成熟，而且两年后又将全部成为大皂荚。

【采收加工】 多在每年10月霜降前后果实成熟时采收。晒干即可。

【性状鉴别】 猪牙皂果实呈新月形，弯曲如眉状，长5～11cm，宽0.7～1.5cm。表面紫棕色或紫褐色，被灰白色蜡质粉霜，擦去后有光泽，并有细小的疣状突起及线状或网状裂纹。顶端有鸟喙状花柱残基，基部具果梗残痕。质坚而脆，易折断，断面黄棕色，中间疏松，有淡绿色或淡棕黄色的丝状物，偶有发育不全的种子。气微，有刺激性，味先甜而后辣。嗅其粉末打喷嚏。（图1-368 猪牙皂）

【品质】 猪牙皂以个大、饱满、色紫褐、有光泽者为佳。

【贮藏】 置干燥处，防虫蛀。

【性味与归经】 辛、咸，温，有小毒。归肺、大肠经。

【功能与主治】 祛痰开窍，散结消肿。用于中风口噤，昏迷不醒，癫痫痰盛，关窍不通，喉痹痰阻，顽痰喘咳，咳痰不爽，大便燥结；外治痈肿。

【注意事项】 孕妇及咯血、吐血者禁忌。

【附注】

1. 大皂角（皂角） 其来源、产地、采收加工同猪牙皂。本品果实扁长，稍弯曲，状如扁豆角。长15～25cm，宽2～2.5cm，厚0.8～1.5cm。表面紫棕色至紫黑色，被灰白色粉霜，擦去后有光泽，可见细纵纹。一端尖，另一端有短果柄或果柄痕，两侧有明显突起的纵棱线。质坚硬，摇之有响声。破开后，内含种子数粒，扁椭圆形，黄棕色，平滑，略有光泽。种皮质坚，破开后可见子叶两片，黄白色。气特异，味微甜而后辣。（图1-369 大皂角）

猪牙皂与大皂角据本草记载二者效用相似，药用习惯多以猪牙皂为主，大皂角多作外用药及工业使用，或为民间作为肥皂洗涤用。

2. 皂角刺 主要生长在大皂角树上，其树干、枝均能生棘刺，而且刺上又歧生小刺，锋利刺手。一般全年均可采收，趁鲜切片，干燥即可。猪牙皂树上棘刺很少，且稀疏而短细。

完整棘刺呈圆锥形，有主刺及分支棘刺。主刺长3～15cm或更长，直径0.3～1.2cm，分支刺长1～4cm，由下向上逐渐细小，刺尖锐利。表面紫棕色或棕褐色。尖部多显棕红色，有细皱纹。质脆易折断，断面或切面木部黄白色，髓部疏松，淡红棕色。无臭，味淡。

本品味辛，性温，归肝、胃经。具有消肿托毒、排脓杀虫功效。用于痈疽初起或脓成不溃；外治疥癣麻风。本品常与穿山甲同用，主治疮疡脓成不溃。（图1-370 皂角刺）

3. 皂角子　为大皂角的种子，临床中少用之药。本品具有润燥通便、消肿解毒的功效，主要用于大便燥结、便血、下痢里急后重、疮痈肿毒等症。孕妇慎服。（图1-371 皂角子）

7. 全 草 类

败 酱 草

【来源】 败酱草全国应用的品种甚为复杂，从目前各地应用情况来看至少有三个不同科的十余种植物在不同地区作败酱草使用。如败酱科植物黄花败酱（黄花龙芽）*Patrinia scabiosaefolia* Fisch. 或白花败酱 *Pateinia villosa* Juss. 的干燥全草在四川、江西、福建等地作败酱草使用。十字花科植物菥蓂 *Thlaspi arvense* L. 的干燥带果的地上部分，在江苏南京、镇江，浙江，安徽，湖北等地作败酱草使用，又称"苏败酱"和"南败酱"。菊科植物裂叶苣荬菜 *Sonchus brachyotus* D C. 带根的干燥全草，在北京、河北、山西、山东及东北三省作败酱草使用，习称"北败酱"，又称"取麻菜"和"苦荬菜"。

【历史】 "败酱"之名，首见于《神农本草经》，列为中品。《证类本草》将败酱、苦苣均分条论述，说明此种非为同物，古人对败酱形态之描述并不相同，唯在解释败酱之名称"根作陈败豆酱气，故以为名。"这一点认识是共同的。按其气味特征来讲，只有败酱科植物黄花败酱和白花败酱的根部具有这种特殊臭气，其他如十字花科菥蓂的全草和菊科苣荬菜的带根全草均无此气味。根据古代本草记载，结合当今药材实际，应以白花败酱或黄花败酱为正品。目前全国所用的败酱草从功效来讲，都有清热解毒、散瘀排脓之作用，均可治疗肠痈、阑尾炎之症。但又各有其特殊疗效，如败酱科之"败酱"，又可治血滞胸腹疼痛、血瘀痛经等；十字花科"苏败酱"还治消化不良、脘腹胀痛、肝炎等；菊科"北败酱"又可治疗肠炎、痢疾、痈肿疮疖等症。在应用中宜根据不同品种区别使用。

【生产概况】 菊科植物北败酱草，农民俗称"取麻菜"，为多年生草本植物，均为野生，多生于田边、路边、平原和山坡落荒地，常成片生长。

【采收加工】 夏季开花前采收，挖取带根全草，干燥。

【性状鉴别】 其根茎呈圆柱形，长 5～10cm，直径 0.2～0.5cm。表面淡黄棕色，具不规则的纵皱纹，上部有突起的叶痕。基生叶卷曲皱缩或破碎，完整者为长圆状披针形，有稀疏缺刻或羽状浅裂，先端钝圆，基部渐窄成柄，裂片三角形。茎生叶，互生抱茎，基部耳状，无柄，质脆，气微，味微苦。

【性味与归经】 苦，寒。归胃、大肠、肝经。

【功能与主治】清热解毒，消肿排脓。用于急性阑尾炎，肠炎，痢疾等。

半 枝 莲

【来源】本品为唇形科植物半枝莲 Scutellaria barbata D. Don 的干燥全草。

【历史】半枝莲之名始见于《外科正宗》。《药镜拾遗赋》云："半枝莲解蛇毒之仙草。"

【产地】主产于华北、华南、西南等地。多为野生，现河南驻马店等地有种植。

【生产概况】野生品喜生于溪边、田边及湿润草地，栽培宜温暖湿润气候，选择肥沃排水良好的土壤或沙质土壤。

【采收加工】夏、秋两季茎叶茂盛时采挖，洗净，晒干。

【性状鉴别】本品长 15～35cm，无毛或花轴上疏被毛。根纤细。茎丛生，较细，方柱形；表面暗紫色或棕绿色。叶对生，有短柄；叶片多皱缩，展平后呈三角状卵形或披针形，长 1.5～3cm，宽 0.5～1cm；先端钝，基部宽楔形，全缘或有少数不明显的钝齿；上表面暗绿色，下表面灰绿色。花单生于茎枝上部叶腋，花萼裂片钝或较圆；花冠二唇形，棕黄色或浅蓝紫色，长约 1.2cm，被毛。果实扁球形，浅棕色。气微，味微苦。（图 1－372 半枝莲）

【品质】以色紫绿、带叶、味苦者为佳。

【贮藏】置干燥处。

【性味与归经】辛、苦，寒。归肺、肝、肾经。

【功能与主治】清热解毒，化瘀利尿。用于疔疮肿毒，咽喉肿痛，毒蛇咬伤，跌仆伤痛，水肿，黄疸。

薄 荷

【别名】苏薄荷，薄荷叶。

【来源】本品为唇形科植物薄荷 Mentha haplocalyx Briq. 的干燥地上部分。

【历史】本品始载于《新修本草》。曰："薄荷茎叶似荏而尖长，根须冬不死，又有蔓生者。"李时珍在《本草纲目》对薄荷的特征、栽培、分布和用途作了详述："薄荷人多栽莳，二月宿根生苗，清明前后分之。方茎赤色，其叶对生，初时形长而头圆，及长则尖。吴、越、川、湖人多以代茶。苏州所莳者，茎小而气芳，江西者稍粗，川蜀者更粗，入药以苏产为胜。"看来薄荷入药具有悠久的历史，并早以江苏产品质量为优。

【产地】主产于江苏南通、太仓、海门、东台、淮阴，浙江淳安、开化、余杭、余姚、江西吉安、九江、宜春、安福、泰和，安徽六安、铜陵、滁州，四川中江、南川，河北安国、博野、蠡县、深泽等地。其中以安国产量最大，江苏质量最佳，称为"地道药材"。

【生产概况】薄荷为多年生草本植物，喜生于溪边、沟边等湿地，野生与栽培均有，但药用以栽培者为主。野生薄荷干后气味极淡，质量较差，故多不采用

栽培技术：薄荷对环境的适应性很强，在海拔 2100m 以下地区均可生长，而以低海拔栽培其精油和薄荷脑的含量较高。

繁殖方法：可用种子、扦插分支和根茎繁殖法。在生产上一般采用根茎繁殖。在秋季采收后，将根茎留在土里，栽种时挖出，选节间短、色白、粗壮、无病虫害的根茎，切成 6~10cm 的小段，作繁殖材料。栽种期 11 月至翌年 3 月，因产地而异。多采用条播或穴播，如条播将种根茎均匀地顺序放入沟中，覆土，压实。

【采收加工】薄荷栽种后，一般一年采收两次，第一次在小暑，称"头刀"；第二次在霜降称"二刀"。头刀分支较多，茎多紫褐色，茎枝粗长，含油量多，品质优；二刀枝较少，且短，多黄绿色，含油量少，质较次。

薄荷采收时间与质量有很大关系。如在阴雨连绵或久雨出晴的 2~3 天间采收，其含油量可下降 75%，所以必须在中午 11 时至下午 4 时采收为宜。头刀离地面 2cm（留节 2~3 节）割下，立即摊开晾晒，至七八成干，捆成小把再晒至全干。有的地区晒至八九成干时，将叶摘下，切成 7~8cm 长小段，分别应用。

【性状鉴别】茎呈方柱形，有对生分支，长 15~40cm，直径 2~4mm，表面紫棕色或淡棕色，棱角处有茸毛，节间长 2~5cm，质脆，断面白色，髓部中空。叶对生，有短柄，叶片皱缩，完整的叶片展开后呈宽披针形，长椭圆形或卵形，长 2~7cm，宽 1~3cm。上表面深绿色，下表面灰绿色，稀披茸毛，有凹点状腺鳞。揉搓后有特殊清凉香气，味辛凉。（图 1-373 薄荷）

【品质】头刀薄荷多用作提取挥发油；二刀薄荷枝细，叶较密，多作药用。均以干燥条匀、叶密、香气浓郁者为佳。

【贮藏】置阴凉干燥处，防止走香气。

【性味与归经】辛，凉。归肝、胃经。

【功能与主治】宣散风热，清头目，透疹。用于风热感冒，风温初起，头痛目赤，喉痹口疮，风疹麻疹，胸胁胀闷。

【附注】

1. 北京地区曾经营一种鲜薄荷，一年四季均有，可随处方调配。近年来已基本绝迹，应当恢复，以便临床应用。（图 1-374 薄荷原植物）

2. 新中国成立前北京地区习惯使用安国生产的二刀薄荷纯叶片，俗称"薄荷叶"，香气浓郁，质量优，现已绝迹。

3. 龙脑薄荷栽培于江苏（苏州、太仓），主供出口，为薄荷中最优品种。本品茎上部扭曲呈螺旋状上升，枝梗红褐色，节间短，叶较肥厚，香气浓郁。

4. 薄荷为重要的经济作物，是常用药材，在茎、叶中所提取的薄荷油和薄荷脑又是轻工

业的主要原料，如食品、牙膏、饮料、糖果、化妆品等广泛应用，并大量出口。

广 藿 香

【**别名**】藿香。

【**来源**】本品为唇形科植物广藿香 *Pogostemon cablin*（Blanco）Benth. 的干燥地上部分。

【**历史**】藿香始载于《异物志》。杨孚云："藿香交趾有之。"本草的记载始见于宋《嘉祐本草》及《本草图经》。《本草纲目》谓："藿香方茎有节中虚，叶微似茄叶……"从产地、性状及栽培方法上均较清楚地说明当时的藿香与现在的商品广藿香相符，而不是我国南北靠种子繁殖的土藿香。

【**产地**】原产菲律宾、马来西亚等东南亚国家。据说由南洋华侨传入我国广州，初种扩向海南宝岗一带，后移至石牌、东面、棠下，为广东省著名的十大"地道药材"之一。主产广州市郊石牌、棠下、花县、清远、肇庆、高要、湛江、吴川、徐闻、海康、廉江、海南的万宁、屯昌、琼山等地。以广州市郊石牌、棠下的产品质量最优，可惜种植藿香基地大部分被市区扩建所占用，故产量甚少。肇庆、高要藿香品质尚好，与石牌藿香接近。

【**生产概况**】在年平均气温22℃～25℃时生长环境最好，怕干旱和霜冻；苗期喜荫，须搭棚或草覆盖株旁。以土质肥沃、渗透性强的沙质土壤为好。

（1）繁殖方式：广藿香在我国种植是不开花的，均须采用扦插繁殖，故称为"枝香"。4月上旬，选取健壮植株上的嫩枝，剪成13～17cm长的插条，去掉下部叶片，仅留上部三片叶，将枝条插入穴内，覆土压实盖以稻草，保持土壤湿润，插条顶端须露出土面。

（2）采收加工：广州在5～6月间采收，海南分别于5～6月或9～10月间、枝叶繁茂时采收。采时将全株拔起，除去根，曝晒两天，堆起，用草席覆盖两天，摊开再晒，反复至干。

【**性状鉴别**】本品茎略呈方柱形，多分支，枝条稍曲，长30～60cm，直径0.2～0.7cm，表面被柔毛。质脆，易折断，断面中部有髓。老茎类圆柱形，直径1～1.2cm，被灰褐色栓皮。叶对生，皱缩成团，展平后叶片呈卵形或椭圆形，长4～9cm，宽3～7cm。两面均被灰白色茸毛；先端短尖或钝圆，基部楔形或钝圆，边缘具大小不规则的钝齿。叶柄细，长2～5cm，被柔毛。气香特异，味微苦。（图1-375 广藿香）

【**品质**】以身干、整齐、断面发绿、叶厚柔软、香气浓郁者为佳。

新中国成立前广州药行有几家专营藿香，如"泰昌行"、"昌利成"、"含记祥"等，以泰昌行声誉最好，已经营石牌藿香为主。

【**规格等级**】分为石牌藿香、海南藿香、高要藿香，均为统货。

1. 石牌藿香 老茎多呈近圆形，茎节较密；嫩茎略呈方形，密被毛茸，灰黄色或灰褐色，枝条较细小，表面较皱缩，节间长3～7cm，髓心较小。叶痕较大而凸出，中部以下被栓皮，叶片较小而厚，绿褐色或灰棕色。气纯香，味微苦而凉。散叶不超过10%。

2. 高要藿香　枝干较细，茎节较密，嫩茎略呈方形，密被毛茸。断面白色，髓心较大。叶片灰绿色。气清香，味微苦而凉。散叶不超过 15%。

3. 海南藿香（包括湛江地区）　枝条较粗壮，近方形，茎节密，嫩茎方形，具稀疏毛茸。断面白色髓心大，表面较平坦，节间长 5～13cm。叶痕较小，不明显突出，枝条近下部始有栓皮，断面呈钝方形。叶片较大而薄，浅棕褐色或浅黄棕色。气香浓，味微苦而凉。散叶不超过 20%。

【贮藏】置阴凉干燥处，防止香气散失，防热，防生霉。贮存期不宜过久。

【性味与归经】辛，微温。归脾、胃、肺经。

【功能与主治】芳香化浊，开胃止呕，发表解暑。用于湿浊中阻，脘痞呕吐，暑湿倦怠，胸闷不舒，寒湿闭暑，腹痛吐泻，鼻渊头痛。

【附注】藿香。

与广藿香同时供作藿香药用的还有唇形科植物藿香 *Agastache rugosa* 的干燥品或新鲜的地上部分。植物形态特点为茎四菱形，略带红色，上部微被柔毛。叶片心状卵形至长圆披针形。轮伞花序聚集成圆筒状总状花序，花萼筒状，具 15 条纵脉，五齿裂。花冠蓝紫色，小坚果倒卵形，黑褐色。

药材性状：常对折或切断扎捆成束。茎方柱形，多分支，直径 0.2～1cm，四角有棱脊，四面平坦或凹入成宽沟状；表面暗绿色，有纵皱纹，节明显，常有叶柄脱落的疤痕，节间长 3～10cm，质脆，易折断，断面白色，髓部中空。叶对生，叶片深绿色，纸质，多皱缩或破碎。茎顶端有时有穗状轮伞花序，呈土棕色。气芳香，味淡而微凉。北京地区仅作鲜藿香药用。

广金钱草

【来源】本品为豆科植物广金钱草 *Desmodium styracifolium*（Osh.）Merr. 的干燥地上部分。

【历史】本品原为两广地区常用的草药，名"金钱草"。由于与报春花科金钱草功效相仿，均有清热、利尿、排石的功能，故称"广金钱草"。近年来，报春花科金钱草奇缺，故医师处方中开写金钱草多付本品。

【产地】主产于广东、广西、福建等地。原为野生，现广东、广西大量栽种。

【生产概况】生长于山坡、草地、土坎或灌木丛中。

【采收加工】春秋两季割取地上部分，除去杂质，扎成小把，晒干。

【性状鉴别】本品茎呈圆柱形，可长达 1m；密披黄色伸展的短柔毛，质稍脆，折断中部有髓。叶互生，小叶一或三片，圆形或矩圆形，直径 2～4cm。托叶一对，披针形，长约 0.8cm。气微香，味微甘。（图 1-376 广金钱草）

【品质】以叶多、绿色者为佳。

【贮藏】置干燥处。

【性味与归经】甘、淡，凉。归肝、肾、膀胱经。

【功能与主治】清热除湿，利尿通淋。用于热淋，砂淋，石淋，小便涩痛，水肿尿少，黄疸尿赤，尿路结石。

旱 莲 草

【别名】墨旱莲，鳢肠。

【来源】本品为菊科植物鳢肠 *Ecliptaprostrata* L. 的干燥全草。

【历史】本品原名鳢肠，始载于《唐本草》。《本草图经》称"旱莲"。李时珍说："旱莲草有两种，一种苗似旋覆而花白细者，一种花黄紫而结房如莲房者，乃是小连翘也……"又说："鳢，乌鱼也，此草柔茎，断之有墨汁出，故名，俗呼墨菜是也。细实颇如莲房状，故得莲名。"按其描述及附图，墨旱莲应为鳢肠。另一种根据形态描述实为金丝桃科植物湖南连翘，药材通称红旱莲，与墨旱莲完全不同。《中国药典》一部 1985 年版收载，2005 年版未载。

【产地】全国大部地区均有分布，主产于江苏、浙江、安徽、江西、湖北、广东等省。北京山区多有野生。

【生产概况】本品为一年生草本植物，喜生于潮湿的沟边、田边及疏林下。

【采收加工】夏秋两季采收。本品新鲜时易于辨认，将茎叶折搓后立即呈现蓝黑色。采收全株后去根，洗净泥土，晒干或阴干即可。

【性状鉴别】全草被白色茸毛。茎圆柱形，有纵棱，长可达 50cm，直径 0.2～0.5cm。表面绿褐色或墨绿色，有节，质脆易折断，断面中央有白色的髓。叶对生，近无柄，叶片常皱缩，卷曲或已破碎，完整的叶呈椭圆形或披针形，墨绿色，全缘或具细小锯齿，两面披白色短毛。总花梗 2～3cm，头状花序（多已成熟为果实），直径 0.4～1cm，瘦果椭圆形而扁，棕色，长 0.2～0.3cm。气微弱，味微咸。（图 1-377 旱莲草）

【品质】以身干、色绿、叶多、无杂质者为佳。

【贮藏】置阴凉干燥处。

【性味与归经】甘、酸，寒。归胃、肝经。

【功能与主治】滋补肝肾，凉血止血。用于牙齿松动，须发早白，眩晕耳鸣，腰膝酸软，阴虚血热，衄血尿血，血痢崩漏，外伤出血。

【附注】

1. 红旱莲为金丝桃科植物湖南连翘 *Hypericum ascyron* L. 的干燥全草。主产于湖南、湖北、江西、安徽等地，主销南方各省。本品性状：地上部分茎为圆柱形，上部为四棱柱形。长可达 90cm，直径 0.3～0.6cm。表面红棕色或黄棕色，光滑，具节。叶对生，多已碎落，聚伞花序顶生，花梗长约 1.5cm，花冠黄色，花径约 3cm。花萼五裂，花瓣五个，偏斜倒卵形，雄蕊许多呈五束，蒴果圆锥形，长约 1.5cm。表面棕褐色，顶端五裂，种子许多、细小、褐色、气无，味微苦、涩。本品功效与墨旱莲有所区别，具有清热凉血、清肝热的功能，主要治疗吐血、咯血、鼻衄、子宫出血等症。在使用本品地区，同时也用墨旱莲，二者分别入药。

2. 宁夏、内蒙古自治区曾以蔷薇科植物朝天委陵菜 *Potentilla supina* L. 全草作墨旱莲药用，北京、天津、河北、山西等地亦有此情况，北京于 1961 年已纠正。

金 钱 草

【来源】 本品为报春花科植物过路黄 *Lysimachia christinae* Hance 的干燥全草。

【历史】 本品首载于《百草镜》，名"神仙对座草"。云："此草清明时发苗，高尺许，生山湿阴处，叶似鹅肠草，对节，立夏时开小黄花，三月采，过时无。"《本草纲目拾遗》曰："一名蜈蚣草。山中道旁皆有之，蔓生，两叶相对，青圆似佛耳草，夏开小黄花，每节间有两朵，故名。"《植物名实图考》所载过路黄之二，曰："过路黄，江西坡塍多有之。铺地拖蔓，叶如豆叶，对生附茎。叶间春开五尖瓣黄花，绿蒂尖长，与叶并苗。"以上所述，均与今金钱草的原植物相符。

【产地】 主产于四川及长江流域各省区，四川宜宾、乐山、内江、南充，陕西汉中、安康等地区，河南南阳地区，湖北襄樊地区，江苏、浙江、安徽、江西、湖北等均有分布。

【生产概况】 本品为多年生蔓生草本，茎柔弱，平卧延伸。多野生在山地路边、土坡、沟边及林缘阴湿处。现已有栽培。

【采收加工】 夏秋两季采收，割取全株，除去杂质晒干。

【性状鉴别】 本品常缠结成团，无毛或微披柔毛。茎扭曲，表面棕色或暗棕红色，有纵纹，下部茎节上有时具须根，断面实心。叶对生，多皱缩，展平后呈宽卵形或心形，长 1 ~ 4cm，宽 1 ~ 5cm。基部微凹，全绿；上表面灰绿色或棕褐色，下表面色较淡，主脉明显凸起，用水浸后，对光透视可见黑色或褐色条纹；叶柄长 1 ~ 4cm，有的带花，花黄色，生叶腋，具长梗。蒴果球形。气微，味淡。（图 1 – 378 金钱草）

【品质】 以茎叶较完整、黄棕色、须根少者为佳。

【贮藏】 置通风干燥处。

【性味与归经】 甘、咸，微寒。归肝、胆、肾、膀胱经。

【功能与主治】 清热利湿，通淋利浊。用于热淋砂淋，尿涩作痛，黄疸尿赤，痈肿疔疮，毒蛇咬伤；肝胆结石，尿路结石。

【附注】

1. **伪品** 聚花过路黄，本品来源为报春花科植物聚花过路黄干燥全草。叶较小，卵形至宽卵形，两面疏生紧贴的短柔毛，花通常 2～4 朵，集生于茎端。在四川通常作"风寒草"用，而不用于治疗胆道结石病。北京曾在市场上发现伪充金钱草出售，并及时给予处理。

2. 地区习惯用药 全国有些地区曾与不同植物来源的全草作金钱草，如唇形科植物活血丹；伞形科植物天胡荽、积雪草（落得打），其性状与报春花科植物金钱草有显著区别。

荆芥（附 荆芥穗）

【别名】假苏。

【来源】本品为唇形科植物荆芥 *Schizonepeta tenuifolia* Briq. 的干燥地上部分。

【历史】《神农本草经》中收载有假苏，列为下品。李时珍曰："按吴普本草云假苏一名荆芥，叶似落黎而细。""荆芥原是野生，今为世用……方茎细叶，似独帚叶而细小，浅黄绿色，八月开小花，作穗成房，房如紫苏房，内有细子如葶苈子状，黄赤色，连穗收采用之。"其上的所述亦似今用之正品荆芥。

【产地】本品野生、栽培均有，野生品主产于河北、山西、内蒙古、甘肃、东北等地。现多栽培，主要栽培地区有河北安国、易县、唐县，江苏江都、扬州、泰兴，浙江萧山、杭州，江西吉安、彭水，以及湖南、湖北等地。其中以安国产量最大，约占全国总产量的 80%。

【生产概况】本品为一年生草本植物，野生或栽培，野生于山区路边、低山阳坡；现多为栽培，平原、山区均可种植。

【采收加工】8～9 月，穗绿时割取地上部分，除去杂质晒干为荆芥，单独采收花穗（花序）为荆芥穗。

【性状鉴别】本品茎呈方柱形，上部有分支，长 50～80cm，直径 0.2～0.4cm。表面淡黄绿色或淡紫红色，被短柔毛；体轻，质脆，断面类白色。叶对生，多已脱落，叶片 3～5 羽状分裂，裂片细长。穗状轮伞花序顶生，长 2～9cm，直径约 0.7cm。花冠多脱落，宿萼钟状，先端五齿裂，淡棕色或黄绿色，被短柔毛；小坚果棕黑色。气芳香，味微涩而辛凉。（图1-379 荆芥）

栽培荆芥分两类，一类是主产于江苏、江西的栽培品，为带花穗的全株，黄绿色，体短细，质嫩，称"南荆芥"。主销华东、华南地区，并出口。河北安国产品多已摘去花穗或铡去花穗，色紫红，质老称"北荆芥"。主销北方。

北荆芥穗分为两种：一种是摘芥穗为"短穗荆芥"，即不带茎枝的花穗；一种铡芥穗为"长穗荆芥"，即带部分茎枝的花穗。以摘芥穗为优。

野生品荆芥穗多穗短而密，香气浓。

【品质】以色淡黄绿、穗长而密、香气浓郁者为佳。

【贮藏】置阴凉干燥处。

【性味与归经】辛，微温。归肺、肝经。

【功能与主治】解表，散风，透疹。用于感冒发热，头痛，麻疹，风疹，疮疡初起。炒炭治便血，崩漏，产后血晕。

【附注】荆芥穗。

北京用药习惯荆芥穗与荆芥分别入药。其散风解表功效荆芥穗较荆芥为强。（图 1 – 380 荆芥穗）

苦地丁（附　紫花地丁、甜地丁）

【别名】地丁，紫花地丁。

【来源】本品为罂粟科植物布氏紫堇 *Corydalis bungeana* Turcz. 的带根干燥全草。

【历史】本品以苦地丁之名收载于《中国药典》（1977 年版），以区别他种地丁。苦地丁作为地丁使用的历史情况仍待进一步考证。

【产地】主产于河北、山西、山东、内蒙古，多为野生，主销北京、天津、河北、山东、内蒙古、青海等地。苦地丁在河北安国栽培有较长的历史，近年来北京同仁堂生产的著名成药"感冒清热颗粒"处方中配伍有苦地丁，为了保证本品的质量和产量特意在河北省玉田县大量种植。

【生产概况】本品为多年生草木，喜生荒地、田边、沟边潮湿处。种植喜温暖湿润环境，怕干旱，忌连作，宜与高秆作物套种。

【采收加工】以立夏前后半籽半花时采收为宜，采收带根全草，去净泥去，晒干即可。

【性状鉴别】本品皱缩成团。主根扁圆锥形，长 3～5cm，表面棕黄色有纵皱纹，有枝根和须根，偶见圆形突起的皮孔，质较硬，易折断，断面平坦，黄白色，中心棕色。根茎较短，一般长 2～5mm；断面黄白色，中心有白色的髓或中空。茎基部丛生，纤细，长 5～20cm，直径 1～2.5mm。表面有棱脊及纵纹，灰绿色或黄绿色，质柔软，易折断，断面中空。叶多皱缩破碎，暗绿色或灰绿色，有长柄，2～3 回羽状全裂，裂面纤细、柔软。花少见，花冠唇形，基部具矩形，淡紫色。硕果长椭圆形扁平，灰绿色或黄绿色，质脆。种子扁形心，黑色光亮。青草气，味苦。（图 1 – 381 苦地丁）

【品质】以色绿、带花果、味苦者为佳。

【贮藏】置通风干燥处。

【性味与归经】辛、苦，寒。归心、肝经。

【功能与主治】清热解毒，凉血消肿。用于疗疮肿毒，痈疽发背，丹毒，毒蛇咬伤，风热感冒，暴发火眼；支气管炎，肠炎，肝炎。

【附注】除上述苦地丁外，还有紫花地丁和甜地丁带根全草，在不同地区亦作为紫花地丁药用。北京地区习惯应用苦地丁。

1. 紫花地丁　来源为堇菜科多年生草本植物紫花地丁 *Viola yedoensis* Makino. 的干燥带根

全草，均系野生。北京、天津称此为"如意草"。

2. 甜地丁　来源为豆科多年生植物米袋口 *Gueldenstaedtia xerna*（Georgi）Boress 带根全草，均系野生。

上述两种地丁在全国药材市场上经常流通，但与苦地丁的性状区别较大，应注意鉴别。

麻黄（附　麻黄根）

【别名】麻黄草。

【来源】本品为麻黄科植物草麻黄 *Ephedra sinica* Stapf、中麻黄 *E. intermedia* Schrenk et C. A. Mey. 或木贼麻黄 *E. equisetina* Bge. 的干燥草质茎。

【历史】本品始载于《神农本草经》，列为中品；历代本草均收载。《名医别录》谓："麻黄生晋地（今河北省境内）及河东（今山西省境内）。"陶弘景说："今出青州（今山东省境内）、彭城（今河北省境内）、荥阳、中牟（均在今河南省境内）者为胜，色青而多沫。"苏敬说："郑州鹿台（地处河南郑州）及关中沙苑（今陕西省境内）河旁沙洲上最多。"苏颂说："今近汴京（今河南开封）多有之，以荥阳、中牟者为胜。春生苗，至夏五月则长及一尺以来。梢上有黄花，结实如百合瓣而小，有似皂荚子，味甜，微有麻黄气，外皮红，里仁子黑。根紫赤色。"李时珍曰："其味麻，色黄，故名麻黄。"根据上述的植物形态颇似草麻黄。

【产地】草麻黄，又称田麻黄。主产于河北、山西、新疆、内蒙古。此外吉林、辽宁、陕西、河南等地也产。中麻黄，主产于甘肃、青海、内蒙古及新疆。此外山西、河北、辽宁、吉林也产。木贼麻黄，又称木麻黄、山麻黄，主产于河北、山西、甘肃、陕西、内蒙古、宁夏、新疆等地。

【生产概况】栽培要点：麻黄多系野生，亦有栽培。草麻黄多野生山坡、平原、干燥荒地、河床、河滩及固定沙丘，常成片丛生。中麻黄多野生干旱荒漠、沙漠、戈壁、干旱山坡。木贼麻黄多野生干旱山脊、山顶、多山处，喜凉爽干燥气候，耐严寒，对土壤要求不严格，沙质土壤均可生长，低洼地和排水不良的黏土不宜种植。

麻黄的栽培分为种子繁殖和分株繁殖。①种子繁殖：采用成熟饱满的种子，条播或穴播。条播开浅沟，行距 30cm，穴播穴距 30cm 左右，每穴播种子 20～30 粒，覆土 0.7～1.0cm，约经 15 日出苗，不需间苗，应注意松土除草。②分株繁殖：多在秋季或早春进行，将植株挖出，根据株丛大小，每株丛可分为 5～10 株，选择高燥地块作为平垄，开沟，行距 30cm。栽后覆土至根芽，将土压实后浇水。

【采收加工】9～10 月割取绿色的草质茎，扎成小把，在通风处阴干或晾至七八成干时再晒干。如曝晒过久则色发黄；受霜冻则颜色变红，均影响药效。

【性状鉴别】

1. 草麻黄　茎细长圆柱形，略扁，分支少，直径 1～2mm，有时带少量棕色木质茎；节明显，节间长 2~6cm，表面浅绿色或黄绿色，有细纵棱线，手触之微有粗糙感。节上有膜质鳞叶，长 3~4mm，下部约 1/2 合生成鞘状，上部两裂（三裂少）。裂片锐三角状披针形，先端灰白色，反曲。体轻，质脆，易折断，断面略纤维性，外圈黄绿色，髓部圆形呈暗红棕色，习称"玫瑰心"。气微香，味微苦涩。（图 1-382 草麻黄）

2. 中麻黄 茎长圆柱形，分支较多，直径 1.5~3mm，常带较多的棕色木质茎。节间长 2.5~6cm，表面绿黄色或黄色，细纵棱线较明显，手触之有粗糙感。膜质鳞叶下部约 1/3 合生成鞘状或几不合生，上部三裂（二裂少）。裂片呈锐三角形或三角形披针形，先锐微反曲。断面髓部常呈三角状圆形。其他同草麻黄。

3. 木贼麻黄 茎细圆柱形，分支多，直径 1~1.5mm，常带灰棕色的长木质茎。节间长 1.5~3cm，表面灰绿色或暗绿黄色，细纵棱线不明显，手触之无粗糙感。膜质鳞叶下部约 2/3 合生成鞘状，基部常呈棕色，上部两裂。裂片短三角形，先端钝。其他同草麻黄。（图 1-383 木贼麻黄）

【品质】 均以色淡绿或黄绿、内心色红棕、手拉不脱节、味苦涩者为佳。色变枯黄脱节者不可供药用。

【贮藏】 放置干燥通风处。

【性味与归经】 性温，味苦、辛。归肺、膀胱经。

【功能与主治】 发汗解表，宣肺平喘，利尿消肿。用于风寒表实证，症见恶寒发热、头身疼痛、无汗，邪气壅肺，肺气不宣之咳喘证，水肿而有表证者。

【附注】 麻黄根。

本品为麻黄科植物草麻黄 *Ephedra sinica* Stapf. 或中麻黄 *E. intermedia* Schrenk et C. A. Mey. 的干燥根。我国西北和北方各省均有生产。主产于甘肃、宁夏、内蒙古等地。

本品呈圆柱形，略弯曲。长 5~25cm，直径 0.5~1.5cm。表面红棕色或灰棕色，有纵皱纹及支根痕。上端偶有残存根头，下部稍细，常扭曲。外皮粗糙，易剥落，脱落后淡黄。体轻，质脆硬，断面皮部黄白色，木部淡黄色或黄色，呈菊花状纹理，中部有髓。无臭，味微苦。（图 1-384 麻黄根）

性平，味甘。归心、肺经。功能止汗。主治自汗、盗汗等症。

佩 兰

【别名】 佩兰叶，兰草，省头草。

【来源】 本品为菊科植物佩兰 *Eupatorium fortunei* Turcz. 的干燥地上部分。

【历史】 佩兰之名见于《本草从新》。从现代用药品种来看，颇与古本草之"兰草"相符。兰草列于《神农本草经》中品。古时佩兰、泽兰常相混淆。在植物描述方面，苏恭曰："兰即兰泽香也，圆茎紫萼，八月花白，俗名兰香，煮以洗浴，生溪涧水旁，人间亦多种之，以饰庭池。"李时珍曰："兰草，泽兰一类二种也，俱生水旁下湿处，二月宿根生苗呈丛，紫茎素枝，赤节绿叶，叶对节生，有细齿，但以茎圆节长，而叶光有歧者为兰草；茎微方，节短而叶有毛者为泽兰。"从中可以明显区分出兰草与泽兰实为两物，按以上本草描述，兰草即为佩兰。《植物名实图考》之附图也是佩兰。

【产地】全国大部分地区均有分布，主产于江苏南京、苏州、海门、镇江；河北保定、沧州；山东章丘、茌平、历城、蒙阴。以江苏产量大。此外，安徽、河南、陕西、浙江等地均产。

【生产概况】喜温暖湿润气候，高温、高湿生长得快。气温低于19℃生长慢，最适宜温度20℃~25℃，怕旱。土壤干旱植株矮小，生长慢，产量低。怕涝，地内有积水则停止生长或死亡。对光要求很严，光直接影响茎中挥发油的含量，晴天比阴天高，中午高于早晨和晚上，所以宜在中午采收。土壤要求不严，肥沃、疏松的沙质土壤生长良好，重盐碱地不宜栽种。

繁殖方法为在春天未萌动之前，或秋末进行。选择白色粗壮的根茎，剪成6~10cm长的小段，在畦上放上根茎，覆土整平，浇水。盖隔墙土，保持地表疏松，湿润，12~15天出苗。

【采收加工】一年收两次，第一次7月上旬，第二次9月上旬，也有的地方可一年收3次。当植株生长很茂盛，未开花前，晴天中午割取佩兰。收后立刻摊晒，晒至七八成干时，扎成把，放到室内进行回潮，再继续晒至全干。

【性状鉴别】本品茎呈圆柱形，长30~100cm，直径0.2~0.5cm；表面黄棕色或黄绿色，有的带紫色，有明显的节及纵棱线；质脆，断面髓部白色或中空。叶对生，有柄，叶片多皱缩、破碎，绿褐色；完整叶片三裂或不分裂，分裂者中间裂片较大，展平后呈披针形或长圆状披针形，基部狭窄，边缘有锯齿；不分裂者展平后呈卵圆形、卵状披针形或椭圆形。气芳香，味微苦。(图1-385佩兰)

【品质】以身干、叶多、色绿、质嫩者为佳。

【规格等级】不分等级。以江苏产者为优。

【贮藏】置阴凉干燥处，防止香气散失，防热，防生霉。

【性味与归经】辛，平。归脾、胃、肺经。

【功能与主治】芳香化湿，醒脾开胃，发表解暑。用于湿浊中阻，脘痞呕恶，口中甜腻，口臭多涎，暑湿表证，头胀胸闷。

肉 苁 蓉

【别名】大芸，淡苁蓉。

【来源】本品为列当科植物肉苁蓉 *Cistanche deserticola* Y. C. Ma 或管花肉苁蓉 *Cistanche tubulosa*（Schrenk）Wight 的干燥带鳞叶的肉质茎。

【历史】肉苁蓉始载于《神农本草经》，列为上品，以后历代本草均有记载。李时珍说："此物补而不峻，故有苁蓉之号。"《名医别录》载："肉苁蓉生河西（今河西走廊与湟水流域）山谷及代郡、雁门，五月五日采，阴干。"陶弘景云："代郡、雁门属并州（相当于今山西大部，内蒙古、河北的一部分及陕西北部）、河南（今甘肃西南部黄河以南地区）间至多。今第一出陇西（今甘肃临洮县南），形扁广，柔润，多花而味甘。次出北国者，形短而少花。巴东建平间亦有，而不如也。"《蜀本草·图经》曰："出肃州禄福县中，三四月掘根，切取中央好者三四寸，绳穿阴干，八月始好，皮好松子鳞甲。"根据上述产地形态与今所用之肉苁蓉基本一致。

【产地】肉苁蓉为我国西北地区特有的草本寄生药材，寄主的植物决定了肉苁蓉资源的分布。主产于内蒙古巴彦淖尔盟乌拉特后旗、杭锦后旗、磴口、吉兰泰、阿拉善盟、阿拉善左旗、阿拉善右旗、额济纳旗，新疆福海、察不查尔、精河、乌苏、吉木萨尔、奇台、博乐、霍城；甘肃高台、金塔等地。管花苁蓉为新疆地区的特有品种，主产于民丰、皮山、于田、且末、和田、阿克苏等地。

【生产概况】喜生于干旱少雨气候，具有抗逆性强、耐干旱、喜长时间日照的特性，多生于荒漠区，轻度盐渍化，地下水位较高的固定或半固定的沙地、沙丘、湖盆低地、盐化沙地。肉苁蓉种子多，小而轻。靠风力或洪水携带传播，在沙地裂隙或被沙土盖后接寄主根部，即可生长。肉苁蓉主要寄生藜科植物梭梭 *Haloxylon ammodedron*（C. A. Mey.）Bunge 或白梭梭 *Haloxylon persicum* Bunge ex Boiss. Et Buhse 的灌木根上。通称"梭梭大芸"，为药用肉苁蓉主流，也是北京习用品。管花苁蓉主要寄生在柽柳科植物红柳 *Tamarix ramosissima* Ledeb. 和密花柽柳 *Tamarix arceuthoides* Bunge. 等灌木或乔木根上，通称"红柳大芸"。

【采收加工】野生肉苁蓉分春秋两季采收，以春季清明至夏季采收为好。最好在鳞茎刚露出地面时为宜，由于鳞茎出土后开花，逐渐木质化，可变成中空，影响质量。将根茎采挖后，通常置沙地上，使其在沙土中半埋半露，这样较单纯曝晒干得快，此法所得产品称"甜大芸"或"淡大芸"。秋季采挖者条肥壮，水分大，不易干燥，故多投入当地天然盐湖中进行腌制，以防腐烂，一般腌制 1～3 年。本品称为"咸大芸"，或称"盐大芸"。入药前必须用清水漂去盐分，医师处方中经常写"淡大芸"就是此意。咸大芸主销南方，北京习惯使用淡大芸。

【性状鉴别】

1. 肉苁蓉 本品呈扁圆柱形，稍弯曲，长 3～15cm，直径 2～8cm。表面棕褐色或灰棕色，密被覆瓦状排列的肉质鳞叶，通常鳞叶先端已断。体重，质硬，微有柔性，不易折断，断面棕褐色，有淡棕色点状维管束，排列成波状环纹。气微，味甜，微苦。盐苁蓉形状不整齐，黑褐色，质较软，外面带有盐霜，断面黑色，味咸。（图 1-386 肉苁蓉）

2. 管花苁蓉 呈类纺锤形、扁纺锤形或扁柱形。稍弯曲，长 5～25cm，直径 2.5～9cm，表面棕褐色或黑褐色。断面颗粒状，散生点状维管束，不成波状环列。（图 1-387 管花肉苁

蓉）

【品质】以条粗壮、密被鳞片、色棕褐、质柔润者为佳。尤以内蒙古产者品质最优，有"地道药材"之称。

【贮藏】放置低温干燥处，防霉烂。

【性味与归经】甘、咸，温。归肾、大肠经。

【功能与主治】补肾阳，益精血，润肠通便。用于阳痿，不孕，腰膝酸软，筋骨无力，肠燥便秘。

【附注】除上述肉苁蓉和管花苁蓉外，还有迷苁蓉、盐生苁蓉和沙苁蓉在不同地区作肉苁蓉药用，北京地区不用。

石 斛

【别名】川石斛，金钗石斛，霍石斛，耳环石斛，鲜石斛。

【来源】本品为兰科植物石斛属多种植物的茎。原植物系多年生草本，野生、栽培均有。因产地不同，规格品种繁多，又分鲜石斛与干石斛两类。鲜石斛系多种新鲜石斛的茎，采回后栽于沙中，保持新鲜备用。鲜石斛经加工晒干或烘干即成干石斛。

干石斛根据外形及加工类型不同，分为金钗石斛、环草石斛、黄草石斛、马鞭石斛、耳环石斛等。

金钗石斛来源于石斛的 *D. nobile* Lindl. 的茎；环草石斛来源于美花石斛 *Dendrobium loddigesii* Rolfe. 的茎；黄草石斛和马鞭石斛均来源于束花石斛 *D. chrysanthum* Wall. 和流疏石斛 *D. fimbriatum* hook. 的茎；耳环石斛来源于铁皮石斛。《中国药典》2010 年版将铁皮石斛另列一种，但功能与主治相同。

【历史】本品始载于《神农本草经》，列为上品。《名医别录》云："生六安山谷、水旁石上，七月、八月采茎阴干。"陶弘景云："今用石斛出始兴。生石上，细实，桑灰汤沃之，色如金，形似蚱蜢髀者为佳。"《本草纲目》载："石斛丛生石上，其根纠结甚繁，干则白软。其茎叶生皆青色，干则黄色。开红花。节上自生须根。人亦折下，以砂石栽之，或以物盛挂屋下，频浇以水，经年不死，俗呼为千年润。"

从上述情况可见，古代所用石斛已有多种植物来源，但主要为石斛属植物，与目前药用情况基本相符。

【产地】

1. 金钗石斛 主产于广西百色、靖西、兴安、金秀、隆林、田林、凌云、乐业、西林等地。

2. 环草石斛（美花石斛） 主产于广西龙州、大新、那坡、靖西、隆林、凌云、南丹，贵州兴义、罗田、安龙、江口等地。

3. 黄草石斛（束花石斛和流疏石斛）　主产于广西百色、德保、靖西、田林、凌云、隆林，云南麻栗坡、砚山、屏边、勐海、勐腊，贵州兴义、罗田、独山等地。

4. 马鞭石斛（束花石斛和流疏石斛）　主产于广西龙州、武鸣、天等、田林、靖西，云南滇南地区，贵州罗甸、兴义、平塘、关岭、紫云、从江等地。

5. 耳环石斛（铁皮石斛，产地又称黑节草）　主产于广西百色、靖西、兴安、金秀，贵州罗田、兴义、正安、江口，云南文山、思茅地区，四川合江、泸县、洪雅、夹江、峨边、江津等地。

石斛我国产量不大，长期供不应求。近年来，主要从越南，其次从缅甸经边贸输入部分货源，供应市场。

【生产概况】石斛属植物大多生长在亚热带、海拔较高、湿度较大、充足散射阳光的深山老林中，常附生于树皮疏松而厚的树干或树枝上，也有的生长于石缝、石槽间。目前主要采用分株繁殖。选择生长健壮、茎多的石斛丛株，剪去老茎株，留下色泽嫩绿的植株做种繁殖。将3～5株分成一小丛，将老根剪留2cm，以促进新根生长。

石斛的种植分贴树种植和岩石缝种植两种。①贴树种植：为常用的种植方法。在高山阔林中选择树干粗大、树冠茂盛，树皮疏松、有纵裂沟的常绿树，在树干或粗树枝凹处，或用刀砍去一些树皮，将石斛株莞部紧贴树凹处或刀砍处，用竹篾捆好，再用牛粪泥浆涂抹根部及周围树皮沟中，以促进石斛生长。②岩石缝种植：选择阴湿林下的石缝、石槽有腐殖质处，将石斛种植根部用牛粪泥浆包住，塞入石缝中，力求稳固。

【采收加工】栽后2～3年即可采收，生长年限愈长，茎枝愈多，单产愈高。一年四季均可收割。新收之石斛，鲜用者，以砂石栽之，保持成活，以备鲜用。干用者，去根洗净，搓去薄膜状叶鞘，晒干或烘干；亦可置沸水中略烫，再晒干或烘干，即为干石斛。

耳环石斛的加工方法：取茎长4～7cm的石斛，剪去部分须根，留下少许须根残痕。并将茎分成单枝，用手搓去膜状叶鞘，使呈光滑茎条，置有细孔眼的铝皮盘内，用炭火加热烤软。然后用手将其扭成弹簧状或螺旋状，如此操作多次，定形后，烘至足干，商品又称"枫斗"。新中国成立前，湖北光化县（老河口）加工耳环石斛历史最早，质量亦优，最为著名。

【性状鉴别】

1. 鲜石斛　根细圆，茎丛生直立，高约3cm，呈圆柱或扁圆柱形。表面黄绿色，光滑，有纵纹，节明显，节上生有膜质叶鞘。质肥嫩，质多汁。易折断，叶无柄，生于顶端的叶有3～4片，叶片长椭圆形。花黄色或紫红色，生于茎顶，花下垂（产地称"吊兰花"），嚼之微苦而有黏性。（图1-388鲜石斛）

2. 环草石斛　茎细长圆柱形，常弯曲或盘绕成团，长15～35cm，直径1～3mm。表面金黄色，有光泽，具微细纵皱纹。节间长1～2cm，质柔韧，断面较平坦。无臭，味淡。（图1-389环草石斛）

3. 金钗石斛　茎呈条状，略弯曲，略扁平，长20～40cm，直径0.4～0.6cm。中间粗略宽，表面金黄色或黄绿色，光亮，具纵皱纹。节间长 2～3cm，顶端一节短而膨大，形如金钗之状。质硬而脆，折断面较平坦。无臭、味苦。（图 1－390 金钗石斛）

4. 黄草石斛 茎圆柱形，长 15～30cm，直径 3～8cm。表面金黄色或淡褐色，具纵沟，节间长 2～5cm，折断面显纤维性。嚼之有黏性。（图 1－391 黄草石斛）

5. 马鞭石斛 茎长圆柱形，长 40～120cm，直径 0.5～0.6cm。表面黄色或暗黄色，具纵深沟槽，节间长 3～4.5cm。质地疏松，断面纤维状，味微苦，嚼之无黏性。（图 1－392 马鞭石斛）

6. 耳环石斛（枫斗） 形小而卷曲，呈螺旋形或弹簧状。通常 2～4 个环，茎拉直长 3.5～8cm，直径 2～3mm。表面金黄色，微带根（称"龙头"）。茎末梢细（称"凤尾"），中部稍粗，全体具细而密的纵皱纹。环节不明显。质坚硬，易折断，断面平坦，无臭，味淡，嚼之有黏性。（图 1－393 耳环石斛）

【品质】鲜石斛以青绿色、肥满多汁、嚼之有黏性者为佳。干石斛以色金黄、有光泽、质柔韧者为佳。耳环石斛以肥满、色金黄、有龙头凤尾、嚼之发黏者为佳。

【贮藏】置干燥通风处。

【性味与归经】甘，微寒。归胃、肾经。

【功能与主治】益胃生津，滋阴清热。用于阴伤津亏，口干烦渴，食少干呕，病后虚热，目暗不明。

【附注】

1. 鲜石斛 在新中国成立前，北京地区的四大名医——孔伯华、施今墨、汪逢春、肖龙友经常使用。本品多由丰台区花乡卢廷喜（鲜药栽培专业户）经营。鲜石斛主要品种为金钗石斛，其他黄草石斛、铁皮石斛很少；环草石斛、马鞭石斛鲜品从未有过。近年来各种鲜石斛已绝迹。

2. 干石斛 环草石斛、金钗石斛、黄草石斛、马鞭石斛同等入药。北京地区在新中国成立前作为石斛应用的只有金钗石斛和黄草石斛两种，马鞭石斛由于质次，根本不用。环草石斛在处方中主要作霍石斛调配应用。

3. 耳环石斛 其原植物应是铁皮石斛加工品，今全国药材市场所售的品种多用环草石斛，剪段儿烤软，做成弹簧状，伪充之无龙头凤尾。近年来，笔者见到由缅甸边贸输入国内的耳环石斛，纯系马鞭石斛劈成细条，做成弹簧状，其表皮黑褐色，纤维性强，应注意鉴别。

4. 霍石斛 浙江金华地区、安徽六安地区研究培养的霍石斛已初步成功，但未见有成品供应市场。

石 韦

【来源】本品为水龙骨科庐山石韦 *Pyrrosia sheareri*（Bak.）Ching、石韦 *Pyrrosla lingua*

（Thunb.）Farwell 或有柄石韦 *Pyrrosia petiolosa*（Christ）Ching 的干燥叶。

【历史】本品始载于《神农本草经》，列为中品。《本草经集注》云："蔓延石上，生叶如皮，故名石韦。今处处有，以不闻水声、人声者为佳，出建平者叶长大而厚。"《本草图经》谓："叶如柳，皆有毛，而斑点如皮。"《本草纲目》载于草部石草类，云："多生阴崖险罅处。其叶长近尺，阔寸余，柔韧如皮，背有黄毛，亦有金星者，名金星草，叶凌冬不雕。"历代本草对石韦多有记载，但均指石韦属多种植物而言。其中作为药用主要指庐山石韦、石韦和有柄石韦三种。

【产地】庐山石韦和石韦主产于浙江天合、临海、杭州、兰溪；湖北孝感、恩施；河南嵩县、洛宁、栾川、卢氏；江苏宜兴、震泽、苏州；有柄石韦主要分布东北、华北。北京山区也有分布，如密云的雾灵山、延庆的海坨山、怀柔的喇叭沟门、门头沟的百花山等。这三种石韦在陕西、四川、湖南、贵州、云南亦有分布。

【生产概况】石韦均为野生。喜生于 500～2200m 的山林中树干上和岩石上，有柄石韦有的生长在瓦房上。

【采收加工】春、夏、秋三季均可采收。采收后，除净根茎及须根，洗净泥沙，晒干即可。

【性状鉴别】

1. 庐山石韦　叶片略皱缩，展平后呈披针形，长 10～25cm，宽 3～5cm。先端渐尖，基部耳状偏斜，叶片全缘，边缘常向内卷曲；上表面黄绿色或灰绿色，散布有黑色圆形小凹点；下表面密生红棕色星状毛，有的侧脉间布满棕色圆点状的孢子囊群。叶柄具四棱，长 10～20cm，直径 1.5～3mm，略扭曲，有纵槽，叶片革质，气微，味苦涩。（图 1-394 庐山石韦）

2. 石韦　叶片披针形或长圆披针形，长 8～12cm，宽 1～3cm。基部楔形，对称。孢子囊群在侧脉间，排列紧密而整齐。叶柄长 3～10cm，直径约 1.5mm。

3. 有柄石韦　叶片多卷曲成筒状，展平后长圆形或卵状长圆形，长 3～8cm，宽 1～2.5cm。基部楔形，对称；下表面侧脉不明显，布满孢子囊群。叶柄长 3～12cm，直径约 1mm。（图 1-395 有柄石韦）

【品质】以身干、叶大、质厚、洁净者为佳。

【贮藏】置通风干燥处。

【性味与归经】甘、苦，微寒。归肺、膀胱经。

【功能与主治】利尿通淋，清热止血。用于热淋，血淋，石淋，小便不通，淋沥涩痛，吐血，衄血，尿血，崩漏，肺热喘咳。

【附注】

1. 北京山区尚有一种野生同属植物北京石韦的叶片在北京地区作石韦药用。其叶片向内卷曲，披针形或线状披针形，长 3～8cm，宽 0.6～1.5cm，向两端渐变窄。上表面黄绿色或黄棕色，有小凹点；下表面密生芒状毛，孢子囊群多行，着生于上半部，密生主脉两侧。叶柄长 3～6cm，叶片革质。无臭，味淡。

2. 过去按叶的大小分为大叶石韦和小叶石韦两类。庐山石韦和石韦为大叶石韦，有柄石韦及北京石韦为小叶石韦。近年来，大叶石韦很少见，临床应用多为小叶石韦。

锁 阳

【来源】本品为锁阳科植物 *Cynomorium songaricum* Rupr. 的干燥肉质茎。

【历史】本品始载于《本草衍义补遗》。《本草纲目》曰："锁阳出肃州（今甘肃酒泉一带）。"陶九成《辍耕录》云："锁阳生鞑靼（今内蒙古及蒙古一带），田地发起如笋，上丰下俭，鳞次栉比，筋脉络土，人掘取洗涤，去皮，薄切晒干，以充药货。功力百倍于苁蓉也。"《本草求真》谓："锁阳本与苁蓉同为一类。凡阳气虚损，精血衰败，大便燥结，治可用此以啖，并代苁蓉，煮粥弥佳，则知其性虽温，其体乃润，未可云为命门火衰必用之药也。故书有载大便不燥结者勿用。"

【产地】本品分布于我国西北荒漠及荒漠化草原，如内蒙古阿拉善右旗、阿拉善左旗、额济纳旗、乌拉特后旗、乌拉特前旗、杭锦后旗，宁夏海原、陶乐、石嘴山，甘肃古浪、张掖、高台、民勤、金塔，青海海西、格尔木、共和，新疆阿瓦提、阿克苏、木垒、奇台、精河、察布扎尔等地。

【生产概况】锁阳为多年生寄生草本植物，寄生在蒺藜科白刺属植物的根部，生于荒漠草原、草原化荒漠，多在盐渍化低地、湖盆边缘、河流沿岸生长，喜干旱少雨。其寄主白刺属植物具有耐旱、耐盐的特性。锁阳鲜时全体呈暗紫色或棕红色，地下茎粗短，茎圆柱形，大部埋于沙中，通常仅顶端露出地上，鳞片状叶在茎的基部密集，呈覆瓦状排列。

【采收加工】本品春秋两季均可采收，但以春季 3 ~ 5 月采收为宜。当锁阳刚刚顶出土时采收，质量最好。采收后，除去花序，折断成节，摆在沙滩上日晒或半埋半露于沙中，连晒带沙烫，使之干燥，直至质地较硬即可。

【性状鉴别】茎呈扁圆柱形，微弯曲，长 5 ~ 15cm，直径 1.5 ~ 5cm。表面棕紫色或棕褐色，粗糙，具明显纵沟。有的残存三角形的黑棕色鳞片。体重，质硬，难折断。断面浅棕色或棕褐色，有黄色三角状维管束。气微，味甘而涩。（图 1 - 396 锁阳）

【品质】以条粗壮、体重、质坚者为佳。

【贮藏】置干燥通风处，防生霉及虫蛀。

【性味与归经】甘，温。归脾、肾、大肠经。

【功能与主治】补肾阳，益精血，润肠通便。用于腰膝酸软，阳痿滑精，肠燥便秘。

【附注】锁阳片充做肉苁蓉片。

近年来由于肉苁蓉货源短缺，价格较贵，故有些不法药商用锁阳切片，再用黄酒蒸后冒充制肉苁蓉片出售。制肉苁蓉片，片面灰褐色，有淡棕色点状维管束，排列呈不规则的波状环纹或呈条状而散在。制锁阳片，片面深褐色，其维管束呈三角形。应注意鉴别。

透 骨 草（附 急性子）

商品透骨草的品种比较复杂，使用较广的有如下几种：

1. 凤仙花科植物凤仙花 *Impatiens balsamina* L. 的干燥茎枝，习称"凤仙透骨草"。

2. 大戟科植物地构叶 *Speranskia tuberculata*（Bunge）Baill. 干燥全草，习称"珍珠透骨草"。

3. 毛茛科植物黄花铁线莲 *Clematis intricata* Bge. 的干燥全草，习称"铁线透骨草"。

4. 紫薇科植物角蒿 *Incarvillea sinensis* Lam. 的干燥全草，习称"羊角透骨草"等。这些品种多属地区习惯用药，但在全国药材市场均作为透骨草流通，应注意鉴别。北京习用的透骨草为铁线透骨草和凤仙透骨草。此两种还须根据医师处方书写要求分别付药，凡写透骨草应付铁线透骨草；只有写凤仙透骨草才付给凤仙透骨草。这里介绍北京习用的凤仙透骨草和铁线透骨草。

一、铁线透骨草

【别名】透骨草。

【来源】本品为毛茛科植物黄花铁线莲 *Clematis intricata* Bge. 的干燥地上全草。

【历史】本品在《证类本草》中已有记载，原名铁线草，所附饶州铁线图，与北京地区习用铁线透骨草即毛茛科黄花铁线莲基本相符。

【产地】主产于北京、河北、天津等山区，如北京昌平、延庆、房山、门头沟、怀柔等地。

【生产概况】本品为草质藤本植物，均为野生，喜生低山阳坡、梯田田埂或石隙中。

【采收加工】夏季花盛开时采割，除去老茎杂质，捆成小把，晒干即可。

【性状鉴别】本品多扎成小把，茎细长，直径 0.1～0.3cm。表面灰绿色，有明显纵棱，节稍膨大，叶对生，具长柄；完整的叶二回羽状复叶、三出，小叶披针形或狭卵形，花两性，淡黄色，单一或三朵成聚伞花序腋生。花梗长 3cm，萼片四枚，先端急尖，边缘密生短柔毛，无羽毛状。气微、味淡。

【品质】以叶多、色绿、带花果者为佳。

【贮藏】置通风干燥处。

【性味与归经】辛、苦，温。归肾、膀胱经。

【功能与主治】散风祛湿，解毒止痛。用于筋骨拘挛，风湿关节痛；一般多作外洗药，外用治疮疡，风湿肿毒。煎水洗患处。

【附注】断肠草。

北京山区还野生一种芹叶铁线莲，又称"断肠草"，亦为毛茛科草质藤本植物，其植物形态以及生长环境与黄花铁线莲基本相同。但叶为 2～3 回羽状复叶或羽状深裂。本品有毒，注意鉴别。北京市药材公司曾在上世纪 50 年代将本品误作为铁线透骨草收购约 5000 斤左右，发现后全部销毁。

二、凤仙透骨草

【来源】 本品为凤仙花科植物凤仙花 *Impatiens balsamina* L. 的干燥茎枝。

【历史】 本品以急性子之名始载于《救荒本草》。《本草纲目》名"凤仙"。李时珍曰："其花头翅尾足，俱翘翘然如凤状，故以之名。"又谓："苗高二三尺，茎有红白二色，其大如指，中空而脆。叶长而尖，似桃柳叶而有锯齿。桠间开花，或黄或白或红或紫或碧，或杂色。"其后《本草纲目拾遗》载："凤仙花名透骨草，以其性利能软坚，故有此名。"由此可见，本品为古代药用透骨草中的一种。

【产地】 全国各地均产。

【生产概况】 本品为一年生草本植物，我国各地广为栽培，为普通的观赏植物，俗称"指甲草"。

【采收加工】 夏秋两季采割，除去杂质，干燥。

【性状鉴别】 本品略呈长圆柱形，稍弯曲，长 30～60cm，直径 1～2cm。表面黄棕色至红棕色，具纵沟纹，节膨大，有深棕色的叶痕。体轻，质脆，易折断。断面不整齐，中空或有髓。气微，味微酸。

【品质】 以茎粗壮、红棕色者为佳。

【贮藏】 置干燥处。

【性味与归经】 苦、辛，平；有小毒。归肺、心经。

【功能与主治】 祛风止痛，活血调经。用于风湿性关节炎，屈伸不利。

【附注】 急性子。

急性子系凤仙花的干燥成熟种子。本品种子呈扁圆形或卵圆形，直径 1.5～3mm。表面灰棕色，粗糙。种脐位于狭端，稍突出。质坚实，不易破碎。种皮薄，子叶两片，与种皮连接紧密，灰白色，半透明状，手搓略有油滑感。无臭，味淡或微苦。本品微苦、辛、温。有小毒。归肺、肝经。具有破血、软坚、消积功效。用于癥瘕痞块，经闭，噎嗝。注意孕妇慎用。

豨 莶 草

【来源】 本品为菊科植物豨莶 *Siegesbeckia orientalis* L. 、腺梗豨莶 *Siegesbeckia pubescens* Makino 或毛梗豨莶 *Siegesbeckia glabrescens* Makino 的干燥地上全草。

【历史】 本品始载于《新修本草》。谓："叶似酸浆而狭长，花黄白色。一名火莶，田野皆识之。"《蜀本草》曰："叶似苍耳，两枝相对，茎叶俱有毛，黄白色，五月、六月采苗，日干之。"《本草纲目》云："茎叶皆有细毛。肥壤一株分支数十。八九月开小花，深黄色，中有长子如同蒿子，外萼有细刺黏人。"以上所述及参考附图，均与现今使用的豨莶草相似。

【产地】全国大部地区多有分布，主产于江苏、浙江、安徽、江西、湖南、湖北、四川、贵州、云南、河南等地。北京地区也有野生，如平谷、密云、怀柔、昌平、海淀等山区。

【生产概况】本品为一年生草本植物，多为野生，喜生低山脚下的山坡、沟边、草地及灌丛中潮湿土地上。

【采收加工】夏秋两季开花前或花期均可采割，除去杂质，晒干即可。

【性状鉴别】本品茎略呈方柱形，分支多，长 30～110cm，直径 0.3～1cm。表面灰绿色、黄棕色或紫棕色，有纵沟及细纵纹，被灰色柔毛；节明显，略膨大，质脆，易折断。断面黄白色或带绿色，髓部宽广，类白色，中空。叶对生，叶片多皱缩，卷曲，展平后呈卵圆形，灰绿色，边缘有钝锯齿，两面皆有白色柔毛。主脉三出，有的可见黄色头状花序，总苞片匙形。气微，味微苦。

【品质】以身干、叶多、枝嫩而粗、色绿、无杂质者为佳。

【贮藏】置干燥通风处。

【性味与归经】辛、苦，寒。归肝、肾经。

【功能与主治】祛风湿，利关节，解毒。用于风湿痹痛，筋骨无力，腰膝酸软，四肢麻痹，半身不遂，风疹湿疮。

【附注】鬼针草。

北京地区曾以菊科植物鬼针草 Bidens bipinnnata L. 的干燥全草作豨莶草药用。该品茎略呈方柱形或圆柱形，有分支，分支下部对生，上部互生。完整的叶展开后为二回三出羽状复叶或羽状深裂，有时可见茎顶有头状花序或数个线形瘦果，排列成针束状。每个瘦果顶端具 3～4 个芒刺，故称"鬼针草"。气微，味微苦。北京地区于 1976 年纠正，改用豨莶草。

香 薷

【别名】香茹，江香薷。

【来源】本品为唇形科植物石香薷 *Mosla chinensis* Maxim. 或江香薷 *Mosla chinensis* 'Jiangxiangru' 的干燥地上部分。前者习称"青香茹"，后者习称"江香薷"。二者同等入药。北京习惯使用江香薷。

【历史】本品始载于《名医别录》。陶弘景《本草经集注》云："家家有此，唯供生食，十月中取干之，霍乱煮饮，无不差，作煎，除水肿尤良。"《嘉祐本草》引唐代《四声本草》之言曰："今新定、新安有，石上者被人名石香薷，细而辛更绝佳。"明代《本草品汇精要》则进一步明确其"道地"，"江西新定、新安者佳"。古代新安在今江西吉安市东南分宜县，说明历史上江西就是香薷的主产地。以往很多资料记载石香薷与江香薷是两个品种。据《中华本草》记载："这是缺乏实地调查所造成的错误。现已明确，海州香薷不属于中药材品种。江香薷应是石香薷（华荠苧）的栽培变种。"

【产地】石香薷（青香薷、华荠苧）主产于广西桂林、全县；湖南长沙、湘潭；湖北孝感、黄冈等地（本品以往主销华南）。江香薷主产于江西宜春、分宜、萍乡、铜鼓、贵溪、于都等地，河北安国，河南禹州、长葛亦产。以江西产量大，质量优，为著名的"地道药材"。

【生产概况】青香薷均系野生，喜生山坡或林下。江香薷主要为栽培，也有野生。江香薷种植对土壤要求不严格，除黏土、碱土外，一般土壤都可以种植。怕旱，不宜重茬。

【采收加工】青香薷多在夏季开花前采收。江香薷多在夏秋之间花开时采收，均需割取全草晒干。

【性状鉴别】

1. 青香薷 全草长 20～40cm，茎直立，呈四方柱形或近于圆柱形，直径 1～1.5mm。茎基部紫红色或棕紫色，上部黄绿色，茎节明显，节间 3～5cm。叶对生，已抽皱或脱落，暗绿色或黄绿色，背面色较浅。叶片披针形，边缘有锯齿，全体密被细茸毛及腺点。药材多不带花。质脆易碎。气香，味辛凉，微有灼感。（图 1－397 香薷）

2. 江香薷 全草长 55～66cm，表面黄绿色，质较柔软，边缘有 5～9 个疏浅锯齿。穗状花序顶生或腋生，苞片宽卵形，脱落或残存。花萼宿存，钟状，淡紫红色，或灰绿色，先端五裂，密被茸毛，小坚果 4 枚。香气浓，味辛凉。

【品质】青香薷以茎基紫红、叶青绿色、香气辛烈者为佳。江香薷以枝嫩、穗多、香气浓郁者为佳。

【贮藏】置阴凉干燥处。

【性味与归经】辛，微温。归肺、胃经。

【功能与主治】发汗解表，和中利湿。用于暑湿感冒，恶寒发热，头痛无汗，腹痛吐泻，小便不利。

淫 羊 藿

【别名】仙灵脾。

【来源】本品为小檗科植物淫羊藿 *Epimedium brevicornum* Maxim.、箭叶淫羊藿 *Epimedium sagittatum*（Sieb. et Zucc.）Maxim、柔毛淫羊藿 *Epimedium pubescens* Maxim. 或朝鲜淫羊藿 *Epimedium koreanum* Nakai 的干燥地上部分。

【历史】本品始载于《神农本草经》，列为中品。陶弘景曰："服之使人好为阴阳，四川北部有淫羊，一日百遍合，盖食此藿所致，故名淫羊藿。"李时珍曰："一茎三桠，一桠三叶，叶长二三寸。如杏叶及藿，面光背淡，甚薄而细齿，有微刺。"

【产地】 主产于陕西、山西、湖北、四川、辽宁等地。

【生产概况】 为多年生草本植物，均为野生。

【采收加工】 夏秋季节茎叶茂盛时采割，除去粗梗及杂质，晒干。

【性状鉴别】

1. 淫羊藿 茎细圆柱形，长约20cm，表面黄绿色或淡黄色，具光泽。茎生叶对生，二回三出复叶；小叶片卵圆形，长3～8cm，宽2～6cm；先端微尖，顶生小叶，基部心形，两侧小叶较小，偏心形。外侧较大，呈耳状，边缘具黄色刺毛状细锯齿；上表面黄绿色，下表面灰绿色，主脉7～9条，基部有稀疏细长毛，细脉两面突起，网脉明显；小叶柄长1～5cm。叶片近革质。无臭，味微苦。（图1-398 淫羊藿）

2. 箭叶淫羊藿 一回三出复叶，小叶片长卵形或卵状披针形，长4～12cm，宽2.5～5cm。先端渐尖，两侧小叶基部明显偏斜，外侧呈箭形。下表面疏被粗短伏毛或近无毛。叶片革质。

3. 柔毛淫羊藿 叶下表面及叶柄密被茸毛状柔毛。

4. 巫山淫羊藿 小叶片披针形或狭披针形，长9～23cm，宽1.8～4.5cm。先端渐尖或长渐尖，边缘具刺齿，侧生小叶基部的裂片偏斜。内边裂片小，圆形，外边裂片大，三角形，渐尖。下表面被棉毛或秃净。

5. 朝鲜淫羊藿 小叶较大，长4～10cm，宽3.5～7cm，先端长尖。叶片较薄。

【品质】 以色青绿、无枝梗、叶整齐不碎者为佳。

【贮藏】 置通风干燥处。

【性味与归经】 辛、甘，温。归肝、肾经。

【功能与主治】 补肾阳，强筋骨，祛风湿。用于阳痿遗精，筋骨痿软，风湿痹痛，麻木拘挛；更年期高血压。

【附注】《中国药典》2010年版已将巫山淫羊藿 *Epimedium wushanense* T. S. Ying 单列。

鱼 腥 草

【别名】 蕺。

【来源】 本品为三白草科植物蕺菜 *Houttuynia cordata* Thunb. 的干燥地上部分。

【历史】 本品始载于《名医别录》，列为下品。自《本草经集注》以后，诸家本草多载其能作食用。《新修本草》云："叶似荞麦，肥地亦能蔓生，茎紫赤色，多生湿地、山谷阴处。山南江左人好生食之。"《蜀本草》云："茎叶俱紫，赤英，有臭气。"《本草纲目》云："鱼腥草即紫蕺。叶似荇，其状三角，一边红，一边青，可以养猪。"由此可知，这是一种集药物、野菜和饲料于一身的植物。

【产地】 主产于我国东南、中南、华南、西南地区，如浙江、江苏、安徽、湖南、湖北、四川、河南、广东、广西、贵州、云南、陕西均有分布。

【生产概况】 本品原为野生，喜生沟边、溪边及潮湿的疏林下。近年来，由于本品具有抗菌、抗病毒等作用，故开发了很多中成药，如鱼腥草注射液、复方鱼腥草片、急支糖浆等，致使野生鱼腥草货源紧张，供不应求。因此，我国南方特别是长江流域某些地区，已经引种栽培。本品喜温暖潮湿环境，忌干旱，耐寒，怕强光，土壤以肥沃沙质土壤为宜，多以根茎繁殖。不宜频繁连作，应在种植3、4年后，换地另种。

【采收加工】 多在夏季茎叶繁茂花穗多时采割，去净杂质，晒干即可。

【性状鉴别】 茎呈扁圆柱形，皱缩而扭曲，长20~35cm，直径2~3cm。表面棕黄色，具纵棱，节明显，下部节上有残存的须根。质脆，易折断。叶片卷折皱缩，完整者呈心形，长3~5cm，宽3~4.5cm。上表面暗黄绿色，下表面灰绿色或灰棕色。叶脉网状，背面稍突起。叶柄长。穗状花序顶生，黄棕色。搓碎有鱼腥气。味微涩。(图1-399 鱼腥草)

【品质】 以茎叶完整、色灰绿、有花穗、鱼腥气浓者为佳。

【贮藏】 置干燥通风处。

【性味与归经】 辛，微寒。归肺经。

【功能与主治】 清热解毒，消痈排脓，利尿通淋。用于肺痈吐脓，痰热喘咳，热痢热淋，痈肿疮毒。

二、菌藻类药材

冬虫夏草

【别名】冬虫草，虫草。

【来源】本品为麦角菌科真菌冬虫夏草菌 *Cordyceps sinensis*（Berk.）Sace. 寄生在蝙蝠蛾科昆虫幼虫上的子座及幼虫尸体的复合体，均为野生，多生于海拔 3000～4000m 高山草甸区的土壤中。冬季幼虫蛰居土里，菌类侵入幼虫体内，吸取养分使虫体充满菌丝而死亡。夏季自幼虫头部生出子座，故称"冬虫夏草"。

【历史】在清《本草纲目拾遗》中又称"夏草冬虫"。本品首见于清《本草从新》，为我国特有的名贵滋补强壮药品，具有补肺滋肾、止咳化痰之功效。《本草纲目拾遗》引《青藜余照》云："四川产冬虫夏草，根如蚕形，有毛能动，夏月其顶生苗，长数寸，至冬苗槁，但寸其根……"根据历代本草记载的冬虫夏草原植物形态，与现今所用之品相吻合。

【产地】主产于青海玉树、囊谦、治多、称多、杂多、果洛、甘德、达日、玛沁、兴海；西藏昌都、丁青、比如、巴青、索县、嘉黎、江达、类乌齐；四川甘孜、巴塘、道浮、石渠、德格、康定、马尔康、阿坝、理县、黑水、金川、茂县、壤塘；云南丽江、中甸、德钦、纳西、贡山等地。尤以西藏昌都地区、青海玉树地区和四川甘孜地区三省交界处，以及地处青藏高原边缘的雅砻江、金沙江上游各县产量大，质量好，习称"藏草"。此外甘肃、贵州也有出产。

【生产概况】冬虫夏草习生于高寒山区，采集本品须在积雪融化时，子座出于雪面，孢子未散发时为宜，一般在 5～6 月份（端午节前后）采挖。因出土时间短暂，必须及时挖采，否则土中虫体枯萎，不合药用。其幼虫在土中，生长期为 4 年，每年仅长 1cm，长到 4cm，感染真菌生出子座。由于子座短小，常生在杂草之中，颇难寻找，故采挖时，须伏于地上，从杂草缝隙中侧视，确认之后，记清子座位置再挖。如从上立视，因杂草掩盖，就难以找到了。

【采收加工】挖起后在虫体潮湿未干时，除去外层泥土及膜皮，晒干即可，称为"散虫草"。选择形体完整、长而肥壮者再用黄酒喷之使软，整理平直，每七八条用红绳扎成小把，再将许多小把理齐，平码在固定木盒中，压在一起，用红绳捆成扁方形，每捆约 25g，称为"把虫草"，多供出口。

【性状鉴别】幼虫尸体似蚕状，长 3～6cm，直径 0.3～0.8cm，表面深黄色或黄棕色，粗糙，背部有环纹 20～30 个，近头部环纹较细；头部红棕色，腹面有足八对，位于虫体中部四对明显突出。质脆，易折断，断面内心充实，白色，略发黄，周边显深黄色。子座自虫体头部生出，长圆柱形，弯曲，下部略粗，上部稍膨大，长 4～7cm，直径约 0.3cm。表面深棕色至棕褐色，有细皱纹。折断面粉白色，有草菇气味，味微酸。其品质以虫体色泽黄亮丰满，肥大，断面类白色，充实，子座完整者为优。如虫体瘦小，表面暗灰色，断面中空或有黑斑者为次。（图 2-1 冬虫夏草；图 2-2 冬虫夏草细部特征）

【品质】以虫体肥大、色黄亮、断面黄白色、无空心、子座短小者为佳。青海玉树、西藏昌都产者条大肥壮，每千克 2500～3000 条；云南中甸、四川阿坝产品略瘦小，每千克 4000～5000 条，少数有肥壮者。

【性味与归经】甘，平。归肺、肾经。

【功能与主治】冬虫夏草既补肺阴，又益肾阳，可治肺气亏虚，肺阴耗伤所致的久咳虚喘，痨嗽咯血；或肾阳不足引起的腰膝酸痛，阳痿遗精，尤其对病后体虚不复者，服之更宜。本品具有补而不滞、甘平不燥的特点，向为医家视为滋补珍品，不仅在治疗上为医家所喜用，在配保健药品，乃至药膳中亦经常选用。

【附注】伪品虫草。

本品由于产量有限，货源不足，所以价格猛增。市场上也因此出现一些伪品。几种常见的伪冬虫夏草的形状特征简述于下。

1. 亚香棒虫草 亚香棒虫草为麦角菌科真菌亚香棒虫草菌 *Cordyceps hawkesii* Gray 寄生于鳞翅目昆虫幼虫体内的复合物，发现于安徽、江苏、湖南、湖北、贵州等地。其特征与冬虫夏草相似，表面灰褐色，头部棕黑色，发亮。子实体头部短圆柱形，有的分支，棕褐色，弯曲。无草菇气味。

2. 凉山虫草 凉山虫草为麦角菌科真菌凉山虫草菌 *Cordyceps liangshanensis* Zang Liu et Hu sp. nov. 寄生在鳞翅目昆虫幼虫体内的复合体，发现于四川凉山彝族自治州。其特征与冬虫夏草相似，表面棕褐色，被有茸毛，虫体肥大，子座单一，长 10～30cm。较正品弯曲而细长，头部圆柱形或棒状。气微腥，味淡。

3. 蛹草 蛹草为麦角菌科真菌蛹草菌 *Cordyceps militaris* （L. ex Fr.）Link。本品最早产于吉林，后在河北、陕西、安徽、广西等地相继发现。蛹草与正品冬虫夏草的主要区别点是其子实体头部较柄短很多，表面橙黄色或橙红色，寄主为夜蛾科昆虫的幼虫，常在发育成蛹后才死，因虫体为呈椭圆形的蛹，故称"蛹草"。

4. 新疆虫草 新疆虫草为麦角菌科真新疆虫草菌 *Cordyceps* sp. 寄生于一种鳞翅目昆虫幼虫干燥虫体及子座。主产于新疆阿勒泰地区的福海、巴哈河县，身体似蚕，长 2～4cm，直径 0.2～0.5cm，表面土黄色、棕褐色至深棕色。有环纹 20～40 个，近头部的环纹较细，头部红棕色，腹部有足八对，以中部四对较为明显。质脆易断，断面淡黄白色。子座细长圆柱形，稍弯曲，长约 1cm，直径 0.1cm，表面棕褐色，有细小皱纹，上部膨大呈圆柱状，深棕色。

气微，味较苦。

5. 分支虫草 分支虫草为麦角菌科真菌 *Cordyceps ramose* Tenu. 寄生于鳞翅目科昆虫的幼虫干燥虫体和子座，主产于浙江、福建。其虫体如蚕，长 3~6cm，直径 0.5~0.6cm，表面黄绿色、灰褐色或黑褐色，体表粗糙，有环纹 25~35 个。腹部有足八对，以中部四对清晰，尾似蚕而向内弯曲。质脆易断，断面淡黄白色。子座自头部 1~3 节颈间长出，逐渐延伸至头面部，呈 1~5 分支，少数有节枝，分生，湿润后子座易剥离，柄细长，多弯曲，长 3~5.5cm，直径 0.15~0.4cm，稍扁，黑褐色。未成熟者头部与柄部无明显区分，成熟者头部稍膨大。子座表面有细小短浅的突起，断面外侧黑色，中心黄白色，周边子囊壳埋于子座内，排列紧密。有时两层重叠。气微腥，味淡。

6. 地蚕 地蚕为唇形科植物地蚕 *Stachys geobombycis* C. Y. Wu 及其同属植物的干燥地下块茎，发现于华南、中南等许多地区，此伪品在旅游食品摊上可见到。其块茎呈纺锤形，两端略尖，无子座，长 1.5~4cm，直径 0.3~0.7cm，表面黄白色或棕褐色，具 4~15 个环节，节上有点状芽痕，略皱缩。质脆，易折断，断面平坦，白色或灰白色，可见一个棕色环，气微，味甜，用水浸泡易膨胀。

7. 人造虫草 人造虫草系用面粉、薯粉、玉米面、石膏等经模压加工而成。外形大小酷似冬虫夏草，无子座，表面黄白色或红黄色，环节明显，质坚实。断面粉白色，有散在的黄色小点。气微，味淡，嚼之发黏，有颗粒感。水浸后，表面颜色脱落且变软，加碘液显蓝色。

茯 苓

【别名】云茯苓，云苓，白茯苓。

【来源】本品为多孔菌科真菌茯苓 *Poria cocos*（Schw.）Wolf 的干燥菌核。

【历史】本品始载于《神农本草经》，列为上品。以后历代本草均有记述。梁代《本草经集注》云："茯苓今出郁州（今江苏省灌云县）……彼土人乃假矿松作之，形多小，虚赤不佳。"宋代《本草图经》载有："今东人采之法：山中古松久为人斩伐者，其枯折槎枿，枝叶不复上生者，谓之茯苓拨。见之即于四面丈余地内，以铁头锥刺地。如有茯苓，则锥固不可拔，于是掘土取之。其拨大者，茯苓亦大，皆自作块，不附着根上。其抱根而轻虚者为茯神。"南宋，周密《癸辛杂识》载有："近世村民乃择其小者，以大松根破而系其中，而紧束之，使脂渗入于内，然后择其地沃者，坎而瘗之，三年乃取，则成大苓矣。"这是最早记载的人工栽培茯苓方法。明代，《本草纲目》始有茯苓皮、茯苓木的药用记载。清代《滇海虞衡志》载："茯苓天下无不推云南，曰云苓……往往有一枚重二三十斤者，亦之异，唯以轻重为准。"当时云南茯苓每年择两个重 10 多斤大苓向朝廷进贡，颇受赞赏。

茯苓不仅是国内大宗常用药材，也是历史上出口商品。近年来广泛应用于保健食品。

【产地】茯苓在我国分布广泛。野生茯苓主产于云南丽江、兰坪、维西、剑川、榕丰、永胜、中甸。四川凉山彝族自治州、雅安，以及浙江、江西、湖南、贵州等地均有野生，以云南产品质量为优，故称"云茯苓"，属于著名"地道药材"。

茯苓历史上就集中在安徽、湖北、河南三省接壤地区的大别山区广为栽培，主产于安徽霍山、金寨、太湖、岳西、潜山，湖北罗田、英山、麻城，河南商城、固始等地。其中以安徽岳西产量大，质量优，习称"安苓"，属于"地道药材"。新产区有广东信宜、高州，广西岑溪、苍梧，福建龙溪、三明、沙县，湖南会同、靖州、道县，云南禄劝、武定等地。其中以广东、广西、福建产品个较大，但质地松泡，质量次。目前茯苓主要集散市场为安徽岳西和湖南靖州两地，湖南靖州的茯苓多来自贵州、云南、广西产品。

【生产概况】 茯苓是一种寄生于松树腐根部或埋于地下松树枝干上的一种真菌植物，由菌丝集结而成，为不定型的干燥菌核。大者如斗，小者如拳。野生、栽培均有，以栽培为主。茯苓一般生于海拔 400～1000m 气温较高、光照较强、湿度较小的山区，多栽于阳坡，土壤以沙质土壤为宜，植被以松树针叶覆盖 50% 为好。栽培茯苓的菌种有三种类型，即鲜菌核、木筒型菌种和木片型菌丝菌种，无论何种方法目的是通过处理茯苓菌核，在松根或松筒上进行传引，使其菌丝大量繁殖集结，而产生茯苓菌核。

培养茯苓的菌种，可采用松树根或弯曲不成材松杆做原料。砍伐后用斧头削去几行树皮，每行之间须要留 1 行树皮。再充分晒干，截成长度 40～60cm 的木段，然后将木段放入准备好的窖内进行菌种传引。菌种的传引包括如下方法：

（1）鲜菌核传引：俗称"肉引"，即用鲜茯苓作引，要求茯苓新鲜完整，生长旺盛，内部洁白浆液充沛，将鲜茯苓切成片，每片保留外皮，贴满木筒两头即可。

（2）木筒型菌丝传引：俗称"木引"，用肉引接种的木材，茯苓菌丝传入木筒内，将木筒掘出，截成 20cm 的短筒，用其接种备好的大量木筒上，以便扩大生产。

（3）木片型菌丝传引：俗称"菌引"，是用微生物组织分离方法，由菌核分离出菌丝体，经筛选，扩大培养而成。培养方法是用琼脂培养基分离培养原种，用松木丁培养基扩大培养母种，最后用松木片培养基扩大培育成栽培种。现多采用此法，可节省时间，又能大量生产。

【采收加工】 野生茯苓于 7 月至次年 3 月间采挖。栽培品于接种后第二年 7～9 月份采挖。挖出后除去泥沙，堆放"发汗"，摊开晾晒至表面干燥，再堆放"发汗"，如此反复数次，至外表面出现皱纹，内部水分大部散失后，阴干，称为"茯苓个"（皮苓）。亦可将鲜茯苓按不同部位切制（也有蒸后切制的），阴干，分别称为茯苓皮、茯苓片、赤茯苓、茯苓块等。

【性状鉴别】

1. 茯苓个（皮苓） 呈圆球形、椭圆形、扁圆形或不规则团块，大小不一。外皮薄而粗糙，棕褐色至黑棕色，有明显的皱缩纹理。体重，质坚实，断面颗粒性，有的具裂隙，外层淡棕色，内部白色，少数淡红色，有的中间抱有松根。气微，味淡，嚼之黏牙。（图 2-3 茯苓个）

野生茯苓皮黑亮，皱纹深而粗糙，质坚实，断面黄白色，细腻，黏牙力强。

2. 茯苓皮 茯苓皮是削下的茯苓外皮，多为长条形，外面黑褐色，内部灰棕色。（图2-4茯苓皮）

3. 赤茯苓 赤茯苓是除去茯苓外皮后的部分，呈黄赤色或淡粉红色，切成扁平形块，厚0.6cm，长宽4~5cm。（图2-5赤茯苓块）

4. 白茯苓 白茯苓是切去赤茯苓后的白色部分。均切成片、块或骰方等。过去也有不经任何规格的切制品，称"白块苓"，运往各地用时剁块。（图2-6白茯苓块）

（1）白苓片：切成薄片。白色或灰白色，质细，厚1~1.5cm，对光视之，可见"云彩花纹"，又称"冰纹"。片张整齐的称"天字片"，较碎的称"地字片"。茯苓片质量以安徽的金寨县产品最著名，为出口免检商品。

（2）白苓块：为茯苓去净外皮后，切成扁平方块，白色或灰白色，厚度0.4~0.6cm，长宽1.5cm以上。

（3）骰方：又称"方苓"，为茯苓去净外皮后，切成立方形块，白色，质坚实。长、宽、厚均在1cm以内。

5. 茯神块 茯神块是茯苓去净外皮切成扁平方形块。色泽不分，每块应含有松木心。厚0.4~0.6cm，长宽4~5cm，木心直径不超过1.5cm。（图2-7茯神块）

6. 茯神木 茯神木为茯苓中间生长的松木，多为弯曲不直的松根，似朽木状，质轻体松。（图2-8茯神木）

此外，加工茯苓时难免出现碎片或碎块，其中白色或灰白色的称"白碎苓"，赤黄色的称"赤碎苓"，均分别作为茯苓和赤茯苓应用。

【品质】上述一切加工品均来自茯苓个（皮苓），其品质以茯苓个为主。茯苓个以个大形圆、体重坚实、皮褐色、有光泽、无破裂、断面白色、细腻、嚼之黏牙者为优。

【贮藏】置阴处，不能过于干燥或通风，以防发生裂隙。防潮，不使生霉。茯苓皮易生虫，应防虫。

【性味与归经】甘、淡，平。归心、肺、脾、肾经。

【功能与主治】利水渗湿，健脾宁心。用于水肿尿少，痰饮眩晕，脾虚食少，便溏泻泄，心神不安，惊悸失眠。

茯苓皮重在利水消肿，治小便不利。赤茯苓偏于利湿清热，治湿热腹泻。茯神偏于宁心安神，治心悸失眠。茯神木祛风止痛，治诸筋挛缩痹痛，中风，口眼㖞斜。

【附注】

1. 茯苓是一种体质坚硬的药材，多年来一直沿用产地加工的白苓块、赤苓块、骰方（方苓），以此入汤剂煎煮，即使煎1~2小时，也只能煎出有效成分50%，故建议，茯苓产地加工均以茯苓片为宜。

2. 茯神有其名，而无其实。自古有"抱木者为茯神"之说，但生产中茯苓多是脱木而生，极少有抱木者，今天大量应用的茯神片、茯神块中夹有松根或松枝者，大多为作假行为。

如果真品松木长时间不能脱落，即使脱落，松木上也粘有茯苓残留。假品脱落后无此痕迹，注意鉴别。

海　藻

【别名】淡海藻。

【来源】本品为马尾藻科植物海蒿子 *Sargassum pallidum*（Turn.）Ag 或羊栖菜 *Sargasum fusif* Orme（Harv.）Setch. 的干燥藻体。前者习称"大叶海藻"，后者习称"小叶海藻"，又称"羊栖菜"。二者同等入药。

【历史】海藻始载于《神农本草经》，列为中品。《名医别录》云："海藻生东海池泽。"陶弘景曰："生海岛上，黑色如乱发而大少许，叶大都似藻叶。"《本草图经》云："海藻生东海池泽，今出登、莱诸州海中，凡水中皆有藻……今谓海藻者乃海中所生，根着水底石桑，黑色，如乱发而粗大少许，叶类水藻而大，谓之大叶藻。"由此可知，古代药用海藻就有小叶与大叶两种。古代海藻为马尾藻科植物羊栖菜（小叶海藻）。本品虽为历史习用品种，但因产量少，药材部门就收购马尾藻属其他种而药用。另据《本草原始》所载之海藻图考证，大叶海藻当为"海蒿子"。为此，《中国药典》2005 年版规定，中药海藻原植物为马尾藻科植物羊栖菜和海蒿子的全藻。

【产地】海蒿子主产于辽宁、山东沿海；羊栖菜主产于浙江、福建、广东等地沿海。

【生产概况】两种海藻多喜生于经常有浪水冲击的低海潮和大干潮线下岩石上。

【采收加工】夏秋季节采收。自海中割取，捞出除去沙石等杂质，用淡水洗过晒干即可。

【性状鉴别】

1. 大叶海藻（海蒿子）　　皱缩卷曲，黑褐色，有的有白霜，长 30 ~ 60cm。主根呈圆柱形，具圆锥形突起。主根自主干两侧生出，侧枝自主枝叶腋生出，具短小的刺状突起，初生叶披针形或倒卵形。长 5 ~ 7cm，宽 1cm。全缘或具粗锯齿，次生叶条形或披针形，叶腋间有着生条状叶的小枝。气囊黑褐色，球形或卵圆形，有的有柄，顶端钝圆，有的具细短尖。质脆，潮润时柔软，水浸后膨胀，肉质，黏滑，气腥，味微咸。（图 2 - 9 大叶海藻；图 2 - 10 大叶海藻展开特征）

2. 小叶海藻（羊栖菜）　　又称"鹿角尖"。体较小，长 15 ~ 40cm。分支互生，无刺状突起，叶条形或细匙形，先端稍膨大，中空。气囊腋生，纺锤形或球形，囊柄较长，质较硬。本品为北京习用的海藻。因产量较少，而且又是一种海产食物，用途较广，故近年来药材市场已少见。

【品质】二者皆以身干、色黑褐、盐霜少、枝嫩、无沙石者为佳。

【贮藏】置干燥通风处。

【性味与归经】苦、咸，寒。归肝、胃、肾经。

【功能与主治】软坚散结，消痰利水。用于瘿瘤瘰疬，睾丸肿痛，痰饮水肿。

【注意事项】不宜与甘草同用。

昆　布

【别名】淡昆布。

【来源】本品为海带科植物海带 *Laminaria japonica* Aresch. 或翅藻科植物昆布（鹅掌菜）*Ecklonia kurome* Okum. 及裙带菜 *Undaria pinnatifida*（Harv.）Sur. 三种褐藻干燥的叶状体，同等入药，过去北京习用昆布。

【历史】本品始载于《名医别录》。云："昆布生东海。"陶弘景谓："今唯出高丽，绳把索之如卷麻，作黄黑色，柔韧可食。"李中立《本草原始》的昆布图为两条略为平行的带状物。《医学入门》谓"其形如布"。近人杨华亭的《药物图考》云："按产海参崴及日本等处，采取后即合多条卷成一捆，故陶氏云如卷麻也。"据以上所述形态均与海带科植物海带相一致。清吴其浚《植物名实图考》则把民间使用习称的海带和昆布名称相混，因此，现在人们都称昆布为海带。但从药名来讲应称昆布。《植物名实图考》的昆布图即生长于我国东海沿岸的鹅掌菜，中药业习称"黑昆布"。据1972年版《中药材鉴别手册》昆布项下云："各地所用昆布不止一种，但均为海产藻类植物。使用较多者有海带、昆布（鹅掌菜）、裙带菜三种，并注明所含化学成分相近，可作为昆布药用。"

【产地】海带主产辽宁、山东、浙江、福建、广东；人工种植主产浙江、江苏、福建、广东；昆布主产浙江福建；裙带菜主产辽宁、山东、浙江各地沿海。

【生产概况】为冷水性海藻，一般生长于大干潮线以下 1~3m 的岩礁上。人工养殖已推广到浙江、福建、广东等沿海地区。

【采收加工】一般于夏秋季节选晴天低潮时下海采割，用长柄刀或收割器将采割下来的昆布捞出，摊在海滩上晒干，捆成把即可。

【性状鉴别】

1. 海带　叶状体多卷成不规则团块。全体绿黑色或黑褐色，表面被有白色盐霜，革质而脆硬。用水浸软后展开，完整者长达 7~20cm，宽 1.2~6cm。固着器呈叉状分支。柄部粗短，下部圆柱形，上部扁圆形。叶片长带状，革质或质薄柔滑，半透明状，中部较厚，由中部向两侧渐薄，全缘或有波状皱褶。气腥，味咸。（图 2-11 昆布）

2. 昆布　叶状体卷成不规则团块。全体黑褐色或深棕色，表面有白色盐霜。革质而硬脆。用水浸软后展开，完整者全长 30~100cm。固着器呈粗壮的树枝状。柄部圆柱形，近叶片部渐扁平，长 4~12cm，直径 3~7cm。叶片中央部分厚，自其两侧呈 1~2 回羽状深裂，裂片长舌状，革质柔滑。表面有细纵皱纹，叶缘有疏锯齿或全缘。气腥，味咸。

3. 裙带菜　叶状体卷成不规则的团块。全体呈棕色或棕褐色，表面被有白色盐霜，质薄脆，用水渍后展开，溶出大量黏液。完整者长 20 ~ 100cm。固着器为叉状分支。柄部扁平，中间稍隆起，两侧有时可见木耳状重叠、皱缩的孢子叶。叶片中部有从柄部伸长的中肋，两侧形成羽状深裂，裂片呈长卵形，质薄柔润半透明，极易剥离成两层，表面散生很多黑色小斑点，全缘。气腥，味咸。

【品质】均以色黑棕、身干整齐、无杂质者为佳。

【贮藏】置干燥处。

【性味与归经】咸，寒。归肝、胃、肾经。

【功能与主治】软坚，散结，利尿。用于瘿瘤瘰疬，水肿脚气。

猪 苓

【别名】肥猪苓，结猪苓，木猪苓。

【来源】本品为多孔菌科真菌猪苓 Polyporus umbellatus（Pers.）Fries 的干燥菌核。

【历史】本品始载于《神农本草经》，列为中品。《本草经集注》云："是枫树苓，其皮去黑作块，似猪屎，故以名之，肉白而实者佳，用之削去黑皮乃称之。"《药材出产辨》云："以陕西兴安县、江中府为佳。"

【产地】猪苓在我国分布较广，如云南丽江、香格里拉、维西、腾冲、德钦、福贡，陕西宝鸡、太白、凤县、留坝、勉县、宁陕、略阳、安康、丹凤，四川都江堰、北川、理县、金川、茂汶、天全，河北赞皇、平山、阜平、涞源、蔚县，山西文水、交城、岢岚、五台、兴县、代县、吉县，吉林通化、柳河、长白、抚松、靖宁，辽宁凤城、桓仁、本溪，黑龙江穆棱、黑河、铁岭，以及内蒙古、青海、贵州、宁夏等均产。以云南产量大，陕西质量优。

【生产概况】猪苓多为野生，多生长在海拔 1000 ~ 2000m 向阳山坡、林下及富含腐质土壤中，植被多为阔叶林，常见树种为柞、槭、橡、榆、杨、柳、竹等寄生根旁或腐木桩旁。猪苓栽培虽已成功，但费时费事，产量很低，所以今用之商品仍以野生为主。

【采收加工】本品宜在春秋两季采挖。野生猪苓的寻找多在连阴天骤然放晴时，于清晨登高远望，见某段地面似有云雾笼罩，近看之为黑土地，上铺薄层白色物，其土地发泡，地下大许多有猪苓。猪苓在地下分层生长，故须从侧面深翻土地，以防受伤破损。挖出，除去沙石，洗净泥土，晒干。若人工培育，须 3 年后，在夏秋两季采挖。

【性状鉴别】菌核呈长条形、类圆形或扁块状，有的有分支，大小不等，长 5 ~ 25cm，直径 2 ~ 6cm。表面乌黑或灰黑色，微有光泽，全体皱缩弯曲，面不平，有疣状突起和粗细皱纹。体坚而不实，轻虚若软木，长形的易折断，圆形的难破开。断面细腻，按之较软，显颗粒性，白色或黄白色。无臭，味甘淡。（图 2 – 12 猪苓）

【品质】以个大、外皮乌黑光润、断面洁白、体较实者为佳。

【注意事项】猪苓断面显黄色、内有糠质显糟朽、空虚体轻者，此为"死猪苓"，不能药用。

【贮藏】放置通风干燥处。

【性味与归经】甘、淡，平。归肾、膀胱经。

【功能与主治】利尿渗湿。用于小便不利，水肿，泄泻，淋浊，带下。

【附注】伪品。

近年来猪苓货源奇缺，价格猛涨，故有以黑三棱（泡三棱）切片进行掺伪，注意鉴别。

三、树脂类及其他加工类药材

阿　魏

【别名】臭阿魏。

【来源】阿魏分为国产阿魏和进口阿魏。国产阿魏为伞形科植物新疆阿魏 *Ferula inkiangensis* K. M. Shen 或阜康阿魏 *Ferula fukangensis* K. M. Shen 的树脂。进口阿魏为伞形科植物阿魏 *Ferula assafoetide* L. 的树脂。

【历史】阿魏始载于《唐本草》。苏恭曰："阿魏生西番及昆仑，苗、叶、根、茎酷似白芷。捣根汁，日煎作饼者为上，截根穿曝干者为次。体性极臭，而能止臭，亦为奇物也。"《本草纲目》李时珍谓："阿魏有草木两种，草者出西域，可晒可煮，苏恭所说是也。"

【产地】新疆阿魏主产于新疆伊犁；阜康阿魏主产于新疆阜康等地；进口阿魏主产于伊朗、阿富汗、印度。

【生产概况】本品皆为野生。

【采收加工】春末、夏初花期至初果期间，用快刀从根头部将地上部切去，以大树叶覆盖切口，约经数日后，等渗出液体凝固如脂，然后刮下收集，阴干。先后反复收集数次，至没有渗出物为止。

【性状鉴别】

1. 阿魏（《中国药典》品）　本品呈不规则的块状和脂膏状，颜色深浅不一，表面蜡黄色至棕黄色。块状物体轻，质地似蜡。断面稍有孔隙，新鲜切面颜色较浅，放置后色渐深。脂膏状黏稠灰白色，具有强烈持久的蒜样特异臭气。味辛辣，嚼之有灼烧感。

2. 进口阿魏　本品为球粒状凝聚而成的团块，大小不一，由白色、黄色、棕色或红棕色相间而成，无光泽。干燥品较硬，新鲜品较软，辛辣。断面乳白色或浅黄棕色，在空气中渐变成红色或红棕色。有强烈持久的蒜臭，味微辣而苦，嚼之粘牙。（图3－1 进口阿魏）

【品质】以纯净无杂质、气味浓厚、断面乳白者为佳。

【贮藏】放置阴凉干燥处，密闭保存。

【性味与归经】苦、辛，微温。归肾、胃经。

【功能与主治】消积，散痞，杀虫。用于肉食积滞，瘀血癥瘕，腹中痞块，虫积腹痛。

冰 片

【别名】 梅片。

本品洁白如雪，状如梅花，表面有冰的裂纹，故称"冰片"或"梅片"。冰片分为天然冰片（龙脑香冰片）、机制冰片和艾片三类。

一、天然冰片

【来源】 本品为龙脑香植物龙脑香 *Dipterocarpus tubinatus* Gaertn. f. 的树干经水蒸气蒸馏所得的结晶。

【历史】 本品始载于《唐本草》。《本草纲目》释名片脑。李时珍云："龙脑香，因其状加贵重之称也，以白莹如冰及作梅花片者为良，故俗呼为冰片脑，或云梅花脑……皆因形色命名。"《酉阳杂俎》云："……香在木心中，波斯国亦出之，断其树剪取之，其膏于树端流出，斫树作坎而承之……"以上说明天然冰片来源树脂，并以白莹如冰、似梅花者良。且天然冰片自古为进口药品。

【产地】 主产于印度尼西亚苏门答腊、巴东、渤尼、婆罗洲。新中国成立前均从香港进口，由广帮药商转销内地。

【生产概况】 龙脑香为常绿乔木，高达 5m，光滑无毛，树皮有裂痕，渗出挥发性结晶状分泌物。野生，全年可采。

【产地加工】 系取龙脑香树干自然渗出的糙米色结晶或采伐树木劈成碎片，用水蒸馏法，收集蒸馏液析出的结晶即为"冰片"。龙脑冰片过去原装进口商品称"三甲片"。经香港药商过筛分档，分大梅片、二梅片、小三梅、小四梅，按规格分别出售。新中国成立前以香港百寿堂出售信誉较著，称"百寿牌"。其次为百草堂出售品，称"百草牌"，质量较逊；北京市由广帮的广晋通、广升远经营。天然冰片当今已少见。

【性状鉴别】 本品为半透明片状、块状或颗粒状结晶。直径 1 ~ 7mm，类白色至淡灰褐色。能升华，质松脆，手捻易成白色粉末，易挥散。气清香特异，味清凉。熔点 206℃ ~ 208℃。（图 3 - 2 天然冰片）

【品质】 以片大、整齐、香气浓郁者为佳。

【规格等级】 分大梅片、二梅片、小三梅、小四梅（小四梅基本为细小颗粒状）。

【贮藏】 密封，置阴凉处。须与其他物品隔离，以防串味。

【性味与归经】 辛、苦，微寒。归心、脾、肺经。

【功能与主治】 开窍醒神，清热止痛。用于热病神昏，惊厥，中风痰厥，中恶昏迷，气郁暴厥，目赤口疮，咽喉肿痛，耳道流脓。

【注意事项】 孕妇慎用。

二、机制冰片

【别名】机片，筒片。

【来源】系用松节油、樟脑等为原料加工合成的龙脑。

【历史】本品在新中国成立前夕国外就有，最早德国、日本生产。德国出品有马头牌、扇子牌，质量较优；日本出品有火山牌、太阳牌，质量较次，都用五镑圆筒装（故称"筒片"）。新中国成立后我国研制成功合成冰片，并广泛应用于中成药配方。

【产地】上海、广州、天津均有产。

【性状鉴别】本品为透明或半透明的片状结晶，整碎不一，或为粉末。直径0.6~1.6cm，厚1.5~3mm。边缘不整齐，洁白如雪，表面有冰的裂纹。质松脆，有层可剥离成薄片，手捻易成粉末。燃烧时有黑烟，灭后无残迹遗留者为佳。（图3-3 机制冰片）

【品质】以片大、质薄、颜色洁白、质松脆、气清香纯正者为佳。

【贮藏】同天然冰片。

【性味与归经】同天然冰片。

【功能与主治】同天然冰片。

三、艾片

【别名】结片，洗片。

【来源】本品为菊科植物艾纳香（大风艾）*Blumea balsamifera* DC的鲜叶经水蒸气蒸馏所得的结晶。

【产地】艾纳香多野生于贵州罗甸、独山、平塘、长顺；广西天峨、河池、宜山、安乐、百色等地。

【生产概况】艾片是用艾纳香叶片经水蒸馏冷却而得的结晶（艾粉），再将艾粉精制而得，原为大块，再劈碎成豆瓣状小块，如再切制成片状，即为"艾片"。

【性状鉴别】外形与机制冰片基本相同，唯颜色显青白。质地较硬，手捻不易碎，研磨易结块。气味均较机制冰片淡薄，烧时冒黑烟。过去多作化工香料使用。冰片缺货时也曾代替过冰片使用。

【贮藏】同天然冰片。

【性味与归经】同天然冰片。

【功能与主治】同天然冰片。

芦 荟

【来源】本品为百合科植物库拉索芦荟 *Aloe barbadensis* Miller 或好望角芦荟 *Aloe ferox* Miller 或其他同属近缘植物汁液浓缩的固体干燥物。

【历史】本品始载于《开宝本草》，原名卢会。陈藏器曰："俗呼为象胆，以其味苦如胆也。"李珣曰："芦荟生波斯国，状似黑锡，乃树脂也。"

【产地】库拉索芦荟主产于南美洲北岸附近的库拉索、阿律巴、传尔内等小岛；好望角芦荟主产于南非联邦。

【生产概况】芦荟商品野生、栽培者均有，主要来源于进口。国内主要分布于华南地区。

【采收加工】全年可采，自基部割取叶片，收集流出的液汁于容器中，蒸发浓缩至适当的浓度，任其逐渐冷却凝固而得。

【性状鉴别】

1. 库拉索芦荟 本品呈不规则的块状，常破裂为多角形，大小不一。表面呈暗红色或深褐色，不显光泽，体轻，质硬，不易破碎。断面粗糙或显麻点状纹理，富吸湿性，有特殊臭气，味极苦。（图3-4 库拉索芦荟）

2. 好望角芦荟 本品表面呈暗褐色或略呈绿色，有光泽。体轻，易碎，断面玻璃样而有层纹。（图3-5 好望角芦荟）

【品质】均以气浓、味苦、溶于水后无杂质者为佳。

【规格等级】分为老芦荟（库拉索芦荟）与新芦荟（好望角芦荟）两种，习惯认为老芦荟为优。

【贮藏】密闭，置阴凉干燥处，防潮，防热。

【性味与归经】苦，寒。归肝、胃、大肠经。

【功能与主治】清肝热，通便。用于小儿疳积，惊风；外治湿癣。

【附注】

库拉索芦荟原产东非和南非，现由于其凝胶作用广泛用于润肤剂，新鲜叶肉组织也用于药膳。芦荟在世界各地广为栽培，它的非药用用途大大超过了传统药用量，如使用芦荟浓缩汁液干燥物，但应注意其安全性，严格控制用量。

没 药

【别名】明没药。

【来源】没药分天然没药和胶质没药。天然没药为橄榄科植物没药树 *Commiphora myrrha* Engl. 的油胶树脂。胶质没药为橄榄植物爱伦堡没药树 *Balsamodendron ehrenbergianum* Berg. 的油胶树脂。

【历史】本品始载于宋《开宝本草》。苏颂谓："没药生波斯国……木之根株皆如橄榄，叶青而密。岁久者，则有脂液流滴在地上，凝结成块，或大或小，亦类安息香，采无时。"李时珍云："没药树高大如松，皮厚一二寸。采时掘树下为坎，用斧伐其皮。脂流于坎，旬余方取之。"按其所述，与今进口的没药相符。

【产地】主产于索马里、埃塞俄比亚、也门、印度等地，以索马里产品质量最佳。

【生产概况】天然没药多由树皮的裂缝处自然渗出，10～20 年的树干处渗出的没药质量优，产量高；嫩树或树枝渗出的量少，质量次。初渗出物为乳白色液体，渐凝成黄白色透明状（当地称为嫩没药，香气小，味苦淡），在空气中逐渐变为红棕色块状（称为老没药）。收集后除去树皮、沙石等杂质，即为商品。

【采收加工】人工切割树脂的季节是在雨季（5～7 月），旱季（8～10 月）为没药的采收旺季，产量多；当年 11 月至次年 1 月，在当地是小雨季，仍可再切割 1 次；次年 2～4 月为小旱季，可第 2 次采收，此次产量较少。

【性状鉴别】

1. 天然没药（部颁品）　本品呈不规则颗粒状团块，大者长达 6cm，表面黄棕色或红棕色，近半透明，部分呈棕黑色，附有黄色粉尘状物。质坚而脆，破碎面不整齐。香气特异，味苦而微辛。经验鉴别：天然没药与水共研，可成黄色乳液。（图 3-6 没药）

2. 胶质没药（部颁品）　本品呈不规则块状，大小不一，表面深棕色，不透明。质坚实或疏松，破碎面不整齐，有油质光泽。特异香气，味苦而有黏性。

【品质】以块大、棕红色、半透明、微黏手、无杂质、气味浓而持久者为佳。习惯认为天然没药优于胶质没药。

【规格等级】新中国成立前没药分为多种规格，如没药珠、明没药、全没药和马皮没药（又称狗皮没药）。其中马皮没药最次，因含有泥土沙石等杂质，现已不进口。当今分天然没药与胶质没药两种。

【贮藏】放置阴凉通风、密封干燥处。

【性味与归经】辛，平。

【功能与主治】活血止痛，消肿生肌。用于瘀血心腹诸痛，跌仆伤痛，痹痛拘挛，痈疽肿痛或溃久不敛。

青　黛

【别名】建青黛，蓝靛花。

【来源】本品为爵床科植物马蓝 *Strobilanthes cusia*（Nees）Ktze.、豆科植物野青树、蓼科植物蓼蓝 *Polygonum tinctorium* Ait. 或十字花科植物菘蓝 *Isatis indigotica* Fortune 的叶或茎叶，

经加工制得的干燥粉末或团块。由于各地的用植物来源不同，因此制造出的青黛亦不相同。加工制造时下沉物为"青靛"，上浮之泡沫晒干，即为"青黛"。有的地区以青靛作青黛用，或在青黛内掺入青靛，因含石质粉过多，品质低劣，不易药用。近年发现在劣质青黛内掺入化学染料，注意鉴别。

【产地】主产于福建、广东、江苏、河北、云南等地，以福建仙游产品质量最佳，称"建青黛"，属于"地道药材"。

【采收加工】夏秋两季割取茎叶，立即加工制造。将茎、叶放入木桶或大缸内，1次以100kg为宜，再放入清水，使之离出茎、叶，浸泡2~3昼夜，至叶自茎枝脱落，将茎枝捞出，在浸液中加入石灰（每100kg加入石灰8~9kg），充分搅拌，以使浸液由乌绿色转为深红色为度。捞出液面泡沫于烈日下晒干，即为青黛。其水下沉淀物即为青靛。

【性状鉴别】为极细的深蓝色粉末。质轻而松，似粉尘，色可黏手粘纸。粉性大，一抖即飞扬。放入水中则浮于水面，极少量下沉。火中烧之，呈紫红色火焰。若隔铁片烧之，则全部挥散，有特殊草腥气，味微酸。（图3-7青黛）

【品质】以粉细、色蓝、质轻而松、能浮于水面、以火烧之呈紫红色火焰、嚼之无沙碱、手攥无白灰粒者为佳。

【贮藏】置于密封干燥处。

【性味与归经】咸，寒。归肝经。

【功能与主治】清热解毒，凉血定惊。用于温毒发斑，血热吐衄，胸痛咯血，口疮疖腮，喉痹，小儿惊痫。

【注意事项】本品为寒性药物，善于清热凉血，主治温毒发斑、小儿惊痫等急性热痛，如误用夹有石灰的劣品，不但不清热，反而加重病情，使用时应注意鉴别。

乳 香

【别名】滴乳香。

【来源】索马里乳香（部颁品）为橄榄科植物卡氏乳香树 *Boswellia carterii* Birdw 及其同属近缘植物的油胶树脂。埃塞俄比亚乳香（部颁品）为橄榄科植物鲍达乳香树 *Boswellia bhaw - dajiana* Birdw 及其同属近缘植物的油胶树脂。

【历史】本品始载于《名医别录》，原名熏陆香。苏敬谓："熏陆香形似白胶香，出天竺者色白，出单于者夹绿色，香亦不悬。"寇宗奭曰："熏陆即乳香，为其垂滴如乳头也……"以上所述与如今使用的颇为相似。

【产地】主产于索马里、埃塞俄比亚。此外，利比亚、苏丹、埃及、土耳其也有产，以索马里产者质量最优。

【采收加工】春、夏两季可采收，以春季为盛产期。采收时，于树干的皮部由下向上顺序切伤，并开一狭沟，使树脂从伤口渗出，流入沟中。数天后凝成干硬的固体，即可收取。落于地面者黏附有沙土杂质者质量较差。

【性状鉴别】本品呈长卵形滴乳状，类圆形颗粒或黏合成大小不一的不规则块状物。大者长达 2~5cm。表面黄白色，半透明，被有黄白色粉末，久存则变棕黄色或棕红色。常温时质脆，微热时可互相粘连。破碎面有玻璃样光泽。具特异香气，味微苦。嚼之，初散成沙粒状，但无沙石感，继之软化成乳白色胶块。加水研磨，水呈白色乳状液，火烧之香气明显，冒黑烟。（图 3-8 乳香）

【品质】以颜色淡黄、半透明、无沙石树皮等杂质、粉末黏手、气味芳香者为佳。

【规格等级】分为乳香珠（多呈乳头状或圆珠状，黄白色，半透明）和原乳香（呈碎粒状，黏结成大小不同的块状）两类，以乳香珠品质为优。

【贮藏】放置干燥阴凉处密闭保存。注意防潮、防尘，不可高温，否则熔化变色。

【性味与归经】辛、苦，温。归心、肝、脾经。

【功能与主治】活血止痛，消肿生肌。主治脘腹疼痛，痛经经闭，跌仆损伤，痈疽疼痛。

【附注】由于乳香与白胶香二者形色极为相似，故有以白胶香（枫香脂）冒充乳香者。但经过经验鉴别法可以区分。

1. 火试法 乳香烧之稍有香气，溶化慢；枫香脂烧之香气浓郁，溶化快。

2. 水试法 乳香投入带水的烧杯中，表面吸水后呈乳白色；加温至沸，乳香熔融，水变成乳白色。枫香脂投入带水的烧杯中，不变色；加温至沸，略软化，但不溶于水，水仍澄明清澈。

血 竭

【别名】麒麟竭，血竭花。

【来源】血竭分原装血竭和加工血竭。原装血竭（部颁品）为棕榈科植物麒麟竭 Daemonorops draco Bl. 果实中渗出的树脂。加工血竭（部颁品）为棕榈科植物麒麟竭果实中渗出的树脂并掺入辅料的加工品。

【历史】血竭原名"麒麟竭"，始载于《唐本草》。《本草纲目》释名血竭。李时珍谓："麒麟亦马名也。此特如干血，故谓之血竭。"又谓："麒麟竭是树脂。"《大明一统志》云："血竭树略如没药树，其肌赤色，采法亦于树上掘坎，斧伐其树，脂流于坎，旬日取之。"以上所述与现在的血竭类似。

【产地】主产于印度尼西亚的加里曼丹、苏门答腊及马来西亚等地。

【采收加工】采收成熟果实，充分晒干，加贝壳同入笼中强力振摇，松脆的红色树脂即脱落，筛去果实鳞片等杂质，用布包起树脂，入热水中使软化成团，取出放冷即得，称为"原装血竭"。从印度尼西亚输入血竭原料，在新加坡加入一些辅料加工而成的称为"加工血竭"，系多年来药材市场的主流商品。

【性状鉴别】

1. 原装血竭（部颁品）　本品呈扁圆形、圆形或不规则块状，大小不等，轻重不一。表面铁黑色，断面有光泽或无光泽而粗糙；破碎面黑红色，研磨成粉末呈血红色。

2. 加工血竭（部颁品）　本品略呈四方形团块，直径 6～8cm。底部平圆，顶部呈钝角四菱形，并有纵顺褶皱纵沟棱。表面暗红色有细孔，有光泽，附有因摩擦而成的红色粉。质硬而脆，破碎面红色，研成粉末则为砖红色。气微，味淡。取本品粉末置于白纸上，用火隔纸烘烤，即溶化，无扩散油迹。对光视之，显鲜艳红色，无残渣，无松香气味。本品遇热水变软，但不溶于水，可溶于乙醇。（图 3-9 血竭）

【品质】　以表面色黑似铁、研面红如血、火燃呛鼻者为佳。

【规格等级】　过去进口多以手牌和皇冠牌血竭质量稳定，进口为多。

【贮藏】　置阴凉干燥处。

【性味与归经】　甘、咸，平。归心、肝经。

【功能与主治】　祛瘀定痛，止血生肌。用于跌仆损伤，内伤瘀痛，外伤出血不止。

【附注】　除上述进口血竭外，尚有国产血竭。国产血竭为龙舌兰科植物剑叶龙血树的树脂加工而成。经过多年药理和临床研究显示，其既能活血化瘀，又能收敛止血，具有双向调节作用。对于骨折、软组织损伤、咯血、月经过多、痛经等疾病的疗效与进口血竭相仿。1999 年国家食品药品监督管理局颁布的国家标准收载了本品，定名为"龙血竭"。

四、动物类药材

鳖 甲

【来源】 本品为鳖科动物鳖 *Trionyx sinensis* Wiegmann 的背甲。

【历史】 鳖甲始载于《神农本草经》，列为中品。《名医别录》曰："鳖甲生丹阳池泽，采无时。""采得，生取甲，剔去肉者，为好。"《本草图经》谓："以岳州、沅江所出甲有九肋者为胜。入药以醋炙黄用。"《雷公炮炙论》曰："凡使，要绿色、九肋、多裙、重七两者为上。"《本草纲目》谓："鳖，甲虫也。水居陆生，穹脊连胁，与龟同类。四缘有肉裙，故曰。龟，甲里肉；鳖，肉里甲……"按其描述，古代所用鳖甲与今鳖科动物的形态、习性相符。

【产地】 主产于湖北、湖南、江苏、安徽、江西、河北、河南、山西、内蒙、陕西、福建、广东、广西壮族自治区等地。

【生产概况】 鳖野生、饲养皆有。野生者常栖息在靠近水源的陆地洞穴、灌木草丛林荫处，以鱼、虾、蚌、螺、蚯蚓和昆虫为食。饲养者，选择背风向阳、水源清洁、饲料充足的地方饲养。

【采收加工】 全年均可捕捉，以秋冬季为多。杀死，置沸水中烫至背甲上的硬皮能剥落，取出。剥取背甲，除去残肉，晒干。

【性状鉴别】 本品呈类椭圆形，背部稍隆起，长 10~15cm，宽 9~14cm。外表面灰褐色或墨绿色，有不规则细密蠕虫状凹坑纹理及灰黄色或灰白色斑点。中间可见椎板 7~8 枚，前端有翼状颈板一块，两侧各有左右对称的肋板 8 块，椎板纵列，其中第一对肋板间为一块。每块椎板呈不规则长方形，第七、第八对肋板或仅第八对肋板于背脊部彼此相接，无缘板。内表面类白色，中部有突起的椎骨，颈骨向内卷曲，颈骨板两端呈翼状。其外侧下缘与第一肋骨相接。肋骨八对，分列于椎骨两侧，呈长条状，先端多伸出肋板外缘。质坚硬，气微腥，味淡。（图 4-1 鳖甲）

【品质】 以干燥、整只、个大、甲厚、无残肉、无腥臭味者为佳。

【贮藏】 置干燥处，防蛀。

【性味与归经】 咸，微寒。

【功能与主治】 滋阴潜阳，软坚散结，退热除蒸。用于阴虚发热，劳热骨蒸，虚风内动，经闭，癥瘕，久疟。

蟾 酥

【别名】眉脂。

【来源】本品为蟾蜍科动物中华大蟾蜍 *Bufo bufo gargarizans* Cantor 或黑眶蟾蜍 *Bufo mela-nostictus* Schneider 的干燥分泌物。

【历史】本品始见于《药性本草》，原名"蟾蜍"、"眉脂"，至《本草衍义》始有蟾酥之名。

【产地】分布于河北、山东、湖南、江苏、浙江等省。主产于江苏启东、海门、泰兴，山东日照、莒南、莒县，安徽宿县、滁州，河北玉田、丰润，浙江萧山、慈溪等地。江苏启东产者最为著名，有"蟾酥之乡"之美誉。

【生产概况】蟾蜍白天多隐藏在阴暗湿润的地方，常居石下、草丛、土穴中，傍晚出来觅食，常见于河边、沟沿湿润的地方。

【采收加工】于秋季捕捉原动物，清洁干净，挤取耳后腺和皮肤腺分泌的白色浆液，经过滤去除杂质，将浆液涂于玻璃板、瓷盘或竹箬上，晒干即为片酥；将浆液倒入扁圆形模具中，晒干为团酥。

【性状鉴别】呈扁圆形团块状或片状，棕褐色或红棕色。团块者质坚，不易折断，断面棕褐色，角质状，微有光泽；片状者质脆，易碎，断面红棕色，半透明。气微腥，味初甜而后有持久的麻辣感，粉末嗅之作嚏。蟾酥因产地加工不同而形状各异。山东、河北产品，多呈扁圆团块状或喜饼状，中间常夹杂有紫黑色物质（俗称"包馅"），多系挤酥时挤下的蟾酥皮肉和血液。江浙产品多呈不规则片，不夹杂血肉。因习惯涂于竹叶上干燥，故印有竹叶脉纹。（图 4-2 蟾酥）

【品质】以外表及断面皆明亮、紫红色、不含杂质、蘸水即呈乳白色隆起者为佳。

【贮藏】置干燥处，防潮。

【性味与归经】辛，温；有毒。归心经。

【功能与主治】解毒止痛，开窍醒神。用于痈疽疔疮，咽喉肿痛，中暑神昏，腹痛吐泻。

【注意事项】孕妇慎用。

穿 山 甲

【别名】山甲，炮山甲。

【来源】本品为鲮鲤科动物穿山甲 *Manis pentadactyla* Linnaeus 的鳞甲。

【历史】穿山甲原名"鲮鲤甲"，始载于《名医别录》，列为下品。宋《本草图经》载："今人谓之穿山甲。"《本草纲目》列为鳞部龙类。李时珍曰："鲮鲤状如龟而小，背如鲤而阔，首如鼠而无牙，腹无鳞而有毛，长舌尖喙，尾与身等。尾鳞尖厚，有三角，腹内脏腑俱全，胃独大，常吐舌诱蚁食之。"综上所述，古今药材一致。

【产地】分布于广西、云南、贵州、广东、海南，主产于广西西林、隆林、田林、凌云、乐业、靖西、大新、龙州，云南广南、富宁、石屏、西畴、马关，以及越南、泰国、缅甸、印尼等国。近年来，多从邻国边贸输入。

【生产概况】穿山甲属地栖类哺乳动物，喜居灌木林中潮湿环境，具有嘴尖、无齿、舌长的特点，用舌舔食蚁类为食。善挖穴筑洞，行动范围较小。行走时，用脚背着地走路。爬树时，常用尾绕树攀缘，但不能往下爬，只能甩尾着地。穿山甲以3~5月外出寻偶交配、觅食，活动频繁时进行捕捉。穿山甲货源一向很紧张，从长远考虑，进行人工饲养非常必要。野生穿山甲属于国家二级保护动物。

【采收加工】全年均可捕捉。穿山甲有受惊蜷缩成球、静止不动的习性，极易捕捉。捕捉后杀死，去净骨肉和内脏，晒干，即为甲壳。将甲壳置沸水中烫，甲片自行脱落，捞出晒干。

【性状鉴别】本品呈扇面形、三角形、菱形或盾形的扁平状，中间较厚，边缘较薄，大小不一，长宽各为0.7~5cm。外表面黑褐色或黄褐色，有光泽，宽端有数十条排列整齐的纵纹及数条横线纹；窄端光滑。背甲形状与以上描述吻合。腹甲鳞片形体较小，窄端光滑处有一条纵向突起的棱。边缘的甲片呈三角盔状。内表面色较浅，中部有1条明显突起的弓形横向棱线，其下方有数条与棱线相平行的细纹。角质，半透明，坚韧，略有弹性，不易折断。气微腥，味淡。（图4-3 穿山甲；图4-4 穿山甲尾部鳞片）

【品质】以片较小、青黑色或灰黄色、无腥气、不带皮肉之净甲片者为佳。

【贮藏】置干燥处。

【性味与归经】咸，微寒。归肝、胃经。

【功能与主治】通经下乳，消肿排脓，搜风通络。用于经闭癥瘕，乳汁不通，痈肿疮毒，关节痹通，麻木拘挛。

【注意事项】孕妇慎用。

【附注】炮制方法。

新中国成立前穿山甲多由香港进口，分为大甲片和小甲片。大甲片宽长均8cm左右，表面黄色，习称"铜片"，质较次。小甲片长宽均在6cm以下，表面褐色，习称"铁片"，质地较优。穿山甲炮制后方可入药。

正确炮制方法：将生山甲用砂烫鼓起，趁热倒入凉醋，以增强活血化瘀作用。近年药材市场发现在炮制中有掺假现象，即将炮制后的穿山甲趁热倒入浓盐水中，以增加重量，这对于疗效可起相反作用。应注意鉴别。

地 龙

【别名】蚯蚓。

【来源】本品为蚯蚓科动物参环毛蚓 *Phereima aspergillum*（E. Perrier）、通俗环毛蚓 *Phereima vulgaris* Chen、威廉环毛蚓 *Phereima guillelmi*（Michaelsen）或栉盲环毛蚓 *Phereima pectinifera* Michaelsen 的干燥体。前一种习称"广地龙"，后三种习称"沪地龙"。

【历史】本品原名"白颈蚯蚓"，始载于《神农本草经》。云："白颈蚯蚓，生平土，今处处平泽膏壤地中皆有之，白颈是老者耳。"《本草纲目》云："今处处平泽膏壤地中有之。"其所述与现今"地龙"类似。

【产地】全国大部分地区均产。《中国药典》2005 年版仅收载广地龙与沪地龙两种。广地龙主产广东佛山、南海、广宁、清远、河源、惠阳，广西梧州、钦州、南宁亦产。沪地龙主产上海奉贤、南汇、金山、松江，浙江、江苏均产。以广地龙质量为优。

【生产概况】地龙原名蚯蚓，土名曲蟮。喜生潮湿疏松肥沃的阴湿土壤中，每年夏秋季节为捕捉旺季。地龙喜湿怕热，在炎热夏天日间常钻入土中，半夜钻出地面，吸入雾露。以往捕捉方法：用鲜辣蓼草搓碎，加茶卤，清水拌匀，倒入蚯蚓聚集地，蚯蚓受到刺激纷纷爬出，然后捕捉。

【采收加工】广地龙捕捉期为春季至秋季，沪地龙捕捉期为夏季。捕捉后及时剖开腹部，除去内脏及泥沙，洗净，晒干或低温干燥。

【性状鉴别】

1. 广地龙 呈长条状薄片，弯曲，边缘略卷，长 15～20cm，宽 1～2cm。全体具环节，背部棕褐色至紫灰色，腹部浅黄棕色；第 14～16 环节为生殖带，习称"白颈"，较光亮。体前端稍尖，尾端钝圆，刚毛圈粗糙而硬，色稍浅。雄生殖孔在第 18 环节腹侧刚毛圈一小孔突上，外缘有许多环绕的浅皮褶，内侧刚毛圈隆起，前面两边有横排（一排或两排）小乳突，每边 10～20 个不等。受精囊孔两对，位于 7/8 至 8/9 环节间一椭圆形突起上，约占节周 5/11。体轻，略呈革质，不易折断。气腥，味微咸。（图 4－5 广地龙）

2. 沪地龙 长 8～15cm，宽 0.5～1.5cm。全体具环节，背部棕褐色至黄褐色，腹部浅黄棕色；第 14～16 环节为生殖带，较光亮。第 18 环节有一对雄性生殖孔。通俗环毛蚓的雄交配腔能全部翻出，呈花菜状或阴茎状；威廉环毛蚓的雄性交配腔孔呈纵向裂缝状；栉盲环毛蚓的雄性生殖孔内侧有一个或多个小乳突，受精囊孔三对，在 6/7 至 8/9 环节间。

【品质】以条大、身干、肉厚者、无泥土者为佳。沪地龙多在头、尾两端有泥土。质量较次。

【贮藏】置干燥处，防霉，防蛀。

【性味与归经】咸，寒。归肝、脾、膀胱经。

【功能与主治】清热定惊，通络，平喘，利尿。用于高热神昏，惊痫抽搐，关节痹痛，肢体麻木，半身不遂，肺热喘咳，尿少水肿，高血压。

【附注】地龙以往用量不多，近年来研究显示，其有活血溶栓作用，所以很多治疗心脑血管的中成药多配伍有地龙，为此，地龙用量猛增。

蛤 蚧

【来源】本品为壁虎科动物蛤蚧 *Gekko gecko* Linnaeus 的干燥体。

【历史】《岭表录异》云："……身短尾长，多巢于树中。端州胡墙内有……""旦暮则鸣，自呼蛤蚧是也。"《开宝本草》云："蛤蚧生岭南山谷及城墙或大树，身长四五寸，尾与身等，形如大守宫……最护其尾，或见人欲取之，多自啮断其尾，人即不取之……药力在其尾，尾不全者不效。"根据所描述的栖息环境、能鸣、断尾等特征，壁虎乃蛤蚧是也。

【产地】国产蛤蚧主产于广西龙州、崇左、扶绥、天筹、隆安、凭祥、田东、田阳，广东怀集、云浮，以及云南、贵州等地。进口蛤蚧主产于泰国、越南、柬埔寨、印尼。其中国产蛤蚧以广西、广东产量较大，进口蛤蚧以越南、泰国为多。

【生产概况】野生蛤蚧常生活在热带和南亚热带地区，栖息于悬崖洞穴或树洞中，有昼伏夜出习惯，以昆虫为食，现有人工饲养。

【采收加工】发现有蛤蚧粪便，可用细竹竿在顶端扎一小撮乱毛发，伸入洞中，蛤蚧误认为飞虫或天敌，会一口咬住毛发。此时将竹竿外拉，立即捕捉。捕捉后，以锤击毙，用利刀自肛门至喉前部剖开，除去内脏，擦干。取竹片及线绳将头、四肢、腹、尾撑开并固定，然后用文火烘干。每两只合成一对扎好即得。

【性状鉴别】

1. 国产蛤蚧 本品呈扁片状，头颈部及躯干长 13 ~ 18cm，腹背部宽 6 ~ 11cm，尾长 6 ~ 14cm。头扁长，略呈三角形，眼眶大而凹陷，无活动眼睑，吻鳞不切鼻孔。口内为同形细齿，密生于颌的边缘。背部灰黑色或银灰色，有黄白色或青灰色斑点。腹部色稍浅。全体密被圆形或多角形有光泽的鳞片，背、腹鳞片近等大。中间脊椎及两侧肋骨突起。尾细长，扁圆形，上粗下细，有 6 ~ 8 个深浅相间的银灰色环纹（再生尾无环纹或环纹明显较少）。四足各有五个指趾，指、趾间有蹼迹，指、趾底有吸盘。气腥，味微咸。（图 4 - 6 蛤蚧；4 ~ 7 蛤蚧头部侧面观）

2. 进口蛤蚧 进口蛤蚧头部稍长而高，鳞片稍大，四足较粗，背部斑及斑纹点呈砖红色。

【规格等级】蛤蚧分国产蛤蚧和进口蛤蚧。

【品质】以尾粗长者为佳。

【贮藏】放置阴凉通风处，防虫蛀。

【性味与归经】咸，平。归肺、肾经。

【功能与主治】补肺益肾，纳气定喘，助阳益精。用于虚喘气促，劳嗽咯血，阳痿遗精。

龟 甲

【别名】龟板，龟版，玄武版，败龟板。

【来源】本品为龟科动物乌龟 *Chinemys reevesii*（Gray）的背甲及腹甲。

【历史】龟甲始载于《神农本草经》，列为上品。"《名医别录》曰：龟甲生南海池泽有湖水中，采无时。"陶弘景曰："此用水中神龟，长一尺二寸者为善，靥可供卜，壳可入药。""古者上下甲皆用之。"至宋代，《日华子本草》开始，药用部位发生改变，仅用下甲，以取补阴之意，称为龟板，今背甲、腹甲皆用。

【产地】主产于湖北、湖南、江苏、浙江、安徽和江西等省。但以长江中下游产量较多，如湖北江陵、公安、监利、松滋，湖南南县、华容、岳阳、常德，江西波阳、都昌、湖口，安徽怀宁、芜湖，江苏大丰、如东、南通以及浙江、福建等地。

【生产概况】野生乌龟多栖息在川泽湖池之中，周围长有芦苇、苔草等水生植物，以鱼、虾、蚌等为食。饲养者一般选择北高南低、靠近水源的地方，保持水质清洁，饲料丰富即可。

【采收加工】全年均可捕捉，以秋、冬二季为多。捕捉后将龟杀死，取其甲，剔去筋肉，洗净后，晒干或晾干，即为"血板"。若将龟用沸水烫死，剥取背甲和腹甲，除去残肉等，晒干或晾干，则为"烫板"。一般认为"血板"质量较佳。

【性状鉴别】本品背甲呈椭圆形拱状，边缘整齐，前端略凹入，后端圆，前部两侧较后部两侧窄。脊棱三条，正中的一条隆起较明显。长 9～15cm，宽 6～12cm，腹背甲高 3～6cm。背甲表面棕色，椎盾、肋盾上的偏心多角环形。角质层纹及缘盾上的"凵"形角质层纹明显。颈盾一枚类倒心形，前端平截，后端凹入，明显宽于前端；第一椎盾前盾角突向颈盾，第三椎盾六边形，前边窄后边宽；缘盾左右各 11 枚，类长方形，排成纵列，盾片处侧缘及内侧缘前后排列基本整齐，第 11 缘盾明显较臀盾小；臀盾两枚，类长方形，横列，连接处稍凹入。（图 4-8 龟甲背甲）

腹甲呈板片状，近长方椭圆形，长 8～15cm，宽 5～10cm，前端平截，后端具三角形深缺刻，两侧有呈翼状向背甲方向弯曲的甲桥。外表面淡黄色，角质盾片 16 块，每块具紫褐色放射状纹理或大部呈紫褐色；喉盾类三角形，肛盾类斜四边形；肱盾、股盾两外缘较中缝略宽，胸盾及腹盾较大，两腹盾的中勾缝最长，两肱盾的中勾缝最短，腋盾和胯盾明显。内表面黄白色，有的略带血迹及残肉，除净后可见骨板 9 块，骨板之间呈锯齿状嵌接，外表面肱盾缝与胸盾缝的交叉在内板中。质坚硬，可在骨板缝处断裂。气微腥，味微咸。（图 4-9 龟甲腹甲）

雄性背甲及腹甲表面色泽较深，椎盾、肋盾上的偏心多角环角质纹，缘盾上的"凵"形角质纹理不明显。

【品质】 以血板身干、无腐肉者为佳。

【贮藏】 置干燥处，防蛀。

【性味与归经】 咸、甘，微寒。归肝、肾、心经。

【功能与主治】 滋阴潜阳，益肾强骨，养血补心。用于阴虚潮热，骨蒸盗汗，头晕目眩，虚风内动，筋骨痿软，崩漏带下。

【附注】

近年来，龟板（下甲）货源很缺，药材市场上有很多混淆品种当龟板销售，如黄绿闭壳龟、平胸龟、黄喉水龟、缅甸陆龟。这些龟板的性状与正品龟板有明显区别。应用时请注意鉴别。

海 龙

【来源】 本品为海龙科动物刁海龙 *Solenognathus hardwickii*（Gray）、拟海龙 *Syngnathoides biaculeatus*（Bloch）和尖海龙 *Syngnathoides acus* Linnaeus 的干燥全体。

【历史】 海龙始载于《本草纲目拾遗》。赵学敏引《赤嵌集》谓："海龙产澎湖澳，冬日双跃海滩，渔人获之，号珍物。首尾似龙，无牙爪，大者尺余，入药。"《百草镜》云："海龙乃海马中绝大者，长四五寸至直尺不等，皆长身而尾直不作圈，入药功力尤倍……"说明当时已知海龙与海马是同一类，仅形状微有不同，与当今情况相符合。

【产地】 刁海龙主产于广东沿海；拟海龙主产于福建、广东沿海；尖海龙主产于山东。新中国成立前多为进口，主产于马来西亚、菲律宾、新加坡等国。

【生产概况】 海龙生于藻类的浅海中，常利用尾部缠在海藻上，吸食浮游生物及小甲壳动物，卵在育儿囊内受精发育。

【采收加工】 夏、秋两季捕捞，除去皮膜及内脏，洗净，晒干。

【性状鉴别】

1. 刁海龙 本品呈长条形而侧扁，中部略粗壮。长 20～50cm，中部直径 2～2.5cm。头部有管状长嘴，口小，无牙，两眼内陷。表面黄白色或灰棕色，全体有类圆形突起的"雪花样"纹理与横纹组成的图案状花纹。躯干部有七条纵棱，其中两侧棱隆起不明显，有骨环 25～26 个。尾部前段有六条纵棱，后段类方形，有四条纵棱，尾端卷曲，有骨环 56～57 个，无尾鳍。骨质，坚硬。气微腥，味微咸。（图 4-10 刁海龙）

2. 拟海龙（海钻） 本品呈长棱柱形，中部明显粗壮。全长约 20cm，中部直径约 2cm。嘴长管状，伸向前方，眼大而圆。表面灰棕色，全体有细条纹组成的图案状花纹。躯干部有七条纵棱，其中腹侧的三条棱隆起不明显，有骨环 16～17 个。尾部前段有六条纵棱，后段有四条

纵棱，有骨环 51~53 个，无尾鳍。骨质，坚硬。气微腥，味微咸。（图 4-11 拟海龙）

3. 尖海龙 本品呈细长棱柱形，中部略粗。全长约 20cm，中部直径 0.4~0.5cm。嘴长呈管状，伸向前方，眼大而圆。背部呈灰褐色，腹部灰黄色，全体每一骨环上有细致的"扇形"图案状花纹。躯干部有七条纵棱，其中腹下棱不甚明显，有骨环 19 个。尾部前段有六条纵棱，后部有四条纵棱，有骨环 36~41 个，有尾鳍。骨质，坚硬。气微腥，味微咸。（图 4-12 尖海龙）

【品质】以个大、头尾齐全、色黄白、干爽洁净者为佳。

【规格等级】海龙按大小分大条、中条和小条。

【贮藏】置阴凉干燥处，防蛀。

【性味与归经】甘，温。归肝、肾经。

【功能与主治】温肾壮阳，散结消肿。用于阳痿遗精，癥瘕积聚，瘰疬痰核，跌仆损伤；外治痈肿疔疮。

海 马

【来源】本品为海龙科动物克氏海马 *Hippocampus kellogii* Jordan et Snyder、刺海马 *Hippocampus histrix* Kaupd、大海马 *Hippocampus kuda* Bleeker、三斑海马 *Hippocampus trimaculatus* Leachd 或小海马（海蛆）*Hippocampus japonicus* Kaup 的干燥全体。

【历史】海马之名最早载于《本草拾遗》。陈藏器曰："谨按《异志》云：海马，生西海，大小如守宫，虫形若马形，其色黄褐。"《本草图经》曰："出南海，头如马形，虾类也。"《本草衍义》载："水马首如马，身如虾，背伛偻，身有竹节纹，长二三寸。今谓之海马。"根据上述记载，可见与现今商品中的海马是一致的。

【产地】主产于广东、辽宁、山东、福建、浙江、海南、台湾。新中国成立前，海马主要从马来西亚、菲律宾进口，从 20 世纪 70 年代广东陆丰、琼山、海康、电白、吴川以及浙江温州等地建立了多个海马养殖场。在饲养方面，虽取得了一些经验，但海马幼苗存活率仍低。

【生产概况】海马栖息于近海海藻类繁茂处，游泳时，头部向上，用背鳍和胸鳍的煽动做直立游泳。常以尾端缠附于海藻茎枝上，以小型浮游甲壳动物为食。

海马繁殖特性：雌性海马排卵于雄性海马育儿囊中，经 20 余天，仔苗便从育儿囊中排出，即为小海马。

【采收加工】全年均可捕获，以 8~9 月产量最大。捕得后除去外部灰黑色皮膜和内脏后，再晒干，或将尾盘卷，然后晒干。过去选取大小相近者，用红线缠扎成对。海马内脏很少，不必去除，因为海马为贵重药材，尽量保持全形外观。

【性状鉴别】

1. 大海马 本品体形较长，长 20~24cm。腹部宽 2~2.5cm，表面淡黄白色、黄色或黑褐色，头身尾均为骨质硬壳状，头略似马头，有冠状凸起，吻管长，口小，眼大。第一、四、七节较发达粗大。体上有瓦楞形的节纹，并具短棘。骨质坚硬，不易折断，气微腥，味微咸。（图4-13 大海马）

2. 三斑海马 本品体长10~18cm，吻管较短，不及头长的二分之一。体侧背方一、四、七节棱棘基部各具一黑斑。（图4-14 三斑海马）

3. 刺海马 本品与大海马接近，仅头、身、尾各环形棱处的棱棘特别发达，呈刺状。第一节的两个棱棘更为明显。头冠尖端具4~5个小棘，排成星形。（图4-15 刺海马，图4-16 去皮刺海马）

4. 克氏海马 本品长约30cm。黄白色，头略似马头，有冠状凸起，前方有一管状长吻，口小无牙，两眼深陷。躯干部七菱形，尾部四棱形，渐细卷曲，体上有瓦楞形的节纹，并具短棘。体轻，骨质坚硬，不易折断，气微腥，味微咸。过去内行人称海马的形状为"马头、蛇尾、瓦楞身"。

5. 小海马 本品长7~10cm，棕褐色或黑褐色，节纹及短棘均较小。本品又名"海咀（嘴）"。（图4-17 小海马）

【品质】以个大、头尾齐全、色灰褐、干爽洁净者为佳。

【贮藏】置阴凉干燥处，防蛀。

【性味与归经】甘，温。归肝、肾经。

【功能与主治】温肾壮阳，散结消肿。用于阳痿遗精，肾虚作喘，癥瘕积聚，瘰疬痰核，跌仆损伤；外治痈肿疔疮。

【附注】掺伪海马。

笔者曾于1999年在亳州药材市场上见到海马腹内灌水泥。海马全体系骨质硬壳，体极轻。经灌入水泥后，重量增加约5倍，采购时，注意鉴别。

僵蚕（附　僵蛹、蚕砂、蚕茧、蚕蛾）

【别名】僵虫，姜虫，天虫，白僵蚕。

【来源】本品为蚕蛾科昆虫家蚕蛾 *Bombyx mori* Linnaeus 的幼虫感染白僵菌 *Beauveria bassiana*（Bals.）Vuillant 而僵死的干燥全体。

【历史】本品始载于《神农本草经》，列为中品。《本草图经》载："白僵蚕，生颍川平泽。今所在养蚕处皆有之。用自死，白色而条直者为佳。"据上所述，僵蚕古今来源一致。

【产地】主产于我国太湖流域沿长江三角洲的养蚕区。如浙江长兴、德清、嘉兴、嘉善、桐乡、湖州；江苏苏州、无锡、常州、南通；安徽宣城、青阳、泾县；四川宜宾、内江、绵阳、南充、广安；以及广东等地。

【生产概况】过去僵蚕均为饲养的家蚕感染白僵菌自然死亡者。近年来，为了避免家蚕广泛传染病菌，而采用人工接种培养。方法是：在蚕经过 4 次蜕皮后吐丝前，将白僵菌用水调成菌液，用喷雾器均匀地喷到蚕上，以蚕体见湿为度。接种蚕陆续发病死亡，及时拣出，进行摊晾干晒，待其充分发僵变白后，置通风处。

以往自然患传染病的僵蚕，倒入石灰中搅拌，吸去水分，晒干即可。

【性状鉴别】僵蚕呈圆柱形，多弯曲皱缩。长 2～5cm，直径 0.5～0.7cm。表面灰黄色，被有白色粉霜状的气生菌丝和分生孢子。头部圆形，两侧有眼一对，体腹面两侧有足八对，体节明显，尾部略呈二分歧状。质硬而脆，易折断，断面平坦，外层白色，中间亮棕色或亮黑色，丝腺环 4 个。气微腥，味微咸。（图 4－18 僵蚕；图 4－19 僵蚕断面丝腺环特征）

【品质】以直条肥壮、质硬色白、断面明亮者为佳。

【贮藏】置通风干燥处，防蛀。

【性味与归经】咸、辛，平。归肝、肺、胃经。

【功能与主治】祛风定惊，化痰散结。用于惊风抽搐，咽喉肿痛，皮肤瘙痒；颌下淋巴结炎，面神经麻痹。

【附注】

1. **僵蛹** 由于僵蚕货源紧缺，在江苏、浙江等地曾经利用缫丝后的蚕蛹经接种白僵菌以发酵制成僵蛹，在临床上代替僵蚕应用。僵蛹呈不规则的团块状，表面白色或黄白色，质轻易碎，有真菌及蚕蛹的腥气。

2. **蚕砂** 蚕砂为家蚕二、三眠后排泄的粪便，又称"晚蚕砂"。本品呈颗粒状的菱形，长 3～6mm，直径 2～3mm。表面灰黑色或灰绿色，显粗糙，有 6 条明显的纵沟及横向浅沟纹。质略坚结，手捻可碎。气微，味淡。功能祛风胜湿。主治风湿痹痛，关节不利，皮肤风疹等症。本品药用量不多，但治疗湿胜热痹引起的骨骼烦痛有捷效，如《温病条辨》有"宣痹汤"用之。

3. **蚕茧** 蚕茧为家蚕吐丝所做的茧。此药应用很少。功能止血，主治子宫出血，尿血。传统成药"安神赞育丸"配方用之。

4. **蚕蛾** 蚕蛾为家蚕的成虫。雄雌蛾全身均密被白色鳞片。雌蛾腹肥硕，末端钝圆，雄蛾腹部狭窄，末端稍尖。功能强阳固精，止血生肌。主治阳痿遗精，尿血。

金钱白花蛇

【别名】小白花蛇，金钱蛇。

【来源】本品为眼镜蛇科动物银环幼蛇 *Bungarus multicinctus* Blyth 的干燥体。

【历史】金钱白花蛇古代本草文献未见记载。金钱白花蛇一名始见于《饮片新参》。

【产地】主产于广东、广西、江西、湖北、安徽等地。

【生产概况】该蛇多野生于树林及草丛的低矮山坡、丘陵多水处，夜间活动。现已有人工饲养。

【采收加工】夏、秋二季捕捉幼蛇，人工饲养则取孵出一周的小蛇，剖腹除去内脏，擦净血迹，用乙醇浸泡处理后，以头为中心盘成圆状。用竹签横穿固定，晒干或烘干。

【性状鉴别】本品呈圆盘状，盘径 3~15cm，蛇体直径 0.3~2cm。尾细，常纳于口内。头盘于中央稍翘起，口内有沟状牙齿 1 对，上唇鳞 7 片，鼻孔开向两侧，无颊鳞。头背及背部黑褐色或棕褐色，有 27 个以上类白或浅黄色宽 1~2 鳞片的横斑纹，背脊突起成棱脊状，背鳞平滑，通体为 15 行，脊鳞明显较大，呈类六角形。腹部剖开边缘向内卷曲，内面黄棕色，可见众多排列整齐的肋骨，腹鳞较大，黄白色常被剖为两片。尾细，尾下鳞单行。气腥，味微咸。（图 10-20 金钱白花蛇）

【品质】以身干、完整、体小者为佳。

【贮藏】置干燥处，防霉、防蛀。

【性味与归经】甘、咸，温。归肝经。

【功能与主治】祛风，通络，止痉。用于风湿顽痹，麻木拘挛，中风口㖞，半身不遂，抽搐痉挛，破伤风症，麻风疥癣，瘰疬恶疮。

【附注】

1. 地区习惯用药　广西以白花锦蛇作白花蛇用。使用时间已有百年之久。并销售广东，主要鉴别特征：头背呈赭红色，体背灰绿色，具 30 余个拍成三行，略呈六角形的红褐色斑块。尾部有黑红色环纹。

2. 伪品　白花蛇伪品很多，常见的有以下几种：

（1）利用银环蛇成蛇切制若干小条，形成小蛇身，再装上水蛇或其他小蛇的蛇头，盘成圆盘状，冒充金钱白花蛇。主要区别点：蛇身不完整，蛇头颈部与蛇身有拼接疤痕。

（2）用其他幼蛇的全体用褪色药水、油漆等将蛇身涂成白色环纹。主要区别点：白环纹的宽窄间距不规则，背部脊鳞不呈六角形。

羚　羊　角

【品名】羚羊角。

【来源】本品为牛科动物赛加羚羊 *Saiga tatarica* Linnaeus 的雄兽的角（雌兽无角，仅生有短的突起）。这种羚羊由于头大，鼻吻膨大，鼻孔亦大，且能灵活伸缩和左右摆动，故有高鼻羚羊之称，原动物系陆栖兽类，喜栖于半沙漠地区，均为野生。

【历史】本品始载于《神农本草经》，列为中品。据历代本草记载，羚羊角的名称、形态和产地等颇不一致，在名称上有羚羊、羱羊、九尾羊等；在形态上有两角、一角之分，其角有说长一、二尺，有说长四、五寸；在产地上有说出建平、宜都及西域，有云出梁州、直州及泽州等。看来古代我国多处有产，且品种甚多，但与现在所用之羚羊角迥然有别。明代

《本草汇言》云："羚羊角白亮如玉，长七八寸。"清代《本草从新》云："羚羊角明亮而兴，不黑者良。"近代《增订伪药条辨》曰："羚羊角亦有黑白两种……近年以白者为重，故市上只有白羚羊，黑者多无觅。"上述色白之羚羊角与现在所用之赛加羚羊角相符。可见，赛加羚羊角入药至少始于我国明代，并为羚羊角之佳品。自1985年以来，历次《中华人民共和国药典》均收载，并规定"赛加羚羊角"为羚羊角之正品。

羚羊角是一种珍贵、稀有而有特效的中药材，具有平肝息风、镇惊定搐、清热解毒之功效。在古代名方和名贵成药中是不可或缺的主要药品，如治疗肝风内动、手足抽搐的"羚羊钩藤汤"；如治疗温热病，邪热内盛，逆传心包引起的昏狂谵语、抽搐痉厥的"紫雪"；如著名中成药局方牛黄清心丸、牛黄降压丸，均配此药。

【产地】本品历史上完全依靠进口，主产于俄罗斯、哈萨克斯坦、蒙古国。其中以俄罗斯产量最大，约占进口总量的50%，哈萨克斯坦约占30%，蒙古国占20%。过去均由香港转口，现已直接贸易。由边贸口岸输入的很多，如黑龙江的绥芬河、内蒙古的满洲里、新疆的霍尔果斯等。

【采收加工】全年均可捕猎，一般于8~10月猎取者色泽最好。冬季猎取者因受霜雪侵袭，角质变粗糙，发生裂隙，品质较次。猎取后将角锯下，洗净，晒干。

【性状鉴别】羚羊角两支对生，形状相似，粗细不等，均呈长圆锥形，略呈弓形弯曲，尖向内侧扭曲，长15~33cm，类白色或黄白色，基部稍呈青灰色。嫩支的中上部有"血丝"或"血斑"透于体外，尖部个别带有黑色。光滑如玉，无裂纹。老支则有细纵皱纹。除尖端部分外，有10~16个波浪式隆起环脊，间距约2cm，用手握之四指正好嵌入凹处，习称"手握合把"。角的基部横截面圆形，直径3~4cm，内有坚硬质重的角柱，习称"骨塞"。骨塞长，约占全角的1/2或1/3，骨塞表面有突起的纵棱，与其外面角鞘内的凹沟（习称"血槽"）紧密嵌合，颇为坚固。自横截面视之，其结合部呈不规则的锯齿状。除去骨塞后，角的下半段呈筒形，中空。全角呈半透明，对光视之，上半段中央有一条隐约可见的细孔直通角尖，习称"通天眼"。此为羚羊角的重要鉴别特征。质坚硬，气无，味淡。（图4-21 羚羊角）

【品质】以坚实质嫩、光润、有血丝血斑、通天眼透光明显、无裂纹者为优。

【规格等级】因产地、生长龄、大小不同有以下几种规格：

1. 大支羚羊角 长15~33cm，基部直径约3cm。往上渐细，有较深的曲纹环绕，最多至20节，尖部光滑，全体类白色或黄白色，有的尖部现紫纹或血线。质坚，稍呈角质。嚼之如鸡蛋黄味，加热亦不腥臭。

2. 小支羚羊角 长10~17cm，基部直径2~2.6cm。径不很圆，环节较细，有的则稍扁或中。其环节约10个，上部多有黑尖或带血线，青白色或黄白色，有裂纹的很少。质量与大支羚羊角相等，骨塞较重。小支羚羊角据说是蒙古亚种，待考证。

3. "老劈柴" 又称"老角"、"枯角"、"倒山货"，系羚羊死于山野，由猎人拣取所得。整支的为多，也有的为半块或碎块。由于风吹日晒，表面纵裂纹很深或呈劈破状。颜色由灰黄色至灰黑色不等。多无骨塞，有骨塞的则已糟朽，手剥即落。虽具羚羊角形状，但皆干枯，质量甚低。

【性味与归经】咸，寒。归肝、心经。

【功能与主治】平肝息风，清肝明目，散血解毒。用于高热惊痫，神昏痉厥，子痫抽搐，癫痫发狂，头痛眩晕，目赤翳障，温毒发斑，痈肿疮毒。

用法用量：1~3g，宜单煎2小时以上；磨汁或研粉服，每次0.3~0.6g。羚羊角的骨塞北京地区不作药用，广东用于清热解毒及清肝药用。

【附注】常见的羚羊角伪品

1. 黄羊角 黄羊角为牛科动物黄羊 *Procapra gutturosa* Pallas 的角。角呈长圆锥形而侧扁，略弓背形弯曲，角尖稍向内上弯，长约20cm，基部直径3~4cm。表面灰棕色或黄棕色，粗糙，自基部向上有微波状环脊17~20个，其下部间距较小，约0.5cm。基部横截面椭圆形，内有较大的骨塞，全角不透明，无"通天眼"。

2. 长尾黄羊角 长尾黄羊角为牛科动物鹅喉羚羊 *Gazella subgutturosa* Guldenstaedt 的角。角呈长圆锥形，而稍侧扁，角尖部明显向内弯曲。长20~30cm，基部直径3~7cm。表面黑色，有许多纵裂，中下部有斜向环脊约8个，一侧不明显，其间距1.5~2cm。基部横面类圆形，中央有黄白色坚硬"骨塞"。边缘不呈齿状。全角不透明，无"通天眼"。

3. 西藏羚羊角 西藏羚羊角为牛科动物藏羚 *Pantholops hodgsoni* Abel 的角。角呈长圆柱形而侧扁，较直。长50~70cm，表面黑色或深棕色，较光滑。角的下方2/3处有隆起环脊16个，其间距相等，约2cm。基部横截面扁圆形，中央有黄白色坚硬"骨塞"，边缘不呈齿状，全角不透明，无"通天眼"。

4. 羊角 羊角为牛科动物羊的角，系羚羊角伪制品。角呈长圆锥形，长18~20cm，基部直径3~4cm。表面黄棕色或灰褐色。中部微弯，角尖外上方弯曲呈"S"字形。表面光滑，略透明，有仿制的环脊约14个，并可见刀削痕。环脊间距约1cm，尖角端约3.5cm，部位无环脊；基部无骨塞，呈筒状，无"通天眼"。

掺入杂质的羚羊角的骨塞与外面角鞘结合得非常坚固。如发现骨塞已活动或有异象，应注意检查其中是否灌有金属铅。曾发现将羚羊角骨塞拔出，灌入铅粒或将铅粒嵌入角内，或放入铁块等物以增加重量。有的从外观检查即可发现；有的隐约在角内，外表角鞘仅有裂缝，经X线可以发现。

鹿茸（附　鹿角、鹿角胶、鹿角霜、鹿筋、鹿肾、鹿尾）

鹿茸是我国名贵动物药材之一，以补养精血、益肾壮阳为特点，为温补肾阳药材之首。鹿茸与人参齐名，均属我国特产药材，故合称"参茸"，久誉世界。

【别名】梅花鹿茸，黄毛茸，马鹿茸，青毛茸。

【来源】本品为鹿科动物梅花鹿 *Cervus nippon* Temminck 或马鹿 *Cervus elaphus* Linnaeus 的雄鹿未骨化密生茸毛的幼角。前者习称"花鹿茸"或"黄毛鹿茸"，后者习称"马鹿茸"或"青毛鹿茸"。二者在处方中分别入药。

【历史】鹿茸始载于《神农本草经》，列为中品。在历代本草文献中多有记载。李时珍曰："鹿，处处山林中有之。马身羊尾，头侧而长，高脚而行速。牡者有角，夏至则解。大如小马，黄质白斑，俗称马鹿。牝者无角，小而无斑，毛杂黄白色，俗称麂鹿，孕六月而生子。"《沈存中笔谈》云："北狄有驼鹿，极大而色苍黄，无斑。角大而有义，坚莹如玉。茸亦可用。"可见古代所用鹿茸与今相类同，但非仅有花鹿茸和马鹿茸两种药用。

【产地】梅花鹿野生者很少，主要以家养为主。家养梅花鹿以东北为最多。如吉林双阳、东丰、辉南、通化、靖宇、白山、梅河口；辽宁西丰、清原、铁岭；四川都江堰，北京昌平，河北承德等地。

马鹿野生与家养均有，野生主要分布于新疆、内蒙古、黑龙江、吉林、青海、甘肃等地。家养马鹿主产于新疆尉犁、伊宁、察布查尔、沙雅、巩留、尼勒克、昭苏、阿克苏，黑龙江林口、横道河子、佳木斯、伊春、牡丹江、宁安，吉林双阳、东丰，辽宁抚顺、西丰，内蒙古赤峰、兴安、呼和浩特等地。

【生产概况】家养梅花鹿性较温顺，喜群居，感官灵敏，善奔跑。以树叶、杂草、花生秧、白薯秧等为粗饲料；以黑豆、高粱、玉米、大麦等为精饲料。饲养鹿场（圈）宜建在避风向阳、周围环境未受到污染、水源充足的地方。

鹿茸生长的质量优劣与饲养方法、种鹿的选择都有直接关系。根据鹿的生长时间、茸的大小、分叉多少及老嫩程度可分为很多规格，如初生茸、二杠、三岔、挂角、再生茸、砍茸。

【采收加工】花鹿茸每年可采收 1~2 次。多在清明节后 45~50 天时锯头茬茸，二茬茸在立秋前后，即在头茬茸之后 50~60 天进行割锯。以上指"二杠"、"挂角"、"三岔"，每年只收 1 次，即脱落后 60~70 天时采收。

新中国成立前的锯茸方法有两种，一是人与鹿摔跤，至少 2~3 人将鹿按倒在地，使鹿头固定，另一人持锯将茸锯下。二是用绳索将鹿绊倒或套住脖颈，迅速按倒在地，将茸锯下。此项工作既费力气，又有危险。

新中国成立后，已改变了锯茸方法，现采用先将锯茸的鹿由鹿舍赶到小圈里，再由小圈把鹿通过窄小通道逼入固定器内（小木屋），限制鹿的自由活动，只有鹿头在外，固定后开始锯茸。锯茸要求从角盘（珍珠盘）上 2~3cm 处迅速锯下，并要求锯口平齐。然后将止血药（玉真散）敷到锯口创面上。之后将鹿放出来，完成锯茸。如果收取砍茸，即在固定器内将鹿杀死，解下头部，再将茸连头盖骨取下。收茸后应立即加工。

1. 花鹿茸加工方法

（1）排血：用真空泵从茸的锯口处将茸体内的血液抽出。

（2）洗茸：将抽血后的鹿茸，用碱水或肥皂水洗净表面污迹及血斑。

（3）钉扎口：在锯口上方 0.6～1cm 处，钉四个铁钉，呈十字形，再用麻绳在锯口处紧扎三四圈，以防茸皮崩开，然后固定在烫茸架上。

（4）煮、烫：又称烫茸、炸茸。将鹿茸置于沸水中煮、烫（锯口向上，露出水面），煮烫 1～1.5 分钟，取出，放置通风处进行排血（锯口向下），如此反复操作六次，直至锯口冒出白色泡沫为止。

（5）干燥：通过风干、烘烤至八成干时，再用沸水煮烫茸 7～8 次，使茸尖先端向内弯曲，呈拳卷状。

2. 花砍茸的加工方法　将砍下的鲜茸按规定标准，留好脑骨和脑皮，剔出残肉，固定在加工架上，然后置沸水中煮烫，煮烫至脑骨蜂窝眼冒出白色泡沫为止。然后置通风处干燥（当今花砍茸基本上不生产，仅供出口）。

3. 马鹿茸的加工方法　基本与花鹿茸相似，不同之处是煮烫时不要求排血，故煮烫之前需先用烙铁烫锯口，使血液凝固，堵塞血眼。其煮烫和干燥时间比花鹿茸要长。

【性状鉴别】

1. 花鹿茸　有初生茸、二杠、挂角、三岔、二茬茸、花砍茸等规格。

（1）初生茸：初生的雄鹿当年不生茸，第二年开始生茸角。呈圆柱形或圆锥形，不分支，又称"一棵葱"、"打鼓锤"或"钻天锥"。长 15～30cm，直径 2～3cm。外皮红棕色或棕色，表面密生黄棕色细茸毛。锯口呈圆形，黄白色，基部外围显骨质化，中部密布细孔。新中国成立前，北京养鹿场都不锯取初生茸，因为有可能影响鹿茸以后的生长。（图 4－22 初生茸）

（2）二杠：系出生两年以上成年雄鹿的幼角、具有一个分支者。全形似拇指与食指，作"八"字分开，主支习称"大挺"，呈圆柱形，长 15～18cm，锯口直径 3.5～5cm，离锯口约 1cm 处分出侧支，习称"门桩"或"眉叉"和"护眼锥"。长 9～15cm，直径较大挺略细，外皮红棕色或棕色，多光润，密生红黄色或棕黄色细茸毛，上端较密，下端较疏，外围无骨质。体轻，如朽木。气微腥，微咸。（图 4－23 花鹿茸二杠）

（3）挂角：大挺超过门桩 4.5～6cm，习称"挂角"。

（4）三岔：大挺具有两个分支者，称为"三岔"。其大挺略呈弓样弯曲，长 23～33cm，直径较二杠细且微扁，顶端略尖（不做弯头），下部多有纵棱筋，习称"起筋"，以及微突起的疙瘩，习称"骨豆"。外皮红黄色，茸毛较稀而粗。锯口外围多见骨化。质较重。（图 4－24 花鹿茸三岔）

（5）二茬茸：又称"再生茸"，系经锯过头茬茸后再长出的二茬茸。形状与二杠相似，但大挺长而圆，或下粗上细。下部有纵棱筋，皮质黄色，茸毛粗糙，间有细长的针毛，锯口外围多已骨质化，体较重，其他同二杠茸。（图 4－25 花鹿二茬茸）

（6）花砍茸：为带头骨的梅花鹿茸，茸形与锯茸相同，亦分二杠或三岔（以二杠为多）

等规格。二茸相距约四指，习称"档子"，脑骨前端平齐。后端有一对弧形的骨，习称"虎牙"，脑骨前后对称，可放平稳，习称"四平头"。脑骨洁白，外附头皮，皮上密生短毛。气微腥，味微咸。（图4-26 花鹿砍茸）

此外，有的二杠、挂角或三岔在茸挺上另生支叉，俗称"怪角"。此类茸是足壮之故，不影响鹿茸质量。如在茸体下部近花盘处生出支叉则为"脆骨"。

2. 马鹿茸 较花鹿茸粗大，分支较多，侧支一个者习称"单门"，两个者习称"莲花"，三个者习称"三岔"，四个者习称"四岔"或更多。按产地分为"东马鹿茸"（指东北产品），又称"关东青"和"西马鹿茸"（指西北产品）。

（1）东马鹿茸："单门"大挺长25~27cm，直径约3cm。外皮灰黑色，茸毛灰褐色或灰黄色，锯口面外皮较厚，灰黑色，中部密布细孔，质嫩。"莲花"大挺长可达33cm，下部有棱筋，锯口面蜂窝状小孔较大；"三岔"皮色较深，质较老；"四岔"茸毛粗而稀，大挺下部具棱筋及疙瘩，分支顶端多无毛，习称"捻头"。（图4-27 东马鹿茸三岔）

（2）西马鹿茸：大挺多不圆，顶端圆扁不一。长30~100cm，表面有棱，多抽缩干瘪，分支较长而弯曲，茸毛粗长，灰色或黑灰色。锯口颜色较深，常见骨质。气腥臭，味咸。（图4-28 西马鹿茸三岔）

【品质】 花鹿茸、马鹿茸均以茸形粗壮、饱满、皮毛完整、质嫩、油润、茸毛细、无骨棱、骨钉者为佳。习惯认为花鹿茸二杠质量优于挂角、三岔；马鹿茸单门、莲花优于三岔、四岔。

【规格等级】

1. 花鹿茸切片规格与等级 当前鹿茸切片多在产地进行加工。

（1）蜡片（血片）：蜡片为花鹿茸顶端一段切制而成。切片平滑，角质样，有蜡样光泽，淡黄棕色，外围皮层较厚，棕红色，体较重。（图4-29 蜡片）

（2）粉片（细砂片）：粉片为二杠鹿茸上中段切制而成。切面白色或淡黄白色，显粉性，密布海绵样细孔隙，外围皮层较厚，棕红色，无骨质。体轻松。（图4-30 花鹿茸粉片）

（3）粗砂片：粗砂片为花鹿茸中下段切制而成。切面黄白色或淡棕色，海绵样孔隙稍大，外围皮层较深棕红色，无骨质，体亦轻松。（图4-31 花鹿茸粗砂片）

（4）骨砂片：骨砂片为花鹿茸最下段切制而成。切面黄棕色或带血污色，海绵样孔隙大，呈纱网样，已显骨质化，外围皮层薄，棕红色。质较硬。

2. 马鹿茸切片规格 马鹿茸片大致与花鹿茸片类似，唯外围皮层色泽较黑，茸毛灰青色（有的省、市、自治区加工切制带有茸毛的片，以区分茸的老嫩），切面红褐色。

【贮藏】 置阴凉干燥处，密封，防蛀。

【性味与归经】 甘、咸，温。归肾、肝经。

【功能与主治】 壮肾阳，益精血，强筋骨，调冲任，托疮毒。用于阳痿滑精，宫冷不孕，羸瘦神疲，畏寒，眩晕耳聋，腰脊冷痛，筋骨痿软，崩漏带下，阴疽不敛。

【附注】 鹿角、鹿角胶、鹿角霜、鹿筋、鹿肾、鹿尾均有不同的药用。

1. 鹿角 鹿角系马鹿或梅花鹿已骨化的老角或锯茸后翌年春季脱落的角基，分别习称"马鹿角"、"梅花鹿角"、"鹿角托盘"，多于春季自然脱落时拾取。以粗壮坚实、有光泽的新脱落者为佳；脱落后遗留野外时间长、表面粗糙、有裂纹、无光泽者质次；枯朽者不可药用。现用的鹿角多为饲养的马鹿或梅花鹿的鹿角和野生马鹿角。经过洗净、锯段、温水浸泡、镑片，商品称"鹿角镑"，供调配处方或配制中成药用。本品味咸，性温。归肝、肾经。具有温肾阳，强筋骨，行血消肿的功效。用于阳痿遗精，腰脊冷痛，阴疽疼痛，乳痈初起，瘀血肿痛。（图4－32 花鹿角；图4－33 马鹿角；图4－34 花鹿角托盘）

2. 鹿角胶 鹿角胶系用马鹿或梅花鹿的角经煎煮浓缩，加入黄酒、冰糖、豆油制成的固胶块。目前多以马鹿角做原料，主产于吉林、辽宁、黑龙江，其他山东、浙江、北京、新疆也产，习惯认为吉林产品质佳。本品为扁方形状、黄棕色或红棕色，半透明，有的上部有黄白色泡沫层。质脆，易碎，断面光亮。气微，味微甜。本品味甘、咸，性温。归肾、肝经。具有温补肝肾、益精养血的功效。用于肝肾不足所致的腰膝酸冷，阳痿遗精，虚劳羸瘦，崩漏下血，便血尿血，阴疽肿痛。（图4－35 鹿角胶）

3. 鹿角霜 鹿角霜为熬制鹿角胶后剩余的残骨渣块。本品呈圆柱形或不规则块状，表面灰白色，显粉性，常具纵棱，体轻，质酥。断面外层较致密，白色或灰白色；内层有蜂窝状小孔，灰褐色或灰黄色，有吸湿性。气微，味淡，嚼之有粘牙感。本品味咸，性温。归肝、肾经。具有温肾助阳、收敛止血的功效。用于脾肾阳虚，食少吐泻，白带，遗尿，尿频崩漏下血，痈疽痰核。（图4－36 鹿角霜）

4. 鹿筋 鹿筋为梅花鹿或马鹿四肢的肌腱。干品呈细长条状，金黄或棕黄色，有光泽，半透明，质坚韧，下部有的带蹄甲或蹄骨。气微腥，味淡。保留蹄甲及皮毛，以资鉴别。本品味淡、微咸，性温。归肝、肾经。具有强健筋骨、祛风湿功效。用于四肢无力，风湿关节痛。（图4－37 鹿筋）

5. 鹿肾 鹿肾为雄性梅花鹿或马鹿外生殖器。呈长条形，略扁。花鹿肾长35cm左右，直径约2cm。马鹿肾长45～60cm，直径约3cm。表面棕色或棕褐色，有纵向皱沟，顶端带有黄白色或棕黄色的毛。中部有睾丸两枚，呈椭圆形、略扁。质坚韧。气腥，味咸。以粗壮、条长、无残肉、无臭味者为佳。本品味咸，性温。归肾、肝、膀胱经。具有补肾壮阳功效。用于肾虚，阳痿，耳鸣，宫冷不孕。

6. 鹿尾 鹿尾为梅花鹿或马鹿的干燥尾部。本品略呈圆柱形，先端钝圆，基部较宽，带毛者外面有棕黄色尾毛，并带部分白毛，不带毛者外面紫红色至紫黑色，平滑，有光泽。带有少数纵沟。质坚硬，断面尾骨黄色，皮肉紫褐色。气微腥，味淡。雌马鹿尾较肥大，雄马鹿尾较细瘦，花鹿尾更细瘦干瘪，以粗壮肥厚、不带毛、色紫黑光亮、无臭味者为佳。本品味甘，性温。归肝、肾经。具有暖腰膝、益肾精的功效。用于腰膝疼痛，肾虚遗精，头昏耳鸣。（图4－38 鹿尾）

牡 蛎

【别名】左牡蛎，牡蛎壳。

【来源】本品为牡蛎科动物长牡蛎 *Ostrea gigas* Thunberg、大连湾牡蛎 *Ostrea talienwhanen-sis* Crosse 或近江牡蛎 *Ostrea rivularis* Gould 的贝壳。

【历史】本品始载于《神农本草经》，列为上品。《本草图经》云："今海旁皆有之，而南海闽中及通泰间尤多。此物附石而生，相连如房，故名蛎房，一名蚝山，晋安人呼为蚝莆。初生海边才如拳石，四面渐长有一、二丈者，崭岩如山，俗呼蚝山。每一房内有蚝肉一块，肉之大小随房所生。大房如马蹄，小者如人指面……海人取之皆凿房以烈火逼开之，挑取其肉当食，其味美好更有益也。"李时珍曰："南海人以其蛎房砌墙，烧灰粉墙，食其肉谓之蛎黄。"以上所述，与今用之牡蛎情况相符。

【产地】牡蛎我国沿海均产。近江牡蛎产区较广，北起东北，南至海南省沿海；长牡蛎主产于山东以北至东北沿海；大连湾牡蛎主产于辽宁、山东、河北等沿海。

【生产概况】牡蛎生于海水中，分为左壳和右壳。左壳（又称"下壳"）较大而厚，固着岩石上或其他物体上；右壳（又称"上壳"）较小，且较薄。习惯认为左壳质量较好，故称"左牡蛎"。本品多为野生，现沿海、江河入海口已有养殖。

【采收加工】全年均可生产。以冬、春二季产量较大。渔民从海水中牡蛎固着的岩石或其他物体上敲取，亦有海水落潮时在海滩上拾来的，肉供食用，将壳洗净晒干即可。

【性状鉴别】

1. 长牡蛎 呈长片状，背腹缘几平行，长 10~50cm，高 4~15cm。右壳较小，鳞片坚厚，层状或层纹状排列。壳外面平坦或具数个凹陷，淡紫色、灰白色或黄褐色；内表面瓷白色，壳顶两侧无小齿。左壳凹陷深，鳞片较右壳粗大，壳顶附着面小。质硬，断面层状，洁白，气微，味微咸。（图 4-39 长牡蛎）

2. 大连湾牡蛎 呈类三角形，背腹缘呈八字形。右壳外面淡黄色，具疏松的同心鳞片，鳞片起伏呈波浪状，内面白色。左壳同心鳞片坚厚，自壳顶部放射肋数个，明显，内面凹下呈盒状，铰合面小。（图 4-40 大连湾牡蛎）

3. 近江牡蛎 呈圆形、卵圆形或三角形等。右壳外面稍不平，有灰、紫、棕、黄等色，环生同心鳞片，幼体者鳞片薄而脆，多年生长后鳞片层层相叠，内面白色，边缘有的淡紫色。（图 10-41 近江牡蛎）

【品质】三种牡蛎同等入药，但以个大整齐、无杂质泥沙、洁净者为佳。

【贮藏】防尘保存。

【性味与归经】咸，微寒。归肝、胆、肾经。

【功能与主治】重镇安神，潜阳补肾，软坚散结。用于惊悸失眠，眩晕耳鸣，瘰疬痰核，癥瘕痞块。煅牡蛎收敛固涩。用于自汗盗汗，遗精漏带，胃痛吞酸。

牛 黄

【别名】丑宝。

【来源】本品为牛科动物牛 *Bos taurus domesticas* Gmelin 的干燥胆结石，或胆管、肝管结石。前者称"胆黄"，后二者称"管黄"。同等入药，以胆黄质量为优。

【历史】本品始载于《神农本草经》，列为上品。《名医别录》载："牛黄生陇西及晋第，特牛胆中得之……"陶弘景并谓："一子大如鸡子黄，相重叠，药中之贵，莫复过此。"苏颂的《本草图经》云："一子如鸡子黄大，重叠可揭折，轻虚而气香者佳，然人多伪之，试法揩摩甲上，透甲黄者为真。"寇宗奭在《本草衍义》中说："牛黄，亦有骆驼黄，皆西域所出也。骆驼黄极易得，医家当审别考而用之，为其形象乱也。"《本草通玄》云："牛黄，体轻气香，置舌上，先苦后甘，清凉透心者为真。"综上可见，古代所用之牛黄有以假乱真的现象，并且历代医药学家都总结出对牛黄的真伪鉴别不同的方法，至今仍有一定的应用价值。

【产地】牛黄又分国产牛黄和进口牛黄两类，均在宰牛时检查牛的胆囊、胆管、肝管发现而得，统称"天然牛黄"。

1. 国产牛黄 分布地区较广，如产于北京、天津等华北地区者称"京牛黄"，产于东北地区者称"东牛黄"，产于西北者称"西牛黄"。

2. 进口牛黄 分为"金山牛黄"和"印度牛黄"两种。金山牛黄主要产于加拿大、阿根廷、乌拉圭、智利、巴拉圭、玻利维亚、墨西哥等国，集散于美国旧金山，又称"金山牛黄"；产于印度者称"印度牛黄"。以往均转运香港，由香港药商购入后拣选分档，再售与国内专门经营进口药材的"广帮"药行，销售全国各地。两类牛黄在质量方面，以国产牛黄为优，但因产量甚少，远不能满足需求，故新中国成立前牛黄以进口为主。

【生产概况】牛黄商品均来源于家养牛，有国产亦有进口。

【采收加工】宰牛时检查胆囊、胆管及肝管，如有结石立即取出，除去外表的薄膜，用棉花包好，放阴凉处干燥。

【性状鉴别】

1. 天然牛黄

（1）国产牛黄

①胆黄：多呈卵圆形、类球形、三角形、类方形，大小不等，最大者如鸡卵，小者如豆，不完整的则破裂成片状。完整的表面黄红色或棕黄色，细腻微有光泽，有的表面挂有一层黑色光亮的薄膜，习称"乌金衣"。有的粗糙，具有小疣状突起，有的具龟裂纹。体轻，质松脆，易分层剥落。断面金黄色。可见紧密细腻的同心环纹，层层包裹，如树木之年轮，纹理清晰而均匀，偶有白色斑点夹杂其中。气清香，味苦而后甘，有清凉感，嚼之易碎，不粘牙。

（图4-42 胆黄）

②管黄：多呈短管状，粗长如小指，管壁厚1~3cm，常呈碎片状。内外均呈棕褐色。较粗糙，有隆起的小疙瘩或龟裂，质松脆，断面外周有层纹。有的中空，质坚无层纹。质稍次。（图4-43 管黄）

尚有少数"吃胆牛黄"，因未及时从胆囊中取出，胆汁渗入其中所致。多呈暗红色，质较硬，断面似胶状，显黑色或黑绿色，同心环层纹不明显，无清香气，味苦。质更次。

将少许牛黄加水调和后，涂于指甲上，能将指甲染成黄色，习称"挂甲"。

（2）进口牛黄

①金山牛黄：形状与国产牛黄相似，但色泽不如国产牛黄鲜艳。表面呈棕黄色至深棕黄色，质地较粗，微有光泽。断面亦略粗糙，层叠纹稍厚。亦有白斑及黑片状。气味与国产牛黄相同，但质量稍次。过去将碎片大小分开，大的称"大片黄"，小的称"小片黄"，分档出售。

②澳洲牛黄：多为个黄，与国产京牛黄极为相似，兼有"乌金衣"，可与京牛黄媲美。

③印度牛黄：形状与国产牛黄相似，唯色泽发暗，表面黄棕色或土黄色，无光泽或少光泽，麻面或光面。体稍重较坚实。断面纹理较厚，且不均，并杂有黑片块或灰白色块。无香凉感并稍带土腥味而苦，质次。

2. 人工合成牛黄　由于天然牛黄产量稀少，供不应求，从20世纪50年代，我国科学工作者就研究从牛、羊、猪胆汁提取胆红素、胆酸等主要成分，从而成功地研制成"人工合成牛黄"。70年代初，国家制订了人工合成牛黄质量标准，由天津、上海、北京、广州等定点生产。本品性状呈粉末状，淡粉色或棕黄色，气腥，微苦，无清凉感。亦可"挂甲"。

本品经多年的临床及使用，疗效与天然牛黄相似。现在含牛黄的普通中成药均使用本品。

（1）人工培植牛黄：本品是以黄牛为对象，经过一定的手术，将特制的大小适中的牛黄床植入牛的胆囊内，并注入有特殊功能的菌，使牛黄沉积在牛黄床上，经过二三年的培植，再动手术将牛黄床取出，刮取牛黄床的牛黄即可。此项技术已于上世纪80年代研制成功，但至今未见有成品供应。其功效同牛黄。

（2）人工培育牛黄：人工培育牛黄系用牛胆汁作母液，再加入胆酸、去氧胆酸、胆红素等精制而成。做成类圆形球状。其功效同牛黄。

【品质】天然牛黄均以完整、表面光泽细腻、体轻松脆、断面层纹薄、清晰而细腻、入口有清凉感、味苦而后甘者为佳。表面挂乌金衣者更优。

【性味与归经】苦、甘，凉。归心、肝经。

【功能与主治】清心豁痰，开窍凉肝，息风解毒。用于热病神昏，中风痰迷，惊痫抽搐，癫痫发狂，咽喉肿痛，口舌生疮，痈肿疔疮。

【附注】牛黄是一种稀有的贵重中药，应用范围很广，很多名贵中成药的配方中都有牛黄。如治疗温热入内，邪传心包引起的高热不退，神昏谵语的安宫牛黄丸、局方至宝丹；治疗中风不语，半身不遂的局方牛黄清心丸；治疗小儿高烧烦躁，惊风抽搐的牛黄抱龙丸等等。其确有转危救急之功效，所以对牛黄的品质真伪，绝不能忽视。由于牛黄货源奇缺，价格昂贵，近年来国产和进口牛黄中均有伪品出现。

1. 伪制品

（1）系用黄连、大黄及姜黄粉末，加蛋清、蛋黄、胆汁或皮胶、树胶等制成类圆形或不定形团块及颗粒，直径0.1~3cm，表面棕褐色或黄褐色，无光泽，体较重，断面棕褐色、灰黄色或黄棕色，粗糙，有的伪做粗层纹。无清香气，味苦，嚼之粘牙。

加水润湿，涂指甲颜色易擦掉，置热水中不能全部溶解，留有残渣。镜检可见上述物质碎片。

（2）系用黄连、大黄、姜黄、蛋黄、蛋清及猪血等粉末伪制，呈类球形，直径约3cm，表面浅黄棕色，无光泽，具不规则裂纹。体较重，断面粗糙，用手触之有颗粒感，可见深棕色（加入猪血干燥粉末）及黄棕色相间环层，层纹厚1~3cm，无清香气，味苦。加水湿润，涂指甲，无"挂甲"现象。镜检可见上述物质碎片。

2. 混淆品　猪胆结石，呈不规则块状，直径0.4~1.5cm，表面黄白色、棕黄色或棕褐色，略有光泽。质松脆，断面具黄棕色及黄白色相间的层纹，味苦。

蕲　蛇

【别名】白花蛇，五步蛇。

【来源】本品来源于蝰科动物五步蛇 *Agkistrodon acutus*（Güenther）的干燥体。

【历史】蕲蛇始载于唐《药性论》，原名白花蛇，历代本草多有记载。据《本草纲目》载马志曰："白花蛇生南地，及蜀郡诸山中。"苏颂谓："今黔中及蕲州、邓州皆有之，其纹作方胜白花。"《本草纲目》李时珍曰："白花蛇，湖蜀皆有，今唯以蕲蛇擅名……其蛇龙头虎口，黑质白花，肋有二十四个方胜纹，腹有念珠斑，口有四长牙，尾上有一佛指甲，长一、二分，肠形如连珠。"表明古代所用的白花蛇与现今历版《中国药典》规定的蕲蛇特征相符。

【产地】主产于江西、浙江、福建。广西、湖南、广东等地也产。

【生产概况】蕲蛇多野生于山区或丘陵林不茂盛的阴湿地方，白天多盘卷不动，头位于当中，吻向上，于夜间活动，遇火光有扑火习性。现已有人工饲养，但生长太慢。

【采收加工】夏、秋季捕捉，以6月较多。蕲蛇药材加工分"蕲蛇鲞"与"蕲蛇棍"两种。"鲞"系将蛇腹剖开，取出内脏，盘成圆盘状，用竹片撑开，以炭火烘干。"棍"则不用竹片撑开，是以炭火直接烘干。

【性状鉴别】本品呈圆盘状，盘径17~34cm，头在中间稍向上，呈三角形而扁平，吻端翘起，习称"翘鼻头"，眼前具颊窝。上唇鳞七枚，口内上颌前端具长管状牙。头背具对称大鳞，背部两侧各有黑褐色与浅棕色组成的"V"形斑纹17~25个。其"V"形的两上端在背中线处相接，习称"方胜纹"，有的左右不相接，呈交错状排列。背鳞中段21行，具结节状强棱。腹部撑开或不撑开，灰白色，腹鳞较大，其外侧有黑褐色类圆形的斑点，习称"念珠斑"。尾部骤细，末端有三角形深灰色的角质鳞片1枚，习称"佛指甲"。气腥，味微咸。（图4-44 蕲蛇；图4-45 蕲蛇内面观；图4-46 蕲蛇头部特征；图4-47 蕲蛇腹部"连珠斑"特征；图4-48 蕲蛇尾部鳞片特征"佛指甲"）

【品质】 以头尾齐全、条大、腹腔内壁洁净、花纹明显者为佳。

【贮藏】 置干燥处，防霉，防蛀。

【性味与归经】 甘、咸，温；有毒。归肝经。

【功能与主治】 祛风，通络，止痉。用于风湿顽痹，麻木拘挛，中风口眼㖞斜，半身不遂，抽搐痉挛，破伤风，麻风疥癣。

【附注】

1. 明代《本草纲目》记载的白花蛇为蕲蛇，目前市场上的白花蛇一般指银环蛇幼体，即金钱白花蛇幼体。

2. 广西地区以游蛇科动物白花锦蛇 *Elaphe moellendorffi* 体大者加工成盘状作蕲蛇药用，应予纠正。

全 蝎

【别名】 全虫，蝎子。

【来源】 本品为钳蝎科动物东亚钳蝎 *Buthus martensii* Karsch 的干燥体。

【历史】 全蝎始载于《蜀本草》，后历代本草多有记载。宋·唐慎微谓："蝎，味甘、辛，有毒。疗诸风隐疹及中风，半身不遂，口眼歪斜，语涩，手足抽掣。形紧小者良……江南旧无蝎，开元初尝有主簿，竹筒盛过江……""……蝎出青州。紧小者良……"本草考证说明，古人认为古代江南初时没有蝎子，是被人运过江的。据现存药材资料记载，全蝎未发现有混乱品种，所以可以推断古全蝎为单一动物来源的药材。古时主产地为青州（山东省潍坊境内）一带，现今山东省亦是全蝎的主产地，可以推断出古今所用全蝎为同一种。

【产地】 主产于河南南阳、邓州、禹州、鹤壁；山东益都、临朐、沂水、蒙阴、博山、栖霞；以及湖北、安徽等地。此外，河北、辽宁、云南、浙江、江苏、陕西等地亦产。

【生产概况】 蝎子过去均为野生，现已有人工繁殖。野生蝎子多栖息在温暖山坡片状岩石下或土房墙缝处，夜出昼伏。春、夏、秋均可捕捉，以春季清明、谷雨两节气为多。此时蝎子尚未食泥土，称为"春蝎"；夏季产量较大，已食泥土，成为"伏蝎"。

捕捉方法：白天在温暖山坡翻起岩石即可发现；夜间可在山坡避风处，用耐风油灯诱捕。捕捉后，先将蝎子浸入清水或含有少量盐分的水中，使其将腹内泥土吐出，然后置沸水或沸盐水中煮至身挺腹硬，脊背抽沟，捞出，晾干即可。

【采收加工】全蝎药材按加工方法不同分淡全虫、盐全虫两种。按产地又分为会全虫（河南禹县）、东全虫（山东）两种。过去多为野生，现野生与养殖均有。20世纪80年代中期起，黑龙江等地开始饲养，故在药材市场上亦可见到黑龙江等地产的全蝎。一般按每公斤只数分等级，每公斤300~400只为一等，但也有统装货。以河南禹县、鹿邑产品最优，尤以禹县狼岗所产最著名，有"狼冈全虫"之称。

【性状鉴别】头、胸、前腹部呈扁平长椭圆形，后腹部呈尾状，完整的体长约6cm，头胸部呈绿褐色，前面有一对较小的钳肢及一对大的螯夹，形似蟹螯。背面覆有梯形背甲，腹面有足四对，均为七节，末端具两爪钩。前腹部（中身）具环节，背面棕褐色，腹面棕黄色。后腹部狭长似尾，棕黄色，亦具环节，节上均有纵沟，末端一节附有锐钩状毒刺。前腹部折断后，内有黑色或棕黄色物质，后腹部折断而中空。微有腥臭，味咸。（图4-49 全蝎）

【品质】以完整、色青褐或黄褐、干净、身挺、腹硬、脊背抽沟、无盐霜者为佳。

【贮藏】置干燥处，防蛀。

【性味与归经】辛，平；有毒。归肝经。

【功能与主治】息风镇痉，攻毒散结，通络止痛。用于小儿惊风，抽搐痉挛，中风口㖞、半身不遂，破伤风症，风湿顽痹，偏正头疼，疮疡瘰疬。

【附注】

近年来，蝎子在产地加工时，为了增加重量加盐过多，大多全蝎虫体上挂有盐霜，这对于疗效有较大影响。

麝 香

【别名】射香，寸香，元寸香。

【来源】本品为鹿科动物林麝 Moschus berezovskii Flerov、马麝 Moschus sifanicus Przewalski、原麝 Moschus moschiferus Linnaeus 成熟雄麝香囊中的分泌物（雌麝无香囊），为历次《中华人民共和国药典》收载的品种。

【历史】麝香始载于《神农本草经》，列为上品。李时珍谓："麝之香气远射，故谓之麝……其形似獐，故俗呼香獐。"陶弘景云："麝形似獐而小，黑色，常食柏叶，又啖蛇。其香正在阴茎前皮内，另有膜袋裹之。"雷敩谓："凡使麝香，用当门子尤妙。"《名医别录》云："……出益州者形扁，仍以皮膜裹之，多伪。凡真香一子分作三四子，刮取血膜，杂以余物，裹以四足膝皮而货之，货者又复伪之……"麝香是稀有动物的分泌物，来源甚少，价值珍贵，根据历代本草记载，自古就有伪品存在。本品历来依靠猎取麝取香，长年累月捕杀，致使资源日渐枯竭，近年来虽然在人工驯养活麝取香研究方面取得了一定成绩，但产量甚微，还远不能满足日益增长的需要，加之走私猖獗，价格暴涨，麝香掺假现象仍十分严重。

【产地】野麝主要分布于2400~4000m的高寒山区，生活在光照差、气温较低、湿度较小的环境中。主产于四川甘孜地区的德格、白玉、丹巴、巴塘、康定、道孚，阿坝地区的马尔康、小金、南坪、红原（毛尔盖），西藏昌都地区的芒康、边坝、索县、比如、巴青、刀青、察隅，云南迪庆地区的德钦、中甸，青海玉树地区的囊谦、门源、治多、杂多，陕西安康市的兰皋、镇巴。此外，湖北、甘肃山区也有分布，尼泊尔、俄罗斯等国家亦有出产。

【生产概况】狩猎取香有两种方法，一是枪击，一是绳套。枪击者可及时将麝香割下来，质量好，名"响山货"；绳套者一般不能及时发现，须三、五天通过寻找才能发现，易变质，名"哑山货"，质量较次。一般在10月至翌年3月进行，此时麝的分泌物多已干涸，香气浓厚，产量较大，质量亦佳。立夏以后分泌物稀薄，不易干燥，质量亦差。

【采收加工】猎取后立即割取香囊，去掉多余的皮肉。将毛剪短，由囊孔插入纸捻，以吸其中水分，放入笼内阴干。切忌火炕或日晒，以防变质。过去麝香规格很多，目前只分毛壳麝香（整麝香）和麝香仁（即挖毛壳麝香囊中的颗粒）两种。

【性状鉴别】

1. 毛壳麝香　呈扁圆形，类椭圆形或类球形的囊状体。直径3~9cm，厚2~4cm，开口面略平坦，为棕褐色的革质皮，密生白色或灰棕色的短毛，从四周围绕中心呈旋涡状排列，中间有一小孔（囊孔），直径2~3mm。另一面为棕褐色，略带紫色的皮膜，无毛，微皱缩，手捏略有弹性，用剪刀从囊孔处剪开，可见中层皮膜，呈银灰色，半透明，习称"银皮"。内层皮膜呈棕红色或酱紫色。质软，习称"油皮"或"里衣子"，内含颗粒状或粉末状的麝香仁，并有少量的细毛及内层皮膜。质柔软，有特异香气。[图4-50整麝香（毛壳麝香）]

2. 麝香仁（俗称"散香"）　呈棕黄色、棕褐色或棕黑色粉末状或颗粒，偶夹有少数细毛和脱落的内层皮膜。其中呈团块状者称"当门子"，为不规则圆形或扁平状，多呈黑紫色，微有麻纹，油润光亮。断面显颗粒状，粉末状者多呈棕黄色或棕红色，习称"黑子黄香"。质软润，有油性。具有特异的浓烈香气，味微辛、苦，略咸。（图4-51麝香仁）

【品质】毛壳麝香以饱满、皮薄、有弹性、香气浓烈为佳。麝香仁以颗粒色黑紫、粉末色棕黄、质柔、油润、当门子多、香气浓烈者为佳。

【性味与归经】辛，温。归心、脾经。

【功能与主治】开窍醒神，活血通经，消肿止痛。用于热病神昏，中风痰厥，气郁暴厥，中恶昏迷，经闭癥瘕，难产死胎，心腹暴痛，痈肿瘰疬，咽喉肿痛，跌仆伤痛，痹痛麻木。

【附注】

1. 经验鉴别

（1）手捏法：鉴别毛壳麝香，系用指压捏不带毛的囊皮处，须有柔软感觉，而无硬性的顶手物质。被压下陷的皮囊，放手后应弹起恢复原状。手捏法的目的主要是探查麝香中有无异物和干燥程度。如果手捏太软，表明水分多，如内有硬物或捏入部位不能复原，表明有掺假现象。

（2）针探法：系将特制的麝香槽针，插入毛壳麝香的香囊开口内，然后向不同方向搅动，之后取出槽针观察。若是真品，槽内麝香仁应逐渐出现膨胀而高出槽面，习称"冒槽"。麝香仁应油润，无锐角。颗粒自然疏松，香气浓烈，不应有其他纤维和异物。若颗粒不规则，有锐角，不自然，麝香枯燥，无油润光泽，则为掺伪品。

（3）手捻法：取麝香少许于掌心或拇指与食指之间进行捻搓，应成团状，但不应黏手或脱色染手；或顶指、结块有沙粒感。轻揉其团块后逐渐松散或弹起，其手上的香气经久不去者为真。

（4）口尝法：取麝香少许，放于舌尖进行咬尝，应无黏牙或沙粒、杂质等感觉，舌感微苦而麻辣，香气浓烈，扩散力强，立即通于鼻腔及舌根者为真。

（5）火试法：取麝香少许，置于金属片或锡箔纸上，下面用火烧，初呈蠕动状且迸裂，并有轻微爆裂声，随即熔化膨胀起泡成黑色油珠，而后开始燃烧，香气四溢，无烧毛、焦肉味；不起火焰和火星，烧后灰呈白色或灰白色为真。否则，则有掺伪。

（6）水试法：取麝香少许投入开水杯中，应逐渐溶化。水溶液呈淡黄色，清澈而不混浊，溶解部分占60%～70%，不溶解部分只能是微小的麝香子和散碎皮膜。不应有沉淀、混浊、尘沙和细小的纤维等杂质，否则必然有掺假。

2. 伪品鉴别　在各地收购的麝香中，常出现掺假现象。掺假物动、植、矿三类物质均有。动物类物质有肝脏、血、肌肉、油脂、羊粪等；植物类物质有朽木、淀粉、儿茶、树脂、桂皮、荔枝核、锁阳等；矿物类物质有铁屑、铅粒、磁石、沙土、玻璃等。从历来收购情况看，麝香完全伪品的很少见。由于麝香香气特殊，即使掺假，或多或少也加入一些真麝香，借真品气味以假乱真。

常见的伪品麝香多以毛壳形式出现（亦有在麝香仁中掺假的），有的用真毛壳麝香的外壳填入杂质，也有用麝毛或其他动物毛黏合囊壳伪制而成。其囊壳系用动物的膀胱、肠衣等伪制，囊的开口面呈革质样皮，其形状呈扁圆形、椭圆形或类圆球形；多饱满坚实，手按之质硬，无弹性。四周用假毛黏合于壳上，粗毛灰白色，密而长，一拔即掉，不自然。周围接口处有用胶粘、用线缝的痕迹。虽然掺伪的内容物有所不同，但用显微镜鉴别和一般的理化鉴别均能与正品麝香区别开来，如锁阳、桂皮、羊粪等植物组织及纤维等掺杂，可用显微镜检查，可见有不溶性残渣增加；掺杂血、肌肉、肝脏等动物性组织，可用火烧鉴别，火烧后起油泡，无香气，有焦腥气，灰烬呈紫红色或黑色（真品白色或灰白色）；掺杂矿物性物质，火烧则无油点，灰烬呈赭红色；掺入淀粉，加入稀碘液可显蓝色。

石 决 明

【别名】鲍鱼壳，九孔石决。

【来源】 本品为鲍科动物杂色鲍 *Haliotis diversicolor* Reeve、皱纹盘鲍 *Haliotis discus hannai* Ino、羊鲍 *Haliotis ovina* Gmelin、耳鲍 *Haliotis asinina* Linnaeus、澳洲鲍 *Haliotis ruber*（Leach）、白鲍 *Haliotis laevigate*（Donovan）的贝壳。

【历史】 石决明始载于《名医别录》。陶弘景曰："俗云紫贝。人皆水渍，熨眼颇明。又云是鳆鱼甲。附石生，大者如手，明耀五色，内亦含珠。"唐代《新修本草》载："此是鳆甲鱼也。附石生，状如蛤，唯一片无对，七孔者良，今俗用紫贝，全非。"宋代《本草图经》谓："今岭南州郡及莱州海边皆有之，采无时……决明壳大如手，小者如三两指大，可以浸水洗眼，七孔、九孔者良，十孔者不佳。"明代《本草纲目》云："决明、千里光，以功名也；九孔螺，以形明也。"又说："石决明形长如小蚌而扁，外皮甚粗，细孔杂杂，内侧光耀，背侧一行有孔如穿成者。生于石崖之上，浮人涉水，乘其不意，即易得之，否则紧贴难脱也。"可见，古代所用品种与今类同。

【产地】

1. **杂色鲍** 又称"真海决"和"光底海决"。主产于广东、广西、海南、福建等沿海地区。

2. **皱纹盘鲍** 又称"关海决"和"毛底海决"。主产于山东、辽宁等沿海地区。

3. **耳鲍** 主产于海南、西沙群岛、南沙群岛、台湾等沿海地区。

4. **羊鲍** 主产于海南、西沙群岛、南沙群岛等沿海地区。

5. **澳洲鲍** 主产于澳洲、新西兰等沿海地区。

【生产概况】 捕捉鲍鱼方法：鲍鱼生于深 3~15m 暖海低潮海水中的岩礁上，附石而生，爬行其上。在捕采期间渔民驾小舟入海铲取，铲时须对准，一铲即获。如果一铲未能铲取，再铲取即使击碎其壳，也不易铲下。

【采收加工】 以夏秋季节产量最多。捕捉后，剥去肉，取其贝壳，洗净黏附物，去净杂质，即可。

【性状鉴别】

1. **杂色鲍** 本品呈长卵圆形，内侧面呈耳状。长 7~9cm，宽 5~6cm，高约 2cm。表面暗红色，有不规则的螺肋和细密生长线，螺旋部小，体螺部顶处向右排列有 30 余个疣状突起，末端 6~9 个开孔，孔口与壳面平。内面光滑，具珍珠样彩色光泽，外唇薄，内唇厚。壳较厚，质坚硬，不易破碎。无臭，味微咸。

2. **皱纹盘鲍** 本品呈长卵圆形，长 8~12cm，宽 6~8cm，高 2~3cm。表面灰棕色，有许多粗糙而不规则的皱纹，生长线明显，常有苔藓类或石灰虫等附着物，末端具 3~5 个开孔，孔口呈管状，突出壳面，外唇较薄。壳薄，质稍脆。（图 4-52 皱纹盘鲍）

3. **羊鲍** 本品呈椭圆形，长 4~8cm，宽 3~6cm，高 0.8~2cm。表面浅灰绿色或浅灰褐色，壳顶位于近中部，且稍高于壳面，螺旋部与体螺部各占 1/2，从螺旋部边缘向右有两行整齐的突起，尤以上部较为明显，末端具 4~5 个开孔。孔口呈管状，突出壳面，外唇薄，内唇呈宽大的遮缘面。壳略薄。

4. 澳洲鲍 本品呈卵圆形，长 13~17cm，宽 11~14cm，高 3.5~6cm。表面红棕色，粗糙。壳顶钝，螺旋部与体螺部各占 1/2，生长线呈波状隆起，有开孔 7~9 个。孔口突出壳面，内表面凹凸不平，外唇厚，内唇呈宽大的遮缘面，壳略厚。（图 4-53 澳洲鲍）

5. 耳鲍 本品呈长卵圆形，内侧面呈耳状。长 5~8cm，宽 2.5~3.5cm，高约 1cm。表面光滑，具翠绿色、紫色及褐色等多种色泽组成的斑纹，螺旋部小，体螺部大，有开孔 5~7 个，孔口与壳平，多为椭圆形。内面光滑，有珍珠样彩色光泽。外唇厚，内唇呈狭长的遮缘面。壳薄，质较脆。（图 4-54 耳鲍）

6. 白鲍 本品呈卵圆形，长 11~18cm，宽 8.5~11cm，高 3~6.5cm。表面灰白色或砖红色，略光滑。壳顶高于壳面，生长线颇为明显，螺旋部约为壳面的 1/3，有开孔 9 个，孔口与壳平。壳厚，质硬。（图 4-55 白鲍）

【品质】 以个大、完整、内外洁净、并有光彩者为佳。一般认为杂色鲍（真海决、光底海决）为优。

【贮藏】 防尘。

【性味与归经】 咸，寒。归肝经。

【功能与主治】 平肝潜阳，清肝明目。治头痛眩晕，目赤翳障，视物昏花，青盲雀盲。

【附注】

目前，药材市场上《中国药典》收载的种，还常见有鲍科动物褶鲍 *Haliotis corrugata* Gray、美德鲍 *Haliotis midae* Linne.、黑鲍 *Haliotis carcherodii* Leach、半纹鲍 *Haliotis semistriiata* Reeve、格鲍 *Haliotis clathrata* Reeve 等作石决明的情况，应注意鉴别。

水 蛭

【别名】 马鳖。

【来源】 本品为水蛭科动物蚂蟥 *Whitmania pigra* Whitman、水蛭 *Hirude nipponica* Whitman、柳叶蚂蟥 *Whitmania acranulata* Whitman 的干燥体。

【历史】 本品始载于《神农本草经》，列为下品。《名医别录》云："水蛭生雷泽池泽。五月、六月采，曝干。"《神农本草经集注》云："处处河池有之……以水中蚂蟥得啮人，腹中有血者，干之为佳。"《新修本草》云："此物有草蛭、水蛭，大者尺长，名马蛭，一名马蜞，并能咂人、牛、马血，今多取水中，小者用之，大效。"以上所述与现今药用的水蛭有类似之处。

【产地】 全国大部地区均有生产，以山东、江苏、黑龙江地区较多。

【生产概况】 夏秋二季捕捉后，置沸水烫死，干燥即可。

【采收加工】 水蛭以往用量较少，近年来由于研制开发治疗心脑血管疾病的中成药如"脑血康"、"通心络"、"脑心通"等新药均配伍本品，致使用药猛增。水蛭主要生于沼泽、湖泊、沟渠、水田等浅水中。近年来野生资源较少，故有些地区利用湖泊进行人工养殖，如山东的昭阳湖、独山湖、南阳湖，江苏地区的湖泊多有养殖，曾大量提供商品。由于近年来水质受到严重污染，水蛭失去生存环境，故产量大量减少。

【性状鉴别】

1. 蚂蟥 本品呈扁平纺锤形，有许多环节，长 4～10cm，宽 0.5～2cm。背部黑褐色或黑棕色，稍隆起，有黑色斑点排成 5 条纵纹，腹面平坦，棕黄色。两侧棕黄色，前端略尖，后端钝圆。两端各具 1 个吸盘，前吸盘不显著，后吸盘较大，颚齿不发达。质脆，易折断，断面胶质状。气微腥。（图 4–56 蚂蟥）

2. 水蛭 本品呈扁长圆柱形，体多弯曲扭转，常数条连成群。长 2～5cm，宽 0.2～0.3cm，黑色，有光泽，颚齿发达。（图 4–57 水蛭）

3. 柳叶蚂蟥 本品狭长而扁，许多平直，常单数，不连成群。长 5～12cm，宽 0.1～0.5cm，灰黑色，无光泽，颚齿发达。（图 4–58 柳叶蚂蟥）

【品质】 以身干、条整齐、无泥土者为佳。

【贮藏】 放置干燥处，过去常埋在石灰缸内保存。

【性味与归经】 咸、苦，平；有小毒。归肝经。

【功能与主治】 破血，逐瘀，通经。用于癥瘕痞块，血瘀经闭，跌仆损伤。

【注意事项】 孕妇禁用。

土 鳖 虫

【原名】 蟅虫。

【别名】 地鳖虫，䗪虫，土元，土别虫。

【来源】 本品为鳖蠊科昆虫地鳖 *Eupolyhpaga sinensis* Walker 或冀地鳖 *Steleophaga polancyi* (Boleny) 的雌虫干燥体。

【历史】 土鳖虫始载于《神农本草经》，列为中品。《名医别录》曰："生河东川泽及沙中，人家墙壁下土中湿处。十月采，曝干。"陶弘景曰："形扁如鳖，有甲不能飞，小有臭气。"苏恭云："此物好生鼠壤土中，及屋壁下。状似鼠妇，而大者寸余，形小似鳖，无甲而有鳞，小儿多捕以负物为戏。"由此可以认为，古今所用的土鳖虫类似。

【产地】 地鳖主产于江苏、安徽、河南、湖北、湖南、四川等省。冀地鳖主产于河北、北京、山东、浙江等省市。

【生产概况】 本品野生、家养均有。喜生于火灶下、麸堆下、阴湿处及墙角松土中，俗称"土元"。家养多用土坯搭箱，放适宜沙土，饲料以麦麸、豆饼、菜叶为主。

【采收加工】 春、夏、秋季均可捕捉。野生土鳖虫捕捉方法：用炒麸皮撒于地上为诱饵，或夜晚用灯光诱捕。捕捉后，置沸水中烫死，晒干或烘干。

【性状鉴别】

1. 地鳖（苏土元）　本品呈扁平卵圆形，长 1.3~3cm，宽 1.2~2.4cm。前端较窄，后端较宽。背部紫褐色，具光泽，无翅。前胸背板较发达，盖住头部，腹背板九节，呈覆瓦状排列。腹面红棕色，头部较小，有丝状触角一对，常脱落。胸部有足三对，具细毛和刺。腹部有横环节。质松脆，易碎。气腥臭，味微咸。（图 4-59 地鳖）

2. 冀地鳖（大土元）　呈长椭圆形，长 2.5~3.5cm，宽 1.5~2.5cm，头尾部两端较窄。背面黑褐色或黄褐色，有横节，呈覆瓦状排列，胸、腹部每节两侧各有一黑色圆形小黑斑。余均同地鳖。（图 4-60 冀地鳖）

【品质】以身干、个整齐、黑褐色、无泥土者为佳。

【贮藏】放置干燥处。

【性味与归经】咸，寒；有小毒。归肝经。

【功能与主治】破瘀血，续筋骨。用于筋骨折伤，瘀血经闭，癥瘕痞块，跌打损伤，瘀血肿痛等症。

【注意事项】孕妇禁用。

【附注】

在某些药材市场，我曾发现掺白矾的土鳖虫。此种虫体质硬，手感重，折断面可见有块状不规则的结晶，无色或浅黄色。虫体的水浸液有铝盐、钾盐与硫酸盐反应，注意鉴别。

乌 梢 蛇

【别名】乌蛇，剑脊蛇。

【来源】本品为游蛇科动物乌梢蛇 *Zaocys dhumnades*（Cantor）的干燥体。

【历史】乌梢蛇原名乌蛇，始载于《药性论》，以后历代本草多有记载。据《唐乾宁记》云："此蛇不食生命，亦不害人，多在芦丛中吸南风及花气。最难采捕，多于芦枝上得之。其身乌而光，头圆尾尖，眼有赤光。"宋《开宝本草》马志曰："乌蛇生商洛山。背有三棱，色黑如漆。"宋《本草衍义》寇宗奭谓："乌蛇脊高，世称剑脊乌蛇。尾细长，能穿小铜钱一百文者佳。"明《本草纲目》李时珍曰："乌蛇有两种，一种剑脊细尾者为上；一种长大，无剑脊而尾稍粗者，名风梢蛇，亦可治风，而力不及。"由此可见，我国古代所用乌梢蛇与现今所用乌梢蛇来源相近，但也存在混乱。

【产地】主产于浙江、安徽、广东、广西、江西、江苏、四川、湖北、湖南、陕西、河南、贵州、云南等地，尤以长江流域较为常见。

【生产概况】此蛇性温和，常躲避人畜，爬行迅速，晚间最为活跃。以鼠类、蛙类等为食。当今已有人工养殖。

【采收加工】夏末至冬初为捕捉期。捕捉后，即用刀剖开腹部，除去内脏，卷成圆盘形，置柴炭火上面，熏干。商品按加工方法不同分为盘蛇和蛇棍两种，均为筒装。

【性状鉴别】本品呈圆盘状，盘径 13 ~ 16cm。头盘于中央，口内有许多同形细齿，上下唇鳞片近无色，上唇鳞八片。颊鳞一片，眼较大，有光泽，有一较小的眼前下鳞。头背及体背部黑色或黑褐色，背脊高耸呈屋脊状，习称"剑脊"。背鳞大部平滑，仅中央 2 ~ 4 行起棱，鳞行为偶数排列。腹部剖开边缘向内反卷，内呈黄白色或淡棕色，可见众多排列整齐的肋骨。尾明显细长，尾下鳞双行。气腥，味淡。（图 4 - 61 乌梢蛇）

【品质】以头尾齐全、皮黑褐、内色黄白、体坚实者为佳。

【贮藏】放置阴凉干燥处，防生霉、虫蛀。

【性味与归经】甘，平。归肝经。

【功能与主治】祛风，通络，止痉。用于风湿顽痹，麻木拘挛，中风口眼㖞斜，半身不遂，抽搐痉挛，破伤风，麻风疥癣，瘰疬恶疮等。

【附注】目前乌梢蛇药材较为混乱，经常出现的伪品有下列几种：

1. 滑鼠蛇 为游蛇科动物滑鼠蛇 *Ptyas mucodus*（Linnaeus）的干燥体。本品呈圆盘状，头盘于中央，口内有许多同形细齿。上下唇鳞后缘黑色，上唇鳞 8 片，颊鳞多为 3 片，眼前下鳞 1 ~ 2 枚。头背灰黑色，体背部灰棕色，可见不规则的黑色横斑，背鳞大部平滑，仅体后背中央起棱，鳞行为奇数。尾短，尾下鳞双行。

2. 灰鼠蛇 为游蛇科动物灰鼠蛇 *Ptyas korros*（Schlegel）的干燥体。本品呈圆盘状，头盘于中央，口内有许多同形细齿。上唇鳞 8 片（偶有 7 或 10 片），颊鳞多为 2 片，眼前下鳞两枚。头背灰黑色，体背部灰褐色，背鳞平滑，鳞行为奇数。尾短，尾下鳞双行。

3. 赤链蛇 为游蛇科动物赤链蛇 *Dinodin rufozonatum*（Cantor）的干燥体。本品呈圆盘状，头盘于中央，口内有许多同形细齿。上唇鳞 8 片（偶有 7 片），颊鳞 1 片，入眶。无眼前下鳞。头背黑色，鳞缘红色，体背部黑色或黑褐色，可见许多红色横斑纹，背鳞平滑，仅后段 1 ~ 3 行微起棱，鳞行为奇数。体侧有红黑色相间的点状斑纹，尾细长，尾下鳞双行。

4. 王锦蛇 为游蛇科动物王锦蛇 *Elaphe carinata*（Guenther）的干燥体。本品呈圆盘状，头盘于中央，口内有许多同形细齿。上唇鳞 8 片（偶有 7 或 9 片），颊鳞 1 片，无眼前下鳞。头背黄棕色，可见黑色"王"字形斑纹，体背部黄棕色，前部有许多黄色横斜斑纹，鳞缘黑色，几乎全部强烈起棱，鳞行为奇数。尾细长，尾下鳞双行。

5. 黑眉锦蛇 为游蛇科动物黑眉锦蛇 *Elaphe taeniura*（Cope）的干燥体。本品呈圆盘状，头盘于中央，口内有许多同形细齿。上唇鳞 9 片（偶有 8 或 10 片），颊鳞 1 片，无眼前下鳞，眼后有一条黑色眉状线。头背灰黑色，体背部灰棕色，有黑色梯状斑纹，背中央 9 ~ 17 行鳞片微起棱，鳞行为奇数。尾细长，尾下鳞双行。

6. 红点锦蛇 为游蛇科动物红点锦蛇 *Elaphe rufoforsata*（Cantor）的干燥体。本品呈圆盘状，头盘于中央，口内有许多同形细齿。上唇鳞 7 片（偶有 8 片），颊鳞 1 片，无眼前下鳞。头背红棕色，可见不规则的"V"形黑斑纹。体背部淡红褐色，脊部有一条橙黄色纵向斑纹，背鳞平滑，鳞行为奇数。体侧各有两条暗棕色纵向线状斑纹。尾细长，尾下鳞双行。

7. 玉斑锦蛇　为游蛇科动物玉斑锦蛇 *Elaphe mandaria*（Cantor）的干燥体。本品呈圆盘状，头盘于中央，口内有许多同形细齿。上唇鳞 7 片（偶有 6 片），颊鳞 1 片或缺，无眼前下鳞。头背黄棕色，具三道黑斑。体背部灰黄棕色，边缘为黑色的菱形状斑纹。背鳞平滑，鳞行为奇数。尾长，尾下鳞双行。

8. 虎斑游蛇　为游蛇科动物虎斑游蛇 *Natrix stolata*（Linneusa）的干燥体。本品呈圆盘状，头盘于中央，口内有许多同形细齿。上唇鳞 7 片（偶有 8 片），颊鳞 1 片，无眼前下鳞。头背及体背部灰黄棕色，有暗红色或黑色的斑纹。背鳞几乎全起棱，仅最外行平滑，鳞行为奇数。尾长，尾下鳞双行。

9. 水赤链游蛇　为游蛇科动物水赤链游蛇 *Natrix annularis*（Hallowell）的干燥体。本品呈圆盘状，头盘于中央，口内有许多同形细齿，上唇鳞 9 片。颊鳞 1 片，无眼前下鳞。头背及体背部黄棕色，有黑色的横斑纹。背鳞平滑，鳞行为奇数。尾长，尾下鳞双行。

10. 银环蛇　为眼镜蛇科动物银环蛇 *Bungarus multicinctus* Blyth 的干燥体。本品呈圆盘状，头盘于中央，口内有沟状牙齿。上唇鳞 7 片，无颊鳞和眼前下鳞。头背及体背部黑褐色或棕褐色，有类白或浅黄色宽 1~2 鳞片的横斑纹，脊鳞扩大，呈六角形。背鳞平滑，鳞行为奇数，通体 15 行。尾细，尾下鳞单行。

11. 金环蛇　为眼镜科动物金环蛇 *Bungarus fasciatus*（Schneider）的干燥体。本品呈圆盘状，头盘于中央，口内有沟状牙齿。上唇鳞 7 片，无颊鳞和眼前下鳞。头背及体背部棕褐色，有金黄色宽 4~5 鳞片的横斑纹，脊鳞扩大，呈六角形。背鳞平滑，鳞行为奇数，通体 15 行。尾细，尾下鳞单行。

12. 眼镜蛇　为眼镜科动物眼镜蛇 *Naja naja*（Linnaeus）的干燥体。本品呈圆盘状，头盘于中央，口内有沟状牙齿。上唇鳞 7 片，颈部有浅色不规则的"眼镜状"斑纹。头背及体背部棕褐色，有单或成双排列的波状横斑纹，背鳞平滑，鳞行为奇数。尾细，尾下鳞双行。

全国很多药材市场可见到除去外皮的乌梢蛇，这样真伪难以鉴别。

蜈　蚣

【别名】百足虫。

【来源】本品为蜈蚣科动物少棘巨蜈蚣 *Scolopendra subspinipes mutilans* L. Koch 的干燥体。

【历史】蜈蚣始载于《神农本草经》，列为上品。《证类本草》载："生大吴山谷江南，赤头足者良。"陶弘景云："今赤足者多出京口、长山、高丽山、茅山，于腐烂积草处得之……"《本草衍义》曰："蜈蚣背光，黑绿色足赤腹下黄。"《本草纲目》载："春出冬蛰，节节有足，双须歧尾。"综上所述，古时所用蜈蚣并非一种。

【产地】全国大部分地区均有生产。主产于湖北随州、应山、京山、钟祥、宜昌、当阳、老河口、襄阳、枣阳、松滋、枝江，浙江岱山、普陀，江苏盱眙、浦江、宜兴，安徽滁县、六安等地，均为野生，以湖北产量大，质量优。

【采收加工】春、夏二季捕捉，用竹片插入头尾，绷直，干燥。

【性状鉴别】本品呈扁平长条形，长9~15cm，宽0.5~1cm。由头部和躯干部组成，全体共22个环节。头部暗红色或红褐色，略有光泽，有头板覆盖。头板近圆形，前端稍突出，两侧贴颚肢一对，前端两侧有触角一对，躯干部每一背板与头板同色，其余背板为棕绿色或墨绿色，具光泽，自第四背板至第二十背板上常有两条纵沟线。腹部淡黄色或棕黄色，皱缩；自第二节起，第四节两侧有步足一对；步足黄色或红褐色，偶有黄白色，呈弯钩形，最末一对步足尾状，故又称尾足，易脱落。质脆，断面有裂隙。气微腥，有特殊刺鼻的臭气。味辛、微咸。（图4-62 蜈蚣）

【品质】以条长、身干、头红身黑绿、腿全者为佳。

【规格等级】蜈蚣以条计算，分大、中、小条。大条体长12cm以上；中条10~12cm；小条6~10cm。

【贮藏】置干燥处，防霉，防蛀。

【性味与归经】辛，温；有毒。归肝经。

【功能与主治】息风镇痉，攻毒散结，通络止痛。用于小儿惊风，抽搐痉挛，中风口㖞，半身不遂，破伤风，风湿顽痹，疮疡瘰疬，毒蛇咬伤。

珍 珠

【别名】真珠，廉珍，濂珠。

【来源】本品为珍珠贝动物马氏珍珠贝 *Pteria martensii*（Dunker）、蚌科动物三角帆蚌 *Hyriepsis cumingii*（Lea）或褶纹冠蚌 *Critaria plicata*（Leach）等双壳类动物的贝壳中外套膜因受到刺激分泌珍珠质而形成。前者为海产珍珠，后两者为淡水产珍珠。此与《中国药典》2005年版收载的品种相符。过去有进口的老港珠和新港珠。近年来，我国养珠事业发展很快，珍珠已满足供应，不再进口。但由于珍珠价格昂贵，市场曾出现假珍珠现象。假珍珠多系珍珠蚌壳或矿石打碎磨研而成，应注意鉴别。

【历史】珍珠是贵重的中药材之一，具有镇心定惊、明目退翳、解毒敛疮之功效。本品始载于宋《开宝本草》，原名"真珠"。李珣云："真珠出南海，石决明产也。蜀中西路女瓜出者是蚌蛤产，光白甚好，不及舶上者采耀。欲穿须得金刚钻也。"苏颂云："今出廉州，北海亦有之。生于珠牡（亦曰珠母），蚌类也。"寇宗奭云："河北塘泺中亦有；围及寸者，色多微红，珠母与廉州者不相类。"李时珍说："今南珠色红，西洋珠色白，北海珠色微青，格随方色也。"从以上本草记载可以看出，古代药用珍珠就有进口与国产之分，海产与淡水产之别，此与现今情况相符。药用珍珠有天然海产珍珠和人工养殖的淡水珍珠，淡水珍珠又称湖珠和养珠，二者都是珍珠的正品。一般认为天然海水珍珠质量最佳。

【产地】主产于广西合浦、北海，广东濂江，海南及台湾（称为海珍珠）；亦产于黑龙江、安徽、江苏、上海等地（称为湖珍珠）。印度、印尼、日本、斯里兰卡、泰国、墨西哥等国均产。

【生产概况】野珍珠全年可采；人工养殖珍珠在接种后两年即可采收，以初冬11月份为宜。

【性状鉴别】

1. 天然珍珠　天然珍珠呈圆球形、卵圆形或棒状，大小不等，大者如豆，小者如粟，一般直径 1.5~8mm。表面呈类白色、淡黄绿色或淡蓝色等五彩晶莹光泽，半透明。光滑或微有凸凹，光洁度均匀，用丙酮洗不掉。质坚硬，难以破碎。破碎面于显微镜下观察呈同心性层纹。无臭，无味。用火直接烧灼后，表面变黑色，有爆裂声，并形成层层剥落的银灰色小片。本品置紫外光灯下观察，显浅蓝色或亮黄色荧光。

2. 养殖珍珠　人工养殖的珍珠，其形状与天然品相似。表面光泽较弱，形体常不浑圆，具有不规则的钝棱角。有核珍珠，断面中央有圆形沙粒或石决明碎粒，表面有一薄的珍珠层。人工养殖湖珠，一般比天然品颗粒大，多为长粒状。如麦粒、如豆、如小螺钉。多带瘤结或亚葫芦腰纹，淡粉红色，有荧光，亦闪七色光彩，如石决明内壁光泽，其他与天然品相同。（图 4-63 珍珠；图 4-64 珍珠断面层纹）

【性味与归经】甘、咸，寒。归心、肝经。

【功能与主治】安神定惊，明目消翳，解毒生肌。用于惊悸失眠，惊风癫痫，目生云翳，疮疡不敛。

【附注】珍珠伪品。

伪品系用贝壳或矿石打碎后磨圆加工而成。为了增加光泽度，在表面涂上一层含铅的化合物。其主要特征为呈扁圆形、类球形或不规则多面体。直径 1~3mm。表面有银灰色光泽，不均匀，用丙酮洗后光泽消失。直接火烧时表面不呈黑色，不爆裂，破碎面白色无光泽；显微镜下观察无同心性层纹，荧光呈黄绿色。

五、矿物类药材

磁 石

【别名】灵磁石，活磁石。

【来源】本品为氧化物类矿物尖晶石族磁铁矿，主含四氧化三铁（Fe_3O_4）。

【历史】磁石原名慈石，始载于《神农本草经》，列为中品。陶弘景谓："能悬吸针，虚连三四为佳。"苏颂谓："能吸铁虚连十数针，或一二斤九器……其石中有孔，孔中黄赤色，其上有细毛功用更胜。"陈藏器谓："磁石取铁，如慈母之招子，故名。"以上记载与现今用磁石相符。

【产地】主产于江苏、河北、山东、福建、湖北、辽宁、广东、广西、四川、安徽等省区。

【采收加工】采挖后，除去有铁锈的矿石及杂石，即可。

【性状鉴别】本品呈不规则致密块状集合体，多具棱角。呈铁黑色或棕褐色，条痕黑色，具金属光泽。体重，质坚硬，硬度 5.5～6.5，比重 4.9～5.2。断面不整齐。具有强磁性，能吸住碎铁。有土腥气，味淡。（图5-1 磁石）

【品质】以黑色、有光泽、吸铁能力强者为佳。

【贮藏】放置干燥处，避尘保存。

【性味与归经】辛，寒。

【功能与主治】平肝潜阳，纳气平喘，聪耳明目，镇静安神。用于头晕目眩，视物昏花，耳鸣耳聋，肾虚虚喘，心悸失眠等症。

【附注】磁石存放日久会发生氧化，磁性会减退。如已失去磁性，与活磁石放在一起，此行可逐渐恢复。

代 赭 石

【别名】赭石。

【来源】本品为氧化物类矿物刚玉族赤铁矿，主含三氧化二铁（Fe_2O_3）。

【历史】本品始载于《神农本草经》，列为下品，原作"代赭"。《名医别录》云："代赭生齐国山谷，赤红青色，如鸡冠有泽，染爪甲不渝者良。"《本草经集注》曰："今医家所用，多择取大块，其上纹头，如浮沤丁者为胜，谓之丁头赭石。"综上所述，古代所用之赭石，与今用之相同。

【产地】主产于山西、河北、河南、山东、湖北、四川等地。

【生产概况】多来自铁矿，北京所用赭石多来自河北怀来、宣化铁矿。

【采收加工】全年可采，挖出后去净泥土杂质即可。

【性状鉴别】本品为鲕状、豆状、肾状集合体，多呈不规则的扁平块状。暗棕红色或灰黑色，条痕樱红色或红棕色，有的有金属光泽。一面多有圆形的突起，习称"钉头"；另一面与突起相对应处有同样大小的凹窝。体重，质硬，砸碎后断面显层叠状。气微，味淡。（图5-2代赭石；图5-3代赭石横断面层纹）

【品质】以断面显层叠状、每层多有钉头、赤红色、无杂石者为佳。

【贮藏】防尘保存。

【性味与归经】苦，寒。归心、肝经。

【功能与主治】平肝潜阳，降逆止血。用于眩晕耳鸣，呕吐噫气，呃逆喘息，吐血衄血，崩漏下血。

寒水石（附　南寒水石）

【别名】凝水石，红石膏。

【来源】本品为碳酸盐类矿物方解族方解石，或硫酸盐类矿物石膏与硬石膏族石膏。前者习称南寒水石，主含碳酸钙（$CaCO_3$）；后者习称北寒水石，主含水硫酸钙（$CaSO_4 \cdot 2H_2O$），北京地习惯药用北寒水石。

【历史】本品始载于《神农本草经》，列为中品。

【产地】主产于辽宁、吉林、内蒙古、甘肃、河北、山西、山东等地。

【采收加工】采挖后，去净泥沙杂质。

【性状鉴别】本品呈不规则扁平块状。粉红色，半透明。表面凹凸不平，常黏附灰色泥土。质软，硬度1.5~2，用指甲可刻划，比重2.3。敲击时易纵向断裂，断面有纤维状纹理。略带泥土气，味淡，稍咸，嚼之显粉性。[图5-4北寒水石（红石膏）]

【品质】以纯净、片状、肉红色、上有细丝纹、具光泽者为佳。

【贮藏】放置干燥处。

【性味与归经】辛、咸，寒。归心、胃、肾经。

【功能与主治】凉血降火，除伏热，固齿明目。用于伤寒热盛，胃热消渴，腹中积聚，烦满，口燥，牙痛。

【附注】南寒水石。

本品多呈斜方块状或斜方板状，大小不一。无色，白色或黄白色，透明、半透明或不透明。表面平滑，有玻璃样光泽。质坚硬，易砸碎，硬度3，比重2.6~2.9，碎块多为小斜方块体，断面平坦。气微，味淡。（图5-5南寒水石）

滑　石

【别名】滑石块。

【来源】本品为硅酸盐类矿物滑石族滑石，主含含水硅酸镁 $[Mg_3(Si_4O_{10})(OH)_2]$。

【历史】滑石始载于《神农本草经》，列为上品。苏敬曰："此石所在皆有，岭南始安出者（今广西桂林），白如凝脂，极软滑……"苏颂曰："今道、永、莱、濠州皆有之……而今医家所用白色者，自南方来。"可以认为，古代所用滑石与今药用的滑石一致。

【产地】主产于山东、江西。

【采收加工】采挖后，去净泥土及杂石即可。

【性状鉴别】本品为不规则块状，大小不一，表面青白色或黄白色，有花纹，半透明，显光泽。质坚易碎，触之有滑润感。无臭，无味。（图5-6滑石）

【品质】以整洁、色白、润滑、无杂石者为佳。

【贮藏】置干燥处。

【性味与归经】甘、淡，寒。归膀胱、肺、胃经。

【功能与主治】利尿通淋，清热解暑，祛湿敛疮。用于热淋石淋、尿热涩痛，暑湿烦渴，湿热水泻；外治湿疹，湿疮，痱子。

龙骨（附　龙齿）

【别名】五花龙骨，粉龙骨。

【来源】本品为古代哺乳动物如三趾马、犀类、鹿类、牛类、象类等骨骼化石，称"土龙骨"或"粉龙骨"；象类门齿化石称"五花龙骨"。

【历史】本品始载于《神农本草经》，列为上品。《本草经集注》曰："今多出梁、益间，巴中亦有。骨欲得脊脑，作白地锦纹。舐之著舌者良。"《新修本草》记载："今并出晋地，生硬者不好，五色俱者良。"

【产地】主产于山西晋中、晋东、晋北、晋南地区；陕西延安、榆林地区；内蒙古阿拉善盟、鄂尔多斯等地。其中以陕西吴起县"五花龙骨"最为驰名。此外，广西来宾、上林也有少量出产。

【生产概况】据山西经验药农说：冬天下雪，雪积地面，药农四处寻找目标，如地下有龙骨，则该地积雪比其他处先溶化。如下雪，他处积雪，有龙骨的地不积雪。即使积雪，也先溶化。药农发现后即插上标记，待解冻后，在农闲时进行采挖，一般有数百斤之多。

【采收加工】 全年皆可采挖，挖出后，除去泥土，将龙骨拣出。五花龙骨见风极易破裂，故常用毛边纸粘贴，只露一两处花色较好部分，以便区别。

【性状鉴别】

1. 五花龙骨 为不规则块状，大小不一，直径 5～25cm。表面淡灰白色、淡黄棕色，夹有蓝灰色（青花）及红棕色（五花）深浅粗细不同的大理石花纹，偶有不具花纹者，平滑，时有小裂隙。质硬，较酥脆，易成片状剥落。横断面有指纹，吸湿性强，以舌舐之，可附于舌上。无臭，无味。（图 5-7 五花龙骨）

2. 土龙骨（一般龙骨） 其形状不规则，大小不一。表面粉白色或淡棕色，多较平滑，有的具纹理与裂隙或棕色条纹和斑点。质硬，断面不平坦，关节处有许多蜂窝状小孔。吸湿性强。无臭，味淡。（图 5-8 土龙骨）

【品质】 五花龙骨以质硬、分层有大理石样花纹，横断面具指纹吸湿者为佳。土龙骨以质硬、色白、吸湿力强者为佳。习惯认为五花龙骨优于土龙骨，但产量甚少。药用仍以土龙骨为主。

【贮藏】 置干燥处。

【性味与归经】 甘、涩，平。归心、肝、肾经。

【功能与主治】 镇静安神，平肝潜阳，收敛固涩。用于心神不安，惊悸多梦，煅后适于遗精、盗汗、崩漏带下。外用治疗湿疮痒疹，疮疡溃后不愈合。

【附注】 龙齿。

龙齿系挖掘龙骨时，拣出牙齿化石。

犬齿呈圆锥形，先端弯而尖，长约 7cm，直径约 3.5cm。先端断面中空。臼齿呈圆柱形或方柱形，亦略弯曲。一端较细，长 2～20cm，直径 1～9cm。有深浅不同的沟棱。青龙齿暗棕绿色，上有棕黄色条纹，质坚硬。白龙齿黄白色，无花纹，有棕色斑点，质较青龙齿硬，年限浅者尚残存珐琅质。二者断面凹凸不平，或有不规则突起棱线，摸之粗糙。无臭，无味。有吸湿性，可吸舌。（图 5-9 青龙齿）

齿墩即谓牙床，为不规则方形，约 7cm，见方。表面灰白色，粗糙或光滑，在龙齿脱落处有明显痕迹，断面同龙齿，亦有吸湿性。（图 5-10 齿墩）

品质以不带牙床、吸湿强者为佳。味甘、涩，性凉。归心、肝经。功能：除热镇心安神，定惊痫。用于心神不安，心下结气，烦闷，惊痫，血晕。

需要注意的是：凡是古代动物的骨骼及牙齿化石均可药用，但必须有吸湿性，舐之黏舌。如果无吸湿性或用火烘之变黑或有焦臭气味，则不能药用，说明它尚未达到化石程度。

石　膏

【来源】 本品为硫酸盐类矿物石膏族石膏，主含含水硫酸钙（$CaSO_4 \cdot 2H_2O$）。

【历史】石膏始载于《神农本草经》，列为中品。《名医别录》曰："细理白泽者量，黄者令人淋。生齐山山谷及齐庐山，鲁蒙山，采无时。"陶弘景云："二郡之山，即青州、徐州也。今出钱塘县，皆在地中。"苏颂曰："石膏今汾、孟、虢、耀州、兴元府亦有之，生于山石上，色质莹白，与方解石肌理形段刚柔绝相类。"李时珍认为，历史上石膏名称种类繁杂，可归类为软石膏、硬石膏两种。"软石膏……白者洁净，细纹短密如束针，正如凝成白蜡状，松软易碎，烧之即白烂如粉。"综上所述，现在药用的石膏与李时珍所云软石膏相一致。

【产地】湖北应城石膏最为有名，为地道药材。安徽、河南、陕西、西藏也产。

【采收加工】一般多在冬季采挖，挖出后，去净泥沙及杂石即可。

【性状鉴别】本品呈块状、板块状或纤维状集合体。大小不一，全体类白色，常附有灰白色、灰黄色、淡红色等杂质。条痕白色。体重质软，手能捻碎。硬度 1.5～2，比重 2.3～2.37，不与盐酸作用。纵断面具丝绢样光泽，并可见纤维状纹理，用指甲划之，即可呈细粉。气微，味淡。（图 5-11 石膏）

【品质】以色白、块大、质松、表面如丝、无杂石者为佳。

【贮藏】置干燥处。

【性味与归经】甘、辛，大寒。归肺、胃经。

【功能与主治】清热泻火，除烦止渴。用于外感热病，高热烦渴，肺热喘咳，胃火亢盛，头痛牙痛。

附一 中药材彩图

一、植物类药材

1. 根及根茎类

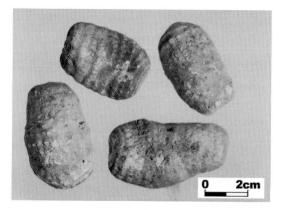

1-1 白附子

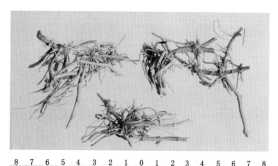

1-2 白前

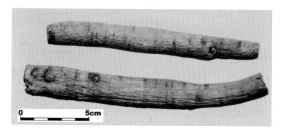

1-3 杭白芍

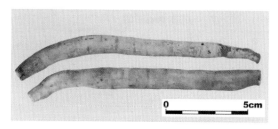

1-4 川白芍

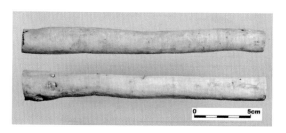

1-5 亳白芍

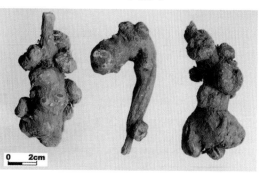

1-6 杭白术

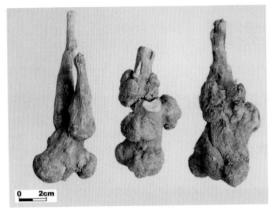

1-7　亳白术

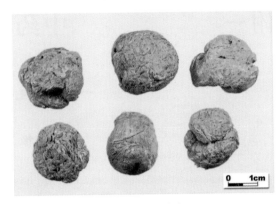

1-8　金线於术

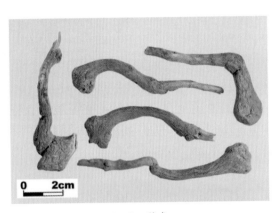

1-9　种术

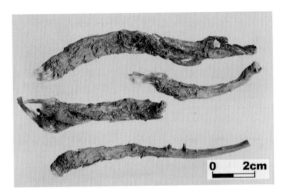

1-10　白头翁

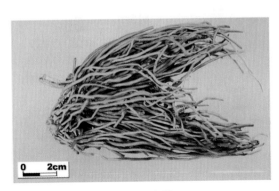

1-11　白薇

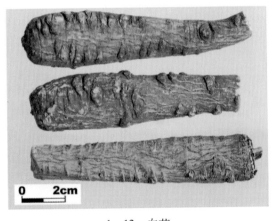

1-12　白芷

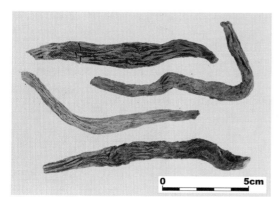

1 – 13　小百部

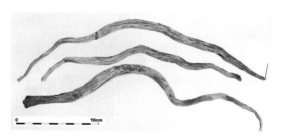

1 – 14　大百部

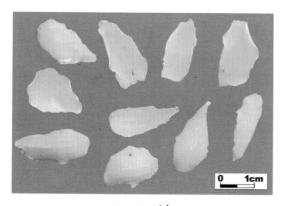

1 – 15　百合

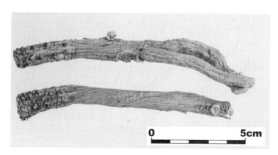

1 – 16　板蓝根

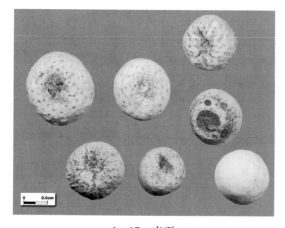

1 – 17　半夏

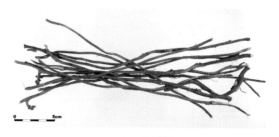

1 – 18　北豆根

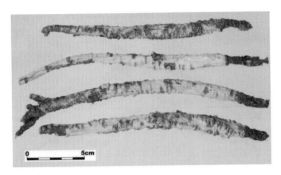

1－19　北沙参

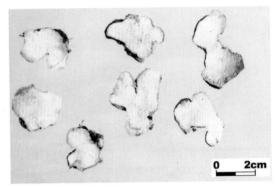

1－20　粉萆薢

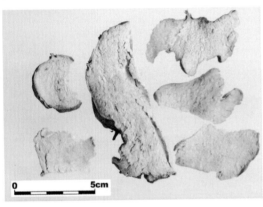

1－21　绵萆薢

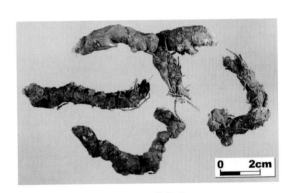

1－22　茅苍术

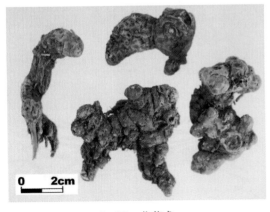

1－23　北苍术

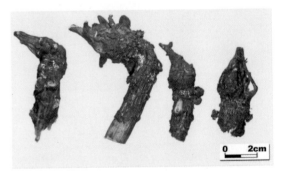

1－24　草乌

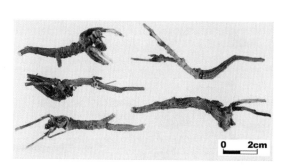

1-25　北柴胡

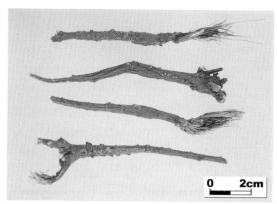

1-26　南柴胡

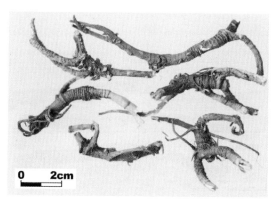

1-27　大叶柴胡

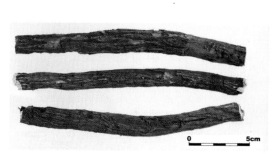

1-28　赤芍

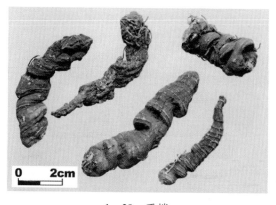

1-29　重楼

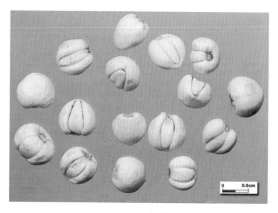

1-30　松贝

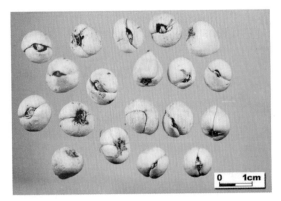

1-31 青贝

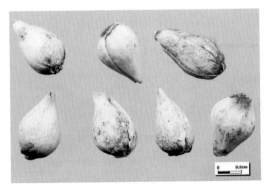

1-32 白炉贝

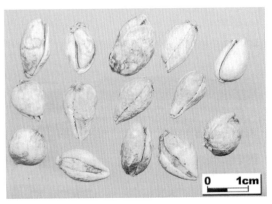

1-33 黄炉贝

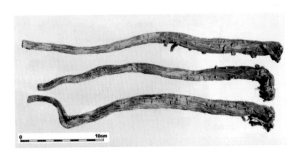

1-34 川牛膝

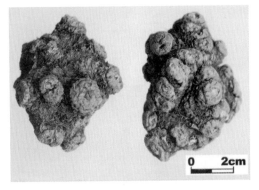

1-35 川芎

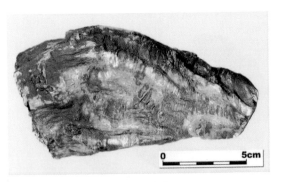

1-36 大黄

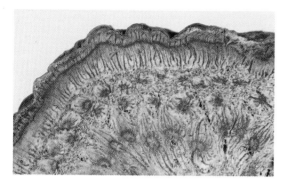

1-37 大黄根茎断面星点特征

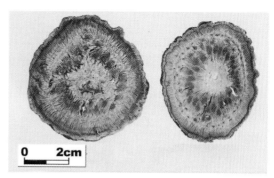

1-38 大黄片

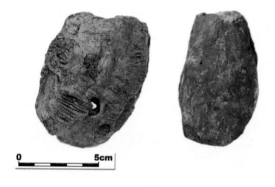

1-39 蛋吉

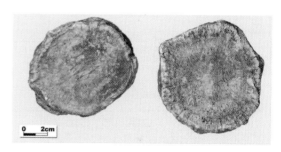

1-40 马蹄大黄

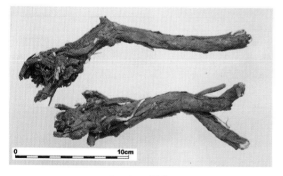

1-41 丹参

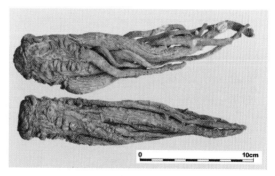

1-42 当归

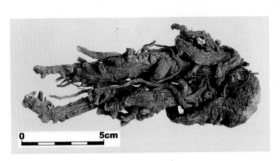

1-43　东当归

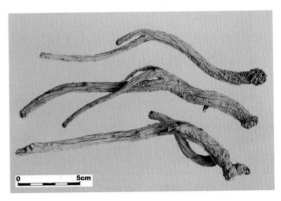

1-44　党参

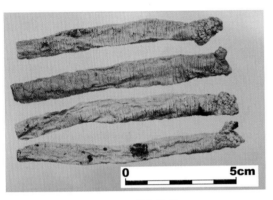

1-45　素花党参

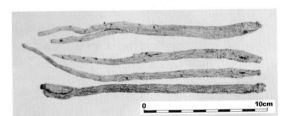

1-46　川党参

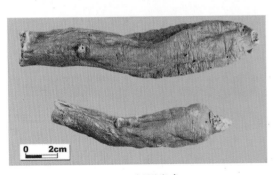

1-47　新疆党参

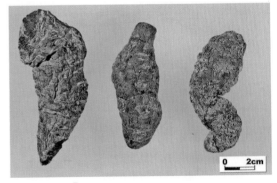

1-48　生地黄

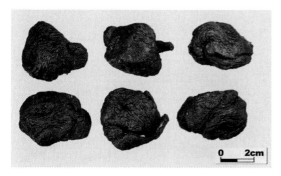

1-49 熟地黄

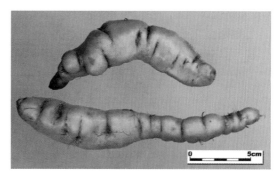

1-50 鲜地黄

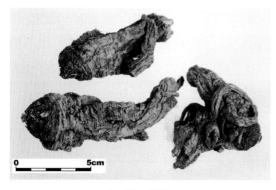

1-51 独活

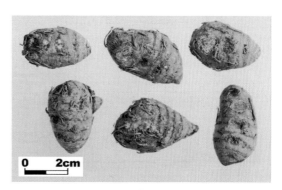

1-52 蓬莪术

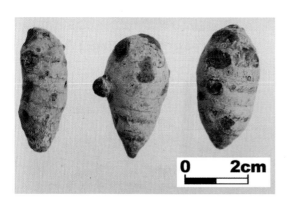

1-53 广西莪术

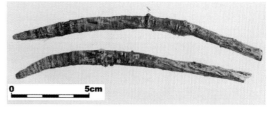

1-54 防风

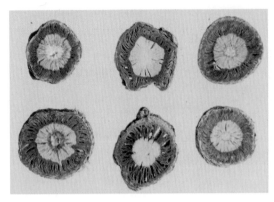

1-55　防风断面特征

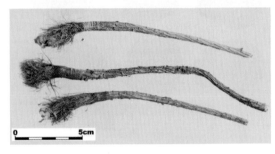

1-56　防风扫帚头特征

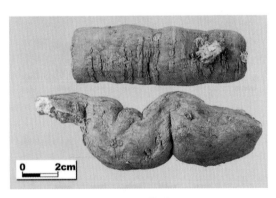

1-57　防己

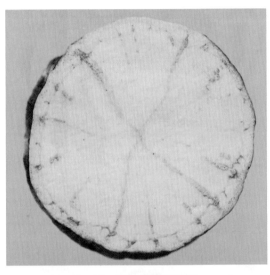

1-58　防己横断面特征

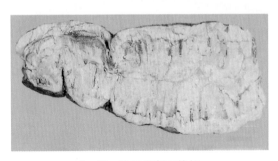

1-59　防己纵断面特征

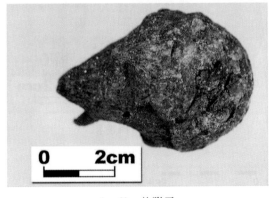

1-60　盐附子

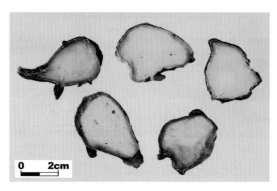

1-61 黑顺片

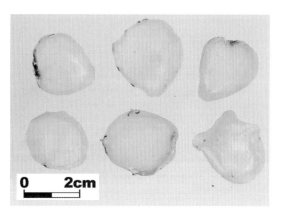

1-62 白附片

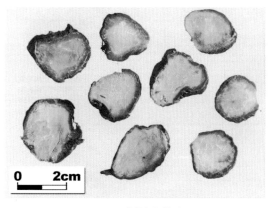

1-63 制川乌饮片

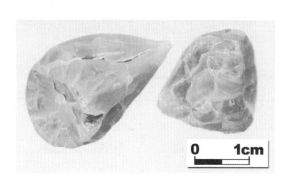

1-64 炮天雄

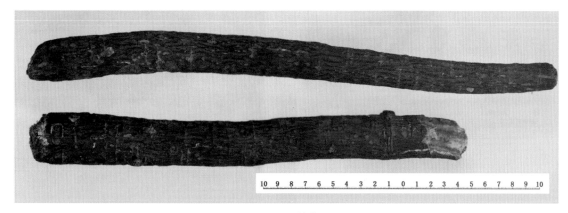

1-66 甘草

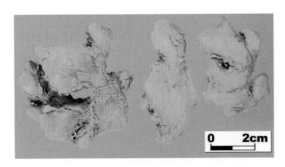

1-65 干姜饮片

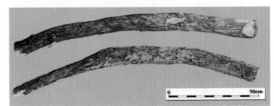

1-67 胀果甘草

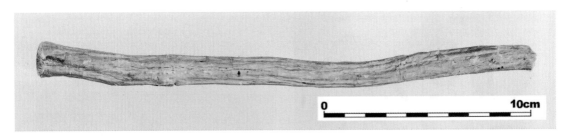

1-68 粉甘草

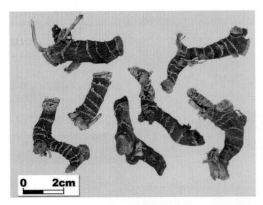

1-69 高良姜

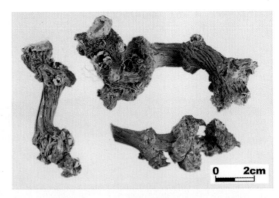

1-70 藁本

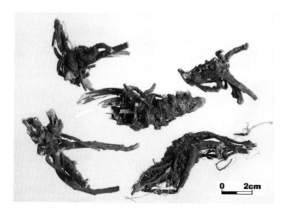

1 – 71 辽藁本

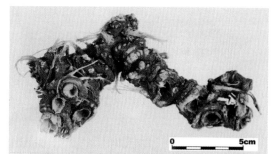

1 – 72 新疆藁本

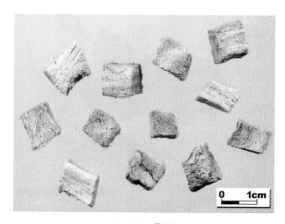

1 – 73 葛根

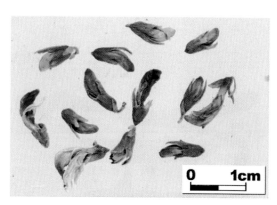

1 – 74 葛花

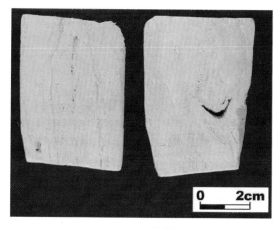

1 – 75 粉葛

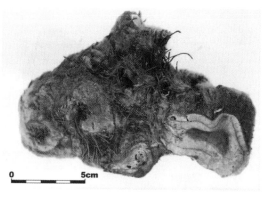

1 – 76 狗脊

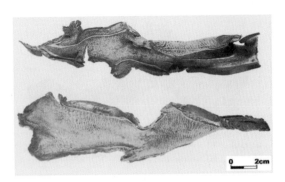

1-77 生狗脊纵切片

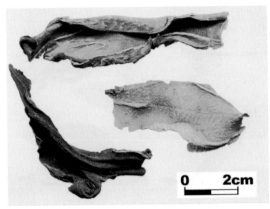

1-78 熟狗脊片

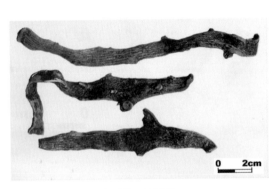

1-79 骨碎补

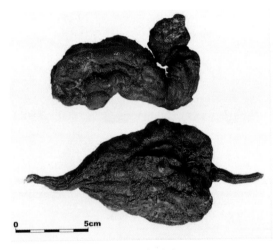

1-80 何首乌

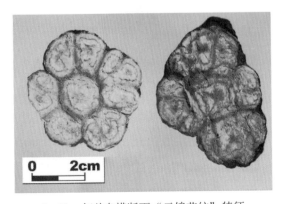

1-81 何首乌横断面"云锦花纹"特征

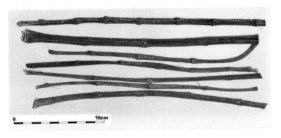

1-82 首乌藤

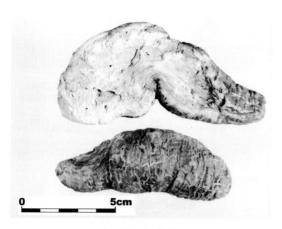

1-83　白首乌

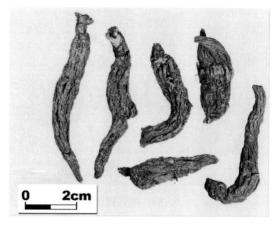

1-84　红大戟

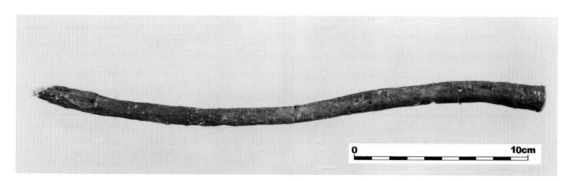

1-85　红芪

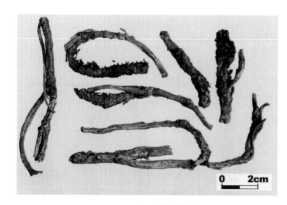

1-86　印度胡黄连

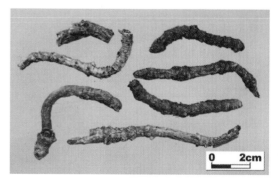

1-87　西藏胡黄连

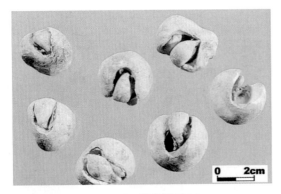

1-88 湖北贝母

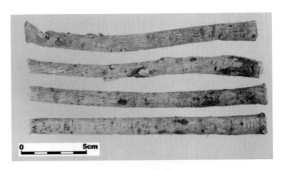

1-89 黄芪

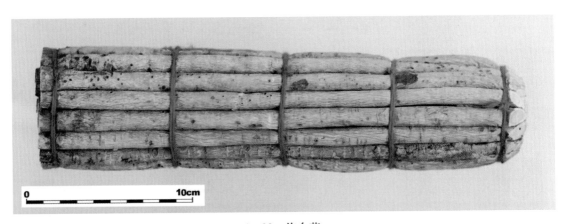

1-90 炮台芪

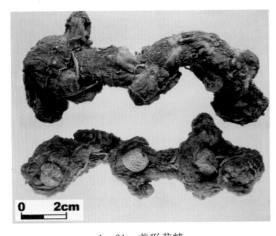

1-91 姜形黄精

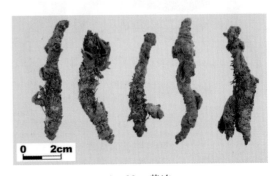

1-92 黄连

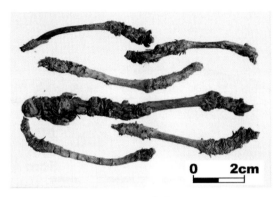

1-93 雅连

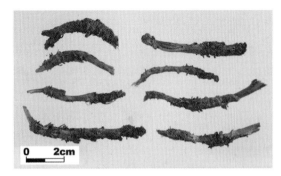

1-94 云连

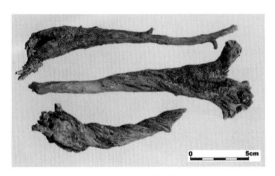

1-95 枯黄芩

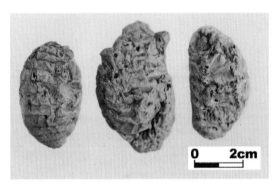

1-96 圆形姜黄

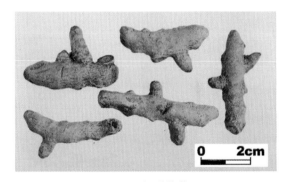

1-97 长形姜黄

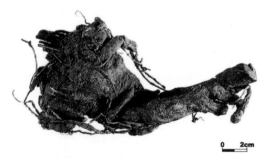

1-98 京大戟

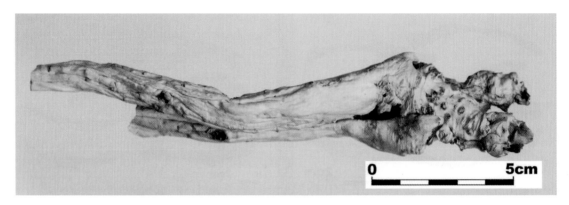

1 – 99　野生桔梗

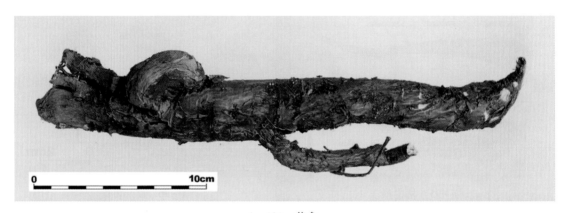

1 – 101　苦参

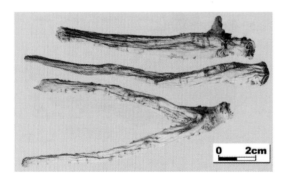

1 – 100　种植桔梗

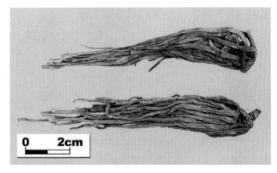

1 – 102　龙胆

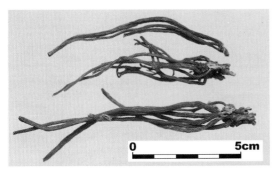

1 - 103 坚龙胆

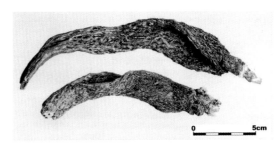

1 - 104 漏芦

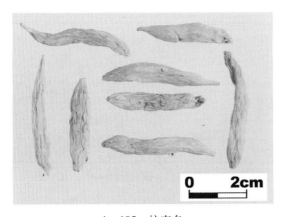

1 - 105 杭麦冬

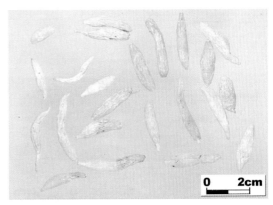

1 - 106 川麦冬

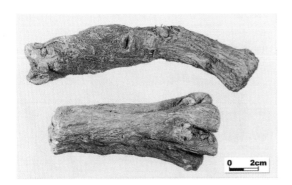

1 - 107 木香

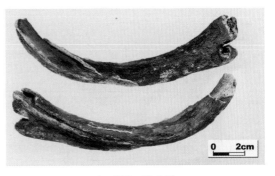

1 - 108 川木香

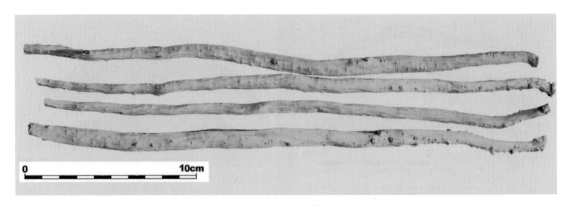

1-110 牛膝

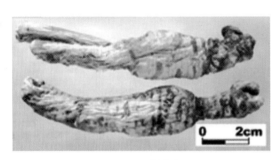

1-109 南沙参

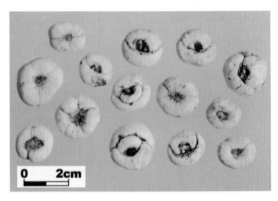

1-111 平贝母

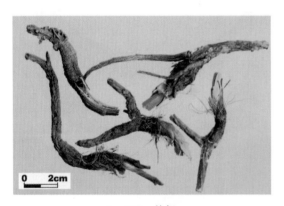

1-112 前胡

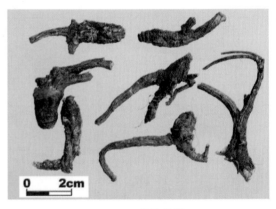

1-113 紫花前胡

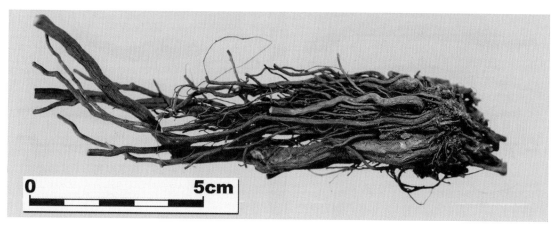

1 – 114 茜草

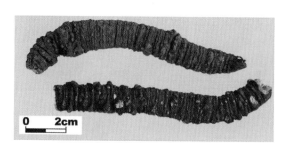

1 – 115 蚕羌

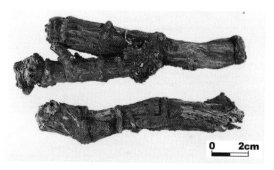

1 – 116 竹节羌

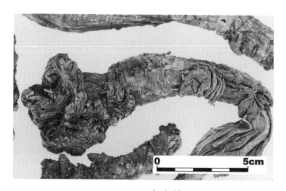

1 – 117 大头羌

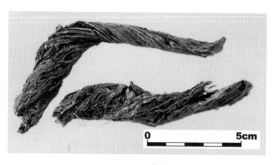

1 – 118 秦艽

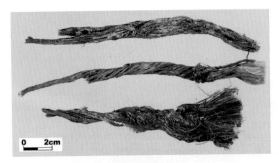

1-119 麻花秦艽

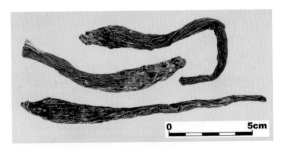

1-120 粗茎秦艽

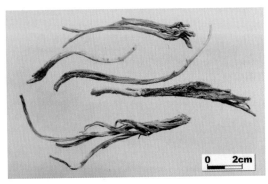

1-121 小秦艽

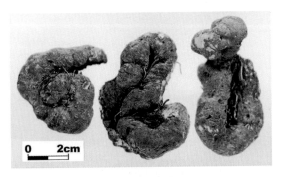

1-122 拳参

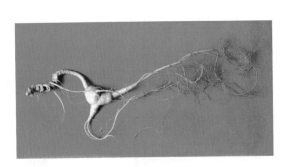

1-123 野山参Ⅰ

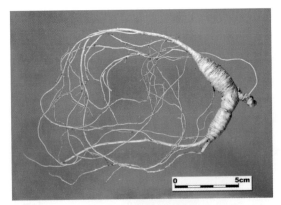

1-124 野山参Ⅱ（芦头断损）

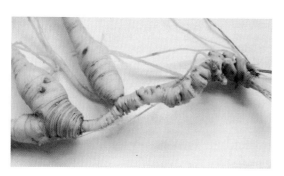

1-125 野山参三节芦特征

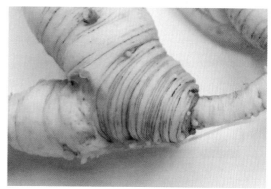

1-126 野山参铁线纹特征

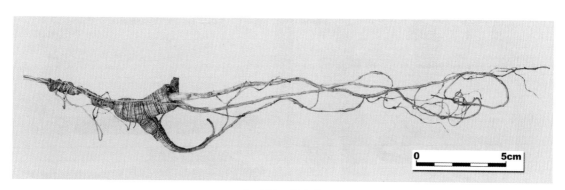

1-128 移山参

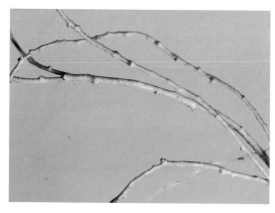

1-127 野山参皮条须特征

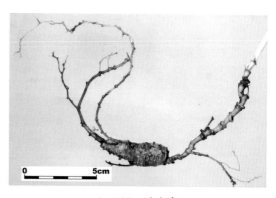

1-129 池底参

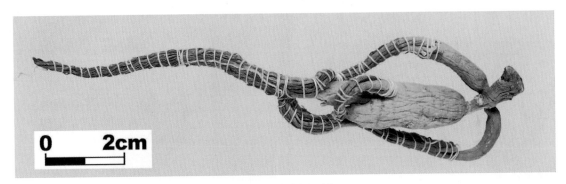

1－131　全须生晒参

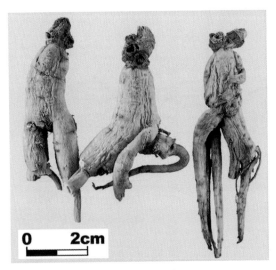

1－130　生晒参

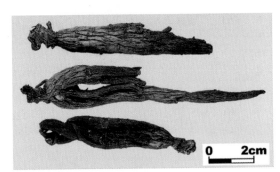

1－132　红参

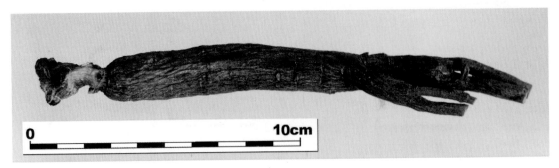

1－133　边条红参

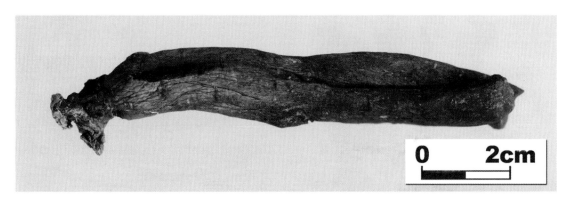

1-134 韩国红参

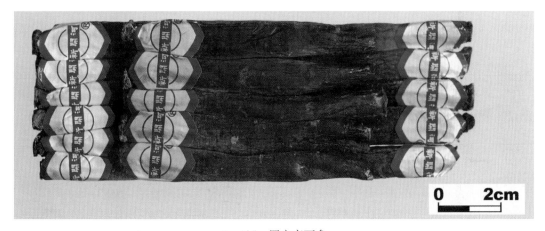

1-135 国产高丽参

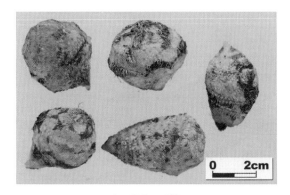

1-136 三棱

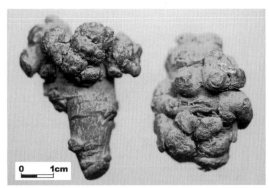

1-137 三七

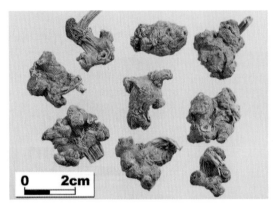

1 – 138　剪口

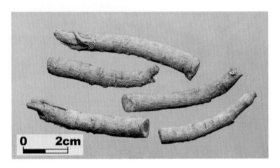

1 – 139　筋条

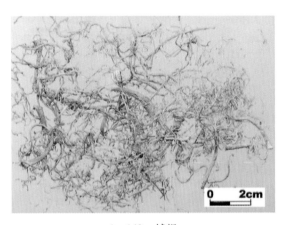

1 – 140　绒根

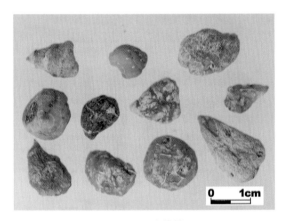

1 – 141　毛慈姑

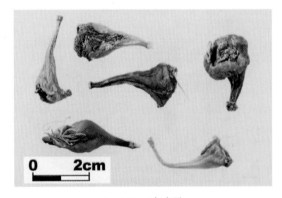

1 – 142　冰球子

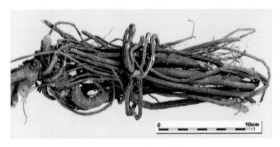

1 – 143　山豆根

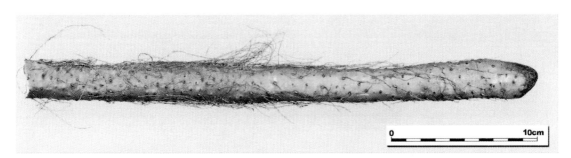

1-144 铁棍山药鲜品

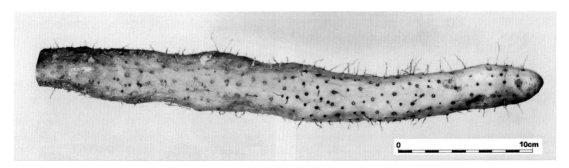

1-145 太谷山药鲜品

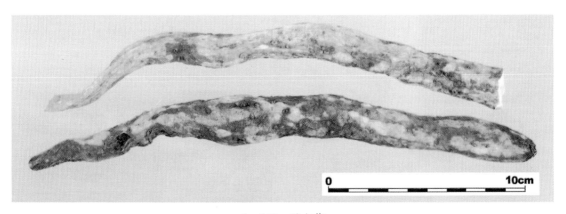

1-146 毛山药

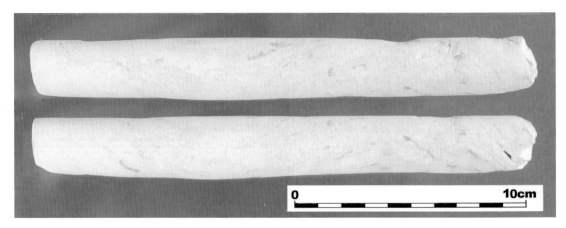

1 - 147　光山药

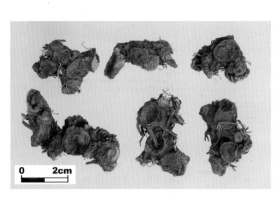

1 - 148　射干

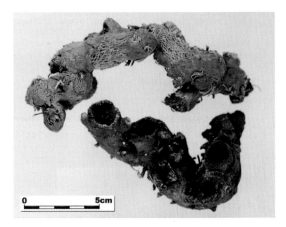

1 - 149　升麻

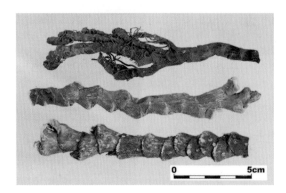

1 - 150　石菖蒲

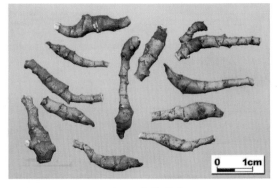

1 - 151　九节菖蒲

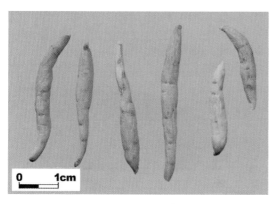

1-152　太子参

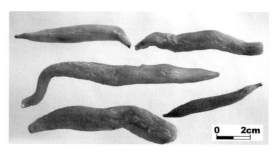

1-153　天冬

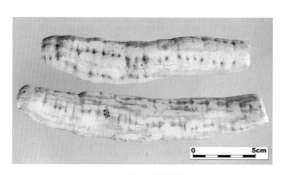

1-154　天花粉

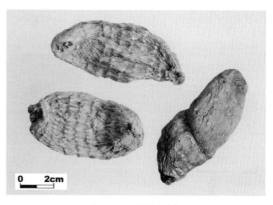

1-155　野生天麻

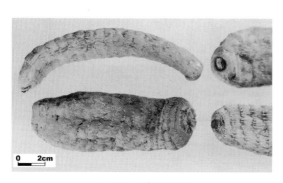

1-156　栽培天麻

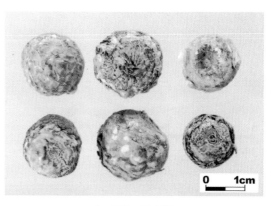

1-157　天南星

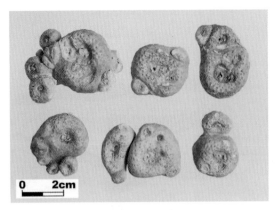

1-158　虎掌南星

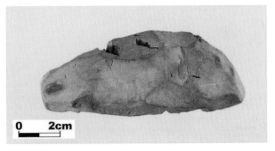

1-159　土茯苓

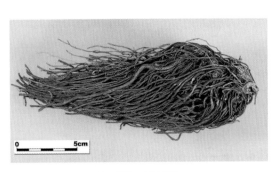

1-160　威灵仙

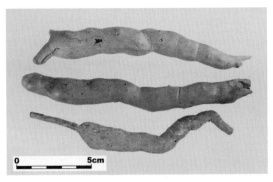

1-161　乌药

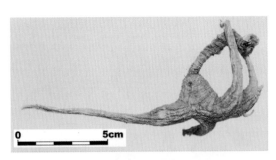

1-162　进口大支野生西洋参

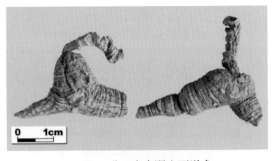

1-163　进口小支野生西洋参

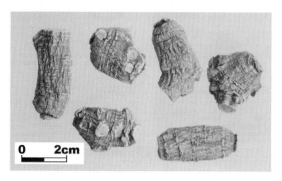

1-164 进口短支栽培西洋参

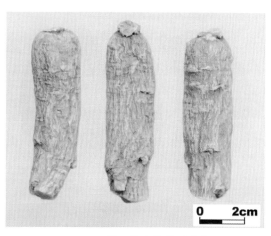

1-165 进口长支栽培西洋参

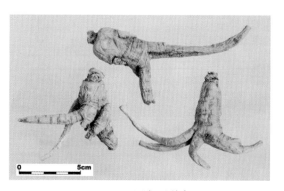

1-166 国产西洋参

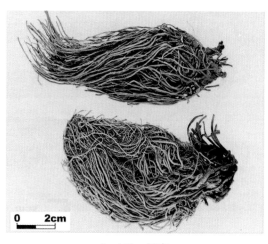

1-167 细辛

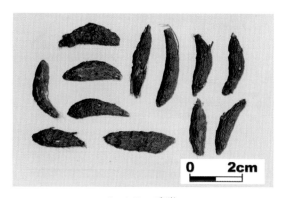

1-168 香附

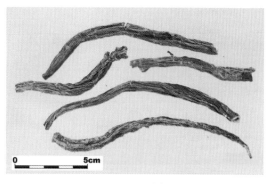

1-169 续断

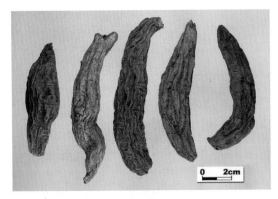

1-170　玄参

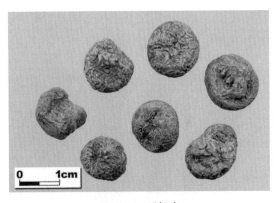

1-171　延胡索

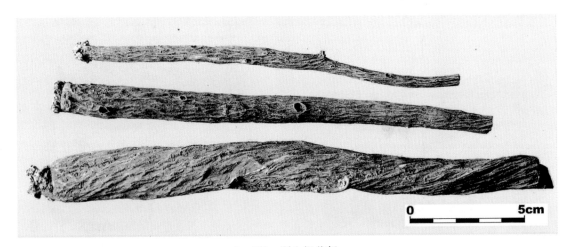

1-173　野生银柴胡

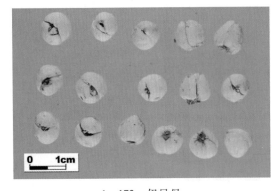

1-172　伊贝母

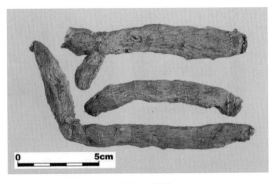

1-174　玉竹

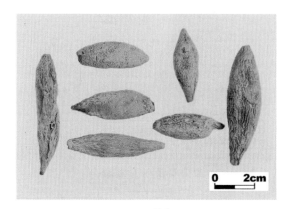

1-175　黄郁金

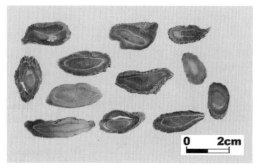

1-176　黄郁金饮片

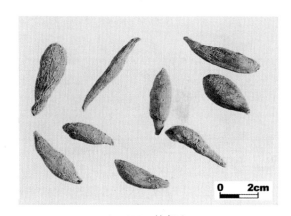

1-177　桂郁金

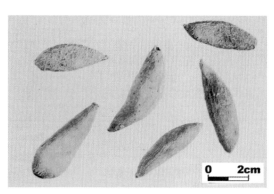

1-178　绿丝郁金

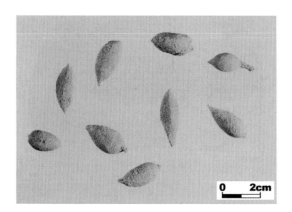

1-177　桂郁金

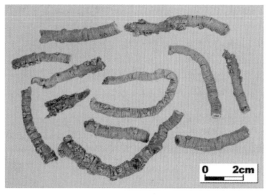

1-180　远志

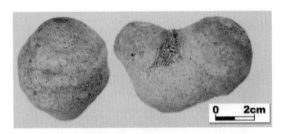

1-181 建泽泻

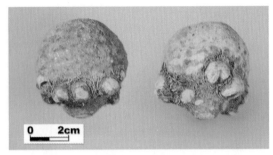

1-182 川泽泻

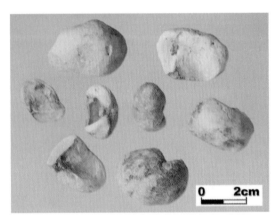

1-183 元宝贝

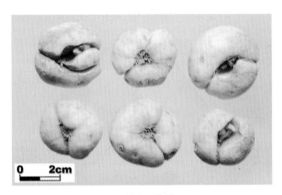

1-184 珠贝

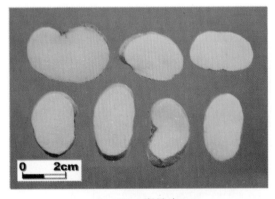

1-185 浙贝片

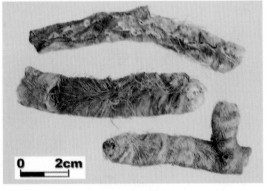

1-186 毛知母

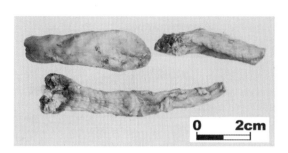

1-187　知母肉

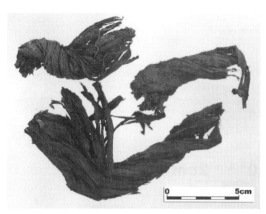

1-188　软紫草

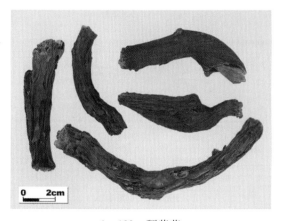

1-189　硬紫草

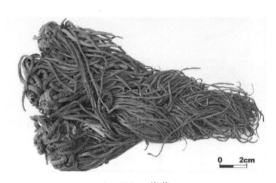

1-190　紫菀

2. 茎 木 类

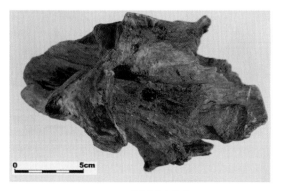

1-191　国产沉香Ⅰ

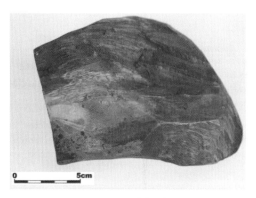

1-192　国产沉香Ⅱ

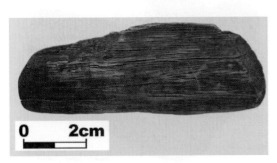

1－193　进口沉香

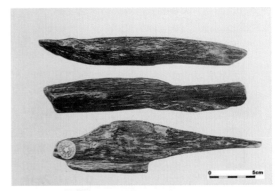

1－194　迦南沉香

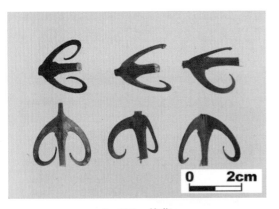

1－195　钩藤

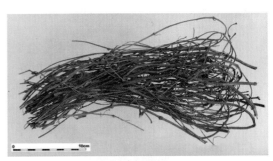

1－196　海风藤Ⅰ

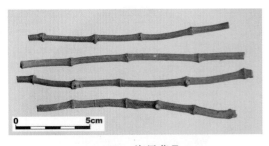

1－197　海风藤Ⅱ

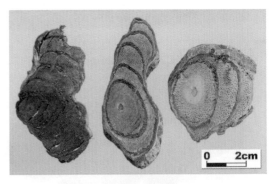

1－198　鸡血藤

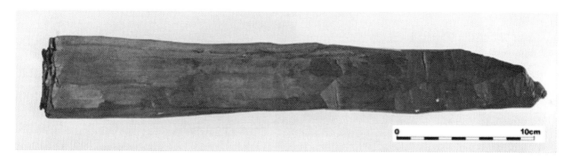

1－199　降香

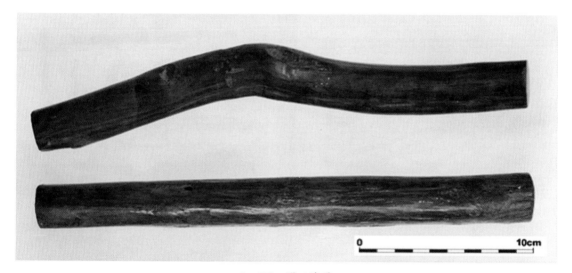

1－200　进口降香

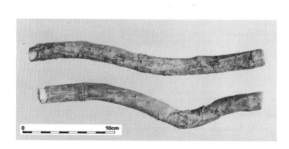

1－201　木通

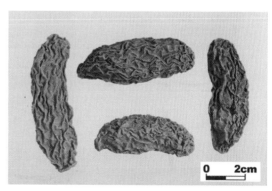

1－202　蒴知子

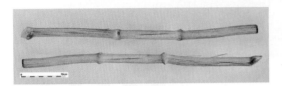

1-203 川木通

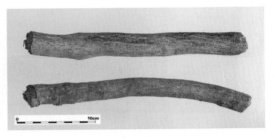

1-204 青风藤

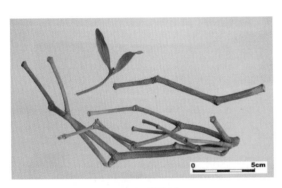

1-205 槲寄生

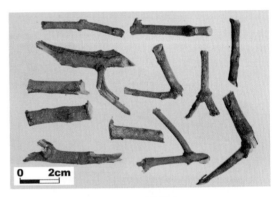

1-206 桑寄生

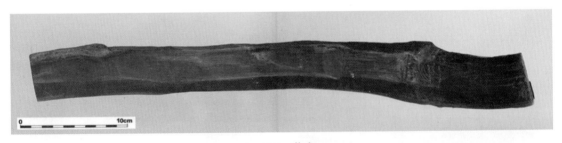

1-207 苏木

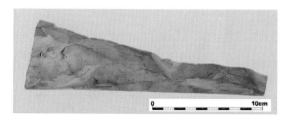

1-208 檀香

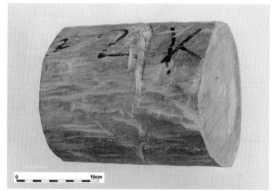

1-209 老山檀

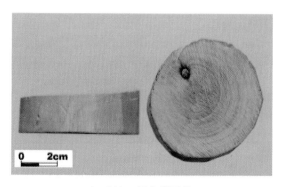

1-210 新山檀香块

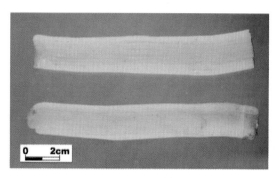

1-211 通草

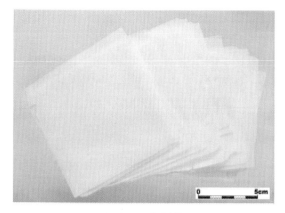

1-212 方通草

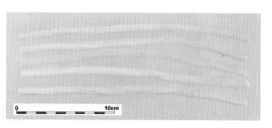

1-213 小通草

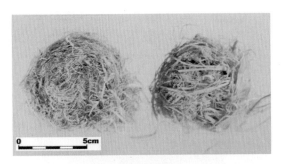

1-214　竹茹

3. 皮　类

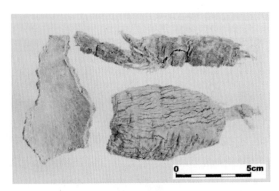

1-215　椿根皮

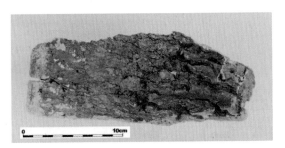

1-216　椿干皮

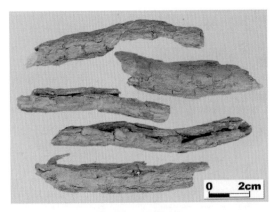

1-217　地骨皮

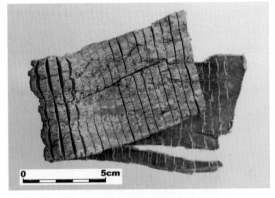

1-218　杜仲

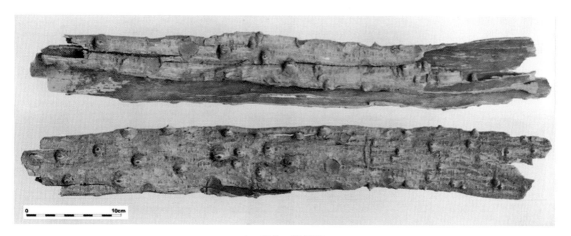

1-219　海桐皮

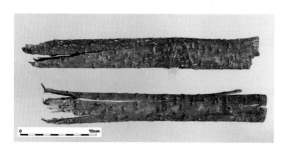

1-220　合欢皮

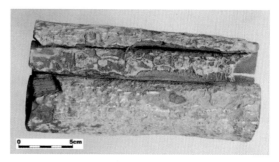

1-221　筒朴

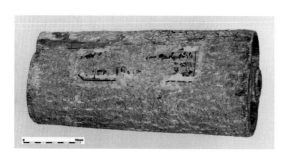

1-222　厚朴

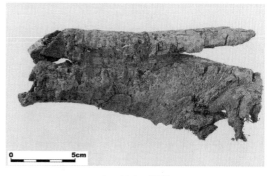

1-225　根朴

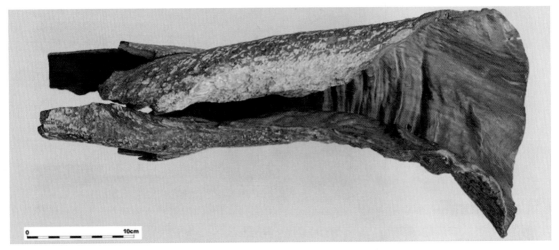

1－223　蔸朴

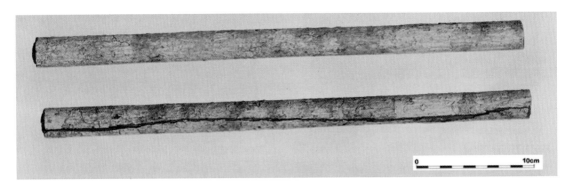

1－224　枝朴

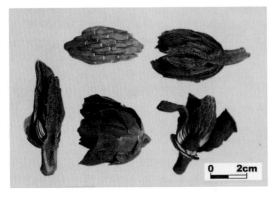

1－226　厚朴花

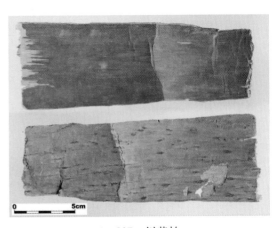

1－227　川黄柏

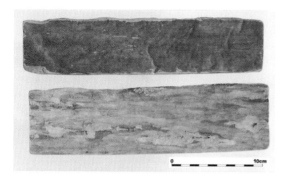

1-228 关黄柏

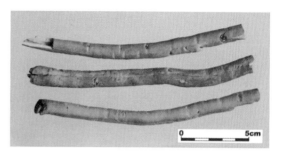

1-229 牡丹皮

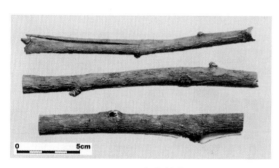

1-230 秦皮枝皮

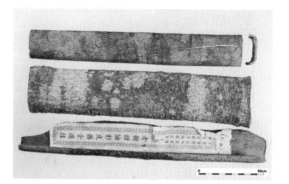

1-232 企边桂

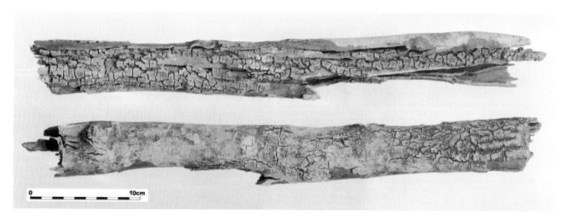

1-231 秦皮干皮

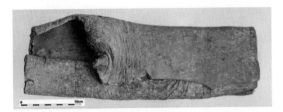

1－233　油桂

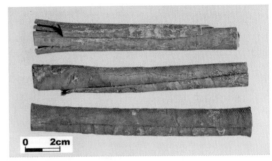

1－234　桂通

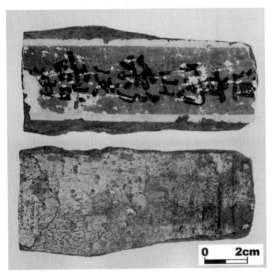

1－235　高山肉桂

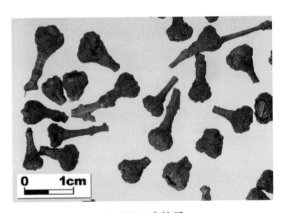

1－236　肉桂子

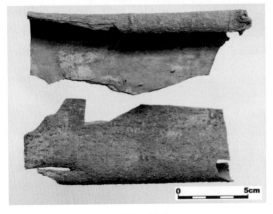

1－237　桂皮

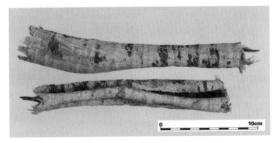

1－238　桑白皮

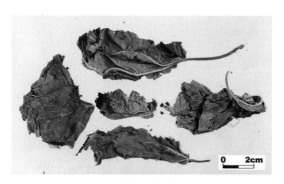

1 - 239 桑叶

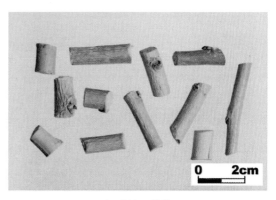

1 - 240 桑枝

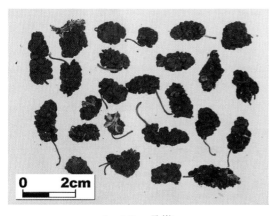

1 - 241 桑椹

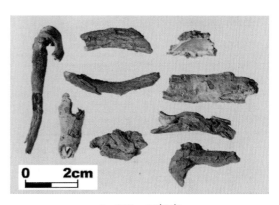

1 - 242 五加皮

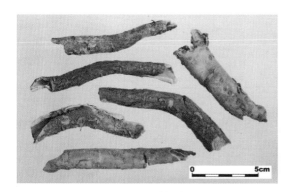

1 - 243 香加皮

4. 叶 类

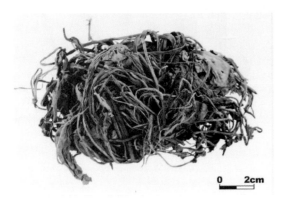

1－244 菘蓝叶

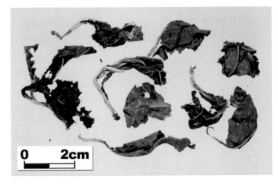

1－245 蓼蓝叶

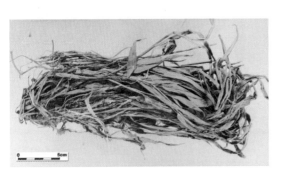

1－246 淡竹叶

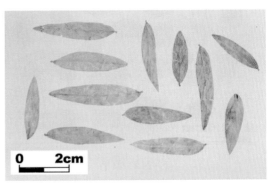

1－247 番泻叶

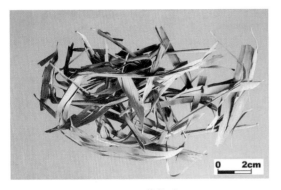

1－248 苦竹叶

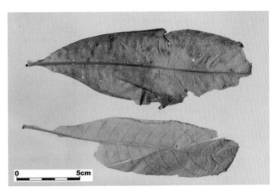

1－249 枇杷叶

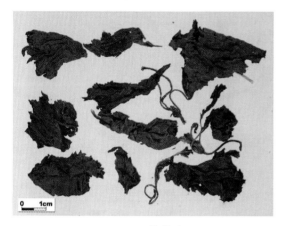

1-250 紫苏叶

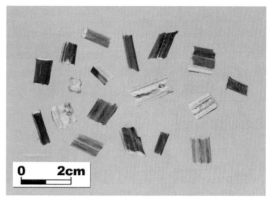

1-251 紫苏梗

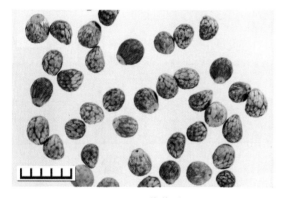

1-252 紫苏子

5. 花 类

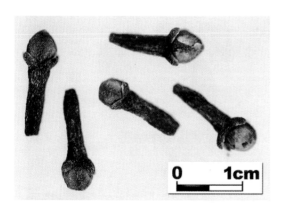

1-253 丁香

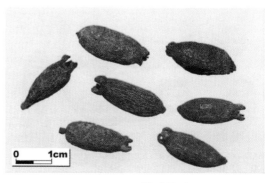

1-254 母丁香

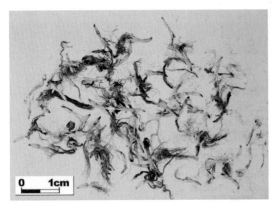

1-255 合欢花

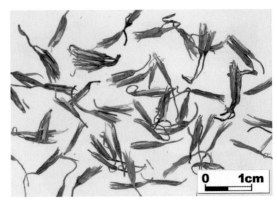

1-256 红花

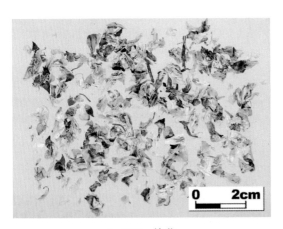

1-257 槐花

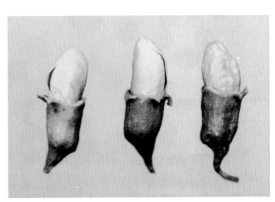

1-258 槐米

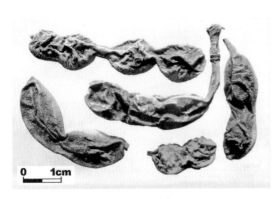

1-259 槐角

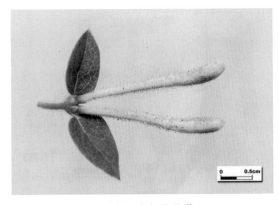

1-260 金银花花蕾

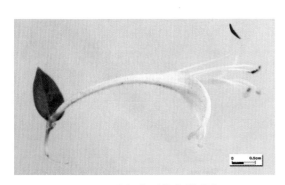

1-261 金银花开放花蕾形态

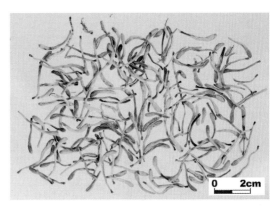

1-262 金银花

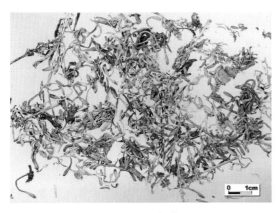

1-263 山银花

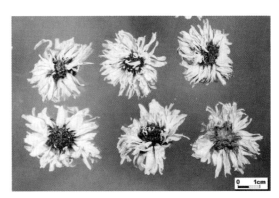

1-264 怀菊花

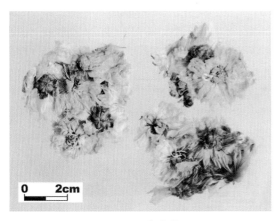

1-265 杭菊花

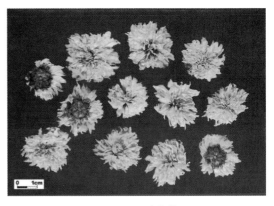

1-266 贡菊花

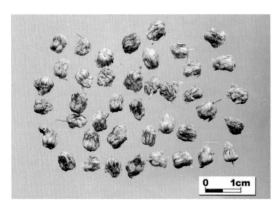

1-267 野菊花

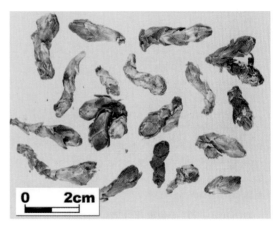

1-268 款冬花

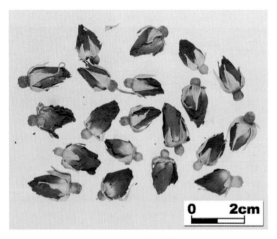

1-269 玫瑰花

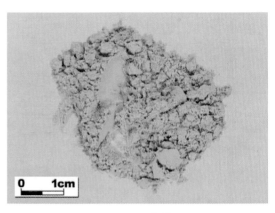

1-270 蒲黄

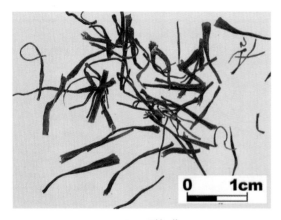

1-271 西红花

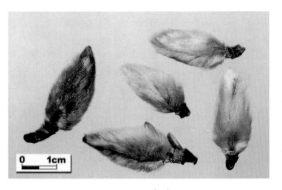

1-272 辛夷

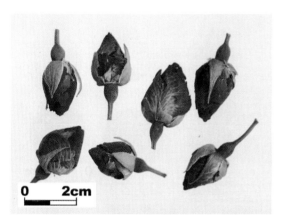

1 - 273　月季花

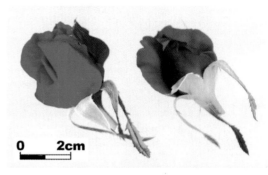

1 - 274　月季花鲜花

6. 果实种子类

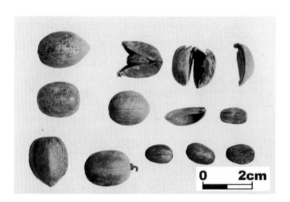

1 - 275　巴豆

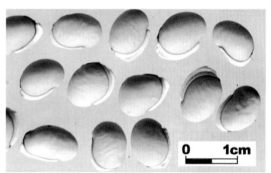

1 - 276　白扁豆

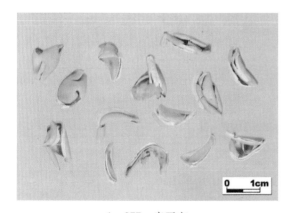

1 - 277　扁豆衣

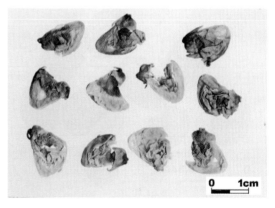

1 - 278　扁豆花

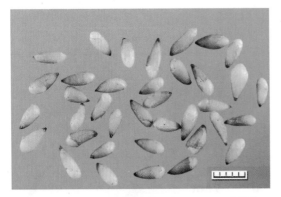

1-279　柏子仁

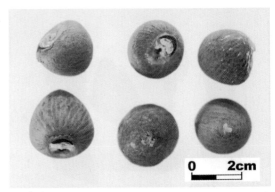

1-280　槟榔

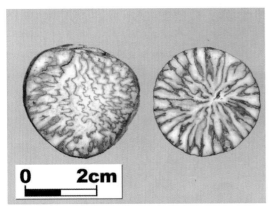

1-281　槟榔断面特征

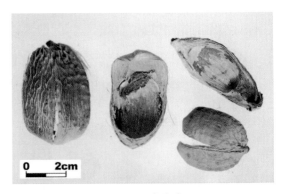

1-282　大腹皮

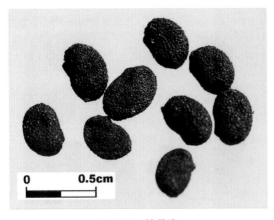

1-283　补骨脂

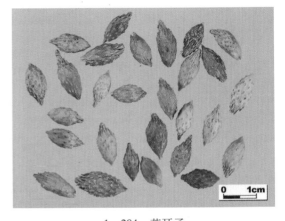

1-284　苍耳子

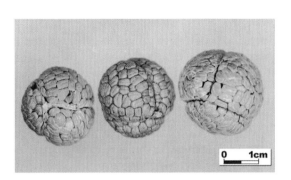

1-285　草豆蔻种子团

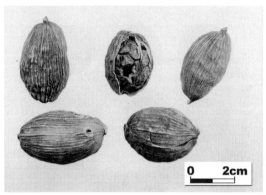

1-286　草果

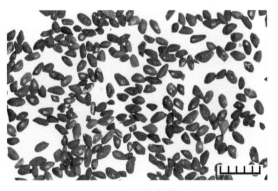

1-287　大粒车前子

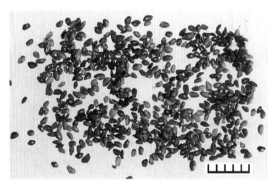

1-288　小粒车前子

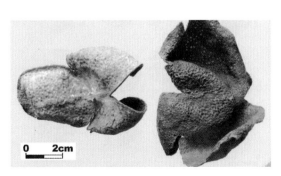

1-289　广陈皮

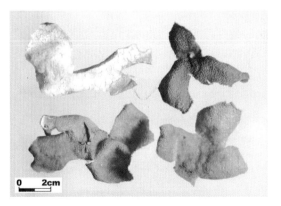

1-290　陈皮

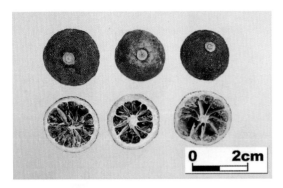

1-291 个青皮

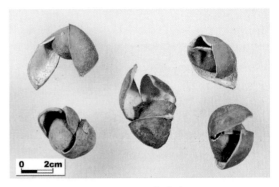

1-292 四花青皮

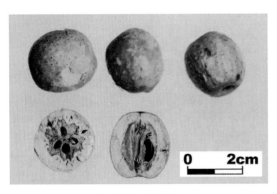

1-293 川楝子

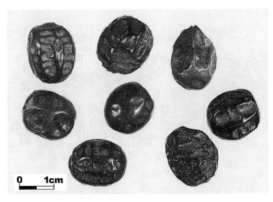

1-294 苦楝子

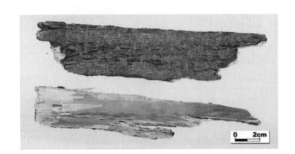

1-295 苦楝皮干皮

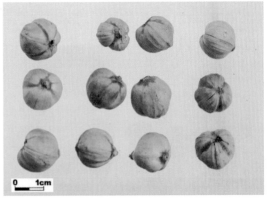

1-296 豆蔻

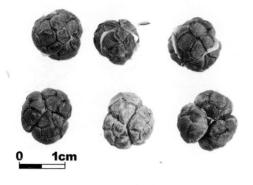

1－297 豆蔻种子团

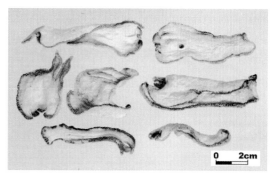

1－298 川佛手

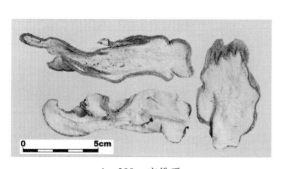

1－299 广佛手

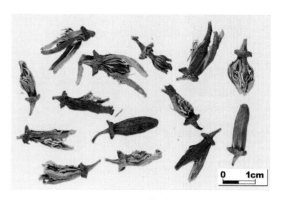

1－300 佛手花

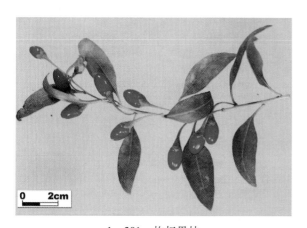

1－301 枸杞果枝

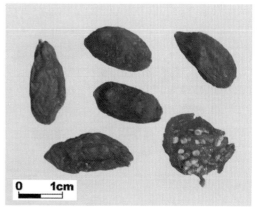

1－302 枸杞

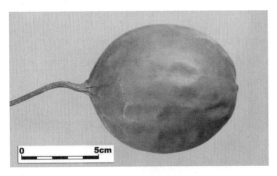

1-303 瓜蒌

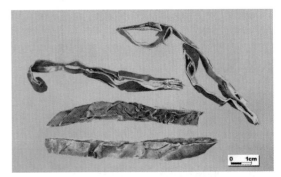

1-304 瓜蒌皮饮片

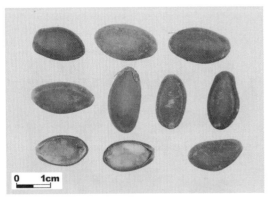

1-305 瓜蒌子

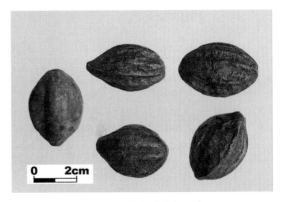

1-306 诃子

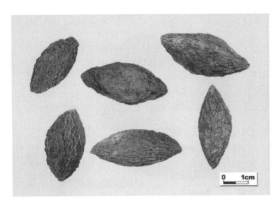

1-307 青果

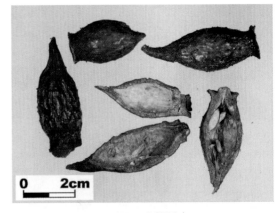

1-308 金樱子肉

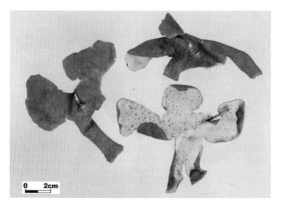

1-309　橘皮类橘红

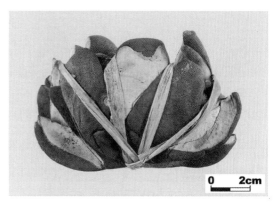

1-310　绿毛七爪

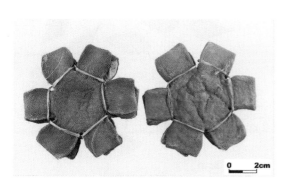

1-311　毛六爪

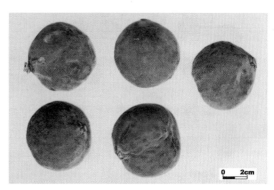

1-312　橘红胎

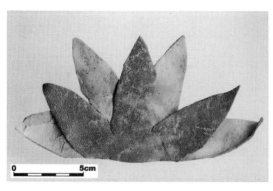

1-313　光青七爪

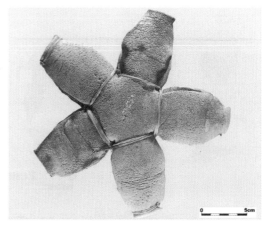

1-314　大五爪

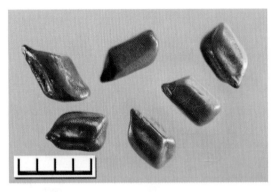

1-315 决明子

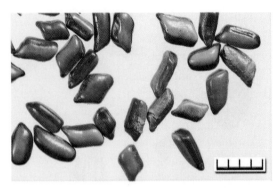

1-316 小决明

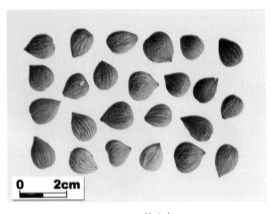

1-317 苦杏仁

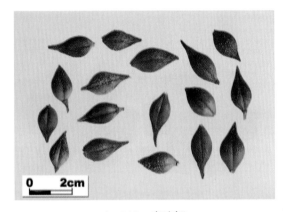

1-318 青连翘

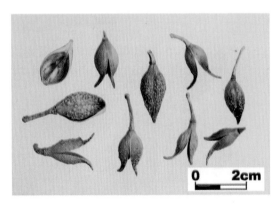

1-319 老翘

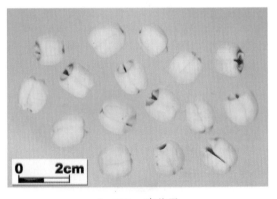

1-320 建莲子

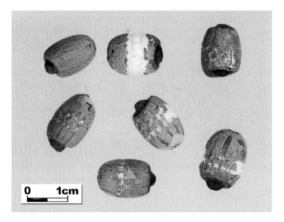

1-321　湖莲子

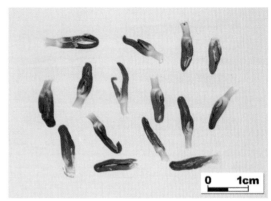

1-322　莲子心

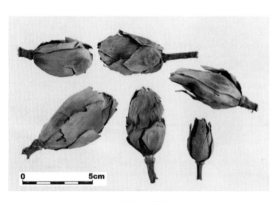

1-323　莲花

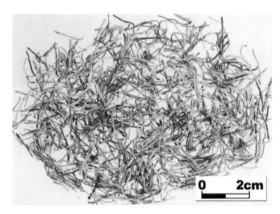

1-324　莲须

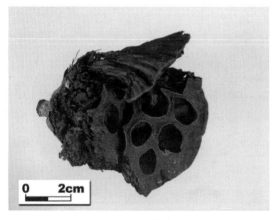

1-325　莲房

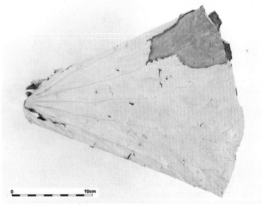

1-326　荷叶

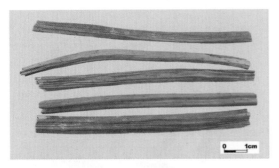

1 – 327　荷梗

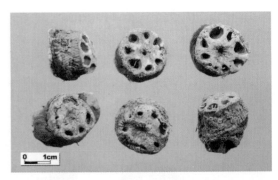

1 – 328　藕节

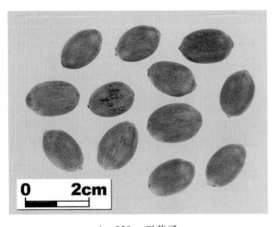

1 – 329　石莲子

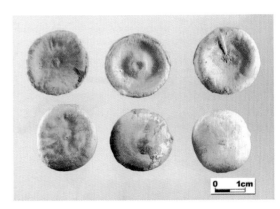

1 – 330　马钱子

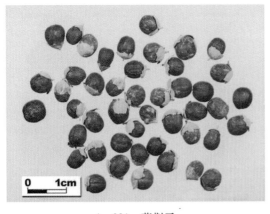

1 – 331　蔓荆子

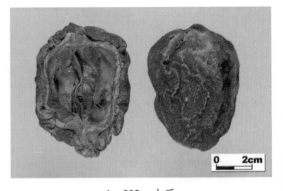

1 – 332　木瓜

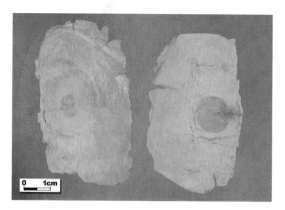

1－333　木蝴蝶

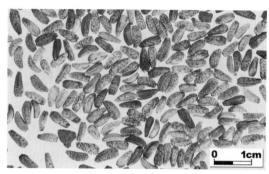

1－334　牛蒡子

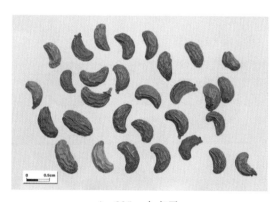

1－335　女贞子

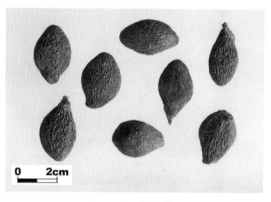

1－336　胖大海

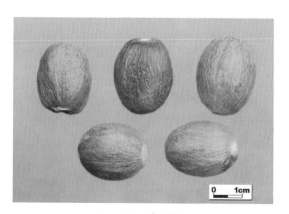

1－337　肉豆蔻

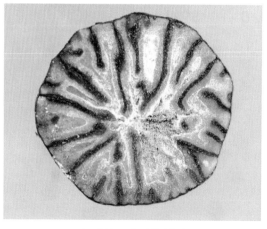

1－338　肉豆蔻断面

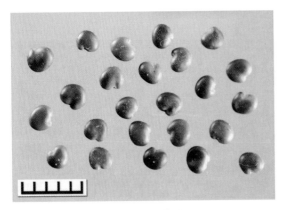

1 - 339　沙苑子

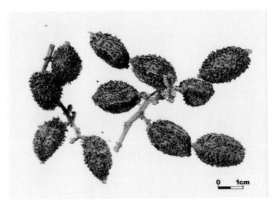

1 - 340　阳春砂仁

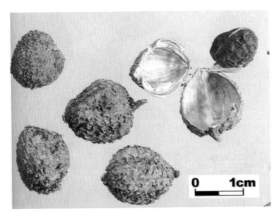

1 - 341　绿壳砂仁

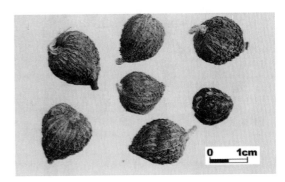

1 - 342　海南砂仁

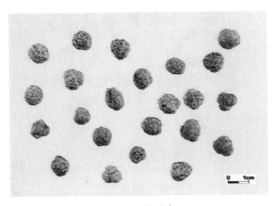

1 - 343　缩砂仁

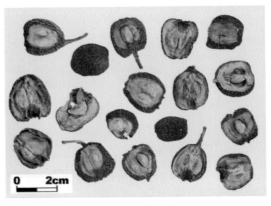

1 - 344　北山楂

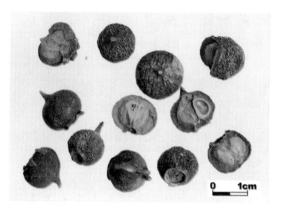

1-345 南山楂

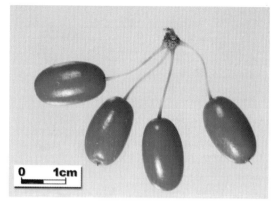

1-346 山茱萸鲜果

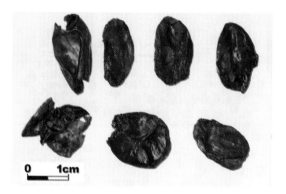

1-347 山茱萸

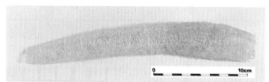

1-348 丝瓜络

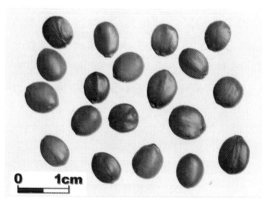

1-349 酸枣仁

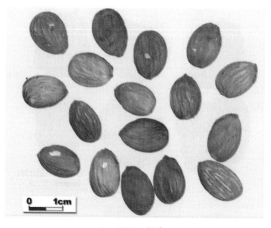

1-350 桃仁

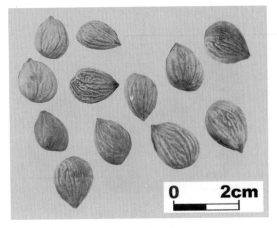

1-351 山桃仁

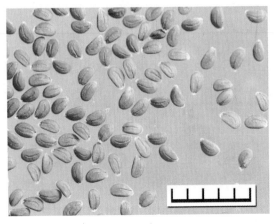

1-352 北葶苈子

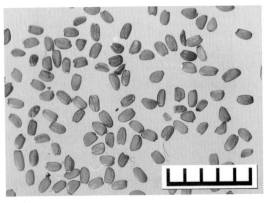

1-353 南葶苈子

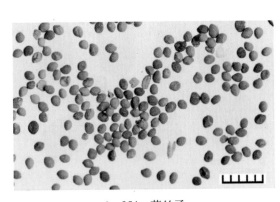

1-354 菟丝子

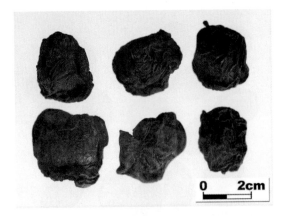

1-355 乌梅

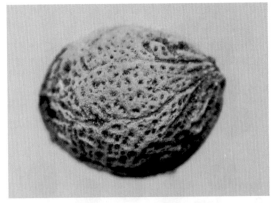

1-356 乌梅核表面特征

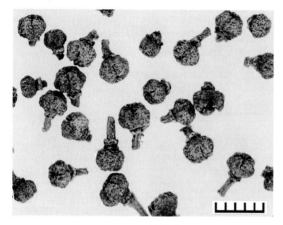

1-357　吴茱萸

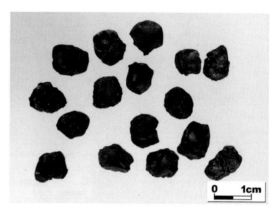

1-358　北五味子

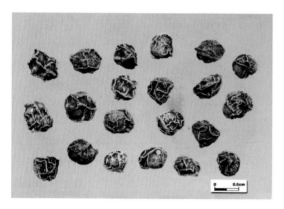

1-359　南五味子

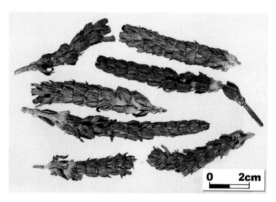

1-360　夏枯草

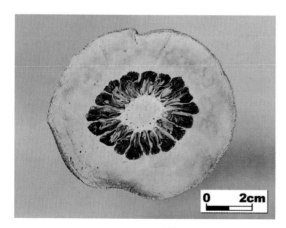

1-361　香橼

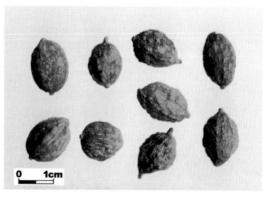

1-362　益智

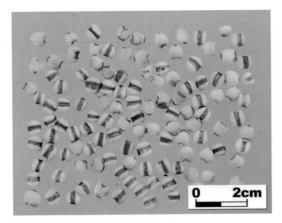

1-363 薏苡仁

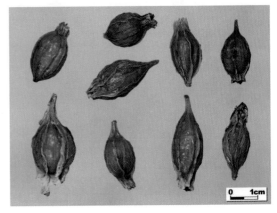

1-364 栀子

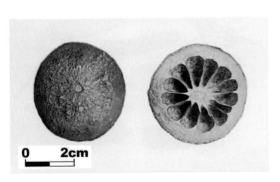

1-365 枳壳

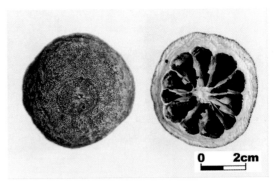

1-366 香圆枳壳

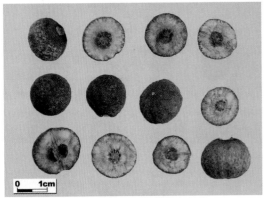

1-367 枳实

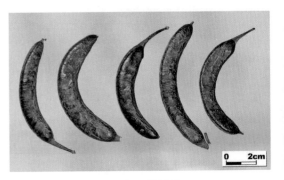

1-368 猪牙皂

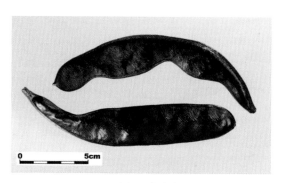

1-369 大皂角

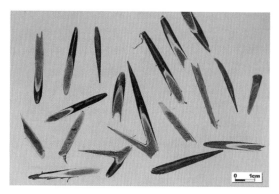

1-370 皂角刺

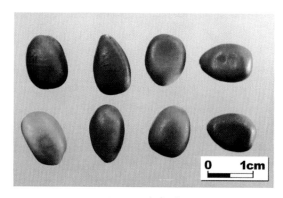

1-371 皂角子

7. 全 草 类

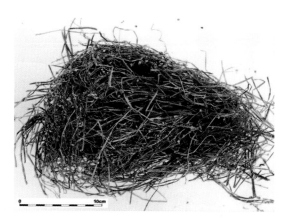

1-372 半枝莲

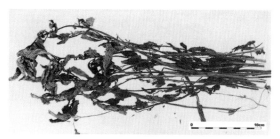

1-373 薄荷

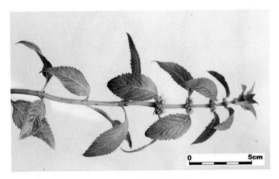

1－374　薄荷原植物

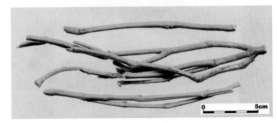

1－375　广藿香

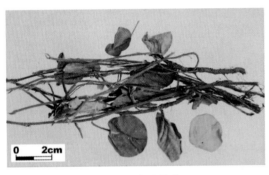

1－376　广金钱草

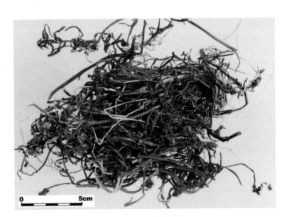

1－377　旱莲草

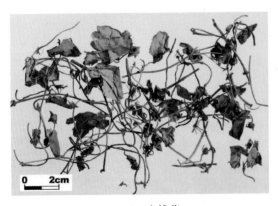

1－378　金钱草

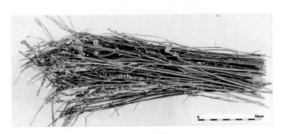

1－379　荆芥

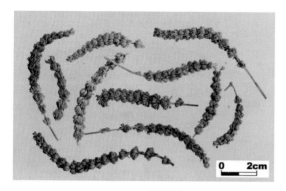

1－380 荆芥穗

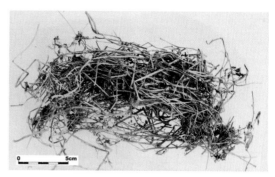

1－381 苦地丁

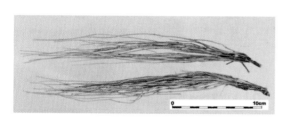

1－382 草麻黄

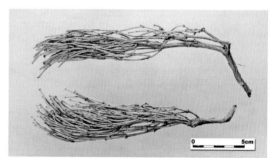

1－383 木贼麻黄

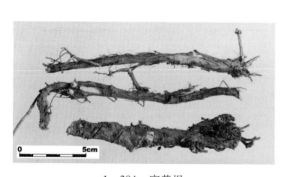

1－384 麻黄根

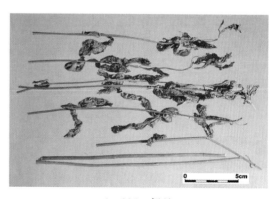

1－385 佩兰

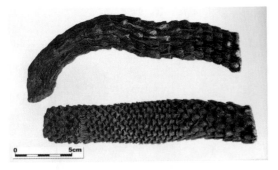

1 - 386　肉苁蓉

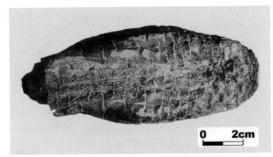

1 - 387　管花肉苁蓉

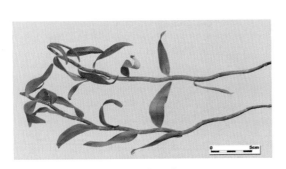

1 - 388　鲜石斛

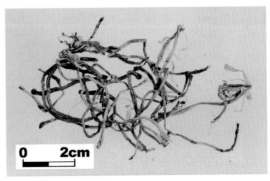

1 - 389　环草石斛

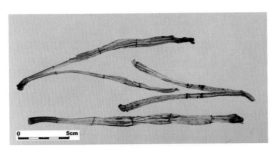

1 - 390　金钗石斛

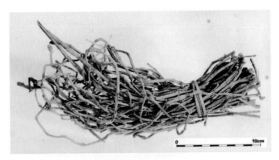

1 - 391　黄草石斛

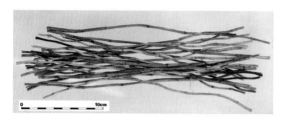

1 - 392　马鞭石斛

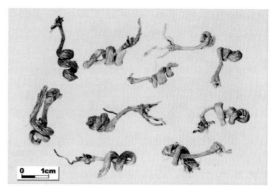

1 - 393　耳环石斛

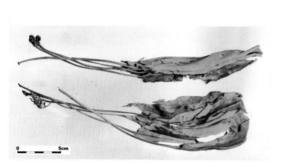

1 - 394　庐山石韦

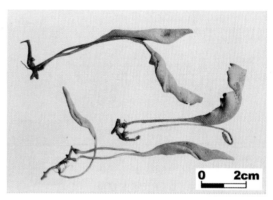

1 - 395　有柄石韦

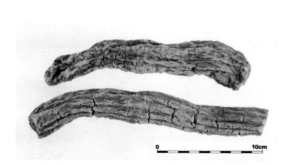

1 - 396　锁阳

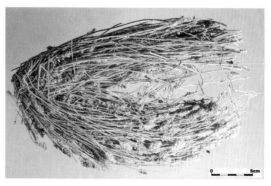

1 - 397　香薷

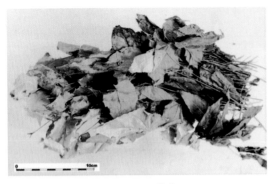

1-398 淫羊藿

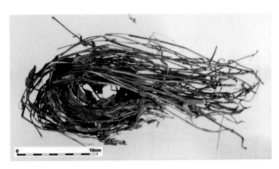

1-399 鱼腥草

二、菌藻类药材

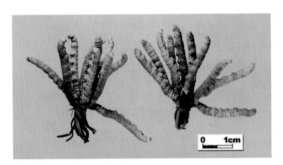

2-1 冬虫夏草

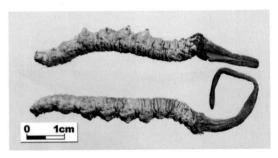

2-2 冬虫夏草细部特征

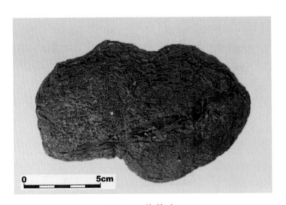

2-3 茯苓个

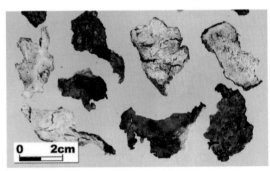

2-4 茯苓皮

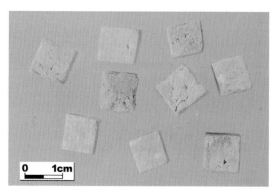

2-5 赤茯苓块

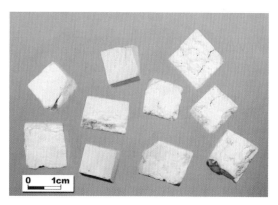

2-6 白茯苓块

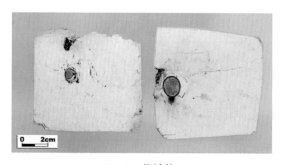

2-7 茯神块

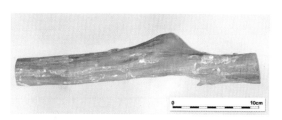

2-8 茯神木

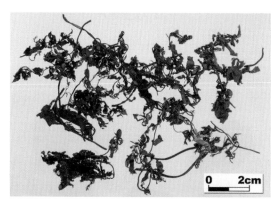

2-9 大叶海藻

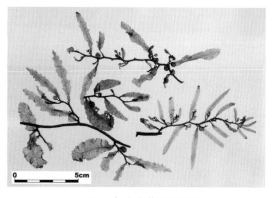

2-10 大叶海藻展开特征

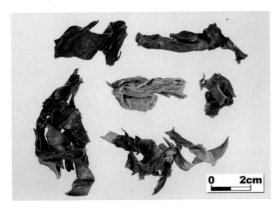

2-11 昆布

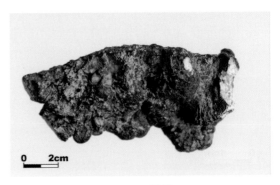

2-12 猪苓

三、树脂类及其他加工类药材

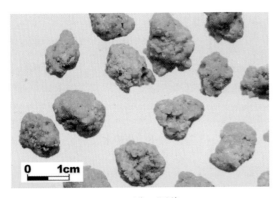

3-1 进口阿魏

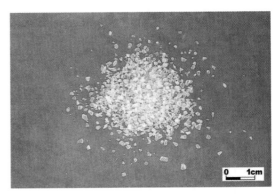

3-2 天然冰片

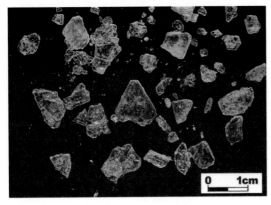

3-3 机制冰片

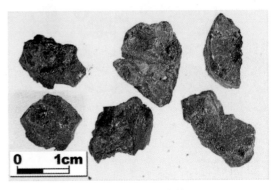

3-4 库拉索芦荟

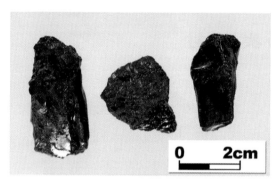

3-5 好望角芦荟

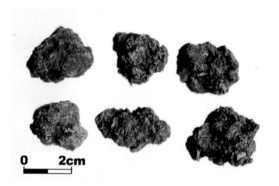

3-6 没药

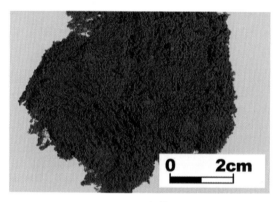

3-7 青黛

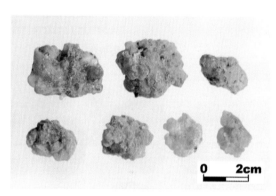

3-8 乳香

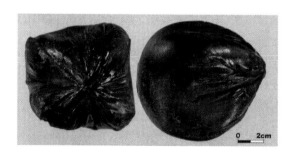

3-9 血竭

四、动物类药材

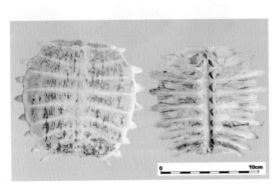

4-1　鳖甲

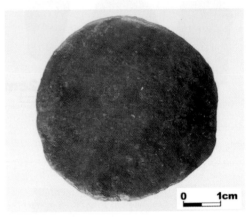

4-2　蟾酥

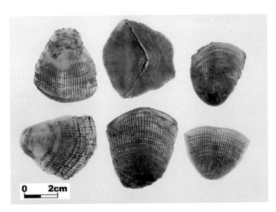

4-3　穿山甲

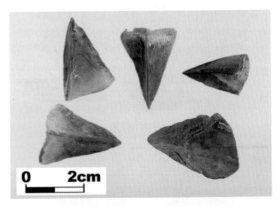

4-4　穿山甲尾部鳞片

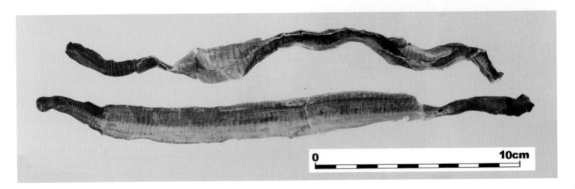

4-5　广地龙

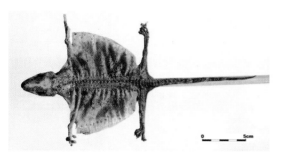

4－6　蛤蚧

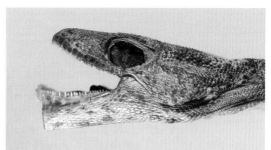

4－7　蛤蚧头部侧面观

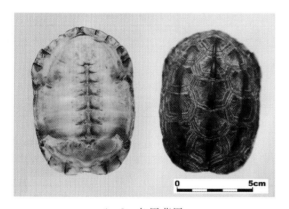

4－8　龟甲背甲

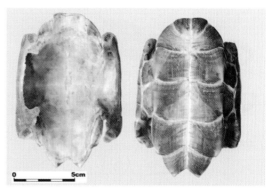

4－9　龟甲腹甲

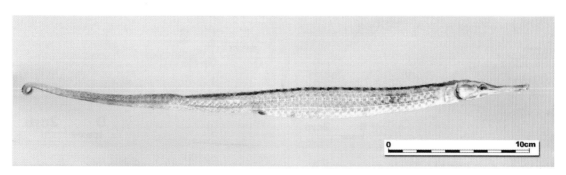

4－10　刁海龙

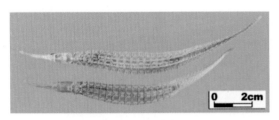

4 - 11　拟海龙

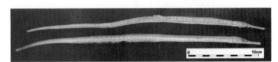

4 - 12　尖海龙

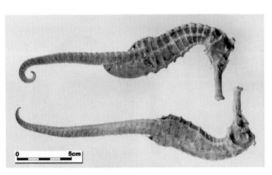

4 - 13　大海马

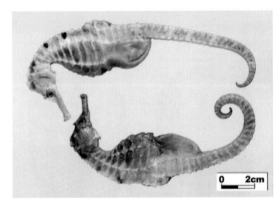

4 - 14　三斑海马

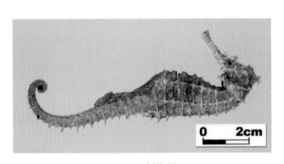

4 - 15　刺海马

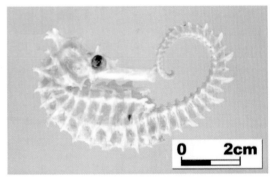

4 - 16　去皮刺海马

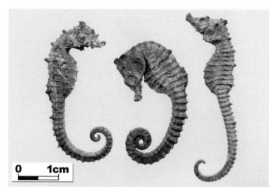

4－17　小海马

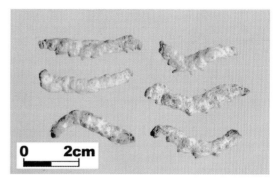

4－18　僵蚕

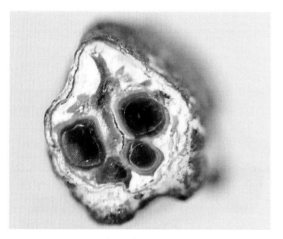

4－19　僵蚕断面丝腺环特征

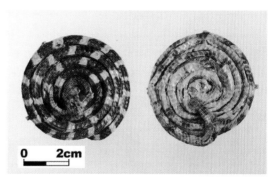

4－20　金钱白花蛇

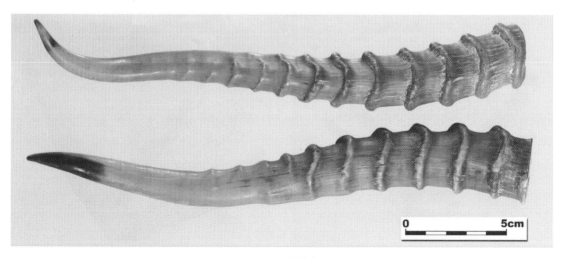

4－21　羚羊角

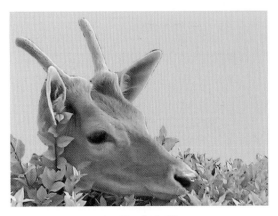

4-22　初生茸

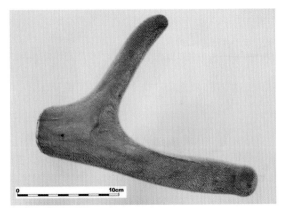

4-23　花鹿茸二杠

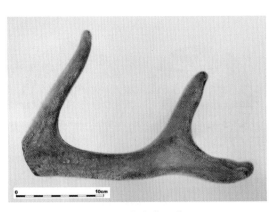

4-24　花鹿茸三岔

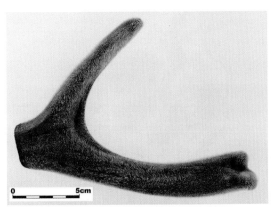

4-25　花鹿二茬茸

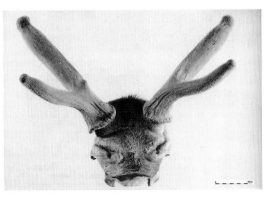

4-26　花鹿砍茸

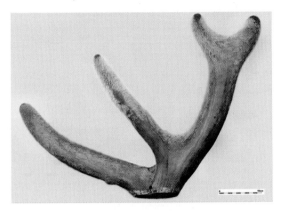

4-27　东马鹿茸三岔

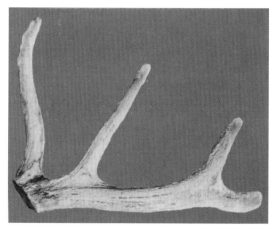

4-28 西马鹿茸三岔

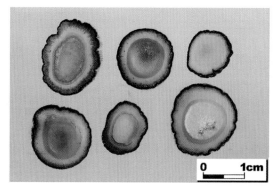

4-29 蜡片

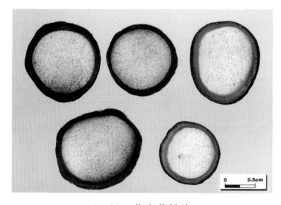

4-30 花鹿茸粉片

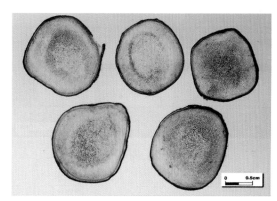

4-31 花鹿茸粗砂片

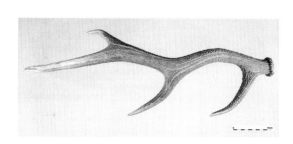

4-32 花鹿角

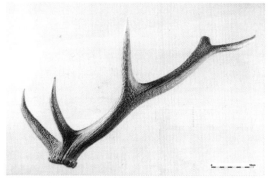

4-33 马鹿角

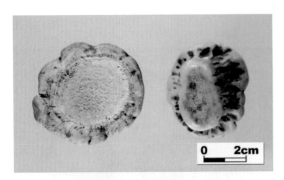

4-34 花鹿角托盘

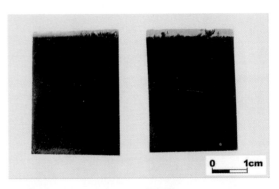

4-35 鹿角胶

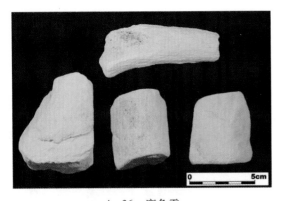

4-36 鹿角霜

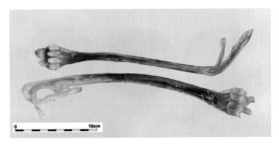

4-37 鹿筋

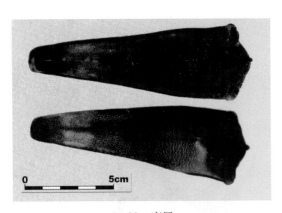

4-38 鹿尾

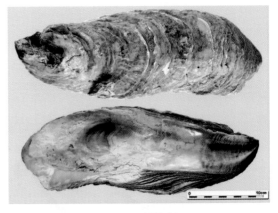

4-39 长牡蛎

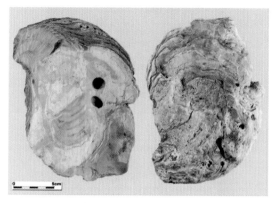

4-40 大连湾牡蛎

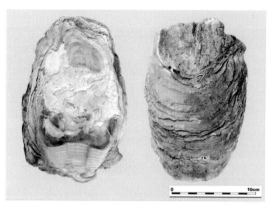

4-41 近江牡蛎

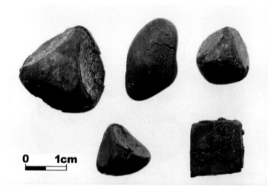

4-42 胆黄

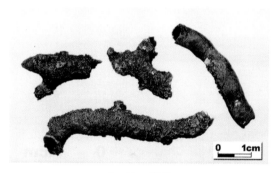

4-43 管黄

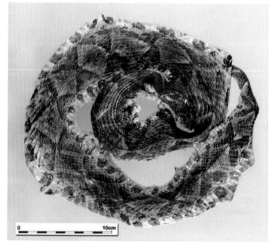

4-44 蕲蛇

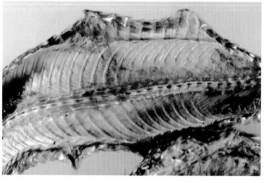

4-45 蕲蛇内面观

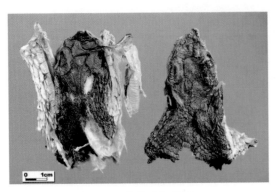

4-46 蕲蛇头部特征

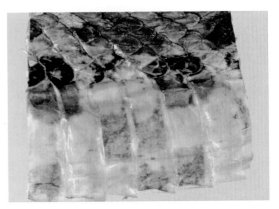

4-47 蕲蛇腹部"连珠斑"特征

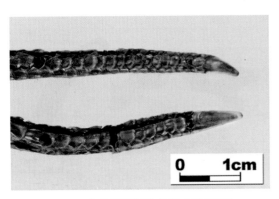

4-48 蕲蛇尾部鳞片特征"佛指甲"

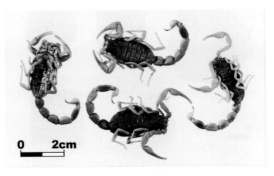

4-49 全蝎

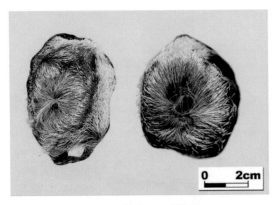

4-50 整麝香（毛壳麝香）

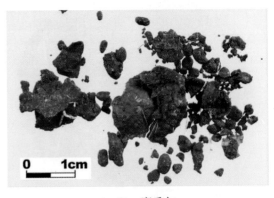

4-51 麝香仁

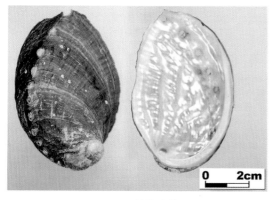

4 - 52　皱纹盘鲍

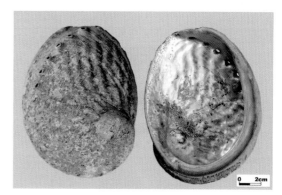

4 - 53　澳洲鲍

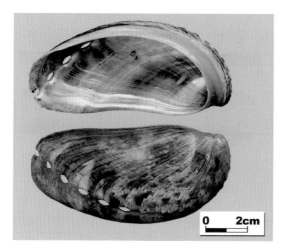

4 - 54　耳鲍

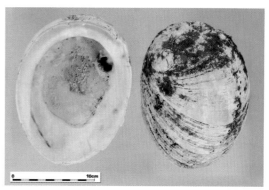

4 - 55　白鲍

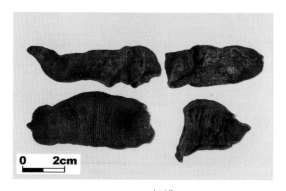

4 - 56　蚂蟥

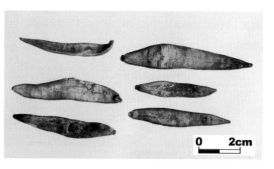

4 - 57　水蛭

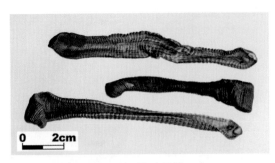

4-58　柳叶蚂蟥

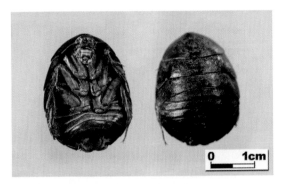

4-59　地鳖

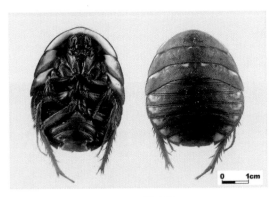

4-60　冀地鳖

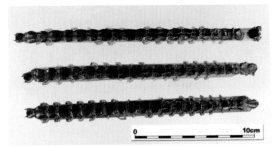

4-62　蜈蚣

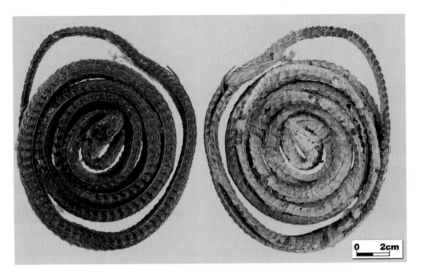

4-61　乌梢蛇

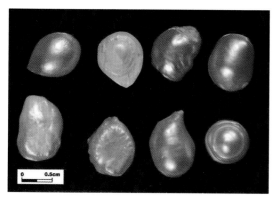

4 – 63　珍珠

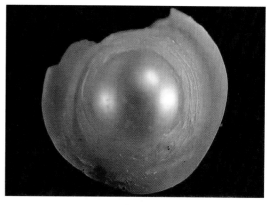

4 – 64　珍珠断面层纹

五、矿物类药材

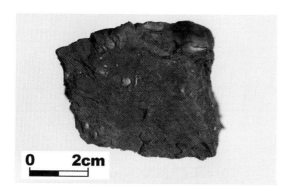

5 – 1　磁石

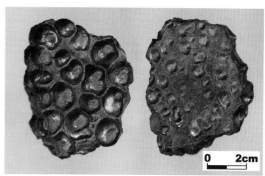

5 – 2　代赭石

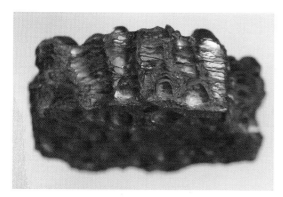

5 – 3　代赭石横断面层纹

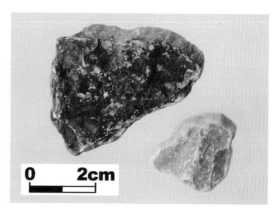

5 – 4　北寒水石（红石膏）

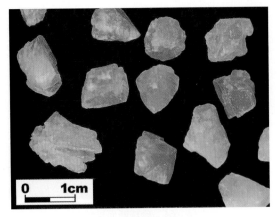

5-5 南寒水石

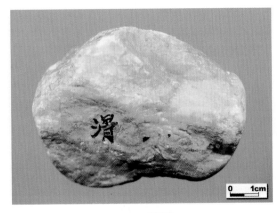

5-6 滑石

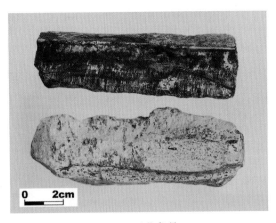

5-7 五花龙骨

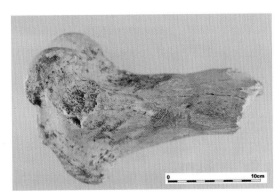

5-8 土龙骨

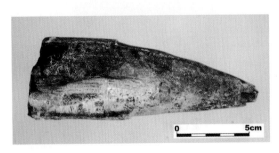

5-9 青龙齿

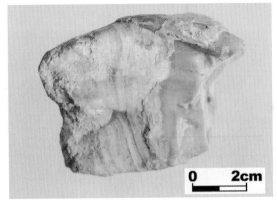

5-10 齿墩

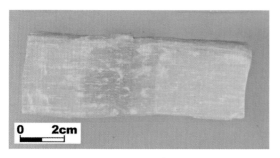

5 – 11　石膏

附二

中药名汉语拼音索引